総合評価の考え方

妊婦・授乳婦が薬による治療を必要とするときには次の点を考える必要がある.

① 薬の治療効果
② 胎児・乳児の曝露の度合いやその影響
③ その薬を使わなかった時に起こり得る病気の進行リスクや妊娠・授乳への影響
④ 母乳哺育の利点
⑤ 適応疾患自体の母乳哺育適合性
⑥ その他

本書は 2 番目のテーマを中心に書かれているが,実際に薬の使用可否を判断する際には他の要素も加味しなくてはならない.薬剤選択の目安となるように,「妊娠・授乳を控えた典型的な女性患者」 に対する安全性を編者の意見に基づく総合評価としてまとめた (妊娠期：村島,授乳期：伊藤).

以下に総合評価が前提としている主なポイントを注意すべき点とともにまとめた.

• 平均的な患者,また健常乳児
• 標準的な使用方法と用量
• 単剤としての使用
• リスクの事前評価 (因果関係の事後評価には不適)

疾患の個人差や女性の置かれた社会的・家庭的環境の違い,さらに薬の投与量の差などを考えると,リスク評価の起結は同じ薬でも異なる可能性がある.また,同じ薬であっても妊娠時期によって評価が異なっていたり,投与後の授乳開始時期が薬ごとに異なるなど,評価が複雑である.このような薬はリスクの性質次第で「使用不可」 あるいは 「本文参照」 などに分類されている.授乳に関して,児の基礎疾患や未熟児かどうかなどの点は総合評価の表に反映されていないため注意が必要である.いずれにしても個々の状況を的確に捉え本文を参照して判断することが重要である.しかし,総合評価としての平均的な解釈を知っておくことの意味は大きい.

薬 物 治 療 コ ン サ ル テ ー シ ョ ン

妊娠と授乳

改訂4版

編集

伊藤真也 トロント小児病院／トロント大学 名誉教授

村島温子 一般社団法人 妊娠と薬情報研究会 理事長

後藤美賀子 国立成育医療研究センター 妊娠と薬情報センター

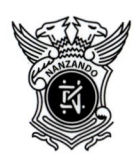

南山堂

執筆者一覧

村島温子　一般社団法人 妊娠と薬情報研究会 理事長

渡邉央美　渡辺医院

伊藤直樹　帝京大学医学部 小児科学講座 講師

辰巳嵩征　梅ヶ丘産婦人科

伊藤真也　トロント小児病院 / トロント大学医学部 小児科 名誉教授

和田友香　国立成育医療研究センター 周産期・母性診療センター 新生児科 医長

下村和裕　Meiji Seikaファルマ株式会社 研究開発本部

髙橋邦彦　東京科学大学 M&Dデータ科学センター 生物統計学分野 教授

藤岡　泉　国立成育医療研究センター 女性の健康総合センター 妊娠と薬情報センター（医師）

濱田洋実　筑波大学医学医療系 総合周産期医学 教授

八鍬奈穂　国立成育医療研究センター 女性の健康総合センター 妊娠と薬情報センター（薬剤師）

三浦寄子　国立成育医療研究センター 薬剤部

石井真理子　国立成育医療研究センター 薬剤部

肥沼　幸　国立成育医療研究センター 女性の健康総合センター 妊娠と薬情報センター（医師）

金子佳代子　国立成育医療研究センター 周産期・母性診療センター 母性内科 診療部長

後藤美賀子　国立成育医療研究センター 女性の健康総合センター 妊娠と薬情報センター（医師）

髙井千夏　国立成育医療研究センター 女性の健康総合センター 妊娠と薬情報センター（医師）

和栗雅子　大阪母子医療センター 母性内科 主任部長

藤川　慧　大阪母子医療センター 母性内科 / 大阪大学大学院医学系研究科 内分泌・代謝内科学

三戸麻子　国立成育医療研究センター 女性の健康総合センター
　　　　　プレコンセプションケアセンター 医長

小林佐紀子　東京医療センター 腎臓・内分泌・代謝内科 医長

鈴木　朋　国立成育医療研究センター 周産期・母性診療センター 産科

今井　靖　自治医科大学 薬理学講座臨床薬理学部門 教授 / 附属病院薬剤部 薬剤部長

西島秀和　自治医科大学附属病院 薬剤部

三島就子　東京都立多摩総合医療センター 母性内科・リウマチ膠原病内科

井上有希子　東京大学医学部附属病院 消化器内科 / 保健・健康推進本部 講師

根本清貴　筑波大学医学医療系 臨床医学域 精神医学 准教授

菊地紗耶　東北大学大学院医学系研究科 精神神経学分野 准教授

伊藤賢伸　順天堂大学医学部 精神医学講座 先任准教授

加藤昌明　むさしの国分寺クリニック 院長

清水優子　東京女子医科大学 医療安全科・脳神経内科兼務 教授

宮坂実木子　国立成育医療研究センター 放射線診療部放射線診断科 診療部長

（執筆順）

Forward and recommendation

A concern of every woman who is pregnant is whether the drug she is taking will harm her embryo or fetus. This concern is well justified, but can absolute safety be established for any drug? Unfortunately, the answer is no. Every pregnancy is faced with a 1-3% chance of a newborn with a major congenital malformation, the background incidence, even when the woman and her caregiver have taken all of the recommended precautions to obtain a healthy outcome. The reasons for this rather somber outlook can be found by examining the causes of birth defects. The known origins of major congenital malformations are single genes, chromosome abnormalities, multifactorial inheritance, or environmental causes. Only about 4-5% of birth defects are caused by drugs. To describe it another way, if the incidence of major birth defects in live births is 20/1000 (2%), then only 1 of these will be caused by drugs.

Safety concerns also arise when drugs are used during breastfeeding. However, the 'second patient' is in this case completely visible to the mother and her healthcare provider. Moreover, the health benefits to both the mother and her infant from breastfeeding are substantial. Fortunately, there are relatively few drugs that cause harm in the nursing infant, but the information often gets lost in communication.

In both pregnancy and lactation, scientific data on safety of drugs must be correctly interpreted and communicated to patients. Furthermore, it must be done in a culturally-appropriate manner. In this regard, this new Japanese book on Drug Therapy for Pregnant and Breastfeeding Women authored by many front-line Japanese clinicians dealing with these difficult issues every day, is timely and important. The editors are Dr. Shinya Ito at the Hospital for Sick children in Toronto, who has rich clinical experiences in the field and a friend of mine, and Dr. Atsuko Murashima at the National Center for Child Health and Development in Tokyo, who developed a nation-wide network of drug safety in pregnancy and lactation. It is my great pleasure to recommend this book for Japanese clinicians, and I strongly believe that this book will become an important reference material for healthcare professionals in Japan.

October 2010

Gerald G. Briggs, BPharm, FCCP
Pharmacist Clinical Specialist (Obstetrics)(Retired)
MemorialCare Center for Women
Miller Children's Hospital
Long Beach Memorial Medical Center
Long Beach, California
Clinical Professor of Pharmacy
University of California, San Francisco
Adjunct Professor of Pharmacy Practice
University of Southern California, Los Angeles
Adjunct Professor, Department of Pharmacotherapy
Washington State University, Spokane

推薦の序（訳）

　すべての妊婦にとっての不安といえば，自分たちが飲む薬が赤ちゃんにとって安全かどうか，につきるであろう．彼女たちの心配は当然なのだが，果たして絶対に安全な薬などあるのだろうか？　答えは，残念ながら NO である．すべての妊娠は 1 〜 3％の率で赤ちゃんに先天奇形などの異常が起こるが，これはどんなに理想的に経過した妊娠でも同じで"自然発生率"といってもよい．その原因は遺伝的な要因や環境などいろいろあるが，薬剤によるものはおそらくすべての異常の 4 〜 5％と思われる．言い換えれば 1,000 人の出生の 2％（20 人）に先天異常が起きるとすると，そのうちの 1 人が薬によるものということになる．

　薬の安全性への懸念は授乳婦にもある．この場合の"第二の患者"は妊婦の場合と異なり，母親にもまわりの医療従事者にもはっきりと見えている．さらに母乳栄養の利点がきわめて大きいことも周知の事実である．幸いにも授乳中に問題となる薬はあまりないが，この情報はきちんと伝わらないことがしばしばある．

　妊娠中でも授乳中でも，薬剤の安全性情報は正確に患者さんに伝えられなくてはならない．特に患者さんの置かれた社会や文化の観点からみて，適切に伝えられる必要がある．この点でも，日本で日々この難問に立ち向かっている第一線の臨床家が，多数参加するという本書の企画への期待は大きい．編集は友人でもありこの分野で経験豊かなトロント小児病院の伊藤真也先生と，日本での妊娠・授乳と薬のネットワークを立ち上げた国立成育医療研究センターの村島温子先生である．本書が日本の臨床家の座右の書となれば，私にとってもこのうえない喜びである．

2010 年 10 月

Gerald G. Briggs, BPharm, FCCP

（訳：伊藤真也）

改訂4版の序

　本書も初版から数えると15年目となった．この改訂4版ではその間に得られた新たな知見も含めたが，本書全体の頁数を読みやすい分量にする目的もあって症例記載を残さなかった．これは日本で当分野の診療経験が確実に蓄積されてきていることから考えても妥当な選択と思う．総合評価の表も改良点があるので説明をよく読んでもらいたい．

　この総合評価の表を見ていつも思うのだが，薬を「安全か否か」などの互いに相容れないカテゴリに分けるとスッキリ見える．この白黒はっきりしたまとめ方を見て整った気持ちになるのは人の特性なのかもしれないと思う．ただこのような不連続のカテゴリで真実を正確に伝えられるのか否かは別問題だろう．

　最近はビッグデータ解析から「この薬に子宮内曝露した児が，ある特定の形態異常をきたす頻度は，非曝露群の1.3倍で統計的に有意」などと記述される．ではその薬は催奇形性を有するのか，相対リスクが2倍に満たないので問題がないのか．統計的に有意であれば相対リスクが1.1倍でも催奇形性ありと呼ぶのか，など考えれば夜も寝られなくなる．定義によるのだ，という人もいるだろうがリスクが確率的事象とすると恣意的な線引きをすることで真実を歪めていることにならないか．その境界線を相対リスク1.5と決めた場合，統計的に有意な1.6は問題ありでも1.4は問題なしと患者さんに説明できるのか．そもそも，その分断点を正当化する議論があるのだろうか．いっそのこと，毒性リスクは確率を示す連続量とした方がいいのではないか．ただ私達が確率のもつ意味を分かってそれを正確に相手に伝達できるのかには大きな疑問が残る．もしこの点が解決されたとしても，総合評価の表は平均的解釈を示したものであり個人に特有な要素は当然考慮されていない．とにかくリスク分類などでは掴みきれない真実があるかもしれないことを，そして真実は患者さん個人の事情によって違うかもしれないことを読者の皆さんには心に留めておいてほしい．

　本書の初版に推薦文を書いてくださったBriggs先生は2年前に他界された．彼とはもう議論を交わすことはできないが，そのレガシーはこの本に脈々と受け継がれて生きている．最後になったが南山堂編集部の方々，また忙しいなか執筆を引き受けてくださった第一線の先生方，そして悩みながら毎日を過ごしている妊婦・授乳婦の方々とその子ども達に心からのお礼を述べて改訂4版の序文としたい．

2025年1月

編者を代表して　伊藤真也

初版の序

　1989年にトロント小児病院小児科の臨床薬理学部門に留学して，当時，開設からまだ4年目のマザーリスク・プログラムに関わるようになった．それからもうすぐ22年になろうとしている．Dr. Gideon Korenが創設以来，指揮をとっているマザーリスクは，妊娠・授乳中の薬剤安全性に関しては常に先頭を切ってデータを出し続けてきたといっても過言ではないであろう．私の今の立場は，マザーリスクをはじめ，いくつかのプログラムを統括する臨床薬理学部門の責任者であるが，病院内のほかの臨床・研究プログラムを見てもマザーリスクの活発な働きが群を抜いているのがよくわかる．

　このようなプログラムがいつか日本にできればすばらしいと思っていたところ，友人でトロントにも留学経験のある，国立成育医療研究センターの中村秀文先生も同じ思いを持っていた．彼の紹介で同じく国立成育医療研究センター母性内科の村島温子先生にお会いすることになり，その後は村島先生の尽力と関係者の強力なサポートのもと，「妊娠と薬情報センター」は今日の姿となったのである．現在は，妊娠と薬情報センターを中心として診療・研究ネットワークが日本全国に広がりつつあり，すばらしいことである．また，今も情報センターと私の部門は共同研究や留学生の指導などを通じて協力関係を保っており，本書の執筆もその共同事業の1つとして行った．

　妊娠と授乳の薬剤安全性は情報が少ないことも一因で，とにかく誤解が多い．特に私の専門である授乳と薬の分野では，母乳の医学的な利点が患者さんはともかく医療従事者の間でもはっきりとは認識されていないようで，これがよくある"この薬を飲むなら母乳は止めましょう"の指導につながっているようだ．

　友人でもあるBriggs先生から届いた推薦文のなかにもあるように，データは正確に解釈され，かつ臨床に応用されなくてはならない．その理想に少しでも近づくようにこの本は企画・編集された．本書が日本の第一線の医師・薬剤師・助産師の方々の合理的な指導の助けになれば幸いである．

　最後に，この企画を実現にまで導いてくれた南山堂編集部の方々，そして実際に深刻な疑問をわれわれにぶつけてくれた患者さんとその家族の皆さんに，著者を代表して心からのお礼を申し上げる．

2010年10月

編者を代表して　伊藤真也

contents

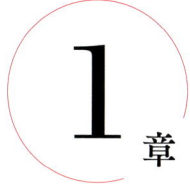

1章

妊娠期の薬物治療

1 ／ 薬物治療の基礎知識

✤ 基本的な考え方

　添付文書にある妊婦の安全性の項で「有益性が危険性を上回るときにのみ投与可能」，「妊婦への安全性が確立していないため，妊婦への投与は避けること」などと表現される薬剤が多いのは，医師や薬剤師であれば周知のことであり，不満や疑問を抱く者も少なくないだろう．薬剤が生体に入り何らかの作用をもたらす際，それが良い作用であれば効果となり，悪い作用だと副作用になる．薬剤は妊婦・授乳婦に限らず生物にとって「もろ刃の剣」であり，薬物治療はその適応を考え慎重に行うのは当然である．妊婦・授乳婦に対しても「リスクを考慮しても薬剤を投与することにより得られる効果が病態の改善にとって必要である」と判断した場合にのみ処方するという点では同様である．特筆すべきは，妊婦・授乳婦へ薬剤を投与すると，その薬剤を必要としていない胎児・乳児にも投与されてしまうことである．すなわち，児にとっては副作用のリスクのみが負荷されることになるわけで，これが特に慎重さが求められる理由である．

　また，流産や児の先天異常の自然発生率はそれぞれ約15%，2〜3%といわれており，原因がなくても発生するものである．このような症例で，たまたま妊娠中に薬剤を使用していた場合に，その薬剤が原因と思われてしまうことは少なくない．母親や肉親は「あのとき，あの薬を飲まなかったらよかったのに」という後悔を引きずることになる．このような不幸を避けるためにも，妊娠中の薬剤使用は慎重にしたい．

✤ 生殖年齢女性への薬剤投与の基本姿勢

　「女性を見たら妊婦と思え」は古くて新しい標語である．妊娠は予測できないため，妊娠する可能性のある女性には「より安全」で，添付文書で「禁忌」になっていない薬剤を投与するのが無難である．どのような方法で「より安全」と判断するかについては他項を参照してもらうことにして，ここでは添付文書上「禁忌」になっていない薬剤を投与する点について考えてみる．

　「禁忌」になっていない薬剤を投与するのが常識であるが，現実には，この常識を採用しなかったために患者と医師の双方が嫌な思いをしただろうという場面に遭遇するこ

とがある．その最も典型的な例が「ドンペリドン」である．妊娠に気づかず「嘔気」を主訴に医療機関を受診し，ドンペリドンを処方され内服した．しばらくして妊娠が判明し，不安になってインターネットで調べた結果，ドンペリドンが妊婦に禁忌であることを知り，あわてて「妊娠と薬情報センター」に相談するという例が少なくない．ドンペリドンは動物実験を根拠に禁忌となっており，日本発の疫学研究で先天異常のリスクは高くないことが示されているが，いまだ妊娠継続を悩む例に遭遇する．

ドンペリドン以外にも，添付文書上では「禁忌」となっているが，ヒトにおける使用経験のなかで催奇形性や胎児毒性が示されていない薬剤も少なくない．このような薬剤を妊娠中と知らずに内服してしまった場合には，今までの状況から先天異常のリスクは高くないことをお話しし，安易な中絶に結びつかないような対応が必要であるが，この点については『日本産婦人科診療ガイドライン─産科編2023年版』で言及されている．

慢性疾患をもつ女性に対しては，可能であれば，いつ妊娠してもよいような薬剤選択を行う．妊娠初期の薬剤使用は児の奇形につながるとして，必要かつ妊婦に有益性投与である薬剤であっても妊娠した途端（なかには妊娠を希望した段階で），中止する例をしばしば見かける．妊孕性を維持し，妊娠を継続させ，母児ともにベストな状態で出産に導くためには，薬剤で原疾患をしっかりコントロールする必要性を説き，妊婦の理解を得ることが肝要である．

一方で，疾患や病態によっては添付文書上で妊婦禁忌となっている薬剤を使用せざるを得ない場面もある．そのような場合には，禁忌となった根拠を丁寧に吟味し，ベネフィット・リスクの観点から評価が必要だ．禁忌の根拠が動物実験の結果によるもので，ヒトでのリスクがなさそうだという疫学研究の結果が得られている薬剤であれば，患者に説明を行って同意を得れば使用は可能である．

しかしながら，添付文書の遵守に議論の余地がない施設や医師も少なくない．そこで，厚生労働省の事業として添付文書の妊婦の項の見直しが行われている．臓器移植後や一部の膠原病で必須な免疫抑制薬であるシクロスポリン，タクロリムス，アザチオプリンは動物実験が根拠で禁忌となっていたが，ヒトでの使用経験から催奇形性は示されていないため，2018年に禁忌が解除され有益性投与となった．さらに，メチルドパなどの古典的な降圧薬ではコントロールできない高血圧を呈する女性に必要なCa拮抗薬についても，2022年に禁忌から有益性投与に変更された．その後，2024年にはβ遮断薬の一部が禁忌解除となった．今後も，不合理な理由で妊婦禁忌となっている薬剤の見直しが継続される予定である．

さらには，ワルファリンのように催奇形性が明らかになっている薬剤を使用しながら妊娠せざるを得ない例もある．このような場合には「全か無か」説（p.9参照）を利用した計画妊娠を行うことになる．また，妊婦禁忌となっているアンジオテンシン変換酵素阻害薬とアンジオテンシン受容体拮抗薬は，慢性腎臓病患者においてタンパク尿軽減や腎保護を目的に使用されている場合がある．いつ妊娠するかわからない状況で薬剤を中止することが原病にとって好ましくないと判断されるならば，ワルファリンと同様に，

妊娠が判明したらすぐに中止するという方法を用いれば，妊娠を計画中でも使用することができる．

児への影響のほかに，卵巣機能への影響を考慮すべき薬剤もあり，生殖年齢の女性に薬剤を投与する際には妊孕性に対しても注意を払う必要がある．最も有名な薬剤は抗がん薬，免疫抑制薬として使用されるシクロホスファミドなどのアルキル化薬である．

✿ 妊婦へ薬剤を投与する場合の基本姿勢

前述したように自然流産率，先天異常の自然発生率はそれぞれ約15%，2〜3%といわれている．もし，先天異常をもつ児が誕生したとすると，「なぜこうなったのか？」と本人や家族は原因を求める．妊娠初期に薬剤を使用していた場合，必ずといってよいほどそれが原因と思い込んでしまう．したがって，妊婦とわかっている場合には，薬物治療は必須かを熟考したうえで，流産や先天異常の自然発生率を含めたインフォームドコンセントを行ったのち，処方すべきである．

妊娠中期以降は奇形の心配がなくなるとはいえ，何でも投与できるわけではない．胎児毒性の観点からの考慮も不可欠である．胎児毒性が明らかな薬剤を避けるのはもちろんであるが，胎児毒性を証明することは難しいため，胎盤通過性の高い薬剤の安易な投与は避けるべきである．また，同じ薬効であれば胎盤通過性の低い薬剤を，さらに新生児にも使用される薬剤を選ぶべきであろう．

✿ 妊娠中の薬物動態の変化

一般的に，体内での薬物動態は吸収，分布（脂溶性傾向，タンパク結合率），クリアランスで決まる．妊娠中は腸管蠕動が低下するが，臨床的にみて，薬剤の吸収率が大きく影響を受けるとは考えにくい．吸収され血中に入った薬剤の多くは，血漿タンパク（主にアルブミン，α_1酸性糖タンパク質）と結合して存在する．妊娠中は循環血漿量が増加し，後期には非妊娠期の1.5倍にもなる．その影響もあって，妊娠中は血中タンパク濃度も低下する．そのため見かけ上，薬剤の血中濃度が低下する場合があるが，その程度は薬剤のタンパク結合率により異なる．代表的な例が抗てんかん薬である．通常，薬剤は組織において非結合型（遊離型）として作用するので，見かけ上の血中濃度の低下に過度な反応は必要ない．

腎血流量は妊娠初期から増大し，それに伴い腎機能を表す糸球体濾過率は約1.5倍となる．理論上，腎排泄型薬剤は糸球体濾過率が上昇することによって血中濃度が下がるということになるが，現実にはこのために増量を検討すべき薬剤は見当たらない．

また，妊娠中，薬剤代謝に影響するような肝機能の変化はない．

胎児への影響は胎盤通過性という要素も重要である．分子量が小さく，脂溶性が高く，イオン化傾向が低い薬剤ほど通過性が高くなる．例外として，グルココルチコイドの一つであるプレドニゾロンは低分子でありながら，胎盤の 17β-hydroxysteroid dehydrogenase 2で代謝されるため10%程度しか通過しない．一方で，免疫グロブリンである抗体製剤（生物学的製剤）は分子量が大きいにもかかわらず能動輸送の機序によって胎盤通過性が高いので，その影響も念頭において使用する必要がある．詳細は胎児毒性の項（p.11）を参照のこと．

❀ 父親の薬剤使用における胎児への影響

これまで，父親が使用した薬剤によって児に異常が発生した，という報告はない．しかしながら，添付文書にパートナーが避妊をするようにとの注意が記載されている薬剤がある．その理由として，催奇形性が疑われている薬剤が精液中へ移行する可能性，動物実験で遺伝毒性が示されたこと，精子形成の異常，があげられている（**表**）．

精液中への移行が確認されている薬剤もあるが，精液中の薬剤が子宮内で直接胎芽に到達し害を与えるということは考えられない．あるとするならば，腟粘膜から吸収されて静脈系に入り心臓を経て大動脈，子宮動脈を経て胎芽に到達する経路のみである．しかしながら，このような経路で女性が吸収する薬剤の量は非常に少なく[1]，児へ影響するようなことはないと考えられる．実際に，メトトレキサートやリバビリンなどで，男性側の使用による胎児の先天異常のリスクは高くなかったという疫学研究も報告されている[2,3]．

薬剤の遺伝毒性（p.65参照）は動物実験で評価される．ヒトで検出することは困難であり，実際に男性が使用した遺伝毒性のある薬剤が児の先天異常に結びついたという報告はない．薬剤によって精子が傷ついたとしても，そのような精子は受精しにくいと考えられ，先天異常を発現するまでには至らないと考えられる．

精子形成能への影響が懸念されるため，避妊するよう書かれている薬剤もある．しかし，精子形成がうまくいかない場合には受精できず，先天異常へ結びつくものではないと考えられる．したがって，精子形成能への影響について記載されている薬剤を使用している男性のパートナーがなかなか妊娠しなかったときには男性不妊の検査を行い，薬

表 添付文書上，男性が使用後に避妊すべきとされている主な薬剤とその理由

避妊が必要な理由	薬剤名
薬剤の精液中への移行	サリドマイド，レナリドミド，リバビリン
遺伝毒性の可能性	コルヒチン，リバビリン，ガンシクロビル，アザチオプリン，バルガンシクロビル
精子形成能の異常	エトレチナート，タミバロテン，ミグルスタット
未分類	メトトレキサート，レフルノミド

剤の継続の可否について検討すればよいと考える.

　胎児への影響ではないが，アルキル化薬のように男性の生殖能力に影響する薬剤を使用する場合には男性不妊に詳しい医師に相談することが望ましい.

（村島温子）

🔖 文献

1) Klemmt L, et al.: The transport of chemicals in semen. Birth Defects Res B Dev Reprod Toxicol, 74: 119-131, 2005. [PMID: 15834901]
2) Winter RW, et al.: Birth outcomes after preconception paternal exposure to methotrexate: A nationwide cohort study. Reprod Toxicol, 74: 219-223, 2017. [PMID:29080667]
3) Roberts SS, et al.: The Ribavirin Pregnancy Registry: Findings after 5 years of enrollment, 2003-2009. Birth Defects Res A Clin Mol Teratol, 88: 551-559, 2010. [PMID:20564430]

2 / 胎児の発生と薬剤曝露

✳ 妊娠の時期について

❶ 妊娠週数の数え方

　妊娠週数は，月経周期[*1]が28日型の女性を基準として計算する（図1）．最終月経の開始日を0週0日とし，次の日を0週1日，0週2日と数え，0週6日の次は1週0日になる．月数は，0週0日から3週6日までを妊娠1ヵ月と数える．

　このように数えると，2週0日が排卵・受精の日で，40週0日（最終月経開始日から280日め）が分娩予定日になる．妊娠37 ～ 41週の出産を正期産，37週未満の出産を早産，42週以降の出産を過期産という．

　妊娠が成立すると，受精卵の一部から生じる発育中の胎盤の絨毛組織から，ヒト絨毛性ゴナドトロピン（human chorionic gonadotropin；hCG）が急速に分泌されるため，尿中hCG定性試験が妊娠の判定に用いられる．尿中hCGは，正常妊娠の場合には，排卵後12日目頃に25 IU/L，排卵後14日目頃には50 IU/L以上に達する．妊娠検査薬の感度は25 ～ 50 IU/Lである．

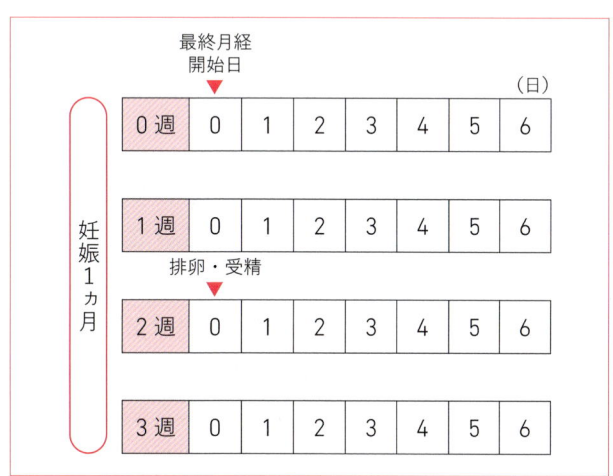

図1　妊娠週数の数え方

＊1　月経の開始日を第1日とし，次の月経開始日の前日までを数えた日数

分娩予定日や妊娠週数は，ひとまず最終月経から計算されるが，月経周期が不規則な女性の場合などは，ずれが生じることがあるので，超音波断層法で胎児頭殿長の大きさを測定して修正する．

❷ 妊娠時期の分類

わが国では原則として，妊娠期を以下のように分類している．欧米で用いられる三半期（三分期，trimester）も同様の区分である．そのほか，妊娠20週を境に前半期と後半期に分ける場合もある．
・妊娠初期（第1三半期）：妊娠14週未満
・妊娠中期（第2三半期）：妊娠14週〜28週未満
・妊娠後期[*2]（第3三半期）：妊娠28週以降
胎児発生の観点からは以下のように区分される．
・着床前期（preimplantation）：受精から約2週間以内に着床完了
・胎芽期（embryonic period）：受精後2週以上8週未満（妊娠4〜9週）
・胎児期（fetal period）：妊娠10週以降出生まで
また，新生児（newborn，neonate）とは出生後28日までの時期にある児のことをいう．

✺ 妊娠の時期と先天異常

❶ 先天異常とは

先天的に正常な形態や機能から明らかに逸脱しているものを先天異常と称する．通常，胎児発生異常の主要な徴候としては，構造的異常，発育異常，機能障害，死亡（流産，死産）などがあげられる．

構造的異常のなかで，医学的または美容上重要性の高い治療の対象となる形態異常を大奇形（major anomaly），医学的または美容的に重大ではない一般集団でもよくみられる形態異常を小奇形（minor anomaly）と称する．

構造的異常を発生要因から分類すると，構造が形成される器官形成期に発生する奇形（malformation），初期の正常発生に引き続き発生する破壊・断裂（disruption），変形（deformation）がある．

薬剤曝露に関係なく，すべての妊娠は異常転帰のリスクを有する．新生児の2〜3%に出生時判別できる大奇形が存在し，なかでも心奇形が多く発生率は約1%である．先天異常の原因は特定できないことが多いが，よくみられる先天異常は複数の遺伝子と環境要因が関係する多因子遺伝によって起こり，母親の薬剤使用が原因と考えられるもの

---

*2　日本産婦人科学会用語集では「妊娠末期」としているが，本書では「妊娠後期」を用いる．

は1%以下と考えられている．特定の遺伝子や染色体の異常に起因する異常に関しては出生前検査の対象になることがある．

❷ 着床前期，「全か無か」の時期（"all-or-none" period）

卵管膨大部で受精した接合子（受精卵）は，細胞分裂を繰り返し桑実胚（morula）となり，受精後約3日で子宮腔内に達する．受精後6〜7日には胚盤胞（blastocyst）となり子宮内膜の緻密層内へ侵入し始める．こうして子宮壁との間に器質的な結合が成立した状態を着床という．

接合子は分裂していき，外と内の細胞塊に分かれる．多数の細胞に傷害が起こると，通常は胎芽死亡が起こり，少ない細胞のみが傷害された場合には，修復可能で正常発生を継続することが可能である．よってこの時期を「全か無か」の時期と称する[1]．

通常，受精後2週間がこの時期に当たるとされるが，受精日の特定は難しいため，起源を正確に知ることは困難である．

❸ 胎芽期における薬剤曝露の影響

この時期は器官形成期を含み，構造的異常において最も重要な時期である．先天異常は，構造が形成される器官形成期のあいだに起こる．

図2はそれぞれの器官系における臨界発生時期を図示したものである．妊娠2〜3ヵ

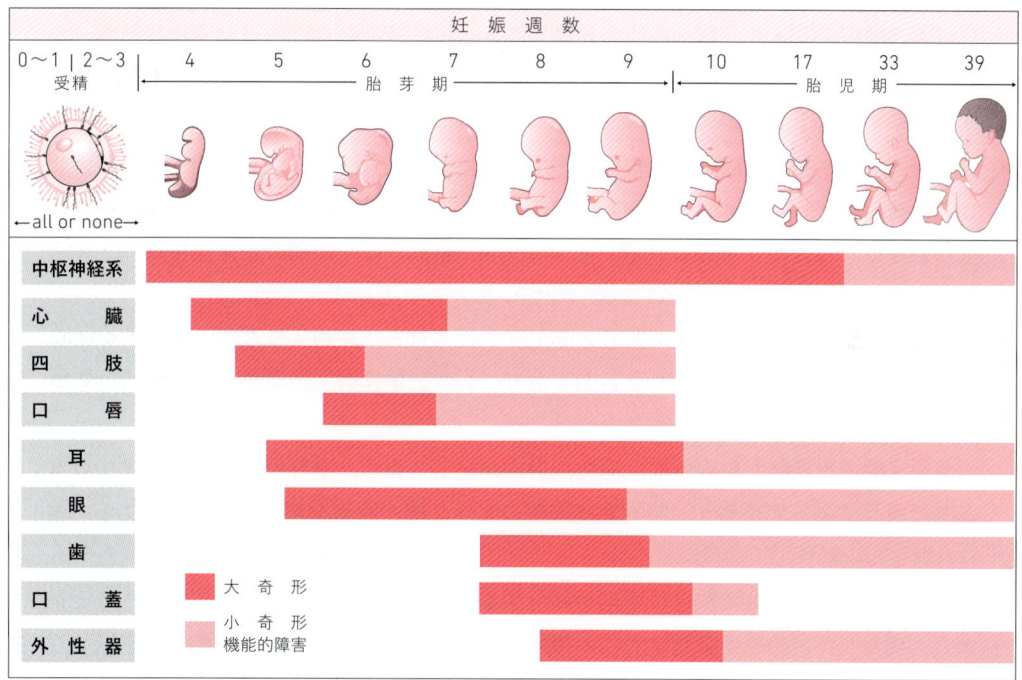

図2　胎児の発生における危険期

（妊娠と薬情報センターより提供）

月がほとんどの大奇形の臨界期であることがわかる．合併症や薬剤使用のない場合でも，大奇形の発生率は3％前後であるといわれている[1]．

催奇形性のある薬剤を投与されたとしても，胎児奇形が起こるのはその器官が形成される時期に投与された場合に限られる．例えばサリドマイドは，受精後24〜36日の曝露によって四肢とほかの奇形を起こす可能性があることが知られている．神経管の形成は受精後18日から始まり，正常な発生の場合，神経管は受精後第4週の終わりまでに閉鎖するとされているので，それ以降に神経管閉鎖障害を起こす薬剤を摂取したとしても，その原因になることはない．また，神経管閉鎖障害予防のためには妊娠前から葉酸の補充をしておく必要がある．

＊ 流産への影響

一般に妊娠の約15％は自然流産に終わる．母体年齢別にみると35歳を過ぎる頃から流産率の増加がみられ，35〜39歳では20％，40歳以上では40％以上が流産に終わるとされる．また，流産物の染色体検査では，約60％に染色体異常が認められるが，この頻度も加齢とともに増加することが報告されている．

流産の大部分は胎芽期に起こり，染色体異常などの胎児側の要因によることが多いが，薬剤が流産の原因となることもありうる．メトトレキサートは，絨毛組織の増殖を阻害することによって流産を起こす．ミソプロストールなどプロスタグランジン製剤は，子宮収縮作用のため，流産を起こす可能性がある．

❹ 胎児期における薬剤曝露の影響

妊娠が継続されると成熟と機能の発達が続き，妊娠後期には，胎児は急速に発育，成熟する．しかし，初期には正常発生であっても，その後の経過において形態異常をきたすことがある．

破壊・断裂（disruption）は，初期の正常発生に引き続き，ある時点で何らかの要因により組織の著しい障害をきたしたものである．例としては血流障害による腸管閉塞，羊膜帯絞扼による欠損があげられる．変形（deformation）は，初期の正常発生に引き続き，長期にわたって胎児の一部分に機械的な力が加わることによって起こる．例としては，羊水過少症による特異的顔貌や四肢の変形があげられる．このような異常のなかには母親の摂取した薬剤の影響で起こるものもあり，胎盤通過性のある薬剤によって生じる胎児に対する毒性を胎児毒性という．

また，脳では活発な細胞増殖，分化，遊走が起こるため，全妊娠期間から出生後にも薬剤に対して感受性があり，精神発達遅滞のような機能障害を起こす可能性がある（神経行動先天異常）．

一方で，胎盤を通して胎児に薬剤が移行することを利用して，胎児治療を行うことがある．例として，胎児不整脈に対する母体への抗不整脈薬投与，先天性副腎過形成に対する母体へのグルココルチコイド製剤（ステロイド）投与などがある．

✴ 胎児毒性

母体が摂取した薬剤が，経胎盤的に胎児に移行して胎児の体内で作用することにより生じる有害作用を「胎児毒性」という．「胎児毒性」の内容として，以下がある．
① 胎児に機能的異常を生じさせる
② 胎児の発育を阻害する
③ 羊水過少症などを起こし，子宮内環境を悪化させる
④ 出生後の発育・発達に悪影響を及ぼす

例えば，アンジオテンシン変換酵素阻害薬，アンジオテンシンⅡ受容体拮抗薬を妊娠第2三半期以降に使用すると，胎児の低血圧と腎血流の低下による腎機能異常を引き起こす．さらに胎児の尿量減少により羊水過少症が起こり，肺低形成，四肢拘縮，頭蓋・顔面の変形などの原因になることが明らかになっている．

また，出生直前まで母親が薬剤を使用していた場合に，出生直後の新生児に薬剤による有害事象が生じることがあり，「新生児毒性」と称される．

妊娠中の薬剤使用やその代謝物による胎児への影響は，母親の摂取量，薬物動態，卵黄嚢や胎盤を介する移行と代謝，胎児における分布，代謝，排出，羊水中からの物質の再吸収や嚥下など，複数の因子に影響される．

❶ 胎盤通過性

胎盤の主な機能は，母親から胎児へ酸素と栄養分を供給することと，胎児からの代謝廃棄物を排出することである．ヒトの胎盤では，母児の循環は単層の細胞性栄養膜（妊娠が進むと部分的に消失する），基底膜を伴う合胞体栄養膜，胎児毛細管内皮細胞からなる「胎盤関門」によって分離されているが，ほとんどの内因性物質および薬物を含む外因性物質は母児間を移行する．

母体が摂取した薬剤は，水や電解質の交換と同様に濃度勾配に従って単純拡散し胎盤を通過する[2,3]．また，胎児側から母体側へも同様に胎盤を通過する．一般に分子量が小さい物質ほど容易に生体膜を通過する．分子量が1,000を超える薬剤はほとんど膜を通過しないが，多くの薬剤は500未満であるため，多かれ少なかれ胎盤を介して胎児循環に移行する[4]．また，脂溶性が高くイオン化傾向が低い物質は経胎盤移行しやすい．タンパクに結合していない遊離型（非結合型）の薬剤のみが胎盤を通過するため，母体の血漿アルブミン濃度に影響を受けると考えられる．

同じ薬剤であれば，母体血中濃度が高いほど胎盤を介して移行して胎児に達する薬剤の量が多く，胎児に対する影響が大きくなる．投与経路については，一般に静脈内投与＞経口投与＞局所投与の順に血中濃度が高くなるため，選択可能な場合には血中濃度が上がりにくい製剤を使用することによって胎児への薬剤移行を減少させることができる．

薬剤は主に単純拡散によって胎盤を通過するが，胎盤にはいくつかの栄養移行に関連

するトランスポータータンパクが発現している．P-糖タンパク質（P-gp）などのトランスポーターは胎児から母体方向へ薬剤を能動的に輸送することによって，胎児が薬剤に曝露しないように防御している可能性がある．また，一部のトランスポーターは母親から胎児への薬物輸送を促進する可能性がある．

タンパク質は分子量が大きいため単純拡散では胎盤を通過できないが，IgG抗体は妊娠中期以降の胎盤を容易に通過して新生児に受動免疫をもたらすことが知られている．IgG抗体は胎盤の合胞体栄養膜細胞のFc受容体を介して母親から胎児に能動的に輸送されるため，IgG構造を有する抗体医薬品も同様に胎盤を通過する．

胎盤には薬物代謝能力がある．胎盤の合胞体細胞のミトコンドリアと小胞体内に，複数のシトクロムP450（CYP）が存在することが知られており，一般に分娩時期よりも妊娠第1三半期のほうが多くのCYP酵素が存在している[5]．催奇形性物質の影響を最も受けやすい初期発生の時期にCYP遺伝子の発現が最大になる．胎児防御に働いている可能性があるが，胎児の薬物排出能全体に対する胎盤代謝の寄与は小さい．

❷　胎児の薬物動態

胎盤を通過した薬剤は臍帯静脈から胎児循環に入るが，一部は胎児肝を灌流して一次代謝を受けたあとに下大静脈に入る．胎児循環において，臍帯静脈から到達した薬剤は動脈循環に入る前に静脈血と混合して希釈されることになる．

基本的に薬剤は母体で代謝されて，母体から排泄される．胎児からの薬剤の排出については，前述のように胎児の薬物動態や薬力学がさまざまな因子に影響されているため，推測が難しい．

出生直前に経胎盤曝露していた場合には，母体から排泄されず新生児から排泄されることになるが，新生児の薬物代謝酵素や腎機能の未熟性によって，薬物排出に時間がかかることがある．通常では新生児に用いない薬剤が妊娠後期の母親に投与されるケースも多く，分娩直前に新生児に毒性を生じる可能性のある薬剤を使用した場合には注意を要する．

✻　出生前検査

出生前検査は母児の健康に及ぼす異常を出生前に診断することにより予後が改善されることを期待して行われる．特に遺伝学的検査，診断に関しては適切な遺伝カウンセリングを行ったうえでインフォームドコンセントを得て実施する．なお，遺伝学的検査では薬剤によって起こる先天異常を評価することはできない．

出生前検査は侵襲性を伴う確定的検査と非確定的検査の2つに大別される．

❶ 確定的検査

＊絨毛検査（妊娠 11 ～ 14 週），羊水検査（妊娠 15 週以降）

微細欠失，モザイクを除く染色体異常全般を対象に行われる．

＊臍帯血検査（妊娠 18 週以降）

染色体異常に加え，感染症や貧血の診断にも用いられる．

❷ 非確定的検査

＊母体血を用いた非侵襲性出生前遺伝学的検査（non-invasive prenatal testing；NIPT）

21 トリソミー，18 トリソミー，13 トリソミーを対象に妊娠 10 週以降に行われている．日本医学会出生前検査認証制度等運営委員会の認定した基幹・連携施設で実施される．適応は，染色体異常の可能性が高いハイリスク妊婦に限られる．

＊胎児超音波検査

産科で行う超音波検査では，妊娠経過が正常であるかの観察とともに，胎児形態異常の評価・診断も行う．一部の異常に関しては確定診断が可能である．

＊胎児後頭部浮腫（nuchal translucency；NT）

妊娠 11 ～ 13 週の超音波検査における NT 肥厚は 21 トリソミーなどの胎児染色体異常に関連する．母体血清中の Pregnancy-Associated Plasma Protein-A (PAPP-A)，hCG 値を組み合わせてリスクを算出することもある．

＊妊娠中期母体血清マーカー

妊娠 15 ～ 18 週の母体血清中 α - フェトプロテイン（AFP），hCG，非結合型エストリオール（uE_3）を含むトリプルテスト，それにインヒビン A を加えたクアドラプルテストが行われている．21 トリソミー，18 トリソミー，神経管閉鎖障害を対象として行う．

（渡邉央美）

📕 文献

1) Cunningham, FG: Chapter 8: Teratology, Teratogens, and Fetotoxic Agents. Williams obstetrics, 26th international ed. (26). McGraw Hill, 2022.
2) Syme MR, et al.: Drug transfer and metabolism by the human placenta. Clin Pharmacokinet, 43: 487-514, 2004. [PMID: 15170365]
3) Myllynen P, et al.: Human placenta: a human organ for developmental toxicology research and biomonitoring. Placenta, 26: 361-371, 2005.
[PMID: 15850640]
4) Pacifici GM, et al.: Placental transfer of drugs administered to the mother. Clin Pharmacokinet, 28: 235-269, 1995. [PMID: 7758253]
5) Collier AC, et al.: Metabolizing enzyme localization and activities in the first trimesterhuman placenta: the effect of maternal and gestational age, smoking and alcohol consumption. Hum Reprod, 17: 2564-2572, 2002. [PMID: 12351530]

3 妊娠期の薬物治療による出生児への影響

✤ 新生児薬物離脱症候群 [1,2]

　新生児薬物離脱症候群（neonatal withdrawal syndrome）とは，経胎盤的に胎児に移行していた薬物により，出生後の新生児に諸症状をきたす症候群である．同義として，禁欲を意味するabstinenceを用いてneonatal abstinence syndromeともいわれる．これは当初，**表1a** [1] に示すようなオピオイド系薬物依存症の母体から出生した新生児に対して使用されてきたためである．妊娠可能な女性の4.5%が非合法ドラッグを使用している米国と比較すると，日本では非オピオイド系の薬剤がほとんどである（**表1b**）[1]．そのため，最近では新生児不適応症候群（poor neonatal adaptation syndrome；PNAS）と呼ばれる場合もある．**表1** [1] に示す薬剤だけでなく，妊婦にいかなる精神神経系薬剤や抗てんかん薬を投与する場合でも，新生児薬物離脱症候群を必ず考慮しなければならない．

表1　新生児薬物離脱症候群をきたす薬剤

a　主なオピオイド系薬剤

オピオイド（麻薬性鎮痛薬）	モルヒネ，オキシコドン，フェンタニル，ペチジン，コデイン，ジヒドロコデイン，トラマドール，メサドン，タペンタドール
非麻薬性オピオイド（鎮痛薬など）	ブプレノルフィン，ペンタゾシン，エプタゾシン

b　主な非オピオイド系薬剤

催眠・鎮静薬	**バルビツール系**：セコバルビタールほか **ベンゾジアゼピン系**：トリアゾラム，ニトラゼパム，フルニトラゼパムほか **ベンゾジアゼピン受容体作動薬**：ゾルピデム，ゾピクロン，エスゾピクロン **その他**：ラメルテオン，スボレキサント
抗うつ薬，抗不安薬	**ベンゾジアゼピン系**：アルプラゾラム，ブロマゼパム，ジアゼパム，クロルジアゼポキシド，ロフラゼプ酸エチルほか **SSRI, SNRI, NaSSA**：パロキセチン，フルボキサミン，セルトラリン，デュロキセチンほか **三環系・四環系抗うつ薬**：クロミプラミン，アミトリプチリンほか **その他**
抗精神病薬	**第一世代**：クロルプロマジン，ハロペリドールほか **第二世代**：リスペリドン，オランザピン，クエチアピンほか
抗てんかん薬	フェノバルビタール，フェニトイン，カルバマゼピン，バルプロ酸，ゾニサミドほか
その他	テオフィリン，カフェイン，アルコール，喫煙（ニコチン），メタンフェタミンほか

（厚生労働省：新生児薬物離脱症候群．重篤副作用疾患別対応マニュアル，平成22年3月（令和3年4月改定）より一部改変）

❶ 病因

薬物の過剰移行に伴い，出生直後にスリーピングベビー（sleeping baby）として観察される「薬物中毒（neonatal depression）」と，薬物の生理的排泄に伴い，一般に生後48時間以内に観察される「薬物離脱（drug withdrawal）」に分けられる．ただし，特異度の高い症状や検査所見などがないことから臨床的に両者を区別することは困難であり，両者を合わせて新生児薬物離脱症候群と呼んでいる．

❷ 頻度

施設間差や国による格差，併用薬など関連する因子が多く，薬剤ごとの発症率の一般化は困難である．選択的セロトニン再取り込み阻害薬（SSRI）においては，子宮内で曝露された新生児の30%に発症する報告もある[3]．また薬理学的には，用量依存性や薬物間相互作用との関連性も十分に推測されるが，詳細な検討は報告されていない．

オピオイド使用の多い米国やオーストラリアでは，2000年代に入り発症率は急増している[4]．発症率は，精神科医不足（調整オッズ比1.17［95% CI：1.07-1.27］）や10年失業率（調整オッズ比1.11［95% CI：1.00-1.23］）など，専門家不足による不適切なオピオイドの使用の氾濫や，長期間の経済状況など社会性要因との関連も指摘されている[5]．

日本では，2018年（平成30年）に全国調査が実施された[1]．新生児医療連絡協議会に属する270施設（回収率37.4%）のうち21施設から81症例が報告され，さらに63例で2次調査が実施された．同報告では，全例において非オピオイド系薬剤を服薬しており，63例中52例（82.5%）は多剤使用例，4剤以上が42.9%であった．また3例の母体がアルコール乱用であった．多くの施設では，母体に対して処方を行う医療機関と母子ケアを行う医療機関が異なる．そのため，診療科や施設の連携や情報共有の重要性が指摘されている．また非合法の薬物使用や妊娠中のアルコール多飲など，学童期からの教育（プレコンセプションケア）による予防の重要性も明らかになった．

さらに最近の国内リアルワールドデータの解析で，精神疾患合併妊娠とその処方実態が初めて明らかになった．740万あまりのDPCデータベースを元に母児のペアを作成し，周産期にうつ病と診断されていた母体とその処方が検討された（**表2**）[6]．その結果，抗うつ薬処方群におけるNICU入院率は15.67%と明らかに多かった．また抗うつ薬処方群では新生児薬物離脱症候群の診断を5.98%に認め，対照群の0.95%に比べ明らかに多かった．同時に14日以上の入院数は変わらないことから，長期入院には至っていない国内の現状が明らかになった．

❸ 症状

症状は非特異的であるため，出生前より母体情報を十分に得て本症候群を疑うことが重要である．通常48時間以内に認め，経時的に変化する．中枢神経系（傾眠，振戦，筋緊張低下・増加，易刺激性，けいれん，無呼吸，不安興奮状態），自律神経系（多呼吸，多感，発熱），消化器系（嘔吐，下痢，哺乳力不良），その他（表皮剥離，欠神，徐脈）などである．

表2 抗うつ薬処方と新生児薬物離脱症候群の診断率

	出産3ヵ月以内の抗うつ薬		
	処方あり n=351	処方なし n=1,052	オッズ比 [95% CI] p値
NICU入院	55 (15.67%)	96 (9.12%)	1.85 [1.30-2.64] p<0.01
NICU入院 (15日以上)	9 (2.56%)	18 (1.71%)	1.51 [0.67-3.40] p=0.31
新生児薬物 離脱症候群	21 (5.98%)	10 (0.95%)	6.63 [3.09-14.2] p<0.01

（文献6より著者作成）

発症時期も薬物により多少異なる．SSRIでは通常，生後2日目以降に発症し，self-limitedで経過し，薬物療法を要することなく補助療法のみで自然回復することが多い．さらにベンゾジアゼピン系薬剤の場合は，生後数日から3週間くらいまでに発症し，数ヵ月続くこともある．12のコホートおよび症例対照研究をまとめたカナダの報告によると，母体抗うつ薬と本症候群との関連性が示され，調整オッズ比は5.07 [95% CI：3.25-7.90] であった．また個々の症状において，呼吸器症状は2.20 [95% CI：1.81-2.66]，中枢神経系症状の一つである振戦は7.89 [95% CI：3.33-18.73] であり，非特異的な症状のなかでも高く，出生後の新生児管理における注意喚起がなされている[7]．

日本国内の全国調査では，易刺激性（63.5%）や多呼吸（36.5%），興奮時の振戦（28.6%）の順に多かった（表3）[1]．全例が非オピオイド系薬剤であったが，症状の頻度は海外の報告同様に中枢神経症状が目立っていた．

❹ 診断

診断には，妊娠中の薬剤投与歴が必須である．母体に薬剤投与歴があり，新生児に諸症状を認めるときに強く疑う．また薬物血中濃度測定が可能であれば，濃度値の推移が診断の補助となる．日本で多い非オピオイド系薬剤での診断には，チェックリストが作成されている（表4）[1,8]．数時間ごとに評価を繰り返し行い，合計8点以上において薬物療法を考慮することがある．なお，オピオイド系薬剤ではFinneganスコアが使用され，妥当性も検証されている[9]．

❺ 治療

本症候群を理由に，分娩直前に妊婦への薬物療法をすべて中止することは大変危険である．分娩直前も母体の安定化を最優先し，事前に十分に説明したうえで必要な薬剤は継続することが望ましい．基本的には，児の薬物クリアランスに従って，self-limitedに数日から数週間で自然軽快するためである．直接的な後障害はきたさない．

表3 新生児薬物離脱症候群の症状頻度

(N=63，重複あり)

症状		頻度（%）	症状		頻度（%）
中枢神経症状	易刺激性	63.5	消化器症状	哺乳力不良	23.8
	興奮時の振戦	28.6		嘔吐	22.2
	安静時の振戦	14.3		下痢	0.0
	不安興奮状態	17.5	自律神経症状	多呼吸	36.5
	筋緊張増加	15.9		多汗	3.2
	筋緊張低下	15.9		発熱	4.8
	無呼吸発作	22.2		徐脈	6.4
	けいれん	3.2			
	傾眠	17.5			

（厚生労働省：新生児薬物離脱症候群，重篤副作用疾患別対応マニュアル，平成22年3月（令和3年4月改定）より一部改変）

表4 新生児薬物離脱症候群のチェックリスト（磯部スコア）

症状・所見	点数	症状・所見	点数
A 中枢神経系		B 消化器系	
傾眠	1	下痢	2
筋緊張低下	1	嘔吐	2
筋緊張増加	1	哺乳不良	2
不安興奮状態[*1]	3	C 自律神経症状	
安静時の振戦	3	多呼吸	1
興奮時の振戦	2	多汗	1
易刺激性[*2]	2	発熱	1
けいれん	5		
無呼吸発作	5	D その他[*3]	1

注：バイタルサインを記録する時間以外でも症状があれば項目にチェックする
＊1：睡眠障害，哺乳後の啼泣，泣き続けること
＊2：モロー反射の増強を含む
＊3：その他の症状として，頻回の欠伸，表皮剥離（鼻，膝，踵）および徐脈などに
注意
【治療】8点以上で治療することが多いが，それ以下でもけいれん，無呼吸の頻発や母
親の育児困難症状などにより治療を適応することがある．
（厚生労働省：新生児薬物離脱症候群，重篤副作用疾患別対応マニュアル，平成22年
3月（令和3年4月改定）/ 磯部健一ほか：新生児離脱症候群の管理と薬物代謝，抗痙
攣剤と向精神薬．周産期学シンポジウム，14: 65-75, 1996 より転載）

　多剤併用例や用量が過度に多い場合では，薬物移行量が中毒域となり，スリーピング
ベビーとして出生直後に第一啼泣を認めない症例もある．本症候群が十分に予想される
場合には，新生児蘇生（NCPR）が可能な医療従事者の分娩立ち会いにより対応する．
その後の治療は人工呼吸器や酸素の使用，補液など対処的な治療が主体である．
　薬物療法は，チェックリスト8点以上で考慮されることが多い．非オピオイド系薬剤
がほとんどの日本では，従来からフェノバルビタールやジアゼパムが多く選択されてい

る．また，母体と同じSSRIを児に投与した報告もあるが，一般的ではない．なおオピオイド系薬剤においては，モルヒネ，メサドンやブプレノルフィンなどが選択されている[10]．突然の断薬を予防するために，経母乳的に移行する少量の薬による母乳栄養が有効という報告も認める[11]．さらに非薬物療法として，環境をはじめとした出生後ケアの重要性も指摘されている[12]．母子分離された新生児集中治療室よりも，母子同室での新生児ケアのほうが，薬物療法がより少なく，かつ入院期間も短期間となるからである．このように，現在では多因子が関連する一連の病態として位置づけ，薬物療法を越えた試みが実施されている．

❻ 長期予後

本症候群の長期予後は，まだ不明である．アルコールやタバコ，ほかの曝露薬剤をはじめ，社会経済的状況や妊娠中のケアなどの環境要因，さらには本症候群の重症度や治療内容など，数多くの交絡因子の影響を除去した研究そのものが非常に難しい．現在あるいずれの報告も，これらの影響を加味した報告である．

背景にある母体薬物依存が，本症候群の発症だけでなく，その後の児の健康に影響をきたすという一連の社会的背景も指摘されている．すなわち，本症候群802例の多変量解析による調整オッズ比は，母体の精神疾患既往が24.6［95% CI：19.5-30.9］，母体の喫煙が3.9［95% CI：3.1-4.8］であり，ともに発症に強く関連していた．同時に，その後の児童虐待とのあいだでは調整オッズ比8.0［95% CI：6.5-9.9］，養子など保護プログラムの対象となる点では調整オッズ比10.5［95% CI：8.4-13.1］となり，本症候群の遠隔予後として関連性が確認されている[13]．

神経発達予後においては，従来から影響はないという報告が中心であった．現在では，オピオイドと非オピオイドに分けて発達予後を考える重要性が指摘されている．すなわち，Bayleyスケールを用いたオーストラリアのオピオイドの検討では，11.9ヵ月時点で運動発達は差がないものの，精神発達指数がオピオイド曝露群で明らかに低値であった[14]．

非オピオイドにおける長期予後の報告は少ないが，現時点では一般に症状は通常数週間で自然軽快し，薬剤による直接的な後障害はきたさないと考えられている．日本でも増加しているSSRIによる予後調査では，32人と限られた曝露群の報告であるものの，3歳児予後におけるデンバー式発達評価において，運動能力や言語・認知発達への影響は認められていない[15]．

✽ 新生児遷延性肺高血圧症（PPHN）

妊娠後半のSSRIの使用により新生児遷延性肺高血圧症（persistent pulmonary hypertension of newborn；PPHN）が増加するという報告が2006年に発表され，わが国

でも話題となった[16]．妊娠20週以降のSSRI使用により，PPHNの発症が調整オッズ比6.1［95% CI：2.2-16.8］まで上昇する結果であった．症例対照研究であることや，PPHNに死亡例がないなど問題点も指摘されたが，重要な仮説を提示していることは間違いなく，追跡研究が望まれていた[17]．

　その後，両者の関連性を支持する研究と否定する研究が報告されており，まだ結論は出ていない．2014年に報告されたコホート研究と症例対照研究7報のメタ解析では，妊娠初期のSSRI曝露ではPPHNのリスクは増加しなかったが，妊娠後期に曝露した新生児でのPPHNのオッズ比は2.50［95% CI：1.32-4.73］であり，リスクは増加していた[18]．翌2015年の米国のメディケイドによる大規模コホート研究では，SSRIとの間で調整オッズ比1.28［95% CI：1.01-1.64］であり，非SSRIとの間では調整オッズ比1.14［95% CI：0.74-1.74］であった[19]．同報告では，この危険率を含めて再度メタ解析を行っている．その結果，PPHNをきたす心奇形，肺低形成，未熟性などのほかの要因を除外した解析において，オッズ比は1.95［95% CI：1.08-3.54］であり，SSRIとPPHNとの関連性を認めていた．選択的セロトニン・ノルアドレナリン再取り込み阻害薬（SNRI）とPPHNについては，カナダからの報告で調整オッズ比0.59［95% CI：0.06-5.62］であり，PPHNとの関連性を認めなかった．この報告では，SSRIとの間には関連性が認められている[20]．

　そして2019年に報告された11の研究のメタ解析では，SSRIおよびSNRIを服薬していた母体156,978人から出生した新生児のうち，452人にPPHNが認められた[21]．発症率は1,000出生当たり2.9人で，20週以降での曝露に限定すると，危険率は2.08［95% CI：1.44-3.01］であった．ただし，催奇形性や胎児毒性との因果関係を実証するShepardの基準においても，因果関係の可能性を示唆してはいるものの多くの交絡因子の影響などが指摘されており，今後の研究報告が期待されている．

　このように最近では，「両者の関連はあるものの，危険率はさほど高くない」という報告が続いている．PPHNの一般の発生率は，1,000出生当たり1.9人であり，もともと高くない[22]．そのため，SSRI曝露によるリスク増加があるとしても，絶対的な発生率は低いと考えられている．両者の関連性を強調しすぎることなく，バランスのとれたカウンセリングを行うことが大切である．

　なお情報提供においては，英国から地域処方医薬品リストを用いた検討が報告された[23]．74件の地域処方医薬品リストを検討した結果，先天異常に関しては医薬品規制当局のガイダンスへの関連情報が14.9%（11/74）に提供されていた．一方でPPHNに関しては1.4%（1/74）しか関連情報が提供されておらず，処方者が地域の処方会社から十分な情報を受けていない可能性が示唆されている．

✤ 遠隔期の神経発達

❶ 向精神薬と神経発達

　「胎児期や生後早期の環境の影響を強く受けて，その後の健康や疾患が決定される」というDOHaD（developmental origins of health and disease）の考え方に基づき，自閉スペクトラム症（ASD）や注意欠如・多動症（ADHD）など遠隔期の発達予後に関する報告が続いている．神経発達症ともいわれる本疾患の絶対数が全世界的に急激に増加しているためである．さまざまな仮説が提唱され，胎児期の薬物曝露もその一つであるが，いずれの薬物でも結論が出ていない．例えばSSRIなどの向精神薬をはじめ，母体の鎮痛薬としてのアセトアミノフェン，さらには陣痛促進（誘発）薬のオキシトシンも関連性を指摘する報告がある．ただしいずれも研究におけるlimitationが数多く，現時点では「影響はあるとしても，遺伝などほかの要因と比べると小さい寄与である」と考えられている．

　向精神薬と神経発達に関しては，例えばカナダにおける前方視的コホート研究では，10ヵ月でのBayley発達スケールにおいて，粗大運動や社会・情緒および適応行動のスコアが，SSRI曝露児において低かった報告がある[24]．またノルウェーにおける20,180人の母子コホート研究では，ADHD母親の家族的な影響や母体うつ病などを調整したうえで，3歳時点での不安症状と関連することが報告された．児の情緒反応性，身体症状，睡眠の問題，注意問題，攻撃性などは関連していなかった[25]．さらにデンマークの出生コホートによる研究では，7歳時点における行動上の問題，ADHD，友人との関係性とは関連していなかった．感情表出や行動異常との関連も疑われたが，これらは母体の気分状態による影響と考えられた[26]．

　ASDとSSRIに特化した場合，報告が大変に多い．というのも，一般に自閉症児では，セロトニン血中濃度が上昇していることが知られている[27]．そのため，「胎児に移行したSSRIにより胎児のセロトニンホメオスタシスが変化し，遠隔期に自閉症が発症するのではないか」という仮説に基づいている．症例対照象研究4報によるメタ解析では，SSRIとASDに関する調整オッズ比は1.81［95% CI：1.47-2.24］と関連を認めていたが，コホート研究ではないため，因果関係は不明とされていた[28]．その後，145,456人における質の高い大規模コホート研究がカナダから報告された．妊娠第2・3三半期に2,532人中31人にASDを認め，調整ハザード比は1.87［95% CI：1.15-3.04］でこの時期のASDリスク増加が示唆された[29]．一方で，背景にある母体精神疾患が重要な交絡因子である点も，数多く指摘されている[30]．症例対照研究6報によるメタ解析でも，ASDとのオッズ比が1.81［95% CI：1.49-2.20］であったが，母体精神疾患により調整すると関連性は弱くなっていた[31]．また，症例対照研究4報とコホート研究2報によるメタ解析でも，母体精神疾患を調整したときの妊娠第1三半期のオッズ比は，症例対照研究で1.8［95% CI：1.1-3.1］，コホート研究で1.4［95% CI：1.0-1.9］とASDと関連し

ていた．しかし，母体精神疾患の有無を制限した解析をすると関連はなくなることから，関連する交絡因子の影響が指摘された[32]．さらに別のメタ解析でも，関連性を指摘する報告も認める[33]．

ADHDとSSRIに関する研究も認める．ASDと同様に，母体精神疾患に関連する交絡因子の影響が指摘されており，直接的な関連性は結論が出ていない．デンマークの報告では，妊娠中のSSRI処方と8歳時点でのADHDとの関連は確認されなかった[34]．米国ヘルスケアの報告でも，母体うつ病を調整したとき，SSRI曝露とADHDとのオッズ比は1.81［95% CI：1.22-2.70］だったが，ASDとは関連がなかった．治療を十分に受けていない母体うつ病そのものに関連する交絡因子により，こうした結果となった可能性が指摘されている[35]．

催奇形性や胎児毒性とは異なり，神経発達への影響はアウトカムの判明には時間を要する．今後も新たな研究が進むことを期待している．

❷ 抗てんかん薬と神経発達

胎児バルプロ酸症候群は確立した疾患であるが，一方で知能指数の低下が2009年に報告された[36]．てんかん合併妊娠におけるカルバマゼピン，ラモトリギン，フェニトイン，バルプロ酸の単剤療法を比較したところ，バルプロ酸では3歳での平均IQ値が87とほかの抗てんかん薬よりも9ポイント低く，用量依存性も認められていた．さらに6歳予後でも，同様であった[37]．

ここで注意したいのは，一般に3歳のIQ値の平均は100で正常下限は85〜90という点である．すなわち，報告されたIQ値は，精神遅滞を強調して伝えるほど低値ではない．もちろんIQ値だけで判断できないものの，普通学級でも十分対応可能な値であり，支援学級や特別支援学校となる可能性が高いなどと伝える理由にはならない．

詳しくは4章「40．抗てんかん発作薬」（p.471）を参照されたい．

（伊藤直樹）

📕 文献

1) 厚生労働省：新生児薬物離脱症候群．重篤副作用疾患別対応マニュアル，平成22年3月（令和3年4月改定）Available at: <https://www.pmda.go.jp/files/000240116.pdf>（Accessed May 20, 2024）

2) 伊藤直樹：向精神薬服用による出生後の疾患と発達の予後．向精神薬と妊娠・授乳 改訂第3版，伊藤真也ほか編，p67-75，南山堂，2023．

3) Levinson-Castiel R, et al.: Neonatal abstinence syndrome after in utero exposure to selective serotonin reuptake inhibitors in term infants. Arch Pediatr Adolesc Med, 160: 173-176, 2006.

[PMID: 16461873]

4) O'Donnell M, et al.: Increasing prevalence of neonatal withdrawal syndrome: population study of maternal factors and child protection involvement. Pediatrics, 123: e614-621, 2009. [PMID: 19336352]

5) Patrick SW, et al.: Association Among County-Level Economic Factors, Clinician Supply, Metropolitan or Rural Location, and Neonatal Abstinence Syndrome. JAMA, 321: 385-393, 2019. [PMID: 30694320]

6) Fujioka I, et al.: Association between prenatal

exposure to antidepressants and neonatal morbidity: An analysis of real-world data from a nationwide claims database in Japan. J Affect Disord, 310: 60-67, 2022. [PMID: 35490881]

7) Grigoriadis S, et al.: The effect of prenatal antidepressant exposure on neonatal adaptation: a systematic review and meta-analysis. J Clin Psychiatry, 74: e309-320, 2013. [PMID: 23656856]

8) 磯部健一ほか：新生児離脱症候群の管理と薬物代謝, 抗痙攣剤と向精神薬. 周産期学シンポジウム, 14: 65-75, 1996.

9) Finnegan LP, et al.: Neonatal abstinence syndrome: assessment and management. Addict Dis, 2: 141-158, 1975. [PMID: 1163358]

10) Kraft WK, et al.: Neonatal abstinence syndrome: Pharmacologic strategies for the mother and infant. Semin Perinatol, 40: 203-212, 2016. [PMID: 26791055]

11) Abdel-Latif ME, et al.: Effects of breast milk on the severity and outcome of neonatal abstinence syndrome among infants of drug-dependent mothers. Pediatrics, 117: e1163-1169, 2006. [PMID: 16740817]

12) Jansson LM, et al.: Neonatal abstinence syndrome. Curr Opin Pediatr, 24: 252-258, 2012. [PMID: 22227786]

13) Brown JD, et al.: Rates of Neonatal Abstinence Syndrome Amid Efforts to Combat the Opioid Abuse Epidemic. JAMA Pediatr, 170: 1110-1112, 2016. [PMID: 27669331]

14) Hunt RW, et al.: Adverse neurodevelopmental outcome of infants exposed to opiate in-utero. Early Hum Dev, 84: 29-35, 2008. [PMID: 17728081]

15) Klinger G, et al.: Long-term outcome following selective serotonin reuptake inhibitor induced neonatal abstinence syndrome. J Perinatol, 31: 615-620, 2011. [PMID: 21311497]

16) Chambers CD, et al.: Selective Serotonin-Reuptake Inhibitors and Risk of Persistent Pulmonary Hypertension of the Newborn. N Engl J Med, 354: 579-587, 2006. [PMID: 16467545]

17) 伊藤直樹ほか：妊娠中の選択的セロトニン再取り込み阻害剤服用に伴う胎児・新生児への影響. 日本小児科学会雑誌, 110：1632-1637, 2006.

18) Grigoriadis S, et al.: Prenatal exposure to antidepressants and persistent pulmonary hypertension of the newborn: systematic review and meta-analysis. BMJ, 348: f6932, 2014. [PMID: 24429387]

19) Huybrechts KF, et al.: Antidepressant use late in pregnancy and risk of persistent pulmonary hypertension of the newborn. JAMA, 313: 2142-2151, 2015. [PMID: 26034955]

20) Bérard A, et al.: SSRI and SNRI use during pregnancy and the risk of persistent pulmonary hypertension of the newborn. Br J Clin Pharmacol, 83: 1126-1133, 2017. [PMID: 27874994]

21) Masarwa R, et al.: Prenatal exposure to selective serotonin reuptake inhibitors and serotonin norepinephrine reuptake inhibitors and risk for persistent pulmonary hypertension of the newborn: a systematic review, meta-analysis, and network meta-analysis. Am J Obstet Gynecol, 220: 57.e1-57.e13, 2019. [PMID: 30170040]

22) Walsh-Sukys MC, et al.: Persistent pulmonary hypertension of the newborn in the era before nitric oxide: practice variation and outcomes. Pediatrics, 105: 14-20, 2000. [PMID: 10617698]

23) Lovegrove E, et al.: SSRIs in women of reproductive age; a systematic review of local formularies. BJGP Open. BJGPO.2023.0255, 2024. [PMID: 38272494]

24) Hanley GE, et al.: Infant developmental outcomes following prenatal exposure to antidepressants, and maternal depressed mood and positive affect. Early Hum Dev, 89: 519-524, 2013. [PMID: 23384962]

25) Brandlistuen RE, et al.: Behavioural effects of fetal antidepressant exposure in a Norwegian cohort of discordant siblings. Int J Epidemiol, 44: 1397-1407, 2015. [PMID: 25873178]

26) Grzeskowiak LE, et al.: Prenatal antidepressant exposure and child behavioural outcomes at 7 years of age: a study within the Danish National Birth Cohort. BJOG, 123: 1919-1928, 2016. [PMID: 26374344]

27) Lam KS, et al.: Neurochemical correlates of autistic disorder: a review of the literature. Res Dev Disabil, 27: 254-289, 2006. [PMID: 16002261]

28) Man KK, et al.: Exposure to selective serotonin reuptake inhibitors during pregnancy and risk of autism spectrum disorder in children: a systematic review and meta-analysis of observational studies. Neurosci Biobehav Rev, 49: 82-89, 2015. [PMID: 25498856]

29) Boukhris T, et al.: Antidepressant Use During Pregnancy and the Risk of Autism Spectrum Disorder in Children. JAMA Pediatr, 170: 117-124, 2016. [PMID: 26660917]

30) Kobayashi T, et al.: Autism spectrum disorder and prenatal exposure to selective serotonin reuptake inhibitors: A systematic review and meta-analysis. Reprod Toxicol, 65: 170-178, 2016. [PMID: 27474253]

31) Mezzacappa A, et al.: Risk for Autism Spectrum Disorders According to Period of Prenatal Antidepressant Exposure: A Systematic Review and Meta-analysis. JAMA Pediatr, 171: 555-563, 2017. [PMID: 28418571]

32) Brown HK, et al.: The Association Between Antenatal Exposure to Selective Serotonin Reuptake Inhibitors and Autism: A Systematic Review and Meta-Analysis. J Clin Psychiatry, 78: e48-e58, 2017. [PMID: 28129495]

33) Andalib S, et al.: Maternal SSRI exposure increases the risk of autistic offspring: A meta-analysis and

systematic review. Eur Psychiatry, 45: 161-166, 2017. [PMID: 28917161]

34) Laugesen K, et al.: In utero exposure to antidepressant drugs and risk of attention deficit hyperactivity disorder: a nationwide Danish cohort study. BMJ Open, 3: e003507, 2013. [PMID: 24056487]

35) Clements CC, et al.: Prenatal antidepressant exposure is associated with risk for attention-deficit hyperactivity disorder but not autism spectrum disorder in a large health system. Mol Psychiatry, 20: 727-734, 2015. [PMID: 25155880]

36) Meador KJ, et al.: Cognitive function at 3 years of age after fetal exposure to antiepileptic drugs. N Engl J Med, 360: 1597-1605, 2009. [PMID: 19369666]

37) Meador KJ, et al.: Fetal antiepileptic drug exposure and cognitive outcomes at age 6 years (NEAD study): a prospective observational study. Lancet Neurol, 12: 244-252, 2013. [PMID: 23352199]

4 / 不妊治療

❀ 不妊症と不妊治療

わが国の年間出生数は減少が続くが，生殖補助医療を用いた妊娠・出産は増加しており，いまや11人に1人が体外受精・顕微授精で出生している．多くの女性が，不妊治療に必要な薬剤の投与を受けたあとに妊娠していることを踏まえると，不妊治療で用いられる薬剤が胎児へ及ぼす影響を考えることは重要である．

一般に，受精前または受精から2週間以内に投与された薬剤は，胎児へ影響しないとされる．しかし，薬剤の作用・代謝経路・半減期などを考えると一概にはいえない可能性がある．さらに，生殖補助医療を用いた妊娠では配偶子を体外で操作するため，薬剤のみならず，培養環境や技術が胎児へ及ぼす影響も考慮する必要がある．

❶ 不妊治療の種類と流れ

不妊とは，妊娠を望む健康な男女が避妊せずに性交渉を行っていたにもかかわらず，一定期間（通常1年程度）妊娠しない状態と定義される．不妊治療は大きく一般不妊治療と生殖補助医療（assisted reproductive technology；ART）に分けられる．一般不妊治療とは卵子や胚を直接扱わない不妊治療であり，タイミング法，排卵誘発法，人工授精などが含まれる．一方で，ARTには体外受精，顕微授精，胚凍結保存，胚移植などが含まれる．

図に不妊治療の流れを示す．不妊治療を行う際には，まず不妊に関わる基本検査を実施する．不妊原因の候補が見つかった場合には，原因に対する治療を行いながらタイミング法を図る．一定期間，タイミング法で妊娠できない場合には，次のステップの人工授精へと移る．人工授精は，精子を直接子宮腔へ注入することで，腟と子宮頸管の通過を省略できるため，軽度乏精子症，ヒューナーテスト不良，性交障害などの場合に，より効果が得られる．複数回の人工授精でも妊娠できない場合には，次のステップのARTへと移る．ARTでは卵子を体外へ取り出し受精させてから子宮腔へ戻すことにより，妊娠までの多くのステップを省略できるため高い妊娠率が期待できる．

❷ 不妊治療が身体へ及ぼす影響

一般不妊治療時における内分泌ホルモンの数値は，通常の月経周期とほとんど変わら

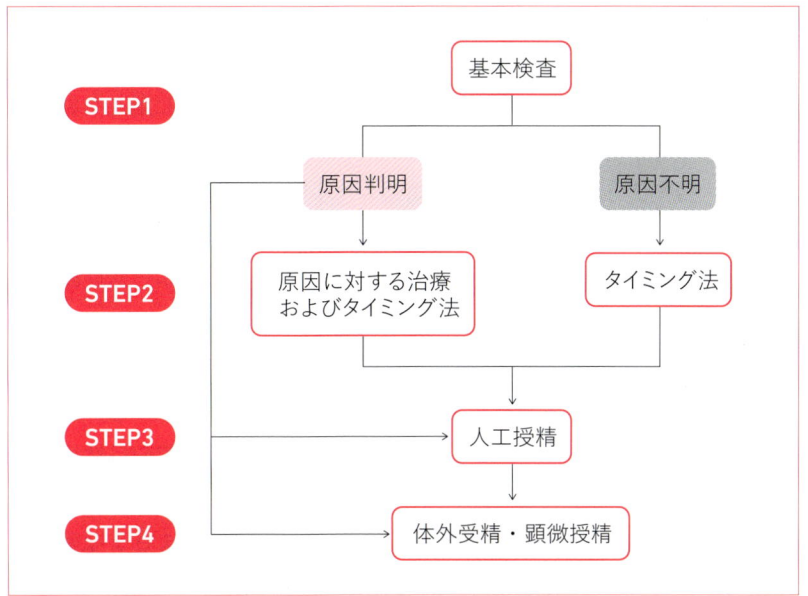

図　不妊治療の流れ（ステップアップ方式）

ない．しかし，ARTを行う場合には，排卵誘発に伴い血中エストラジオール，プロゲステロンなどの女性ホルモンが通常よりも高値になる．そのため，乳がんなどの女性ホルモン依存性の疾患リスクの上昇に注意する必要がある．

✳ 不妊治療で使用する薬

　不妊治療で使用する薬剤の安全性を検討する際には，その薬剤を使用していない比較対照群が必要となるが，不妊症患者に対する適切な対照群を設定することは難しい．不妊症患者の背景にある不妊原因そのものが生まれてくる児に影響を及ぼす可能性があり，通常の妊婦を対照群に設定してしまうと大きなバイアスとなる．また，心血管系，腎泌尿器系，筋骨格系など多因子遺伝の先天異常については，その原因が薬剤，配偶子操作・培養環境，不妊治療を必要とした両親の要因のいずれにあるのかを区別することが難しい．さらに，大奇形のみを解析対象としている研究もあれば，小奇形まで含むものもあり，同じ評価基準で比較した論文でなければ，先天異常の確率も大きく異なる．実際これらの点が曖昧なまま評価を行っている論文も多く，一つひとつの論文を注意深く評価して判断しなければならない．

❶ クロミフェンクエン酸塩（クエン酸クロミフェン）

　クロミフェンは，わが国で50年以上用いられている排卵誘発薬である．視床下部で抗エストロゲン作用を発揮して内因性エストロゲンと競合し，視床下部−下垂体−卵巣

の負のフィードバックを阻害して，下垂体からの卵胞刺激ホルモン（FSH）分泌を促進することにより卵胞発育を促す．ただし，抗エストロゲン作用により子宮内膜が薄くなったり，頸管粘液が分泌されにくくなることもあり，排卵誘発効果に対して妊娠率があまり高くないことが知られる．

　クロミフェンは肝臓で代謝され，半減期は5〜7日である．2011年の米国の症例対照研究では，クロミフェン内服後の妊娠において，心奇形をはじめとした複数の奇形について有意な関連性を報告した[1]．ただし，この研究では対照群が自然妊娠であり，奇形の原因が薬剤，配偶子操作・培養環境，不妊治療を必要とした両親の要因のいずれにあるのかを区別できていなかった．また，指摘された疾患の多くが有病率の低い疾患であったため，この結果が臨床的意義をもつかどうかは明確になっていない．それ以外の複数の研究[2-4]では，クロミフェン投与後の妊娠において先天異常や自然流産の頻度は増加しないと報告しており，2017年のイスラエルの大規模なコホート研究でも，クロミフェンは先天異常の割合を増加させないと報告している[4]．さまざまな報告があるものの，現在のコンセンサスとして，排卵誘発薬としての使用に大きな問題はないと考えてよいだろう．

❷　レトロゾール

　アロマターゼ阻害薬のレトロゾールは，もともとはホルモン受容体陽性乳がんの治療薬である．卵巣顆粒膜細胞におけるエストロゲン合成を阻害し，下垂体からのFSH分泌を促進して卵胞発育を促す．また，卵巣内のアンドロゲンレベルを上昇させ，FSHに対する感受性を高める．クロミフェンとは異なり，エストロゲン受容体を枯渇させないため，正常なフィードバックシステムが機能する．2018年のコクランレビューによれば，排卵障害を伴う多嚢胞性卵巣症候群に対し，クロミフェンと比較してレトロゾールのほうが生児獲得率が高いと報告されている[5]．

　レトロゾールは肝臓で代謝され，半減期は1.5〜4日である．2003年のカナダの症例対照研究では，レトロゾールをゴナドトロピンと組み合わせることで排卵誘発に有効であると報告された[6]．しかし2004年には，アロマターゼ阻害薬が胎児発育初期の正常なアロマターゼ活性を阻害する可能性があり，動物実験で催奇形性と関連することが報告された[7]．さらに2005年には，カナダの学会報告によりヒトの心血管系・筋骨格系の先天異常のリスクがあると報告された[8]．この研究の対照群は自然妊娠かつ若年であったが，報告を受け，非閉経患者に対するレトロゾールの使用を禁止とした．その後，この報告と相反する結果が報告された[9-11]．

　2017年に筆者らはARTオンラインのデータを用いて新鮮胚移植を行った自然周期体外受精群6万9,000例とレトロゾール使用体外受精群8,500例を比較し，レトロゾール使用群は先天異常，有害な周産期リスクを増加させなかったことを報告した[10]．2021年のメタアナリシスからも同様の結果が報告されており，わが国では2021年よりレトロゾールの不妊治療への使用が承認されている．現在のコンセンサスとして，排卵誘発

薬としての使用に大きな問題はないと考えてよいだろう[11].

❸ メトホルミン

　肥満患者または耐糖能障害を伴う多嚢胞性卵巣症候群の排卵誘発のために，クロミフェンまたはゴナドトロピンと組み合わせて使用される場合がある．どちらも単独使用に比べて臨床妊娠率を向上させると報告されている[12,13].添付文書では，妊婦または妊娠の可能性のある女性に対して禁忌とされているが，催奇形性の増加は報告されていない．ただし，妊娠判明後は胎児の低血糖を防ぐため，必要に応じて速やかにインスリンへの切り替えを検討する必要がある．詳細は4章「14．糖尿病治療薬」（p.228）を参照されたい．

❹ エストロゲン製剤，プロゲステロン製剤

　多くのエストロゲン製剤，プロゲステロン製剤があるため，わが国でよく使用されている製剤に限ってまとめる．これら女性ホルモン製剤の妊娠初期の内服と，児の尿道下裂の関連性が以前から指摘されてきた[14]．2014年のハンガリーの症例対照研究や2020年のスコーピングレビューによれば，子宮体がん初期や体外受精周期の調整に用いられるメドロキシプロゲステロン（商品名：ヒスロン，プロベラ），主に経口避妊薬に含まれるエチニルエストラジオールやリネストレノールなどを妊娠初期に内服すると，児の尿道下裂を増加させるという報告がある[15,16]．一方，緊急避妊薬のレボノルゲストレル（商品名：ノルレボ），不妊治療や妊娠初期に用いられるジドロゲステロン（商品名：デュファストン），天然型プロゲステロン製剤は尿道下裂を増加させない傾向がある．ただ，これらの報告は妊娠後の使用に関するものであり，少なくとも妊娠が判明するまでの間の不妊治療に使用する分には問題ないと考えてよいだろう．

　妊娠期の使用についての詳細は，4章「17．女性ホルモン製剤」（p.254）を参照のこと．

✳ 体外受精・顕微授精が胚へ及ぼす影響

　妊娠に至る過程では，排卵された卵子が卵管采に取り込まれ，精子と出会うことで受精卵（胚）を形成したのち，卵管を介して子宮に運ばれて着床する．人工授精は精子が侵入する部位が腟内か子宮内かの違いであり，卵子を取り巻く環境は通常の妊娠と変わらない．一方，体外受精・顕微授精では，体外という非生理的な環境に卵子や受精卵が置かれるため，その環境の変化がどの程度胎児へ影響を与えるかを考慮する必要がある．しかし，体外受精・顕微授精を用いなければ妊娠できない場合に，それらの技術を許容できないほどのリスクは報告されておらず，人工授精でも妊娠できない場合には，一般的にARTへのステップアップが行われている．

　体外受精・顕微授精と先天異常についての報告では，配偶子操作や培養環境以外の要

因を排除して評価されているかが重要となる．2012年のオーストラリアのコホート研究によれば，不妊治療を必要とした両親の要因で調整すると，体外受精は自然妊娠で出生した児と比べ先天異常の比率に有意な差は認めず，顕微授精では先天異常のリスクの上昇を認めた[17]．一方，2021年のメタアナリシスでは，体外受精と顕微授精で染色体異常のリスクは変わらないことが報告されている[18]．顕微授精による妊娠の場合，次の世代にも顕微授精が必要となるような造精機能障害が伝わる可能性があることにも留意する[19]．

また，受精から胚盤胞に至るまでの時期はゲノムインプリンティングにおいて重要な時期であり，その時期の配偶子を操作することや，体内とは異なる培養環境がエピジェネティックな変化を起こすことで，Beckwith-Wiedemann症候群をはじめとしたインプリンティング疾患が増加する可能性があるとの報告もある[20]．ただし，インプリンティング疾患については，もともとの新生児における発症頻度が非常に低いため，リスクが増加したとしてもわずかにしか増えないと考えられている．

✳ 排卵誘発薬と発がん性の関連

不妊治療に用いる排卵誘発薬はエストロゲンとプロゲステロンの数値の一時的な急上昇を引き起こす．これらはホルモン感受性がんのリスクを増加させる可能性があることが以前から示唆されてきた．不妊治療を受ける女性の将来にも影響を及ぼす可能性を知ったうえで薬剤投与を行うことが望ましい．

❶ 乳がん

ホルモン受容体陽性乳がんにおいて，妊孕性温存療法としてレトロゾールを併用した排卵誘発を行うことで，血中エストラジオールの上昇を抑制する方法がとられている．2003年の米国の症例対象研究では，hMGによる治療が乳管がんのリスクを上昇させた[21]．しかし，この研究では症例数が少数に限られていた．2006年の米国の前方視的研究では排卵誘発による乳がん発生率の増加は認めなかった[22]．

❷ 卵巣がん

1994年の米国の症例対象研究によれば，排卵誘発薬の使用が卵巣がん，特に境界悪性卵巣腫瘍と相関していると報告された[23]．しかし，その後研究が進み，排卵誘発薬が原因ではなく不妊症自体が卵巣がんの独立した因子と考えられるようになった．2019年のコクランレビューによれば，未治療の不妊女性と比較して，排卵誘発薬を使用した不妊女性では卵巣がんのリスクは上昇しないと報告している[24]．ただし，境界悪性卵巣腫瘍については，排卵誘発薬の使用がリスクを上昇させる可能性があると報告している．

❸ 大腸がん

　2022年のデンマークのコホート研究によれば，排卵誘発薬による結腸がんのリスクは増加せず，クロミフェンは結腸・直腸がんのリスク，ゴナドトロピンは直腸がんのリスクをむしろ減少させると報告している[25].

✳ 授乳と不妊治療

　妊娠・出産を経て産褥期になると，妊娠中に増加したエストロゲンやプロゲステロンの値が急激に減少する[26]. 同様に妊娠中に増加したプロラクチンは，産褥期には児の吸啜刺激や搾乳刺激によりスパイク状に増加する. このプロラクチン高値の状態とスパイク状のプロラクチンの上昇がLH，FSHを抑えることで，卵胞の発育が抑制され，結果として月経不順を起こすといわれる. また，吸啜刺激により分泌が増加するオキシトシンは子宮平滑筋を収縮させ，切迫流産へとつながるため，妊娠した場合には授乳は控えることが望ましい. そのため，断乳後に不妊治療を再開するのが一般的である.

（辰巳嵩征）

📕 文献

1) Reefhuis J, et al.: Use of clomiphene citrate and birth defects, National Birth Defects Prevention Study, 1997-2005. Hum Reprod, 26:451-457, 2011. [PMID: 21112952]

2) Kurachi K, et al.: Congenital malformations of newborn infants after clomiphene-induced ovulation. Fertil Steril, 40:187-189, 1983. [PMID:6873315]

3) Sørensen HT, et al.: Use of clomifene during early pregnancy and risk of hypospadias: population based case-control study. BMJ, 330:126-127, 2005. [PMID:15613365]

4) Weller A, et al.: The fetal safety of clomiphene citrate: a population-based retrospective cohort study. BJOG, 124:1664-1670, 2017. [PMID:28334503]

5) Franik S, et al.: Aromatase inhibitors (letrozole) for subfertile women with polycystic ovary syndrome. Cochrane Database Syst Rev, 5:CD010287, 2018. [PMID:29797697]

6) Healey S, et al.: Effects of letrozole on superovulation with gonadotropins in women undergoing intrauterine insemination. Fertil Steril, 80:1325-1329, 2003. [PMID:14667860]

7) Tiboni GM: Aromatase inhibitors and teratogenesis. Fertil Steril, 81: 1158-1159; author reply 1159, 2004. [PMID:15066489]

8) Biljan MM, et al.: The outcome of 150 babies following the treatment with letrozole or letrozole and gonadotropins. Fertil Steril, 84:O-231, Abstract 1033, 2005.

9) Tulandi T, et al.: Congenital malformations among 911 newborns conceived after infertility treatment with letrozole or clomiphene citrate. Fertil Steril, 85:1761–1765, 2006. [PMID:16650422]

10) Tatsumi T, et al.: No increased risk of major congenital anomalies or adverse pregnancy or neonatal outcomes following letrozole use in assisted reproductive technology. Hum Reprod, 32: 125-132, 2017. [PMID:27821708]

11) Pundir J, et al.: Risk of foetal harm with letrozole use in fertility treatment: a systematic review and meta-analysis. Hum Reprod Update, 27:474-485, 2021. [PMID:33374012]

12) Wang R, et al.: First-line ovulation induction for polycystic ovary syndrome: an individual participant data meta-analysis. Hum Reprod Update, 25:717-732, 2019. [PMID:31647106]

13) Palomba S, et al.: Metformin and gonadotropins for ovulation induction in patients with polycystic ovary syndrome: a systematic review with meta-analysis of randomized controlled trials. Reprod Biol Endocrinol, 12:3, 2014. [PMID:24387273]

14) Aarskog D, et al.: Clinical and cytogenetic studies in hypospadias. Acta Paediatr Scand Suppl, 203: 1, 1970. [PMID:4319049]

15) Mavrogenis S, et al.: Maternal risk factors in the origin of isolated hypospadias: a population-based case-control study. Congenit Anom, 54:110-115, 2014. [PMID:24279371]

16) National Toxicology Program: NTP Research Report on the Scoping Review of Prenatal Exposure to Progestogens and Adverse Health Outcomes: Research Report 17. Research Triangle Park (NC), 2020. [PMID:33211446]

17) Davies MJ, et al.: Reproductive technologies and the risk of birth defects. N Engl J Med, 366: 1803-1813, 2012. [PMID:22559061]

18) Berntsen S, et al.: A systematic review and meta-analysis on the association between ICSI and chromosome abnormalities. Hum Reprod Update, 27:801-847, 2021. [PMID:33956940]

19) Bonduelle M, et al.: Neonatal data on a cohort of 2889 infants born after ICSI (1991-1999) and of 2995 infants born after IVF (1983-1999). Hum Reprod, 17:671-694, 2002. [PMID:11870121]

20) Lucifero D, et al.: Potential significance of genomic imprinting defects for reproduction and assisted reproductive technology. Hum Reprod Update, 10: 3-18, 2004. [PMID:15005460]

21) Burkman RT, et al.: Infertility drugs and the risk of breast cancer: findings from the National Institute of Child Health and Human Development Women's Contraceptive and Reproductive Experiences Study. Fertil Steril, 79:844-851, 2003. [PMID:12749419]

22) Terry KL, et al.: A prospective study of infertility due to ovulatory disorders, ovulation induction, and incidence of breast cancer. Arch Intern Med, 166:2484-2489, 2006. [PMID:17159014]

23) Rossing MA, et al.: Ovarian tumors in a cohort of infertile women. N Engl J Med, 331:771-776, 1994. [PMID:8065405]

24) Rizzuto I, et al.: Risk of ovarian cancer in women treated with ovarian stimulating drugs for infertility. Cochrane Database Syst Rev, 6: CD008215, 2019. [PMID:31207666]

25) Møller M, et al.: Risk of colorectal cancer after use of fertility drugs-results from a large Danish population-based cohort of women with infertility. Fertil Steril, 118:738-747, 2022. [PMID:36041966]

26) Wambach K, et al.: Breastfeeding and Human Lactation, sixth edition. Jones & Bartlett Learning, 2019.

5 妊娠期の情報提供（カウンセリング）の留意点

カウンセリングは情報収集から始まる．相談事例の問診（患者情報），ならびに薬剤の安全性に関する情報である．ここでは，情報収集からカウンセリングの実際までを解説する．

カウンセリングのための情報収集（問診）

❶ 服薬に関する情報収集（5W1H）

① Who（誰が）：妊婦（妊娠しようとしている女性も含めて）自身かパートナーか

男性側の薬剤使用では，シクロホスファミドのような妊孕性に影響する薬剤を除いて問題になることはない．精子が薬剤の影響を受けるならば受精自体が不可能となる．したがって，パートナーの男性が使用した薬剤が胎児の先天異常の原因とはなりえない．理論的には精液を介した催奇形性や胎児毒性もありえるが，その量を考えると合理的ではない．

② What（何を）：薬剤名

③ Why（なぜ）：どのような疾患に対して使用している（していた）か

慢性疾患のコントロールのために使用しているものであれば，安易な中止は慎まなければならない．逆に，「必須でかつ安全性の確立されたもの」以外の薬剤を妊娠中に使用することは控えたほうがよい．

④ How（どのように）：内服，外用などの服薬経路，薬用量

外用の場合，一般的に吸収量は少ないが，使用量によってはそれなりの血中濃度になるものもある．また，NSAIDs 含有の貼付剤のなかには内服に匹敵するほど吸収率の良いものがある（4 章「10. 解熱鎮痛薬，抗炎症薬」参照）．

薬用量によってリスクが変わってくるのか知りたいところではあるが，もともと対象数の少ないこの分野でそのような解析を行うことは，対象数をより少なくし統計的に劣る結果を出すことになる．したがって，抗てんかん薬を除くほとんどの薬剤で，このような評価はできていない．

⑤ When（いつ）：これから妊娠するのか，妊娠中か．妊娠していれば何週か

これから妊娠を予定しているケースの場合は，同効薬であっても安全性が評価されている薬剤を提案する．

最終月経で計算した妊娠週数と，産科医が確定した分娩予定日から逆算した妊娠週数の間に差がある場合があるが，妊娠初期は最終月経から計算するしかない.

受精から14日過ぎまでは「全か無か」の時期といい，この時期に受精卵が薬剤や放射線などの影響を受けた場合には流産してしまう. 一方，流産しないで妊娠が継続している場合にはそれらの影響は受けていないことになる. したがって，この時期に薬剤を使用していても妊娠が継続している場合には「薬剤の影響は受けていないと考えられます」と説明する. しかし，この場合であっても後述する先天異常の自然発生率があることはきちんと説明する必要がある.

⑥ Where（どこで）：どこで入手したか（処方薬か市販薬か）

処方薬であれば，処方の根拠があるはずなので，処方医の立場を無視した言動は慎む.

❷ 交絡因子の情報収集

児の先天異常には，喫煙，飲酒，麻薬・覚せい剤・危険ドラッグ，有機溶剤（職業曝露も含めて），放射線被ばく，既往歴（例えば，母親が先天性心疾患だと子どもが先天性心疾患になる確率が高くなる），葉酸の服用（葉酸不足により神経管閉鎖障害のリスクが高まる）などのような情報収集も必要である.

❋ 薬剤の安全性に関する情報収集
（提供する情報の収集・整理）

❶ 情報源

添付文書，インタビューフォームのほか，疫学研究などのヒトでの情報としては本書，Briggs らによる著書『Drugs in Pregnancy and Lactation』などがある（p.89 参照）.

❷ 情報源からどのように情報を整理するか

妊娠中の薬剤使用による安全性評価において，倫理的な制約があるため介入試験は難しく，主に観察研究が使用される. 信頼性の高い観察研究は，症例数が多く，前向き（前方視的）に行われ，交絡因子が適切に調整されたものである. 疫学研究がない薬剤については，症例報告や症例集積研究の情報も重要な参考資料となる. 新薬や欧米で使用されていない薬剤など疫学研究がない場合は，動物を用いた生殖発生毒性試験の結果や使用経験（発売から年数が経っているがリスクが示されていない，など）も利用することになる. なお，レセプトデータを用いた研究は症例数が多いものの，薬剤の使用時期や実際の使用状況に関する情報が曖昧であるため，研究デザインの限界を理解したうえで活用する必要がある.

薬剤の発売時にはヒトを対象とした疫学研究がないため，添付文書の「妊婦への安全性」に関する記述は生殖発生毒性試験の結果を参考に作成される. 過去の生殖発生毒性試験は，サリドマイドの教訓から安全サイドに立った評価がなされていた. ヒトの用量

に比べて非常に高用量で，少しでも催奇形性が疑われれば妊婦禁忌になっており，その後のヒトを対象とした疫学研究で催奇形性が否定されることも多かった．現在は，生殖発生毒性試験ガイドラインや添付文書記載要領が改訂され，より臨床に近い状態での評価が行われるようになっている．しかし，生殖発生毒性試験の結果からヒトにおけるリスクを推定すること（外挿）には困難性が伴うことも知られている（p.68参照）．

　ヒトを対象とした疫学研究がされていない薬剤では，「経験例からの判断」という非科学的手法も有用である．オーストラリア分類（p.88参照）では堂々と，経験を根拠として採用している．科学的根拠とは言い難いが，生殖年齢の女性が使うことの多い薬剤，例えば感冒薬，抗菌薬，胃薬，制吐薬，抗アレルギー薬のうち，発売からある程度の年数が経っており，今までに胎児への有害事象が認められるとのアラームが出ていないものについては，「経験的にリスクはなさそう」という程度には言ってもよいと考える．

❀ カウンセリングの実際

❶ 鉄則

① カウンセリングは本人不在のところで行わない．こちらの説明を正しく理解してもらえない可能性があるばかりでなく，家族内のトラブルに発展しかねないからである．

② リスクの疑われている薬剤のカウンセリングは修練した医師，薬剤師が行う．また，リスクの具体的数値を示すとともに，リスクのない確率についても話すようにする（表）[1]．

③ カウンセリングであるという立場を遵守し，情報提供は客観的に行い，治療方針に直に介入するような言動は避ける．

表　催奇形性の確率による分類（疫学研究をもとにした）

リスク	薬効分類 ないし一般名
高度（25%<）	サリドマイド **男性ホルモン製剤** **タンパク同化ステロイド**
中等度（10〜25%）	ワルファリン **ビタミンA誘導体** D-ペニシラミン
軽度（<10%）	**抗てんかん薬**（バルプロ酸，カルバマゼピン，フェニトイン，フェノバルビタール，プリミドン） **抗悪性腫瘍薬**（メソトレキセート） ミソプロストール チアマゾール リチウム

太字：薬効分類

（文献1より作成）

❷ 自己紹介

「医師の○△です」「薬剤師の△○です」などと自己紹介をする．また，相談内容の簡単な確認（薬剤名，服用した時期など）をしながら，打ち解ける雰囲気をつくる．このときに相談者がどの程度の不安をもってやってきたのか，話のやりとりから察知することが必要である．ビジュアル・アナログスケールを用いて確認するという方法もある（図）．そして，不安の強い場合には先に結論を伝えてしまい，落ち着いて詳細について聞いてもらうようにする．

❸ カウンセリングの冒頭で伝えるべき事項

＊ 自然流産率，先天異常の自然発生率についての説明

妊娠中に薬剤や放射線などの曝露を受けていない場合でも自然流産率は約15%，先天異常児の発生率は2〜3%ある．「不安でお越しいただいた方に，何ですが…」などの言葉で導入するとショックが少なくて済む．

＊ 妊婦への薬剤使用における安全性評価の方法についての説明

例えば，「薬剤の安全性は本来ですと，比較対照試験を行って評価すべきですが，妊婦に対する実施は倫理的に不可能なので，今までの使用経験をもとに評価するしかありません．ある薬剤を使用した妊婦さんとそうでない妊婦さんを比較して，使用した妊婦さんのグループでの有害事象の発生頻度が高い場合，リスクのある薬剤となります（ま

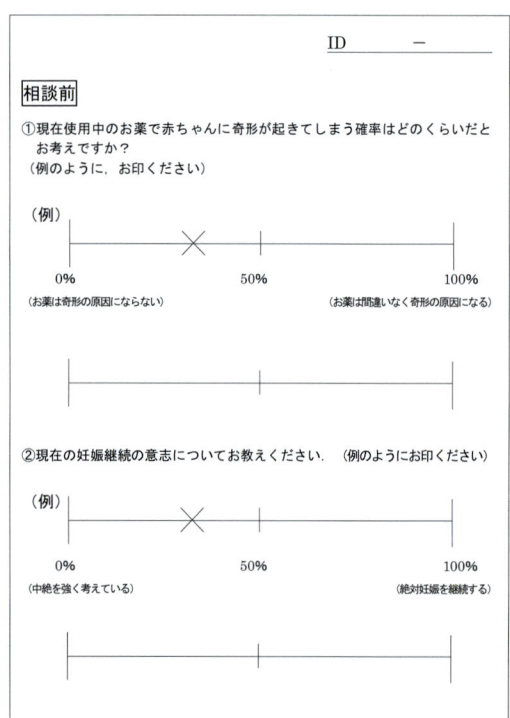
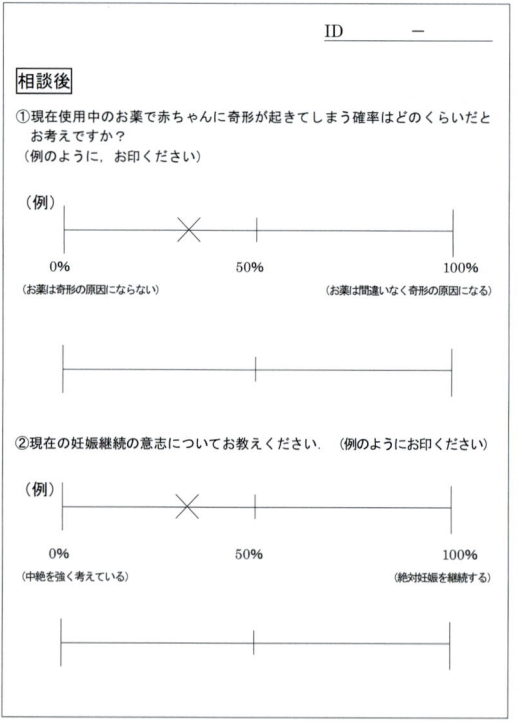

図　ビジュアル・アナログスケール

た対照がない場合には自然発生率と比較して評価されます）．一方，ある薬剤を使用した妊婦さんとそうでない妊婦さんを比較して，有害事象の発生頻度に差がない場合，リスクは否定的と考えます．したがって，リスクは否定的といっても100％問題のない赤ちゃんが生まれてくるということにはならないのです」というような説明をする．

＊ 情報は日々変化していくものだということの説明

今伝えているのは現時点で最も新しい情報であるが，今後変わる可能性があることを説明し，「しばらく時間が経過したら，もう一度相談してください」と告げる．

❹ 各薬剤の胎児への安全性に関する情報提供

インタビューフォームや文献などで収集した情報をもとに，客観的な立場で説明する．相当な規模（通常300例以上）の疫学研究がある場合には，これを優先して説明する．これがない場合は，参考として動物実験や症例報告について説明する．この際，動物実験はあくまでも動物での結果であって，そのままヒトには当てはめられないこと，症例報告は悪い結果の場合に報告されやすいという見方をしたほうがよいことを付け加える．また，相当な規模の疫学研究はないが，発売されてしばらく経っている薬剤の場合には，発売からどのくらいの期間が経っているか，妊娠可能女性に頻用される薬剤かどうかについて言及する．特に，妊娠していると知らずに服用してしまった場合や，慢性疾患をコントロールするために必要であるにもかかわらず，安全性に関する情報がない場合には，経験という曖昧なものであっても役立つことはある．

妊娠しているとわかっている状態で服用しなければならない場合には，相当な規模の疫学研究でリスクが否定的なものを優先するような説明も必要である．しかし，薬剤には患者との相性がある場合があるので，リスクの観点のみからの主張は避け，主治医の判断の参考になる程度の情報提供にとどめる．また，疫学研究で先天異常のリスクが示されている場合，相対リスクではなく絶対リスクを伝える．例えば，ある薬剤を妊娠初期に使用した母親の児で口唇口蓋裂が3倍増える，という疫学研究を説明する際には「口唇口蓋裂は薬に関係なく，500人に1人の割合でみられますが，このお薬を妊娠初期に使用したお母さんが500人いたとすると，そのうち3人の赤ちゃんに口唇口蓋裂がみられるということになります．すなわち，このお薬を妊娠初期に使用したお母さん500人中の497人の赤ちゃんには口唇口蓋裂はみられないということです．」と説明する．

相談者は最終的に白黒をつけてくれることを望むため，以下のような質問を受けることが多い．それに対する答えの例とともに提示する．

質問① ：「このお薬を使っても大丈夫ということですよね?」
回答例 ：「児に何らかの異常が出る確率は，このお薬を妊娠中に使っても使わなくて
　　　　　も同じということです」

質問② ：「やっぱり，今回の妊娠はあきらめたほうがよいのでしょうか?」
回答例 ：「今お話した内容を参考に，ご家族や主治医の先生とよく相談してください．
　　　　　ご希望があれば主治医の先生にも情報提供いたします」

❺　カウンセリングの最後

　「ご理解いただけましたか?」というような言葉をかけ，まだ納得できていないよう
であれば，再度要点をまとめて説明する．カウンセリング前に行ったビジュアル・アナ
ログスケールを用いて，不安がどのくらい軽減したかを確認するのも一つの方法である．
　リスクの否定的な薬剤の相談症例であっても，納得できていないようであれば，「先
天異常のお子さんが生まれてくる可能性は，お薬を使用していない妊婦さんとまったく
変わらないということです」とまとめるとわかりやすい．それでも不安をもっている女
性に対しては「お子さんを生み，育てるということ自体がリスクを伴うわけです．子ど
もをもつということはそのリスクを引き受けることですよ」と話すことにより，「漠然
とした不安については悩んでも仕方のないことだ」と気づき，すっきりとした表情に変
わる相談者も少なくない．

（村島温子）

📕 文献

1) Bánhidy F, et al.: Risk and Benefit of Drug Use
   During Pregnancy. Int J Med Sci, 2: 100-106,
   2005. [PMID: 16007261]

2章

授乳期の薬物治療

1 ／ 薬物治療の基礎知識

✤ 授乳婦への薬物治療

　母乳哺育の開始率は，世界的に地域差があるものの現在，ほぼ90％を超えている．最近の米国の統計を見ると83％の母親が母乳哺育を試み，分娩後6ヵ月の時点で56％，さらに12ヵ月の時点で36％が母乳哺育（混合哺育を含む）を続けている[1]．完全母乳哺育の割合は生後3ヵ月で45％，6ヵ月では25％であった．2015年度の厚生労働省の調査報告によれば[2]，わが国の生後3ヵ月での母乳哺育率は，完全母乳が55％，混合哺育が35％で，あわせると90％にのぼる．このように混合哺育を母乳哺育の定義に含めると，かなりの母親が母乳哺育を続けていることになるが，実際には生後6ヵ月の時点で完全母乳哺育は40％以下になっており[2]，母乳の利点が最大限に生かされているとは言い難い．多くの国の小児科学会は，次に述べる母乳の利点などから最低でも生後6ヵ月（できれば12ヵ月）までは，完全母乳哺育を推奨している[1]．

　医療従事者が母乳哺育期間中の薬剤投与の安全性を正確に理解していないと，正当な理由がないのに母親の治療を中止したり，治療を優先して母乳哺育をやめたりするなどの短絡的な判断を下しがちである．まず確認すべきは，母親に必要な治療が第一に優先されることである．もちろん，何が「必要な」治療かはじっくり考えられなければならない．もし，母親の治療が必要となった場合，母乳の利点を考えると，この2つを両立することはできないのか，という問題が残る．実際には大半の薬剤で母乳哺育と母親の薬物治療は両立する．

✤ 母乳の利点

❶ 感染防御作用

　母乳哺育は哺乳類の基本的な特徴の一つである．代表的な母乳哺育の利点を**表1**に示した．最大の母乳の利点は，感染防御作用である．これは，母乳に含まれるIgAなどの免疫物質に加え，未知の要素も含めた複合作用である可能性が高い．疫学研究では，母乳哺育児の中耳炎などの発症率が，人工乳を与えられた児に比べ半分以下であること，また消化管や呼吸器の感染も母乳哺育児で少ないことが示されている．新生児治療の分

表 1　乳児への母乳の利点

- 感染症の低下（呼吸器感染，胃腸炎，壊死性腸炎，神経系感染症）
- 認知能力の向上（IQ 平均 6〜8 ポイントの違い）
- 自己免疫疾患の減少（糖尿病，喘息など）

野では，低出生体重児の壊死性腸炎を防ぐために，早期からの母乳摂取がきわめて重要であることがよく知られている．しかし，感染症の発症には環境要因が大きく影響するため，衛生状態のよい先進国では母乳の利点が認識しづらい印象がある．

❷　認知能力への好影響

　児の認知能力に対する母乳哺育の好影響は，以前から多くのコホート研究で示されてきた．Lucas ら[3] は低出生体重児を「母乳を与えられた群」「乳汁分泌が不足して母乳を与えられなかった群」に分けて，その後の認知能力の発達を小児期の 7〜8 歳の時点で比較した．その結果，母乳群は平均の知能指数が約 8 ポイント有意に高いことが示された．これは一般人口の知能指数の標準偏差（16 ポイント）の約半分であり，集団の差としては相当な違いと考えられる．さらに 2008 年に発表された Kramer らの研究[4] では，無作為に 2 群に分けられた 13,000 人以上の小児の母乳哺育率と母乳哺育期間の追跡調査結果および，6 歳時点での認知能力の比較データが報告された．母乳哺育を無作為に割り当てるのは倫理上不可能であるが，この研究では，一つの群は通常の乳児期のケアを受け，もう一方の群は，WHO と UNICEF が認定する赤ちゃんにやさしい病院（Baby Friendly Hospital）の積極的な母乳推進プログラムに組み込むことで結果的に後者のプログラム群で母乳哺育率が有意に高くなり，無作為化の目的が達せられた形になった．例えば 3 ヵ月時点での完全母乳哺育率は，対照群 6％ に対し，プログラム群で 43％ と報告されている．児の知能指数はプログラム群で有意に高くなり，平均で 5.9ポイントの差であった．この研究は，一連のコホート観察研究の知見をさらに深め，母乳が児の認知能力へ好影響を与えるというエビデンスの質を著しく高めたといえる．

❸　免疫修飾作用

　母乳哺育で育った人には自己免疫疾患，糖尿病などが少ないとの報告もある．喘息に関してはデータが錯綜しているが，マウスを用いた動物実験[5] で，母乳の免疫修飾作用を裏付ける興味ある結果が示された．この研究を要約すると，母親が摂取した食物から母乳中に分泌される異種タンパク質と，母体の免疫細胞から母乳中に分泌されるサイトカイン（この場合は TGF-β）が乳児の免疫細胞に作用して，母乳哺育が終了したあとの異種タンパク質への免疫寛容を成立させるというもので，気道の過敏性低下というかたちで測定された．この結果を直接ヒトへあてはめることは難しいが，乳腺・母乳がもつ児への情報伝達作用とその発達を修飾する機能が示唆されたことは，母乳哺育が哺乳類の特性であることを示すきわめて重要な知見である．

④ まとめ

このように母乳哺育の利点は多数あるが，それらが正しく認識されているかというと大きな疑問が残る．その理由の一つは，母乳哺育が行われなかった場合の臨床的な帰結が疫学的な集団レベルでは明確でも，個々の患者レベルではわからないことによるのかもしれない．母乳の利点が示されているのにもかかわらず，その知識が医療現場になかなか浸透しないことが問題である．この現状を変えていくには，臨床あるいは基礎研究で得られた有用な知識を，ただ知識として眠らせるのではなく，患者の診療などに実際に生かすよう工夫すること（Knowledge Translation）が大切である．

授乳婦への薬物治療と母乳哺育の選択

① 薬剤アドヒアランス

例えば，抗菌薬が母乳を介して乳児に与える影響は，臨床的に問題になることはない．乳児の腸内細菌叢が変容する可能性も指摘されているが，臨床的な問題として示された例はない．したがって，適応が認められれば，母親は細菌感染症の治療に専念すべきである．しかし，授乳中の患者が短期間の治療目的で抗菌薬を処方された際，乳児への安全性が母親にはっきり伝わらないと，治療へのアドヒアランスが悪くなることが示されている[6)]．抗うつ薬なども，授乳中の使用に大きな問題がないのにもかかわらず，妊娠や授乳のために相当数の患者が薬剤の使用を控えることを日常的に経験する．医師・看護師・薬剤師などの医療従事者が，正確な知識をもって安全性情報を伝えることの重要性は言うまでもない．

② 母乳哺育率への影響

長期の薬物治療が必要なてんかん患者では，カルバマゼピンやフェニトインなどの母乳を介した薬剤曝露が比較的少ない薬でも母乳哺育率が50％と，健常対照群での90％前後に比べてきわめて低い[7)]．母乳哺育率だけでなく，母乳哺育の継続期間も母親の薬剤の使用に関連があり，薬物治療の必要があった母親では母乳哺育の継続期間が有意に短くなっている[8)]．

授乳中の患者やこれから母乳哺育を始める産褥期の患者に薬物治療が必要になった際，安全性が認められているのにもかかわらず母乳の中止を指示する医師はいまだに後を絶たない．短期間の中断でも母乳の再開は容易ではなく，結果的に母乳哺育の終了につながることが少なくない．安易に母乳の中断を示唆することは避けるべきである．

③ 妊娠から授乳期への薬物動態変化

妊娠は薬物代謝酵素やトランスポーターの発現と機能，また薬剤のタンパク結合などにさまざまな影響を与える．例えば，妊娠中にはグルクロン酸転移酵素1A4などの活

性が高まり，また逆に CYP1A2 の酵素活性は減弱する[9,10]．また，妊娠中には糸球体濾過量（GFR）が増加して薬剤の腎クリアランスが非妊娠期の 150％ほどになる．個々の薬物代謝・排泄経路により程度は違うが，一般的にはクリアランスの増加・血中濃度の低下として現れることが多く，結果としてリチウムなど一部の薬剤では，妊娠中の投与量を増やさざるを得ないことがある．分娩後は急速に非妊娠期の状態へ戻るので，妊娠中に増やした投与量を元に戻すなど，臨床上注意を要する．

　例えば，腎機能が平均的な女性の場合，妊娠中におよそ 50％増加した GFR が妊娠前の値に戻るには個人差が大きいが，平均的には分娩後 4 ～ 6 週を要する[11,12]．肝機能も同様と考えられる．ただし，妊娠中に上昇した薬物クリアランスが妊娠前の値に戻るまでの時間には個人差があり，これは今後の研究課題といえる．実際には，血中濃度のモニタリングができる薬剤であれば，その値を参考にしながら分娩後 1 ～ 3 ヵ月を目安に妊娠前の投与量に戻していくのが妥当であろう．詳細は個々の薬を参照してほしい．

❹　授乳のタイミングと乳児の薬剤曝露

　通常の血中濃度の時間経過からすると，ピーク時を避けて授乳すれば乳児への曝露量を減らせるという意見もある．これは理論的には正しいが，臨床的な意義ということになると疑問点も残る．まず，血中濃度がいつピーク値に達するのかが正確にわからない．個人差もあるし，同じ人でも日によって違うことは十分に考えられる．誤差を考えて，薬剤投与後のある一定の時間帯を避ける方法もあるが，薬によっては何時間も待たなくてはならず非現実的である．また，特定の血中濃度を保つように投与設計されている薬ならば，ピーク時を避けることによって減らせる量は，ごくわずかということになりかねない．「ピーク濃度を避ける」手法は，血中濃度のピークからトラフまでの変化が短期間でしかも大きな薬，かつピーク値で授乳され続けた場合に相当な曝露量になる薬に限られると理解しておくのが妥当であろう．常にピーク値で授乳されていたとしても，乳児への曝露量が少ない薬がほとんどだが，そのような場合（例えば次項で解説する EI や RID が 10％に満たない場合など）には，「ピーク濃度を避ける」手法の意味が少ない．このような措置や母乳哺育の一時的中断は，完全母乳哺育の中止に至るリスクがあることも念頭に置く必要がある．

✸　授乳中に注意すべき薬

❶　乳児の曝露レベルが高くなる薬

　健康な正期産児の場合でも，表 2 に示した薬剤はクリアランスが比較的低いため，乳児の曝露レベルが高くなりやすい．例えば，フェノバルビタールは母乳を介して摂取する用量や曝露後の児の血中濃度が治療域に達する可能性があるので注意を要する．しかしこれを理由に母乳禁忌，あるいは薬剤を変更するのは問題があり，両立の可能性を

表2　母乳哺育中に注意すべき薬など

乳児の相対的曝露レベルが治療域 に近づく可能性の高い薬	フェノバルビタール エトスクシミド プリミドン テオフィリン リチウム ヨード製剤
放射性アイソトープ	甲状腺機能亢進症の治療目的 一部の診断用アイソトープ
乳汁分泌を抑制する薬	ブロモクリプチン エルゴタミン* 経口避妊薬
その他	薬物乱用 薬物中毒（過剰摂取） 飲酒

＊：子宮収縮目的で産褥期に使うメチルエルゴメトリンは除く

探りながら乳児の臨床状態などをきめ細かく観察することが重要である（p.50 参照）．

　母乳哺育中の母親の薬物治療は，妊娠中と異なり児の曝露レベルが小さく，また予想される副作用もごくまれで一過性のことが多いので，母乳の利点を考えると「授乳禁忌」を正当化することは不可能に近い．例外は甲状腺に集積する放射性ヨード剤であろう（注：それ以外の放射性アイソトープを診断目的で使う場合，乳児の被ばく量は問題ないが，第三者への被ばくを避ける目的で授乳を控えることがある）[13]．これを裏返して「薬剤禁忌」の観点からみると，これらの放射性物質以外はすべて授乳中に使用可能ということになる．また，母乳分泌を妨げる薬は別の意味で「薬剤禁忌」の部類に入る．

　母親が分娩直後からコデインリン酸塩を含む鎮痛薬を使用し，授乳中の児が生後2週で呼吸抑制によって死亡した例が報告されている[14]．この例では母親がCYP2D6遺伝子の重複遺伝子をもっていたため，コデインから活性代謝物のモルヒネへの転換が異常に高かったことがわかっているが，それだけでは説明できない点が多く，本当にコデインの使用だけでこのようなことが起きるのか疑問を呈する向きも多い．この例は現時点では参考程度に考えておくほうがよいと考えられる[14]．

　薬剤の乳汁移行には個人差がかなりあるため，注意すべき薬剤では実際に乳汁中の薬物濃度を測りながら，乳児の臨床状態とあわせて指導を個別化するのも有用である．この母乳薬剤TDMともいえる治療管理は，リチウムで実際に応用されている．また，データがきわめて少ないほかの薬でも応用可能である．結果を解釈・応用する際，どの程度の用量なら母乳継続が問題視されるのかは各薬剤により，また同じ薬剤でも患者のさまざまな状況によって判断が異なるのは当然である．母乳の利点がここまで集積している現在では，原則として授乳の継続が第一選択である．

❷　放射性アイソトープ

　診断目的あるいは治療として放射性物質を用いる場合は，被ばくによる用量非依存性

の作用が懸念される．自然放射線による曝露を大きく超える被ばくは避けるべきだが，核種の生物学的半減期と乳汁中への移行の程度によって，母乳哺育の中断期間はさまざまである[15)]．まったく中断を必要としないものから，治療目的の ^{131}I などのように 1 ヵ月以上中断しなければならないものまであり，放射線科医や核医学の専門家との連携が大切である．また，予定された治療・診断措置であれば，あらかじめ搾乳して保存しておいた母乳を児に与え，中断期間中は搾乳によって母乳分泌を保ちながら，授乳再開につなげることができる．

❸ 抗がん薬

抗がん薬は強力な薬理作用のため，一般に母乳哺育は禁忌とされてきた．これは妊娠中もほぼ同様であった．しかし，妊娠安全性データの蓄積とともに，妊娠と抗がん薬治療の両立が試みられている．抗がん薬を必要とする母親は，疾病の性質からいっても，ベネフィット・リスクのバランスを捉える視点がほかの疾患と異なることは想像に難くない．では，抗がん薬治療と母乳哺育は両立させることが可能だろうか．次項で述べるように，妊娠中では大半の薬剤の胎児血中濃度が母親と同様のレベルになるが，母乳を介する薬剤曝露のレベルはこれよりもはるかに小さい．したがって，抗がん薬治療中の胎児発達に問題がなければ，母乳哺育も開始・継続可能ではないかとも考えられる．また，抗がん薬のなかにはシスプラチンやドキソルビシン（アドリアマイシン）など消化管吸収がほとんど認められない薬剤もあり，母乳哺育と両立させた例も少なくない．まだデータも少なく未開の分野といってもよいが，今後がん患者の QOL を考え，かつ母乳の利点を最大限に生かしていくよう，積極的に臨床研究が行われていくべきであろう．

❹ 母乳分泌を妨げる薬

プロラクチン分泌に影響を与える薬剤については，乳汁分泌を抑制する目的以外，代替薬の使用が望ましい．

経口避妊薬や子宮内膜症などに使われる低用量エストロゲン・プロゲスチン配合剤（LEP 製剤）などのエストロゲン製剤は，特に授乳初期の 1 ヵ月は母乳分泌を妨げる可能性がある（p.255 参照）．これは過去に使われることの多かった高エストロゲン製剤で顕著であったが，最近の LEP 製剤でもある程度観察されている．逆に，メトクロプラミドやドンペリドンは，副作用にプロラクチン分泌増強作用があるため，乳汁分泌を促進する目的でほかの非薬物療法とあわせて用いられることがある．

データベース

母乳哺育中の薬剤安全性については多くの総説や書籍があり，どれを参考にしてもよい．なかでも，インターネットで検索可能な LactMed データベースの有用性が報告さ

れている[16]. LactMed は，PubMed などのデータ検索サイトで知られる米国の National Library of Medicine が National Institute of Health のサポートのもとで運営している無料検索データベースである．ほとんどリアルタイムで更新されている．今のところ英語版だけであるが，安全性情報がサマリーとして初めに示されていて臨床に役立つかたちに構成されている．米国小児科学会もそのレポートのなかで LactMed を紹介し，最新情報の詳細はそちらを参照するよう促している[15].

　ほかのデータベースや情報源については，3章「4. 妊娠・授乳と薬に関する情報源」（p.88）を参考にされたい．

（伊藤真也）

📕 文献

1) Centers for Disease Control and Prevention: Breastfeeding Report Card, 2022. Available at: ⟨https://www.cdc.gov/breastfeeding/data/reportcard.htm⟩ (Accessed 2024/1/16)

2) 厚生労働省：平成 27 年度 乳幼児栄養調査結果の概要.

3) Lucas A, et al.: Breast milk and subsequent intelligence quotient in children born preterm. Lancet, 339: 261-264, 1992. [PMID: 1346280]

4) Kramer MS, et al.; Promotion of Breastfeeding Intervention Trial (PROBIT) Study Group: Breastfeeding and child cognitive development: new evidence from a large randomized trial. Arch Gen Psychiatry, 65: 578-584, 2008. [PMID: 18458209]

5) Verhasselt V, et al.: Breast milk-mediated transfer of an antigen induces tolerance and protection from allergic asthma. Nat Med, 14: 170-175, 2008. [PMID: 18223654]

6) Ito S, et al.: Maternal noncompliance with antibiotics during breastfeeding. Ann Pharmacother, 27: 40-42, 1993. [PMID: 8431618]

7) Ito S, et al.: Initiation and duration of breast-feeding in women receiving antiepileptics. Am J Obstet Gynecol, 172: 881-886, 1995. [PMID: 7892879]

8) Ito S, et al.: Maternal drug therapy as a risk factor for shorter duration of breastfeeding. Ped Perinatal Drug Ther, 3: 44-48, 1999.

9) De Haan GJ, et al.: Gestation-induced changes in lamotrigine pharmacokinetics: a monotherapy study. Neurology, 63: 571-573, 2004. [PMID: 15304599]

10) Tracy TS, et al.: Temporal changes in drug metabolism (CYP1A2, CYP2D6 and CYP3A Activity) during pregnancy. Am J Obstet Gynecol, 192: 633-639, 2005. [PMID: 15696014]

11) Hladunewich MA, et al.: The dynamics of glomerular filtration in the puerperium. Am J Physiol Renal Physiol, 286(3): F496-503, 2004. [PMID: 14612381]

12) Lopes van Balen VA, et al.: Maternal kidney function during pregnancy: systematic review and meta-analysis. Ultrasound Obstet Gynecol, 54: 297-307, 2019.

13) Koren G, et al.: Pharmacogenetics of morphine poisoning in a breastfed neonate of a codeine-prescribed mother. Lancet, 368: 704, 2006. [PMID: 16920476]

14) Zipursky J, et al.: The Implausibility of Neonatal Opioid Toxicity from Breastfeeding. Clin Pharmacol Ther, 108: 964-970, 2020. [PMID: 32378749]

15) Sachs HC; committee on Drugs: The transfer of drugs and therapeutics into human breast milk: an update on selected topics. Pediatrics, 132: e796-e809, 2013. [PMID: 23979084]

16) Akus M, et al.: Lactation safety recommendations and reliability compared in 10 medication resources. Ann Pharmacother, 41: 1352-1360, 2007. [PMID: 17623757]

2／薬剤の母乳移行と乳児の薬剤曝露

✽ 母体の因子

❶ 乳腺の構造と薬物輸送機能

　薬剤の移行という観点からみると，ヒトの乳腺は「血液」と「母乳」の2つのコンパートメントを隔てる構造をしており，いくつかの機能的な要素をもつ．乳房を通る血管内皮細胞の詳細な役割は不明だが，中枢神経系などと異なりバリアとしての働きはないと考えられる．血管内皮細胞を通り抜けて間質に浸透した薬剤は，乳腺上皮細胞の基底膜側から細胞内に拡散するか，担体輸送あるいはエンドサイトーシスによって取り込まれ，管腔側から乳汁中に拡散・輸送される（図1）．また，細胞間隙から母乳中に達する経路も予想されている．

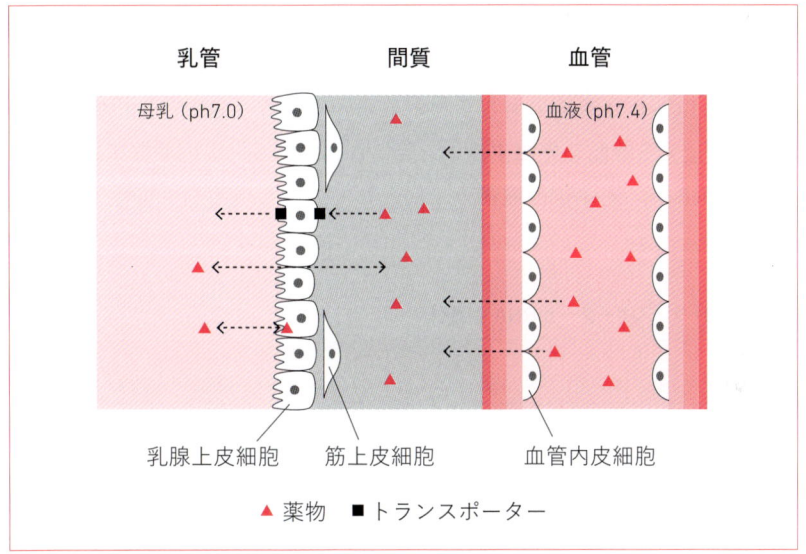

図1　薬剤の母乳移行
乳腺は単層の上皮細胞とそれをまばらに取り巻く網目状の筋上皮細胞が脂肪層の中に入り込んだ構造になっている．血管内皮細胞の間隙を経て間質に浸透した薬物は，トランスポーターなど複数の経路で乳汁中に移行する．母乳と母体血のpHの差により，塩基性の薬は母乳中のイオン化率が母体血漿より高くなり，逆に酸性の薬は母体血漿でより多くイオン化する．電荷をもった薬物分子は，拡散によって膜を自由に通過できずにその分画に閉じ込められる（イオン・トラッピング）．基質によっては受動拡散にトランスポーターなどの担体輸送が加わり，母乳中と母体血漿の薬物濃度が定まる．この母乳と母体血漿の薬物濃度−時間曲線のAUC比を乳汁／血漿薬物濃度比（MP比）と呼ぶ．

薬剤の母乳移行は主に拡散によるとされてきたが，現在では，乳腺上皮細胞には薬物輸送機能をもつ膜タンパク質や栄養素のトランスポーターが発現していることがわかっている（**表1**）[1-3]．一部の薬剤では，受動拡散のみならず担体輸送の寄与により，予想される以上に母乳移行が起こる．実際の母乳への移行量と受動拡散から予想される移行量の違いは，以前からシメチジンやニトロフラントイン（国内未承認薬）などで知られていたが[4,5]，分子機構の詳細は不明であった．薬物輸送タンパク質の一つである BCRP/ABCG2（breast cancer resistance protein/ATP-binding cassette family G2）のノックアウトマウスを調べているうちに，シメチジン・ニトロフラントイン輸送タンパク質としての乳腺 BCRP の機能が発見されたのである[2,6]．しかし，大半のトランスポーターでは，発現部位などの詳細が明らかになっていない．

　薬剤・栄養素の輸送タンパク質は，乳腺が乳汁産生・分泌を盛んに行うときに強く発現するか，逆に発現が抑制されるなど，それぞれ特異的な制御を受けている．ABC（ATP binding cassette）トランスポーターは，毒性物質やグルクロン酸抱合体などの代謝物を細胞外へ汲み出すなど，細胞や臓器を毒性物質から守る機能をもつ．ABC トランスポーターに属する P- 糖タンパク質（MDR1）や BCRP は，上皮細胞の管腔側に発現するため，乳腺上皮細胞においては，細胞内から乳汁中への毒性物質の移行を手助けすることになる．そこで，**表1**[1-3] に示すように，P- 糖タンパク質の発現が授乳期に減少するのは，乳汁中に毒性物質や非栄養素を分泌させない意味で合理的である．一方で，P- 糖タンパク質と同様の働きをもつ BCRP は，反対に乳汁分泌期に発現が増加している．では，乳腺の BCRP にはどのような働きがあるのだろうか．

　BCRP はビタミン B_2 を母乳中へ運び込む機能をもつ．さらに，前述のマウスの実験[2]で，乳腺の BCRP は基質である食物中の発がん物質や細胞毒性の強い抗がん薬などを乳汁中に輸送する機能を発揮することも示されている．腸管や腎尿細管の上皮細胞に発現する BCRP が，生体防御機構の一部としてこれらの薬剤や毒性物質を生体外へ

表1　ヒト乳腺薬物トランスポーター mRNA の発現*

分泌期に発現増加が確認されている	分泌期に発現の増加または減少がみられない	分泌期に発現が減少する	分泌期・非分泌期ともに発現していない
BCRP　（*ABCG2*）**	OATP-A　（*SLCO1A2*）	MDR1　（*ABCB1*）	OCT2　（*SLC22A2*）
OCT1　（*SLC22A1*）	OATP-B　（*SLCO2B1*）	OCTN2　（*SLC22A5*）	OAT1　（*SLC22A6*）
OCTN1　（*SLC22A4*）	OATP-D　（*SLCO3A1*）	OCT3　（*SLC22A3*）	OAT2　（*SLC22A7*）
PEPT2　（*SLC15A2*）	MRP2　（*ABCC2*）	MRP1　（*ABCC1*）	OAT3　（*SLC22A8*）
CNT1　（*SLC28A1*）	MRP5　（*ABCC5*）	PEPT1　（*SLC15A1*）	OAT4　（*SLC22A11*）
CNT3　（*SLC28A3*）	ENT1　（*SLC29A1*）	OATP-E　（*SLCO4A1*）	OATP-C　（*SLCO1B1*）
ENT3　（*SLC29A3*）			MRP3　（*ABCC3*）
NCBT1　（*SLC23A1*）			MRP4　（*ABCC4*）
			CNT2　（*SLC28A2*）
			ENT2　（*SLC29A2*）
			NCBT2　（*SLC23A2*）

*　：発現の増加・減少は β-Actin との比が非分泌期に比べて 2 倍以上変化した場合と定義した．
**：タンパク質の発現増加もヒトの乳腺組織で確認されている[2]．

（文献 1-3 より作成）

排泄する役目を果たすことは証明されており，理にかなっている．しかし，乳児への影響の可能性を考えると，乳腺がこの機能をもつ生物学的な意義は明確になっていない．特別な意味がなく，偶然備わった機能であるとも考えられるが，本当にそうだろうか．

仮説ではあるが，BCRP によって母乳中に分泌された少量の毒物・非栄養素が，乳児の毒物代謝・排泄機構の発達を刺激しているのかもしれない．つまり食物に関する環境情報が，母乳を介して乳児に伝達されているとも考えられ，乳児が離乳を経て，直接食物を摂取するときにプラスに働くのかもしれない．

❷ 母乳分泌のフェーズと種類

分娩直後から分泌される少量の母乳は初乳と呼ばれ，分泌型 IgA や免疫細胞などが比較的豊富で乳児にとって特に重要である．初乳は，1 週間ほどで移行乳を経て成熟乳になる．これらの違いは分泌量だけでなく成分にも及ぶが，薬剤の移行に関して，臨床上問題になるほどの違いはないと考えられる．しかし，ごく少量しか分泌されない初乳を研究目的で採取することに対する倫理的な問題もあり，有用な情報は少ない．

また，授乳時の前半に分泌される前乳は糖質が比較的多く，後半の後乳は脂質に富む．薬剤によっては前乳・後乳で濃度に違いがあるが，それらを分けて授乳することはないので，研究目的を除き，薬剤の母乳移行という点からは臨床的意味は少ない．

薬剤の因子

❶ 母乳中の薬物濃度を左右する因子

乳腺上皮細胞を介する母乳中への薬剤移行の重要な機構は，担体輸送と受動拡散である．表 2 に母乳移行量が多くなる薬剤の特性を示す．

受動拡散の程度を左右し，母乳の薬物濃度を決定する因子としては，血中タンパク結合率，疎水性（親油性），イオン化傾向が知られている．一般的に，タンパク結合の度合いと乳汁中への薬剤の排泄量は逆相関する．これは血中タンパクに結合した薬物より遊離型（非結合型）のほうが生体膜を通る拡散（例：乳腺上皮細胞への拡散・浸透）の確率が高いことからも容易に想像できる．また，疎水性（親油性）の高い薬剤は乳汁中の脂質へ分布しやすいので，ほかの指標が同じであれば，親水性の薬剤に比べて母乳中濃度が高くなりやすい．最後に，薬剤のイオン化傾向は，最も重要な因子であると考えら

表 2　母乳移行量が多くなる薬剤の特性

輸送方法	特　性
受動拡散	血中タンパク結合率が低い 疎水性（親油性） 塩基性
担体輸送	乳腺トランスポーターの基質薬

れる．乳汁は血漿よりも酸性度が高いため（pH7前後），塩基性の薬剤は血中に比べ乳汁中で電荷の割合が高くなる．電荷をもった薬剤分子は，拡散によって膜の脂質層を通過できなくなり，乳汁中に閉じ込められる．このイオン・トラッピングの現象があるため（p.45，図1参照），塩基性の薬剤は酸性の薬剤に比べて乳汁移行率が高くなる．

　一方，担体輸送の場合では，薬剤がBCRPなどのように乳汁分泌期に発現しているトランスポーターの基質であることは母乳中濃度の重要な決定因子になる．

　これらの因子が複雑に絡み合って乳汁中の薬物濃度が決まり，MP比が求められる．ただ，後述するようにMP比は乳腺上皮細胞を介する濃度バランスを示して乳汁中濃度を決めているため，乳児が母乳を通して摂取する薬剤の量が基準となる用量に比べ多いか少ないかについての判断はできない．つまりMP比が高い薬剤ほど乳児の相対的薬剤曝露量が多いとはいえないことに注意したい．

✸ 乳児の因子

❶ 薬物動態の発達

　薬剤が一定量で反復投与されると平均血中濃度は徐々に増加していき，投与開始から消失半減期の約4倍を経過した時点でほぼ定常状態に達し（正確には定常状態の約94%），それ以降は一定の範囲に収まる．定常状態での血中濃度は投与量に比例し，薬のクリアランス（clearance;CL）に反比例する．CLは単位時間当たりに薬剤が取り除かれる血漿・血清量として示される．当然のことだが，時間当たりの投与量が多くなれば定常状態での血中濃度は上がり，また投与量と間隔が同じでもCLが低くなれば定常状態での平均血中濃度は上がる．

　早期新生児期のCLは多くの薬で低いが，比較的早く発達する．肝臓重量当たりの薬物代謝酵素発現をみると出生時にすでに成人値の50%以上の場合（CYP2C9など）があり，発達曲線も急峻なため，その他の多くの酵素系でも生後1〜2ヵ月で成人の50%に達する．ただし，体重ではなく肝臓重量当たりの酵素量であることに注意されたい．次に，体重当たりの肝臓重量（あるいは大きさ）をみると，出生時には成人の2倍ほどもあり，10〜15年ほどで成人値にまで下がってくる．つまり，小児では体重当たりの肝臓のサイズが成人より大きく，この傾向は新生児・乳児などで特に顕著である．そのため，肝臓重量当たりの薬物代謝酵素発現が成人値の50%であっても，CLを体重で標準化した際の値は，成人値と同程度になる．肝臓の酵素発現が未熟かつ発達途上にもかかわらず，体重当たりのCLは成人と同じという一見奇妙な事態である．さらに小児期に入って肝臓重量当たりの酵素発現が成人値に達しても，体重当たりの肝臓重量はまだ成人より大きいため，結果として体重当たりのCLが成人値を超える．これが，「体重換算した際の小児の薬剤投与量が一般的に成人より多くなる」ことの理由である．体全体の成長速度と，肝臓など体の一部分の成長速度が違っているともいえる．この関係を

数理生物学の分野ではアロメトリー（相対成長）と呼び，その普遍的な原因を探る試みが続いている．腎臓の発達も肝臓の成長・発達と同様で，個人差はあるが，この原則は覚えておく必要がある．

新生児は小児や成人に比べ，体重当たりの分布容積（volume of distribution；Vd）が大きい[7]．これは簡単にいうと，新生児・乳児では薬剤が溶け込む細胞外液を体重当たりで考えると成人より大きいということである（新生児では細胞外液の水分量が体重の40％ほどだが，成人では20％ほど）．年齢が上がるにつれて体重当たりの細胞外液は減少してくるが，小児期を通して一般的に成人より大きな値で推移する．そのため，水溶性薬剤の体重当たりのVdは低出生体重児・新生児が最も大きく，その傾向は小児期を通して続く．ただし，Vdが血中濃度に与える影響は，投与量とほかの因子が同じ場合，ピーク濃度の低下，半減期の延長およびトラフ濃度の増加であり，定常状態の平均濃度には変化がない．そのため，前述のCLほど日常臨床で問題となることはない．

母乳を介する薬剤曝露を考えるとき，早期新生児期の薬剤CLの未熟性（要するに，体重当たりのCLが小さめであるということ）は重要な因子だが，同時に母乳摂取量（薬剤摂取量）も少ないので相殺されている．また前述のように児の成長に伴い体重換算のCLも成人値を超えて急速に増加してくるので，新生児期初期とそれ以降では，児の薬剤の処理能力にかなりの開きがある．

❷ 薬剤感受性の発達

薬物動態の発達ばかりでなく，受容体や血液脳関門などの薬剤感受性の発達も薬剤曝露の臨床意義を考えるのに重要である．小児・成人と低出生体重児・新生児で，同じ血中濃度であれば，標的組織や細胞での薬物濃度や感受性も同じなのかどうか，という問題である．しかし，臨床応用が可能なヒトでのデータはほとんどないため，症例ごとに注意深く観察することが重要である．

❀ 薬剤移行と曝露レベルのパラメータ

❶ 乳汁／血漿薬物濃度比（MP比）

乳汁中の薬物濃度AUCと母体の血中薬物濃度AUCの比を乳汁／血漿薬物濃度比（milk-to-plasma drug concentration ratio；MP比）と呼ぶ．これは平均濃度の比とほぼ同じことで，薬剤の母乳移行の程度を表す指標として知られている．しかし経時的に採血や搾乳を繰り返してAUCを求めることはなかなか難しいので，多くの場合，適当な一時点での濃度を比較することになる．

MP比が1を超えると，その薬剤は「乳汁中に（母親の血液中に比べ）濃縮されている」ということになる（p.45，図1参照）．既存薬のヒトでのMP比は，0〜2前後の範囲にあることがほとんどであるが，一部の薬剤では6〜7前後に達することもある[6]．

ただし後述するように，MP 比は薬の特性としての情報を与えるが，臨床判断に役立つ指標としては不十分である．簡単にいうと，MP 比からは乳汁中の薬物濃度が読み取れるが，乳児が摂取する薬の量が治療目的の投与量に比べて多いのか少ないのかはわからない．また，MP 比は単に母乳と母体血中の薬物濃度比なのに，乳児と母親の血中濃度比であるかのような誤った印象をもたれることもある．最大の注意点は MP 比と乳児の曝露レベルが必ずしも比例しない点であろう．例えば MP 比が 1 〜 2 以上と比較的高くても乳児の摂取量が治療的投与量の 5% に満たない薬剤（アセトアミノフェン，シメチジン，エスシタロプラムなど）や，反対に MP 比が 1 未満でも治療的投与量の 20% を超えるような薬剤（フルコナゾール，リチウム，フェノバルビタールなど）がある．研究者の論文や著作でも MP 比の大小だけで薬剤を比較する記述がしばしば認められるが，これは薬剤の特性の比較であって乳児の相対的曝露レベルとは必ずしも比例していないことを理解したい．

MP 比は単に母乳と母体血中薬物濃度のバランスの指標であり，乳腺上皮細胞の研究では有用な指標だが，乳児が母乳を介して摂取する薬剤の総用量を計算すると，MP 比の大小にかかわらず治療に使う用量に比べて少量であることがほとんどである．

❷ 相対的乳児投与量 （RID）

MP 比は乳腺上皮細胞と薬の特質を示し生理学的薬物速度論（physiologically based pharmacokinetic；PBPK）モデルなどで必要な情報となる．しかし，臨床現場では MP 比のみで乳児の薬剤曝露を正しく評価することはできない．では，どのような指標が適切なのだろうか．

文献で一般的によく示されるのは乳汁中の薬物濃度の実測値に基づいた相対的乳児投与量（relative infant dose；RID）と呼ばれるパーセント指標である．例えば，実際に母乳中の薬物濃度を測り，平均濃度を推定できたとする．平均濃度に乳児の平均的な母乳摂取量（150 mL/ 体重 kg/ 日）をかけると，乳児が 1 日に母乳から摂取する薬の用量が推定できる．これを仮に「母乳経由の乳児投与量（infant dose via milk；IDM）」と呼ぶ．IDM をその乳汁を提供した母親への経口投与量の割合（%）として示すのが RID である．実際には母親の投与量に個人差があり，それに並行して IDM も変わるが，その比は比較的狭い範囲にあると考えてよい．さらに指標として簡略化するために両方とも体重で標準化して次のように示す．

$$RID = \frac{母乳経由の乳児投与量（mg/kg/ 日）}{母親への治療投与量（mg/kg/ 日）} \times 100 （\%）$$

RID は多くの薬で 5 〜 10% 以下であり，これを超えない場合には乳児の有害事象リスク評価の点から安全とされている．RID が 10% 以上の場合でも安全性に問題があるわけではないので各症例で薬剤の性質なども踏まえて検討することが重要である．ちなみに RID の最高値は 50 〜 70% ほどで（例：フェノバルビタール），100% に達すること

はないといってよい．また大多数の報告で母親への投与経路は経口であり，治療投与量は吸収（生物学的利用率：F）を加味して決められている．そのため報告されている RID を臨床応用する際に F をもう一度持ち出して解釈する必要はない．例外は，① 乳児と成人で F が大きく違う場合，② 母親への投与経路が経口以外の場合である．しかし，どちらもデータが少ないことから推測が難しい．例えば成人（母親）の F が 0.5（50% が血中に到達する）の薬剤であれば念のために乳児の F を 1.0 として RID を 2 倍にして解釈することもできるが，やはりデータの裏付けがないことが多く難しい．また，母親への投与経路が経口以外の場合はその旨を記載のうえで RID が報告されているが，臨床で参考にする場合にはその薬剤の乳児での経口 F を考える必要がある．実際は，抗がん薬などのように経口吸収が悪いため注射剤として使われる薬剤も多く，乳児の経口吸収もおそらく悪いと推測できる．そのような薬剤の場合，実際の乳児の曝露レベルはさらに低くなる．このように症例によって細かく解釈することも可能だが，現段階では RID をあまり拡大解釈せず，限界を理解したうえで簡便な指標として使うのが合理的であろう．

　RID を臨床判断に使う際にはほかにも注意点がある．第一に，RID は相対的な指標なので，投与量が大きく異なる 2 人の母親がいる場合には IDM（母乳経由の乳児投与量）自体に差が生じる．母親への投与量が治療域にある限り問題にならないが，例えば呼吸抑制の強い麻薬などでは考慮する必要があるだろう．第二に，乳児のクリアランスがきわめて低い状態が続く場合（腎不全，肝不全など）は RID から推測される比較的低い乳児投与量でも蓄積が起こる可能性がある．ただし，このような状況では母乳摂取量も 150 mL/ 体重 kg/ 日より低くなり，RID と実際の曝露レベルの差はほぼ相殺されているので，個々の症例ごとに細かくみていくことが大切だろう．第三に，RID の問題ではなく医療者側が考えないといけないことだが，活性代謝物が母乳中に分泌されている場合は未変化体の RID に加えてその代謝物への曝露の臨床意義を考慮する必要があるだろう．これには決まった方法はないので各症例で対応していくことになる．

＊ 相対的乳児投与量（RID）の決定因子

　繰り返すが，RID は乳汁中薬物濃度の実測値と乳汁を提供した母親への投与量に基づいているので，薬剤と個人に特異的な指標である．実測値に基づく RID と同等かつ理論的な一般式は，薬物動態（pharmacokinetics；PK）の原則から導くことが可能であり，それによって RID の決定因子がわかる．この理論式は，実測値の RID から区別する意味も含め，曝露指数（exposure index；EI）と呼ばれる．1994 年に EI が発表され[8]，さらに 2000 年に敷衍された際には[9]，EI は乳児の CL に基づいた指標として記載された．また，EI とは別に成人の CL を用いた指標として，EI_A が併記された．本項で説明するときには後者を使うが，その理由は EI_A と RID が両者とも母親の指標（CL と投与量）で定義されており，かつ等しいからである．詳細は文献[8-10]にあるが最終的には以下の関係が成り立つ．

$$EI_A = \left[\frac{MP比}{CL_A} \times B \times 100\,(\%)\right]$$

$$EI_A \equiv 推定RID$$

B：乳児の平均母乳摂取量（150mL/kg/日を単位変換して0.1mL/kg/分）
CL_A：母親のCL/F（mL/kg/分）で，Fは生物学的利用率を示す

　ここで推定RIDとしているのは，結果的に等値であるが実測値ではないという意味である．CL/Fは見かけのCLあるいは経口CLとも呼ばれ，経口投与でCLを測定したときにFを含めた形で推定・報告されることも多い．

　静脈注射で投与した場合のCLからEIを求めたい場合は，文献上のFの値で除してCL_Aを計算するが，Fの値は定義上1以下なのでCL_Aは静注で求められたCLより大きい．またFが不明のときなど，F＝1と仮定すればEI_Aが推測される最大値になるので，これで曝露リスク評価をしてもよい．

　上記の式ではB×100=0.1×100=10であるから，簡単にすると以下の式となる．

$$EI_A = \left[\frac{MP比}{CL_A} \times 10\right] \equiv 推定RID$$

　つまりRIDは薬剤のMP比と母親のCL_A（CL/F）というそれぞれ独立して決定される2つの指標の比になっている．MP比は理解しやすい指標なのでよく議論にあがるが，分母のCLが薬によって違う可能性があることを踏まえると，取り扱いには注意を要する（図2）[8,9]．また，乳児ではなく母親のCL_Aが分母になるのは，RIDが母親への投与量を分母にもつことから想像できる．EI_Aを実測して求めることも可能だが，CL_Aを求めるために血中濃度AUCを測定するのは容易ではなく，実測するよりもすでに報告されている集団の平均CL_AやMP比を用いて理論値として使うほうがわかりやすい．対してRIDは乳汁中濃度を測れば算出でき，概念としても平易なため，実測から得られる指標として症例研究報告でよく用いられる．これらの理由からEI_Aは理論式，RIDは実測式だが，PKの原則に基づく推定RIDと理論式のEI_Aは等価になっている．

　またEI_Aは，実測RIDが不明な場合，RIDを推測するのに役に立つ．例えば，その薬剤の集団平均CL_Aと薬剤の特性（イオン化傾向，脂溶性など）から推定されるMP比を当てはめればEI_Aを求めることができ，これが集団平均値に基づいたRIDの推定値になる．ほとんどの薬剤のMP比は1以下のため，母親のCL_Aが1mL/kg/分以上であればRIDは10%以下になる（図2）[8,9]．MP比が5と高い場合でもCL_Aが5mL/kg/分以上であれば，推定RIDは10%以下である．ちなみに，成人の静脈注射から求められた薬剤CLは大半が1mL/kg/分以上で，さらにF（1以下）で除すため，母親の経口CL_Aは静脈注射で求められたCLより高くなる．繰り返すが，MP比の大小だけで比較検討すると，乳児の薬剤への相対的曝露量について誤解を与えかねない．MP比を評価するときには，母親の経口CL_Aについての議論も同時に行うべきである．

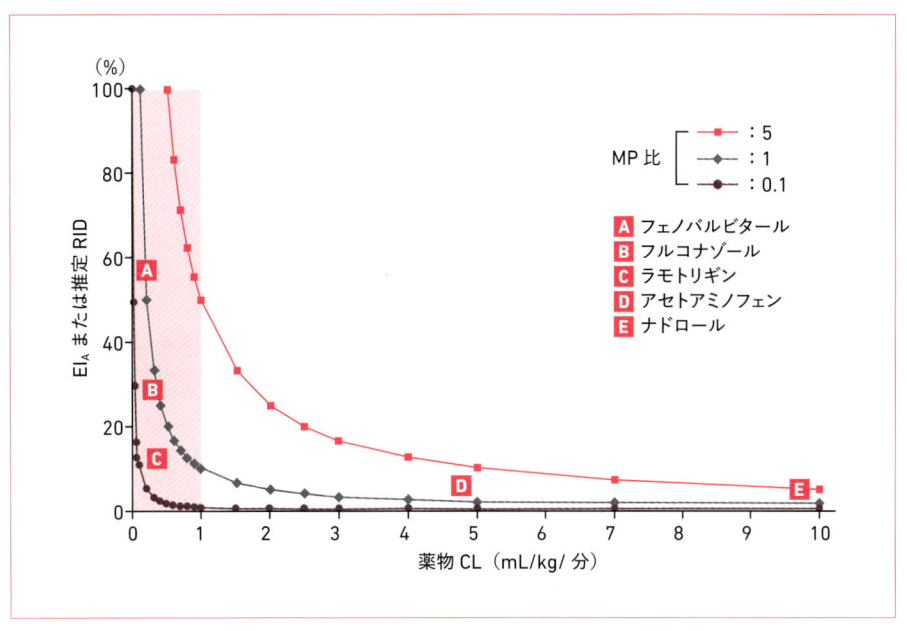

図2　薬剤 CL，MP 比と乳児の母乳中薬物への曝露レベル

（文献 8，9 より作成）

❸　子宮内曝露と母乳を介する曝露

　母親が薬剤の長期投与を受けている場合，母乳を介した薬剤摂取が始まる前に，胎児期からすでに薬剤に曝露されている．ほとんどの薬剤は胎盤を通過するため，長期投与の場合では分娩時の臍帯血と母体血中の薬物濃度がおよそ同様の範囲にあることが多い．出生後，乳児の薬物血中濃度は半減期に従って減少してくる．では，母乳からの薬剤摂取が加わるとどうなるだろうか．

　前述の EI_A の記載からもわかるとおり，母乳からの薬剤摂取は治療量の 10% にも満たないことが大半である．子宮内での曝露が血中濃度として治療域付近にあるとすれば，母乳を介する少量の薬剤摂取の影響は，ほとんど誤差範囲といえよう．

　これは，新生児薬物離脱症候群を起こす薬剤において，母乳中に分泌された薬剤が離脱症状の緩和に役立つかという問いに対する答えにもなっている．つまり，新生児薬物離脱症候群への明らかな治療効果は期待できそうにない．実際の臨床データでは，母乳を介した薬物摂取が離脱症状の治療に有効であったとするものもあるが，対照群の設定が難しく，また，母乳中に移行した少量の薬剤の影響なのか，母乳哺育自体の影響なのかは明らかになっていない．現時点では，母乳哺育が薬物治療の代替にはならないと考えられている．大半の場合で，子宮内での曝露量と母乳を介する曝露量に 10 倍以上の差があるという事実は，妊娠・授乳を通した児の薬剤曝露リスクの全体像を把握するために重要である．

（伊藤真也）

文献

1) Ito S, et al.: Xenobiotic transporter expression and function in the human mammary gland. Adv Drug Deliv Rev, 55: 653-655, 2003. [PMID: 12706548]

2) Jonker JW, et al.: The breast cancer resistance protein BCRP (ABCG2) concentrates drugs and carcinogenic xenotoxins into milk. Nat Med, 11: 127-129, 2005. [PMID: 15685169]

3) Alcorn J, et al.: Transporter gene expression in lactating and nonlactating human mammary epithelial cells using real-time reverse transcription-polymerase chain reaction. J Pharmacol Exp Ther, 303: 487-496, 2002. [PMID: 12388627]

4) Oo CY, et al.: Active transport of cimetidine into human milk. Clin Pharmacol Ther, 58: 548-555, 1995. [PMID: 7586949]

5) Gerk PM, et al.: Active transport of nitrofurantoin into human milk. Pharmacotherapy, 21: 669-675, 2001. [PMID: 11401180]

6) Merino G, et al.: The breast cancer resistance protein (BCRP/ABCG2) affects pharmacokinetics, hepatobiliary excretion, and milk secretion of the antibiotic nitrofurantoin. Mol Pharmacol, 67: 1758-1764, 2005. [PMID: 15709111]

7) Kearns GL, et al.: Developmental pharmacology--drug disposition, action, and therapy in infants and children. N Engl J Med, 349: 1157-1167, 2003. [PMID: 13679531]

8) Ito S, et al.: A novel index for expressing exposure of the infant to drug in breast milk. Br J Clin Pharmacol, 38: 99-102, 1994. [PMID: 7981020]

9) Ito S: Drug therapy for breast-feeding women. N Engl J Med, 343: 118-126, 2000. [PMID: 10891521]

10) Verstegen RHJ, et al.: Infant drug exposure via breast milk. Br J Clin Pharmacol, 88: 4311-4327, 2022. [PMID: 32860456]

3 / 授乳期の薬物治療における親子へのケア

✳ 母親へのカウンセリング

授乳中の母親が相談に来るということは，可能なら授乳を続けたいということである．最初に相談したい内容，不安に思っている内容を聴く．また，母親がどのような情報をもち理解しているのかを知ってからカウンセリングを始める．

授乳の中断が必要ない場合には，なぜ大丈夫なのか，知られている事実を伝えながら母親が納得できるように話をする．「大丈夫」とだけ言われても，その理由がわからなければ納得できず，不安になって授乳を中断したり，自己判断で服薬を中止してしまうおそれがある．

授乳時に気をつける必要のある薬について相談を受ける際には，現在，児にどれくらい授乳しているのかについても確認しておく必要がある．例えば児が新生児で母乳のみで育っている場合と，1歳児で寝る前にしか母乳を飲んでいない場合には母乳を介して児へ移行する薬の量がかなり異なる．RIDやMP比（p.49,50参照）を含めた既存の情報を用いて個別に対応する必要がある．

授乳の中断が必要な場合には，いつから・どれくらいの期間その理由となる薬を使用するのかを聞いておく．例えば^{123}Iを用いた甲状腺シンチグラフィを行う場合であれば，半減期の5〜10倍の間だけ授乳を控えなければならないが，継続的に使用する薬ではないため●月●日からは再開できますね，など具体的に母親と一緒に予定を確認する．

❶ 母乳中への移行データがない場合のカウンセリング

新型コロナウイルス感染症のパンデミック時には，生きていて感染力のあるウイルスの母乳中への移行がないことがわかると，その後はCOVID-19治療薬の母乳中への移行データがないことから授乳を悩むケースが増えた．海外では情報がないなら母乳のメリットが高いから授乳しよう，国内では薬の児への影響のほうが怖いから授乳は中断しよう，というような傾向がみられたが対応は定まっていなかった．このように，医学的な情報がない場合にも薬の分子量や半減期は必ずわかっているため添付文書などから情報を得て伝える．そして十分な情報がないことを伝え，母乳のメリットと薬の影響の可能性について考えたうえで授乳をどうしたいか母親自身が選択できるように支援する．

✿ 授乳を一時的に控える・中止するときの注意点

❶ 授乳を一時的に控えるときの注意点

　一時的に控えるとき，つまり再開する予定であれば搾乳をしておく必要がある（**表**）．理由は，搾乳をしなければ乳腺炎になる危険性があること，搾乳をして乳房から乳汁が出されなければ分泌が減少してしまい授乳再開時に十分な母乳が出なくなってしまうためである．これらの説明を行う場合にも「搾乳をしてください」と言うだけでなく，必要である理由と具体的な搾乳方法を一緒に伝える必要がある．

　授乳を一時的にでも中断することは母子ともにストレスがかかることであり，ねぎらいながら無事に再開できるまで寄り添った支援が必要である．

❷ 授乳を中止（断乳）するときの注意点

　やむを得ず断乳するときには，母親の悲嘆を受け止めながらも確実に断乳できるように支援する．中止までに1週間程度ある場合，徐々に授乳回数を減らして人工乳に移行する方法が母子双方にとって望ましい．時間的に余裕がない場合には特に乳腺炎に注意が必要である．具体的な断乳方法は，搾乳は緊満感を解除する程度にして徐々に乳汁産生量を減らすことである．カベルゴリン（商品名：カバサール）など乳汁産生を抑える薬剤の使用も考慮するが，すでに分泌が確立している乳汁産生を速やかに止めることは難しい．

　急に母乳を哺乳できなくなると，児が精神的に不安定になることもあるため，配慮する．いつも授乳している場所には行かない，空腹になる前に人工乳や月齢・年齢によっては補完食を早めに与えるなどの工夫をするとよい．

✿ カウンセリングスキル

　相談に来た母親が自分自身や自分の気持ちが大切にされていると感じられるようなカウンセリングが理想的である．母親の話を傾聴し，悲しみや不安などの感情を受け止める．「薬を飲みながら授乳ができると言われたのですが不安です」と言う母親には「お

表　手による搾乳方法

① 射乳反射を起こす（乳頭を刺激したり児のことを考えるとよい）
② 乳輪の境目あたり，あるいは乳頭から親指一関節分あたりを親指と人差し指で乳頭をCのように囲み，背中に向かって少し内側に絞る感じで圧迫する
③ 圧迫を繰り返して搾乳する
④ 乳房のさまざまな方向から搾乳する
⑤ 片方の乳房が終わったら他方の乳房も搾乳する

子さんのことを考えると不安なのですね」と答えれば，母親は自分の不安を理解してくれたと思うことができ，信頼関係の構築にも寄与するだろう．そのうえで薬に関する情報提供を行い，支援する．

　母親が悩んで決断できない場合には，カウンセリング時間内でいったん相談を終わりにして再診予約を取るとよい．再診日までに母親自身で問題を整理して決めてくることも珍しくない．母親が決定した内容が医学的あるいは倫理的に間違っていないならば，その意思決定を尊重し，決して医療者自身の考えを押しつけてはならない．

　カウンセリング時には医療者側の聴く姿勢も大切である．母親の顔を見ないで電子カルテを見ながら話をしたり，時計をちらちら見るなどの態度は取ってはならない．またプライバシーが保護され，安心して話せる環境を整えることも大切である．

❋ 児のフォローアップ

　授乳時に気をつける必要のある薬を使用しながら授乳する場合，母乳中への移行データがない場合には，児のフォローアップを行うことが望ましい．薬効によるが，例えば傾眠傾向になるリスクがある薬であれば児の覚醒度，体重増加，全身状態を診察する．抗てんかん薬であれば，それらの症状があれば血中濃度測定も考慮するなど個別に対応する．

（和田友香）

3章

妊娠と授乳の
医薬品情報

1 ／ 非臨床試験

❋ 非臨床試験とは

❶ 医薬品開発における非臨床試験の位置づけ

　新薬は一般に10年以上の開発期間を要するといわれている．探索研究，非臨床試験，臨床試験を経て承認申請がなされ，医薬品医療機器総合機構（PMDA）で審査の後に承認，発売され，その後，製造販売後調査が行われる（図）．

・探索研究：疾患の原因となる標的分子を同定し，開発候補品を創製し，絞り込んでいく．
・非臨床試験：薬効薬理試験（細胞，組織，動物などを用いて，薬理効果の認められる投与量や投与方法を検討）

　　　　　　薬物動態試験（体内でどのように吸収，分布，代謝，排泄されるかを確認）

　　　　　　安全性試験（一般毒性や特殊毒性などを評価）

・臨床試験：医薬品としての有効性と安全性が確かめられる．

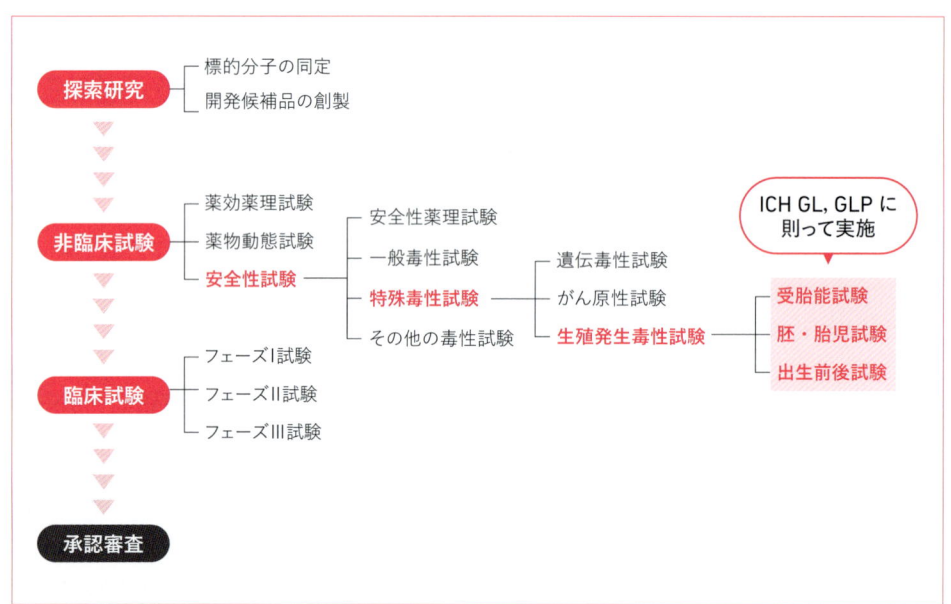

図　非臨床試験の位置づけ

　　　　フェーズⅠ試験（少数の健康志願者を対象に安全性や薬物動態を調査）

　　　　フェーズⅡ試験（少数の患者を対象に投与量や投与方法を確認）

　　　　フェーズⅢ試験（多数の患者を対象に既存薬と比較）

　通常，臨床試験に妊婦が組み入れられることはなく，製造販売後調査のなかで妊産婦の安全性は調査される．

❷　安全性試験が順守するガイドラインおよび法規制

　主な安全性試験はICHガイドラインに従って実施される．ICHとは，International council for harmonisation of technical requirements for pharmaceuticals for human use（医薬品規制調和国際会議）の略であり，規制当局と製薬業界が一体となって医薬品について科学的，技術的に議論し，ICHガイドラインを策定する組織である．ICHは医薬品開発のグローバル化に対応するため，1990年に日米欧の3極で発足以来，組織として成長し，2024年現在では23のメンバーと35のオブザーバーが加盟している[1]．ICHガイドラインは多くの規制当局によって適用され，有効で安全な新薬をより早く提供することに貢献している．

　また，安全性試験の試験操作はGLP（good laboratory practice；医薬品の安全性に関する非臨床試験の実施の基準）に則り実施される．GLPには職員・組織，試験施設・機器，試験施設内における操作，被験物質の取り扱い，試験計画書・試験の実施，報告・保存について詳細に規定されている[2]．医薬品は開発から製造，流通，使用まで法規制に則って進められ，GLPのほかにも以下の基準などがある．

　・GCP：医薬品の臨床試験の実施の基準

　・GMP：医薬品の製造管理および品質管理に関する基準

　・GPSP：医薬品の製造販売後調査および試験の実施の基準

❸　安全性試験の種類

　安全性試験には，以下の試験が含まれる．

　・安全性薬理試験：中枢神経系，心血管系，呼吸器系への影響が評価される．

　・一般毒性試験：単回投与毒性試験（比較的高用量を単回投与したときの毒性）

　　　　　　　　　反復投与毒性試験（被験物質を繰り返し投与したときの毒性）

　・特殊毒性試験：遺伝毒性試験（遺伝的な障害を引き起こす物質を検出）

　　　　　　　　　がん原性試験（腫瘍の発生または腫瘍の発育促進の可能性を検討）

　　　　　　　　　生殖発生毒性試験（受胎能・催奇形性・胎児毒性・出生児発達への影響を調べる）

　・その他の毒性試験：免疫毒性試験（非意図的な免疫の抑制あるいは亢進を評価）

　　　　　　　　　　　光安全性試験（光毒性〔光刺激性〕および光アレルギーを評価）

　　　　　　　　　　　局所刺激性試験（経皮製剤・点眼剤などが生体組織と接触した場合の影響を評価）

薬物乱用に関する非臨床試験（精神依存〔強化効果〕および身体依存〔退薬症候〕を評価）

❹ 妊娠と授乳に関係する非臨床試験

生殖発生毒性試験は妊娠と授乳に対して最も多くの情報が得られる非臨床試験である．生殖発生毒性試験は生殖ステージに対する評価時期の違いにより，3種類の試験に区分される．

・受胎能及び着床までの初期胚発生に関する試験（受胎能試験）：被験物質が不妊を起こす可能性を評価．成績は電子化された添付文書の「9.4 生殖能を有する者」の項に反映．

・胚・胎児発生に関する試験（胚・胎児試験）：胎児に異常や死亡を起こす可能性を評価．「9.5 妊婦」の項などに反映．

・出生前及び出生後の発生並びに母体の機能に関する試験（出生前後試験）：分娩，授乳，出生児の発生に悪影響を及ぼす可能性を評価．主に「9.6 授乳婦」の項に反映．

遺伝毒性試験で陽性を示す医薬品は，抗悪性腫瘍薬を除いてはほとんど開発されることはないが，「9.4 生殖能を有する者」の項に「適切な避妊を行うよう指導すること」と記載される場合の根拠として遺伝毒性試験の結果が記載される場合がある．

反復投与毒性試験で精巣や卵巣などの生殖器官に組織病理学的に変化が認められると「9.4 生殖能を有する者」の項に記載される例がある．

非臨床試験の中の薬物動態試験である胎盤・胎児移行性試験の結果は「9.5 妊婦」の項に記載されることがあり，乳汁移行性試験の結果は「9.6 授乳婦」の項に多くの医薬品で記載されている．

✻ 試験デザインと添付文書の記載

❶ 受胎能試験

＊ 試験デザイン

受胎能試験では配偶子の成熟，性周期，交尾行動，受胎能，着床前の胚発生，着床などが評価される．雌雄ラットは被験物質を2週間以上投与してから交配させる．雄は交尾成立後に剖検し，必要に応じて精子検査（数，運動性，形態）を行う．雌は交尾確認まで性周期を観察し，妊娠中期に剖検を行う．黄体数（排卵数に相当），着床数，生存胚数，死亡胚数の検査を行い，交尾率，妊娠率，着床前胚死亡率，着床後胚死亡率を算出する．精巣，精巣上体，卵巣，子宮の病理組織学的検査は必要に応じて行われる[3]．

＊ 添付文書「9.4 生殖能を有する者」における記載例

・動物試験において，ラットでは精子形成障害及び受胎能の低下が認められた．

・動物実験（ラット）において，雌で性周期の異常，交尾までの所要日数の延長，交

尾率及び受胎率の低下が認められている.

・ラットを用いた受胎能試験において，妊娠率の低下，黄体数及び着床数の減少，着床後胚死亡率の上昇を含めた受胎能への影響が認められた.

* 添付文書の読解

受胎能試験でみられる毒性変化は，雄動物の生殖能に対する影響，雌動物の生殖能に対する影響，胚の死亡，またはこれら3要因の複合によって引き起こされる．精子形成障害は雄生殖能への影響であり，黄体数の減少や性周期の異常は雌生殖能への影響である．交尾までの所要日数の延長や交尾率の低下は雄動物が交尾行動を起こさないこと（雄生殖能）でも，雌動物の性周期の異常で交尾可能な発情期が正常に回帰しないこと（雌生殖能）でも起こり得る．妊娠率の低下は，精子の数・運動性の減少（雄生殖能），排卵・着床障害（雌生殖能），着床前または着床後の胚の死亡（胚の生存）の3要因が関わっている可能性がある．認められた毒性変化にどの要因が関与しているかに注意して評価する必要がある.

❷ 胚・胎児試験

* 試験デザイン

胚・胎児試験では非妊娠雌動物と比較した母動物毒性の増強，胚・胎児の生存，子宮内発育，形態学的発生などが評価される．妊娠したラットおよびウサギの各胎児の器官形成期に被験物質を投与し，分娩予定の約1日前に帝王切開を行う．卵巣および妊娠子宮を摘出して，黄体数，着床部位，胚・胎児の生死，早期・後期吸収胚，胎盤を検査する．生存胎児については体重，性別，外表，内臓，骨格を検査する[3].

* 添付文書「9.5 妊婦」における記載例

・動物実験（ラット）において，催奇形性及び胎児毒性が報告されている.

・ラットの胚・胎児試験において，催奇形性，胎生致死及び発育抑制が認められている.

・外表異常，内臓異常並びに骨格異常及び着床後死亡率の増加がみられている.

・胎児の外表異常（浮腫，口蓋裂，痕跡尾）及び内臓異常（心室中隔欠損，肺中葉の欠損，脾臓の小型化）が認められている.

・ウサギにおいて流産，着床後死亡率及び全胚死亡の高値，生存胎児数の低値が認められた.

・胎児体重の低値及び骨化遅延が認められている.

・骨格変異（ダンベル状骨化，二分骨化）が認められた.

・中手骨及び胸骨の骨化数の減少が認められている.

* 添付文書の読解

胚・胎児試験でみられる毒性変化は，催奇形性，胚・胎児死亡，発育遅延である．添付文書において胎児毒性と記載される場合は，胚・胎児死亡と発育遅延を指すことが多いが，胎児毒性に催奇形性を含めて記載されているものもある．また，産科領域では胎児の機能異常を胎児毒性に含めるが，動物を用いた胚・胎児試験では胎児の機能は評価

されていない．したがって，添付文書に記載されている胎児毒性は何を指しているのか注意が必要である．

催奇形性については「催奇形性が認められた」のみの記載から，外表，内臓，骨格のいずれに異常が認められたかを記載しているもの，具体的な異常所見（口蓋裂，心室中隔欠損）を記載しているものなど記載の程度はさまざまであるが，これらはいずれも催奇形性が認められた場合の記載である．胚・胎児の死亡については「胎児毒性が報告されている」とだけ記載されているものから「胎生致死が認められた」さらには「着床後死亡率及び全胚死亡の高値，生存胎児数の低値が認められた」とより具体的に記載されているものまである．

なお，流産が増加した場合は，胚・胎児の死亡だけでなく，母体の生殖能（妊娠維持）が関連している可能性もある．発育抑制，胎児体重の低値，骨化遅延，骨格変異（ダンベル状骨化，二分骨化），骨化数の減少，不完全骨化・未化骨の増加などはいずれも発育遅延を示す記載である．

❸ 出生前後試験

* 試験デザイン

出生前後試験では，非妊娠雌動物と比較した毒性の増強，出生前後の出生児の生存，成長・発達の変化，出生児の性成熟，成熟時の生殖機能，感覚機能，運動機能，学習・記憶などが評価される．雌ラットに着床から離乳まで被験物質を投与し，分娩させて妊娠期間および分娩異常の有無を観察する．出生児については数，生死，形態異常，体重を検査する．出生児を離乳まで哺育させ，母動物は離乳翌日に剖検する．出生児は離乳時に1腹につき雌雄各1匹を選択して飼育を継続する．その間，身体的発達（眼瞼開裂，耳介開展），運動反射（面正向反射，空中落下正向反射），感覚反射（聴覚性驚愕反射，対光反射），性成熟（雌：腟開口，雄：包皮分離），行動（運動機能，学習・記憶）を観察する．その後，生殖機能を評価するために交配し，交尾，妊娠およびF2（孫世代）の胚発生まで観察する[3]．

* 添付文書「9.6 授乳婦」における記載例

・母動物（ラット）への投与で，出生児において乳汁による曝露の影響と考えられる発生毒性が報告されている．
・動物実験（ラット）で成長及び生存への悪影響が認められている．
・ラットで出生児に発育遅延及び離乳時生存率の低下が認められている．
・出生児への影響（出生児の体重の減少，授乳早期での全出生児死亡，出産から生後4日までの生存率低下，離乳直後の出生児死亡等）が認められた．
・ラットに投与したとき，出生児に眼瞼の開裂時期の遅延が認められている．
・幼若動物の腎盂の拡張，尿細管の拡張が認められている．

* 添付文書の読解

出生前後試験でみられる毒性変化は，雌生殖能（分娩，授乳）に対する影響，出生児

の死亡，発育遅延，機能障害である．出生児に認められる変化は一般に乳汁中の薬物の曝露による影響として現れるが，妊娠期間の延長・短縮や分娩異常（遷延分娩，異常出血）などの雌生殖能への影響が出生児の生存に影響する場合がある．また，母動物の泌乳量の減少や授乳行動障害などの雌生殖能への影響の二次的影響として，出生児の死亡，発育遅延，機能障害が現れる可能性がある．出生児における毒性変化のみに注目するのではなく，母動物の生殖能への影響にも注意を払う必要がある．

　出生児の死亡に関しては，分娩率（出産率）低下，出生率低下，生産児数減少，死産児数増加，生後4日生存率低下，離乳率低下という表現で記載される．出生児体重の減少，眼瞼開裂・耳介開展時期の遅延，腟開口・包皮分離時期の遅延は発育遅延に関する記載である．機能障害は運動反射，感覚反射，運動機能，学習・記憶，生殖機能などの検査における陽性反応の低下として記載される．ただし，運動反射および感覚反射は機能障害ではなく発育遅延として反射の完成時期が遅れることが多い．

❹　遺伝毒性試験

　遺伝毒性試験は遺伝子突然変異，染色体異常（数的および構造），DNA損傷などの遺伝情報変化を検出する試験である．遺伝毒性は複数の試験の組み合わせで評価されるが，標準的組み合わせの2つのオプションがICHガイドラインで提示されている[4]．各オプションにおいても，いくつかの試験のなかから個別に試験を選択することができるが，現在は，細菌を用いる復帰突然変異（エームス）試験，in vitro小核試験，げっ歯類を用いる骨髄小核試験の3試験が広く利用されている．エームス試験では，主に塩基対置換変異（DNAの構成塩基の変化），フレームシフト変異（付加，欠失）などの点突然変異を検出する．小核試験では染色体の数的異常（異数性）および構造異常を検出する．培養細胞を用いるin vitro小核試験は簡便でスクリーニングにも有用であり，げっ歯類を用いる骨髄小核試験は生体における遺伝毒性を判断するのに用いられる．

　添付文書に「パートナーが妊娠する可能性のある男性には，本剤投与中及び最終投与後一定期間は適切な避妊を行うよう指導すること」と記載される場合の根拠として，遺伝毒性試験の結果が記載される場合がある．

❺　反復投与毒性試験

　反復投与毒性試験は，げっ歯類（マウスまたはラット）および非げっ歯類（イヌまたはサル）の2種の動物種で行われる．投与期間は臨床の使用期間により，1・3・6・9ヵ月から選定される．試験では一般状態観察，体重・摂餌量測定，血液検査，尿検査，眼科的検査，病理組織学的検査などが行われる．生殖に関連する器官である下垂体，精巣，精囊，前立腺，卵巣，子宮，腟などについて重量測定や病理組織学的検査が行われる[5]．

　添付文書に「生殖可能な年齢の男性に投与する場合には，造精機能の低下があらわれる可能性があることを考慮すること」などと記載される場合の根拠として，以下のように記載されることがある．

- イヌでは精子形成障害が認められている.
- 動物試験（ラット及びイヌ）では，雄の生殖器所見が認められている（精巣の縮小，精巣重量の低下，精巣の精細管萎縮）.

❻ 胎盤・胎児移行性試験

非臨床薬物動態試験で検討される吸収，分布，代謝，排泄のうち，分布については被験物質の各種臓器および組織への分布，経時的変化，蓄積性が調べられる[6]．胎盤・胎児移行性試験は，^{14}C標識薬物を妊娠18日のラットに単回投与し，数ポイント（投与2・6・24・48時間後など）につき，親ラットおよび胎児における放射能を液体シンチレーションカウンターにより測定して，組織分布を定量的全身オートラジオルミノグラフィーにより評価する試験である.

結果は添付文書に「動物実験（ラット）で胎盤通過性が報告されている」などと記載されることがある.

❼ 乳汁移行性試験

非臨床薬物動態試験で検討される代謝については被験物質およびその主要な代謝物の排泄経路および排泄の程度と速度が調べられる[6]．乳汁移行性試験は，^{14}C標識薬物を授乳中（分娩後16日）のラットに単回投与して，経時的（投与1・2・4・8・24時間後など）に搾乳し，採取した乳汁の放射能を測定する試験である.

結果は添付文書に「動物実験（ラット）において乳汁中への移行が認められている」などと多くの医薬品で記載されている．乳汁中の脂肪やタンパク質などの成分は動物種間で異なるため，動物データからは，ヒトの乳汁中の薬物濃度を確実に予測することはできないが，一般に，動物の乳汁中に薬物が存在する場合はヒトの乳汁中にも薬物が存在すると考えられている[3].

✵ リスク評価

❶ 曝露マージン

生殖発生毒性試験の結果からヒトにおけるリスクを評価するためには，曝露マージン，生物学的妥当性，用量反応関係，回復性，親動物毒性の影響，動物種間での一致などを考慮する必要がある[3].

曝露マージンについては，過去の添付文書記載要領では，「投与しないこと」などの措置の根拠となるデータが「動物実験で催奇形性/胎児毒性が認められている場合」という記載になっており[7]，認められているか否かであり，曝露マージンについては考慮されていなかった．例えば毒性影響が臨床用量の1,000倍の用量でみられたとしても「投与しないこと」となる場合があった．しかし，2017年に通知された新しい添付文書記

載要領では「9.5 妊婦」の項は，胎児曝露量を考慮するように記載されている[8]．曝露マージンについて，現在の添付文書では以下のように記載されている．

- ・ラットの胚・胎児発生試験において，臨床曝露量（AUC）以下の曝露量で胚・胎児に対して発育抑制，催奇形性及び胎生致死が認められている．
- ・動物実験（ラット）で催奇形性（重複大動脈弓）がヒトの約25倍，胚・胎児毒性（胎児体重の減少）が約19倍，受胎能への影響（卵巣重量の低値）が約17倍の全身曝露量で認められた．

　曝露マージンの評価については，2021年に通知された医薬品の生殖発生毒性評価に係るガイドラインに「一般的に，試験動物種での無毒性量での曝露量が最大推奨臨床用量での曝露量の10倍未満である場合には懸念は増大し，10倍を超える場合には減少する．通常，最大推奨臨床用量における曝露量の25倍を超える曝露量でのみ生じる影響は，医薬品の臨床使用において懸念は小さい」と記載されている[3]．なお，複数の動物種で試験が実施されている場合は，最も感受性の高い動物種における曝露マージンを指標とする．無毒性量と最大推奨臨床用量との曝露量比較はAUC（血中濃度–時間曲線下面積）や C_{max}（最高血漿中濃度）に基づいて行われ，安全域ともいわれる．

　トキシコキネティクス（毒性試験における全身的暴露の評価）に関するガイダンス（1996年）の通知以前に実施された生殖発生毒性試験では血漿中薬物濃度が測定されていない場合が多く，血漿中薬物濃度による曝露比較ができない．その場合，動物種ごとの換算係数を用いて体表面積換算した投与量により曝露比較が行われる[9]．

❷ 回復性および母動物毒性

　生殖発生毒性は雌雄動物の生殖能，次世代の死亡，形態異常，発育遅延，機能異常として現れる．投与の中止により回復するような，例えば，雄動物における精子の運動性の低下や雌動物における性周期異常は懸念が小さいと考えられる．胎児の時期に認められても出生後に修復する可能性が報告されている所見（膜性部心室中隔欠損，波状肋骨，腎盂の拡張など）も懸念が小さいと考えられている．胎児体重の減少に伴う骨化遅延（未骨化，不完全骨化，骨化数減少など）すなわち発育遅延も，体重のキャッチアップに伴い骨化が進行すると考えられ，懸念が小さいとされている．変異は，生存性，発生，あるいは機能に影響を与えない構造変化であり，可逆的なものもあると定義されており，懸念が小さいと考えられる変異所見が少なくない．一方，形態異常は，一般的に正常な発生や生存に支障をきたす，あるいは著しく有害な永続的構造の逸脱と定義されており，死亡とともに重大で回復性がない所見として，懸念が大きいとされている．

　生殖発生毒性試験の結果を評価する際には，母動物に認められている毒性に注意する必要がある．母動物が例えば極度の低血糖，低血圧，低酸素，ストレスの状態になると，胎児に影響が認められることが知られている．これらは母動物毒性の二次的影響であり，薬物の胎児に対する直接的な影響ではない．生殖発生毒性試験では母動物に毒性がみられても投与が継続されるため，母動物の状態が著しく悪化する場合があるが，臨床では

妊婦に副作用が認められれば投与は中断され，妊婦の状態が極度に悪化することはない．母動物毒性による二次的な胎児への影響はヒトでの懸念に直接つながるのか慎重に判断する必要がある．

❸ 添付文書への反映

添付文書における「9.5 妊婦」の項の注意事項は，「投与しないこと」「投与しないことが望ましい」「治療上の有益性が危険性を上回ると判断される場合にのみ投与すること（以下，有益性投与と略）」の3種類に区分されており，非臨床試験で影響が認められず，薬理作用からも懸念がない場合は「9.5 妊婦」の項は不要とされている[10]．各注意事項に対しての非臨床試験の目安は，「投与しないこと」および「投与しないことが望ましい」については，「非臨床試験成績からヒトでの影響が懸念されるもの」とされており，「有益性投与」では「非臨床試験成績から妊娠，胎児又は出生児への影響が懸念されるもの」とされている．「投与しないこと」および「投与しないことが望ましい」のほうが，「有益性投与」に比べ，ヒトでの懸念に焦点が当てられているが，具体的な非臨床試験成績の相違は明確ではない．

非臨床試験以外にも各注意事項の区分に対しての目安として「妊婦の治療上の有益性の考慮」があり，考慮すべき事項として以下が示されている[11]．

・妊婦が罹患している疾患（当該医薬品の使用目的）が生命にかかわる疾患であるか．
・妊娠期間中に治療の有益性を損なわずに使用可能な低リスクの代替治療があるか．
・妊娠期間を避けた治療の延期・回避が可能であるか．

例えば，非臨床試験で臨床曝露量未満に相当する用量で胚・胎児死亡および催奇形性が認められ，ヒトでの影響が懸念されても，生命にかかわる疾患に用いられる抗悪性腫瘍薬では，最近は「有益性投与」と記載されているものが多い．このように，添付文書における注意事項は，リスク（非臨床試験成績）のみで決まるものではなく，ベネフィット（妊婦の治療上の有益性）とのバランスを評価して決められている．

発売から間もない新薬では，ヒトにおける情報は限定されるため，添付文書に記載された非臨床試験の情報は有用である．しかし，ラット，ウサギなどを用いた生殖発生毒性試験の結果からヒトにおけるリスクを推定すること（外挿）は，発生学的差異，解剖学的差異，胎児組織の感受性の差異，母体－胎盤－胎児における薬物動態（吸収，分布，代謝，排泄）の差異などから容易ではないことも指摘されている．

臨床使用経験が進み，ヒトの情報が集積された場合は，ヒトでの情報を重視すべきであり，適切な時期に，例えば禁忌解除も含めて添付文書の記載の見直しを行うことが望まれる．

（下村和裕）

文献

1) ICH Official Website. <https://www.ich.org/> (Accessed October 1, 2024).
2) 医薬品の安全性に関する非臨床試験の実施の基準に関する省令. 厚生省令第 21 号, 平成 9 年 3 月 26 日.
3) 厚生労働省医薬・生活衛生局医薬品審査管理課長:「医薬品の生殖発生毒性評価に係るガイドライン」について. 薬生薬審発 0129 第 8 号, 令和 3 年 1 月 29 日.
4) 厚生労働省医薬食品局審査管理課長:医薬品の遺伝毒性試験及び解釈に関するガイダンスについて. 薬食審査発 0920 第 2 号, 平成 24 年 9 月 20 日.
5) 厚生省医薬安全局審査管理課長:反復投与毒性試験に係るガイドラインの一部改正について. 医薬審第 655 号, 平成 11 年 4 月 5 日.
6) 厚生省医薬安全局審査管理課長:非臨床薬物動態試験ガイドラインについて. 医薬審第 496 号, 平成 10 年 6 月 26 日.
7) 厚生省薬務局長:医療用医薬品の使用上の注意記載要領について. 薬発第 607 号, 平成 9 年 4 月 25 日.
8) 厚生労働省医薬・生活衛生局長:医療用医薬品の電子化された添付文書の記載要領について. 薬生発 0611 第 1 号, 令和 3 年 6 月 11 日, (令和 5 年 2 月 17 日最終改正).
9) Food and Drug Administration (CDER): Guidance for Industry Estimating the Maximum Safe Starting Dose in Initial Clinical Trials for Therapeutics in Adult Healthy Volunteers, July 2005.
10) 厚生労働省医薬・生活衛生局医薬安全対策課:医療用医薬品の添付文書等の記載要領に関する質疑応答集 (Q&A) について. 事務連絡, 平成 31 年 1 月 17 日, (令和 5 年 2 月 17 日最終改正).
11) 日本製薬団体連合会 安全性委員会:新記載要領に基づく医療用医薬品添付文書等の作成にあたっての Q&A について. 日薬連発第 54 号, 平成 31 年 1 月 17 日.

2 / 臨床研究

　「臨床研究」とは，病気の原因や病態の解明，病気の予防・診断方法の改善，新たな治療方法や治療薬，医療機器の開発など患者のQOLの向上や健康の増進を目的として，ヒトを対象として行われる医学研究である．つまり薬剤や治療法，診断法，予防法などの安全性と有効性を評価する「臨床試験」，医薬品・医療機器の承認を得るために実施される「治験」，人間集団を対象に健康に関わる要因を明らかにすることを目的とした「疫学研究」，さらに別の目的のために収集されたデータを二次利用する「データベース研究」など，一般にヒトを対象としたデータを収集・分析する医学研究のすべてが「臨床研究」に含まれる．

　近年の医療現場においては，根拠（エビデンス）に基づいた医療（evidence-based medicine；EBM）の理解が進み，質の高い診療ガイドラインなどを通じて臨床における実践も広く行われるようになってきた．それに伴い，エビデンス構築のため数多くの臨床研究が実施され，その結果が研究論文として公表されている．

　妊娠・授乳中の薬の使用に着目した場合，倫理面や安全性の観点などから，この分野でのエビデンス構築はほかの分野に比べても難しく，限界を伴うことが多くなる．医療現場における実践のためには，エビデンス情報を注意深く的確に読み取り，理解するための専門的知識が必要になってくる[1-3]．

　ここでは，妊娠・授乳に関連する研究論文を読むにあたって必要となる基本的な研究デザインや指標，またそこで行われる解析結果の解釈や注意点について概説する．

❈ 研究仮説　曝露とアウトカム

　ある薬剤Aを服用した患者147人において，93人に症状の改善がみられたとしよう．このとき改善割合は93/147＝63.3%になる．この改善割合が高いのかどうか，またこの改善は薬剤Aの効果なのかどうかを結論するためには，薬剤Aを服用しなかった場合の改善割合と比較して評価する必要がある．例えば，表1のように薬剤Aを服用しなかった145人での症状の改善割合が51/145＝35.2%であった場合，「薬剤Aの服用の有無」によって「症状の改善」が変化するのか，「改善割合」を用いて比較することがこの研究の目的となる．このとき変化をもたらす要因である「薬剤Aの服用」を曝露，結果として現れる「症状の改善」がアウトカムとなる．

表1　改善割合の比較

	患者数	症状改善	症状非改善	改善割合
薬剤 A 服用あり	147 人	93 人	54 人	63.3%
薬剤 A 服用なし	145 人	51 人	94 人	35.2%

表2　有害反応発生割合の比較

	患者数	有害反応あり	有害反応なし	有害反応発生割合
ワクチン B 接種	446,770 人	1,816 人	444,954 人	0.406%
ワクチン B 非接種	921,005 人	3,236 人	917,769 人	0.351%

表1では，薬剤Aの服用によって症状改善の割合が高くなることを期待した研究が実施されたことが予想される．一方，医薬品や治療の安全性評価においては，有害性に関連する事象の観測を評価することが多い．表2は，ある時期にワクチンBを接種した446,770人と，接種しなかった921,005人を追跡し，有害反応が確認された人数を調べたものである．ここでは，ワクチンBを接種した場合の有害反応発生が，非接種の場合よりも高くなっているかどうかに関心があり，「ワクチンB接種」が曝露，「有害反応発生」がアウトカムになる．実際，ワクチンB接種群のほうが，非接種群よりも0.406－0.351＝0.055%高くなっていた．

ここでは薬剤の服用を例としてあげたが，年齢や遺伝要因と症状改善の関係を評価することもある．その場合，年齢や遺伝要因も曝露と呼ばれる．またアウトカムとしては，改善／非改善のようなカテゴリカルデータ（頻度データ）以外にも，血圧値の変化量やBMI値のような連続量データ，また改善までの時間（生存時間）などが用いられる．一方で，連続量データや生存時間であったとしても，ある一時点を基準とし，それ以上／未満としてカテゴリカルデータのアウトカムに置き換え，表1と同様に比較検討することもしばしばある．

研究の実施や理解のためには，まず，曝露とアウトカム，および研究の目的となる研究仮説を含めた研究骨子を捉えることが重要である．

臨床研究の種類

❶ 介入研究と観察研究

臨床研究は大きく介入研究と観察研究に分けられる．ヒトの健康に関するさまざまな事象に影響を与える要因（対象薬剤の投与など）の有無または程度を制御する行為（介入）を伴う研究を「介入研究」という．代表的な研究デザインとしてランダム化比較試験があるが，場合によってはランダム化を行わない比較試験や，単群での介入研究が行われ

ることもある.

一方，介入研究以外の臨床研究はおおむね「観察研究」と考えることができる．研究のために特別な介入は行わず，ある個人や集団に対し，健康状態や診療記録をありのまま観察して得られるデータを分析する研究を「観察研究」という．妊娠・授乳の分野では一般的に介入を行うことが難しいため，実施される臨床研究のほとんどは観察研究である．観察研究は，曝露やアウトカムを含めた観測データをある一時点のみで観測する「横断研究」と，対象者に対して異なる複数時点の観測がある「縦断研究」に分けられる．

特に曝露がアウトカムよりも前の時点で観測される場合，アウトカムに対する曝露要因の影響（因果関係）を評価することができる．このような分析を目的とした代表的な研究デザインとして，コホート研究やケース・コントロール研究があげられる．

また，疾患や診療の実態の調査を目的として，頻度や状況を記述し因果に関する仮説設定の糸口を得ることを目指す「症例報告」や「症例集積報告」などの研究が行われることもある．

❷ データベースを利用した研究

近年，臨床現場で得られる，より一般的な患者集団における医薬品などの有用性や安全性，使用実態や経済効果を検討するデータソースとしてリアルワールドデータ（real world data；RWD）が注目されてきている[4]．RWD には疾患レジストリや診療記録などのデータベースがあり，これらを利用した臨床研究は，観察研究が中心となる．臨床試験のような実験的な環境で得られるデータと比較し，比較的大規模で実臨床を反映したエビデンスが得られることが期待できる．一方で，臨床研究以外の目的で収集されたデータの二次利用となるため，データの質や臨床的妥当性の面で限界があることに十分な注意が必要となる．

最近では，治験にかかるコストや時間の増大が大きな課題となっており，米国食品医薬品局（FDA）や医薬品医療機器総合機構（PMDA）などの規制当局においても，医薬品開発に RWD を活用することが検討されている．

また，妊娠中の医薬品使用の安全性評価では，市販前臨床試験はもちろん，市販後であってもランダム化比較試験などによる評価は困難である．わが国においては，国立成育医療研究センター 妊娠と薬情報センターによる妊娠中の薬剤曝露症例のデータベース[5]や，PMDA の医薬品副作用データベース[6]を利用した研究が近年報告されるようになってきている．

✽ 観察研究の研究デザイン

多くの臨床研究では，アウトカムに対する治療／曝露の効果・影響を評価するため，比較研究が行われる．一般的に「どのような患者（patient）に，どんな曝露（exposure）

表3　2×2分割表

	イベント発生	イベント非発生	計
曝露あり　X群	a	b	$n_X = a + b$
曝露なし　Y群	c	d	$n_Y = c + d$
計	$m_1 = a + c$	$m_0 = b + d$	$N = a + b + c + d$

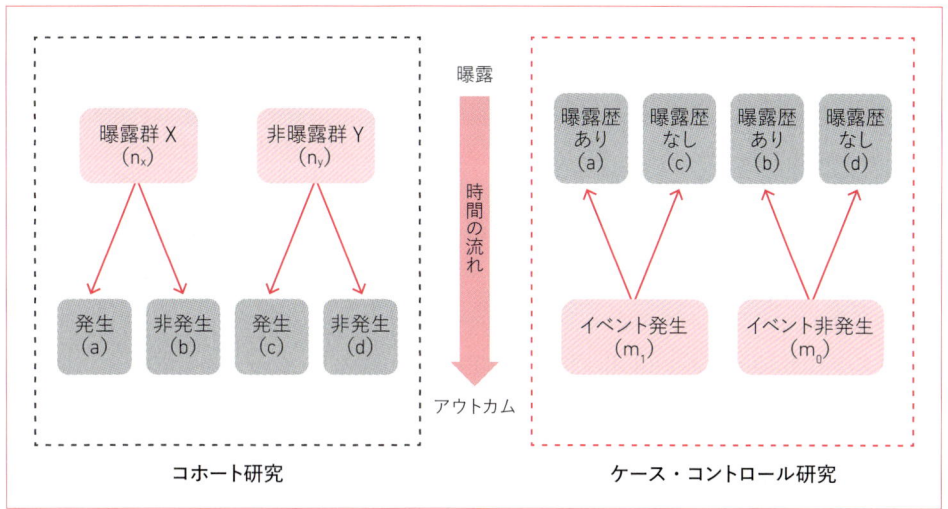

図1　コホート研究とケース・コントロール研究

／介入（intervention）があると，何と比較（comparison）して，どのような結果（outcome）になるか」という研究仮説がPECO／PICOとして設定される．その際，研究対象集団の設定と対象者の選択方法を十分に検討し，得られた結果がどのような集団に対して適用できるのかを見極める必要がある．

　曝露とアウトカム（イベント発生の有無）の関係を2群間で比較する場合，得られたデータは単純には表3のような2×2分割表にまとめられる．

　このようなデータを得るための観察研究の代表的な研究デザインとして，コホート研究とケース・コントロール研究がある（図1）．

❶　コホート研究

　コホート研究は，まず研究対象集団から曝露ありX群n_X人，曝露なしY群n_Y人をそれぞれ選択し，その後，対象者にイベントが発生したかどうかを観察する研究デザインである．このとき，X群，Y群のイベント発生割合はそれぞれ$P_X = a/n_X$，$P_Y = c/n_Y$として求められ，大きさの比較ができる．

❷　ケース・コントロール研究

　ケース・コントロール研究は，研究対象集団におけるアウトカムを先に観察し，イベ

ントが発生したm_1人と非発生のm_0人で，アウトカムより前の時点での曝露の有無を観察する研究デザインである．このとき，イベント発生群（m_1）とイベント非発生群（m_0）の数は必ずしも研究対象集団の比率と等しくなっている必要はなく，研究実施者が自由に設定することができる．つまり，$n_X = a + b$，$n_Y = c + d$という値を計算することはできるものの，a/n_Xやc/n_YはX群，Y群の特徴を表すものではなく，コホート研究のように各群でのイベント発生割合を求めることはできない．

✳ データの解析と解釈

❶ 比較のための評価指標

アウトカムとしてイベント発生割合を比較する場合，一般的に評価指標には差か比が用いられる．イベント発生をリスクと捉え，X群，Y群の発生割合をP_X，P_Yとしたとき，X群のY群に対するリスクの大きさは，$P_X - P_Y$（リスク差〔risk difference；RD〕または絶対リスク〔absolute risk；AR〕），もしくはP_X/P_Y（リスク比〔risk ratio；RR〕または相対リスク〔relative risk；RR〕）と表すことができる．RD 0，RR 1であれば，2群間で差がないことを意味する．

例えば，**表1**（p.71）において，薬剤A服用群での改善割合は非服用群に対してRD 28.1％，RR 1.80となる．一方，**表2**（p.71）においてワクチンB接種群の非接種群に対する有害反応発生割合はRD 0.06％と非常に小さいものの，RR 1.16となっている．つまり，研究目的に応じて適切な評価指標を用いることが重要である．特に相対リスク（リスク比）については，実際の基準群でのリスク（発生割合）を知らないと，大きさの解釈が難しいことに注意が必要である．

前述のとおり，ケース・コントロール研究で得られたデータから，直接イベント発生割合を求めることは不可能である．その場合，オッズ比（odds ratio；OR，$\{P_X/(1 - P_X)\}/\{P_Y/(1 - P_Y)\}$）が用いられる．ORはある条件のもとではRRの近似値になるという特徴をもち，**表3**（p.73）のデータを用いればOR $= ad/bc$を求めることができる．ORとRRを同一のものとして解釈することはできないが，2つの群の発生割合に差がない場合，つまりRR 1の場合はOR 1となることから，2群間での発生割合の差を明らかにする解析では有用な評価指標となっている．

なお，血圧値の変化量や臨床検査値を連続値として扱う場合は，平均値の差を評価指標とすることが多い．また，対象者ごとの観測時間が異なる状況でのイベント発生数を比較する場合には率比（rate ratio；RR）が用いられることもある．さらに，イベント発生までの時間を扱う生存時間解析においては，一般的にイベント発生のリスク比に相当するハザード比（hazard ratio；HR）が評価指標として用いられる．

❷ 統計的仮説検定と信頼区間

　臨床研究で2つの群（X群とY群）のイベント発生割合の比較を行う場合，P_XとP_Yが等しいかどうかの統計的仮説検定を行うことになる．この検証のため，一般には

$$帰無仮説\, H_0 : P_X = P_Y, \ 対立仮説\, H_1 : P_X \neq P_Y$$

の2つの仮説を設定し，観測されたデータからいずれかの仮説を選択する意思決定を行う．

　前述の評価指標から，このときの2つの仮説は

$$① H_0 : RD = 0, \ H_1 : RD \neq 0, \ ② H_0 : RR = 1, \ H_1 : RR \neq 1, \ ③ H_0 : OR = 1, \ H_1 : OR \neq 1$$

のいずれとも等しくなり，すべて同じ検定を適用することができる．またその結果は，帰無仮説 H_0 の状況下において今回のデータで観測された差が観測される程度を表す「P値」によって判断される．あらかじめ定められた有意水準（5%など）に比べP値が小さい場合，H_0 を棄却し H_1 が示す「$P_X \neq P_Y$」の状況を採択することになる．一方，P値が有意水準よりも大きい場合には H_0 が棄却できず「2つの群の発生割合に差があるとはいえない」という結論を下すことになる．実際，表1（p.71）のデータでは RR 1.80，OR 3.17 となり，Fisher の exact 検定による P値は $p < 0.0001$，また表2（p.71）のデータでは RR 1.16，OR 1.16 となり，同じく Fisher の exact 検定による P値は $p < 0.0001$ となった．表1，表2のいずれのデータに対しても曝露とアウトカムには統計的に有意な関連が示される結果となった．

　一方，実際のRRやORがどの程度の値なのか，その範囲を区間で推定するために95%信頼区間（confidence interval；CI）が示される．表1のデータでは，RRの95% CIは1.40-2.32，ORの95% CIは1.97-5.12であった．これらの区間は差がない状況（RR 1，OR 1）に比べて大きな値の範囲になっていることがわかる．一方，表2のデータに対してRRの95% CIは1.09-1.22，ORの95% CIは1.09-1.23と，いずれの範囲もRR 1，OR 1を含まずそれよりも大きな値に位置しているが，RRとしてたかだか1.2倍程度であることが示される．このように，P値による有意差の判定結果だけではなく，実際のRRやORの信頼区間を併せて確認することで，差の程度を適切に解釈し考察する手助けになることがわかる．

❸ 交絡とその対応

　曝露とアウトカムの関連を評価する臨床研究において，曝露以外に注目する要因で，アウトカムとしてのイベント発生に影響を与えるものを交絡因子という．例えば，薬剤A服用と症状改善の関係を評価しようとする場合，薬剤Aの服用以外に，患者の年齢であったり，喫煙の有無，疾病の重症度などが症状改善に影響を与えているかもしれない

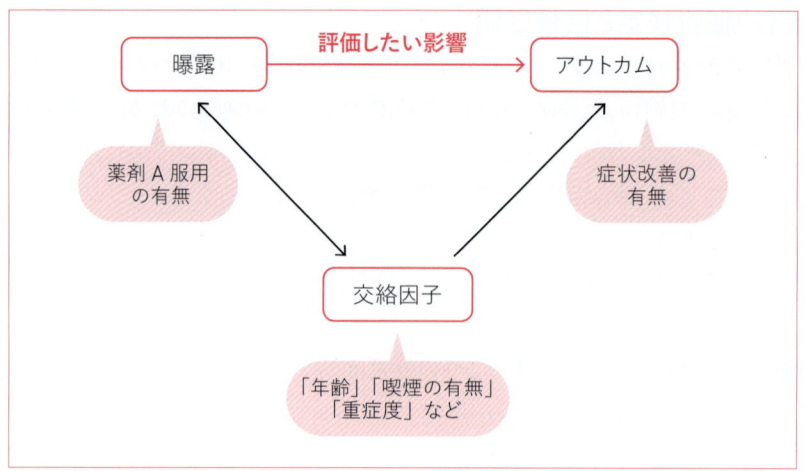

図2　交絡因子

（図2）．このような場合，これらの交絡因子の影響を考慮したうえで曝露とアウトカムの関連を評価しなくてはいけない．

　交絡の影響を取り除くためには，データを収集する際のデザインによる工夫が重要となる．介入研究のひとつであるランダム化比較試験は，交絡の影響を取り除く最も強力な方法である．対象者に対する治療（曝露）を強制的にランダム化することによって，既知の交絡因子だけでなく，未知の交絡因子の影響も取り除いたうえで曝露とアウトカムの関連を評価することができる．

　しかし，ランダム化を行わない介入研究や，対象者の曝露状況をそのまま観察する観察研究においては，研究者の想定する既知の交絡因子について対応することになる．最も単純なものとして，研究の対象を交絡の影響が生じない集団に限定する方法がある．また，主にケース・コントロール研究で用いられる方法として，研究対象者を選定する際に「マッチング」を適用する方法がある．これは，イベント発生群と非発生群の対象者を選択する際に，交絡因子となりそうな要因を一致させることで，交絡因子の影響を最小限にする方法である．なお，マッチングによって収集されたデータを分析する場合には，マッチングのペアを考慮した適切な統計解析手法で解析を行う必要がある．

　一方，すでに取得されたデータを分析するにあたって，事後的に統計解析で工夫を行うことも一般的に行われる．一つ目の方法として，対象者を交絡因子によってサブグループに分割できる場合，対象者全体をひとまとめにして分析せず，そのサブグループごとに分析，検討を行う方法（サブグループ解析，層別解析）がある．一方，単一または少数の交絡因子のみであれば明示的にサブグループ解析を行うことが可能であるが，複数の交絡因子を同時に考慮したい場合などには分析が困難になる．そのような場合，交絡因子を変数に取り込んだ統計モデルを用いる多変量解析が適用できる．特に曝露とアウトカムの関連を評価する場合，連続値データの平均値の比較であれば重回帰分析，頻度の比較であればロジスティック回帰分析，生存時間解析であればCox回帰などが代表的

な方法として適用される．また，最近のデータベース研究などにおいては交絡となり得る要因が多数想定され，それらの因子に関するデータも得られることがある．そのような場合，傾向スコア（propensity score）を適用した分析も利用される．

なお，例えばORを考えたとき，交絡の影響を考慮した解析を調整解析といい，調整していないORを粗オッズ比，多変量解析などによって交絡調整したORを調整オッズ比と呼ぶことがある．

❹ 結果の解釈

$H_0 : P_X = P_Y$，$H_1 : P_X \neq P_Y$ の統計的仮説検定を行う場合，統計的有意差が認められれば「P_XとP_Yに差がある」ことが積極的に示される．この際，差がどの程度であるかを確認することが重要である．特にサンプルサイズが大きい場合などには，RRやORが1.01や0.98など，臨床的には大きな差があるといえない程度の値であっても，統計的には有意差が示されることもある．差の大きさを理解するためには検定結果のP値だけではなく，信頼区間を確認し総合的に結果の解釈や考察を行うことが推奨される．

一方，統計的有意差が認められなかった場合，その解釈は「P_XとP_Yに差があるとはいえなかった」ということであり，決してP_XとP_Yが等しいことが示されたわけではないことに注意が必要である．特に安全性評価の研究において，統計的有意差がなかったことが安全であることの証明にはならないという点は，常に意識すべきであろう．

結果の解釈にあたっては，その研究で解析されているデータがどのように選択されているか，すなわちデータが収集された集団の背景にある研究対象集団を意識することが重要である．研究から得られた知見が，どのような集団に対して示されたことになるのか，その範囲や限界を意識した考察が必要となる．また本来研究対象としている集団からバイアスなくデータが選択されているかも，結果の解釈において注意すべきであろう．

観察研究やランダム化を行っていない介入研究では，交絡の対処は必須である．そのための適切な研究デザインの工夫や統計解析での対応が重要となるが，それを行ったとしても交絡の影響を完全に取り除くことは困難である．そのため研究を行う立場に立てば，いくつかの状況を想定したサブグループ解析や感度解析を実施し，考察を行うことが求められる．

✳ 薬剤の安全性評価のための発展的研究デザイン

一般に薬剤の安全性評価では，薬剤使用後に報告される有害事象について，薬剤使用との関連を究明するための研究が実施される．このような研究においては，非常にまれな（発現率の低い）イベントを評価することが多い．そして，効果（影響）が存在しないことを断定するのは，効果（影響）が存在することを示すよりも相当に難しく，通常想定されるよりもきわめて大きなサンプルサイズの研究を行う必要がある．例えば，発

現率Pのイベントを少なくとも1例観測（95％の確率で検出）するために必要な症例数は，およそ3/PになるというRule of Threeが有名である．少なくとも1例のイベントを観測するためには，発現率が1/100＝0.01の場合で300例の症例が必要となり，発現率が0.0001程度では，30,000例の症例を観察する必要があるということだ．そのため，発現率の低いイベントを評価する際には，大規模データベースやレジストリなどを用いた観察研究の活用が重要となる．

　曝露因子である薬剤使用は，観察期間内に曝露／非曝露の状況が変動することも考えられるなど，研究仮説に応じた適切な定義が重要となってくる．そのため，コホート研究，ケース・コントロール研究だけではなく，ネステッド・ケース・コントロール研究，ケース・コホート研究，ケース・クロスオーバー研究，自己対照ケース・シリーズ研究など，より発展的な工夫された研究デザインの適用も行われている．データの解析においては，研究目的に応じた適切な評価指標と，それに応じた統計解析手法を適用しなければならない．これらのデザインの詳細については『薬剤疫学の基礎と実践　改訂第3版』[7]などを参照されたい．

✳ 事例紹介

　ここでは妊娠中の医薬品使用の安全性評価の観点から実施された臨床研究として，わが国における大規模データベースを利用した研究について，解析方法と結果の概要を紹介する．

① ドンペリドンの胎児リスク[8]

　国立成育医療研究センター　妊娠と薬情報センター（2005〜2017年）および虎の門病院（1988〜2016年）が保有する妊娠中の薬剤曝露症例のデータベースのなかで，ドンペリドンを妊娠初期（第1三半期）に服用した症例と，妊娠初期にリスクがないことが明らかな薬剤のみを服用したコントロール症例において，大奇形発生をアウトカムとし，発生割合を比較した．生産かつ児数1の症例に限った場合，ドンペリドン群では485例中14例の大奇形が観察（発生割合2.9％）され，コントロール群では1,554例中27例の大奇形が観察（発生割合1.7％）された．コントロール群を基準群としたとき，ドンペリドン群での大奇形発生の粗オッズ比は1.68（$p=0.119$，[95％ CI：0.87-3.23]）となった．また，アルコール摂取状況，喫煙歴，年齢，コントロール薬以外の使用状況，施設と受診年を交絡因子と考え，それらを変数に取り込んだモデルに基づく多重ロジスティック回帰分析を適用すると，調整オッズ比は1.86（$p=0.191$，[95％ CI：0.73-4.70]）であり，いずれの結果も統計的有意差は認められず，ドンペリドン服用による催奇形性のリスク増大があるとはいえない結果となった．

② 第二世代抗精神病薬の服用と妊娠転帰の関連[9]

国立成育医療研究センター 妊娠と薬情報センターにおける妊娠中の薬剤曝露症例データベースから，第1三半期に第二世代抗精神病薬（SGA）を服用した群と，SGAおよび催奇形性薬剤を服用していないコントロール群で，妊娠転帰を比較した．SGA群の生産割合は388症例中351例（90.5%）で，コントロール群に対する粗オッズ比は0.81（$p = 0.235$，[95% CI：0.56-1.15]）であった．アルコール摂取状況と喫煙歴を交絡因子として考慮した多変量ロジスティック回帰分析による調整オッズ比は0.88（$p = 0.307$，[95% CI：0.58-1.19]）で，さらに受診時の年齢，妊娠週数，BMI，妊娠歴，既往歴など多数の交絡因子を調整するため傾向スコアを用いた逆確率重み付け（inverse probability weighting；IPW）推定での調整オッズ比は0.78（$p = 0.273$，[95% CI：0.50-1.21]）となり，いずれの場合もSGAと生産割合には統計的に有意な関連はみられなかった．同様に生産例に限定した集団における大奇形発生の割合を比較すると，SGA群では351症例中3例（0.85%）であり，コントロール群に対する粗オッズ比，多変量解析による調整オッズ比，傾向スコアを用いたIPW推定での調整オッズ比は，それぞれ0.47 [95% CI：0.15-1.50]，0.47 [95% CI：0.15-1.50]，0.44 [95% CI：0.12-1.48] であり，いずれも統計的に有意な関連は示されなかった．

③ 妊娠中の向精神薬服用状況別の副作用報告[10]

この研究では副作用自発報告データベースを用い，個々の薬剤ではなく服用パターン（種類・数）で報告者を類型化し，それぞれどのような有害事象の報告がされているかを記述，分析している．有害事象が報告された妊娠中の向精神薬服用者10,389件を潜在クラス分析により11個のクラスに分類したところ，日本での最大報告数は4剤以上の薬剤服用者のクラスから「一般・全身障害および投与部位の状態」の報告169件（向精神薬を服用していない例と比べた場合の報告のオッズ比9.1）であったのに対し，米国での最大報告数は向精神薬単剤服用のクラスからの「傷害，中毒および処置合併症」の報告1,654件（オッズ比2.8）となっていたことが明らかになった．

✤ 臨床研究を読み解くための注意点

臨床研究をはじめ，医療分野において科学的根拠を新しく創造したり，統合整理するための調査研究を行うには，目的に応じた適切な研究デザインや評価指標を設定し，必要最小限のデータを収集したあと，最適な統計解析を行い，結果を簡潔にまとめることが重要である．臨床研究で解析に用いられる統計手法は，他分野でも利用される一般的な統計学と根本は同じであるが，実学であるため，その適用や結果の解釈には注意が必要となる．

前述のとおり，特に妊娠中の医薬品使用による催奇形性などの安全性評価を検討する

場合には，大規模データベースであっても必ずしも十分なイベント数が得られるとは限らない．そのため，研究デザインの工夫や交絡調整のための解析も十分に行えないことも多く，症例報告，症例集積研究や記述的研究などの知見が重要となることもある．

　エビデンス構築のためさまざまな研究が報告されているが，それらの結果を正しく読み取るためには，研究デザインや評価指標の理解が必要である．そのうえで，研究の限界点を踏まえつつ，得られた結果を総合的に解釈，考察するとともに，それをどのように実臨床に適用し，また患者にどう伝えていくかを意識することが重要である．

（髙橋邦彦）

📕 文献

1) Gordis L：疫学－医学的研究の実践のサイエンス，木原正博 ほか訳，メディカル・サイエンス・インターナショナル，2010.
2) Szklo M ほか：アドバンスト分析疫学，木原正博 ほか訳，メディカル・サイエンス・インターナショナル，2020.
3) 丹後俊郎：医学への統計学 3 版，古川俊之 監，朝倉書店，2013.
4) 佐藤俊哉 ほか編：これからの薬剤疫学－リアルワールドデータからエビデンスを創る－．朝倉書店，2021.
5) 国立成育医療研究センター 妊娠と薬情報センターホームページ．Available at:〈https://www.ncchd.go.jp/kusuri/〉
6) 独立行政法人 医薬品医療機器総合機構：副作用が疑われる症例報告に関する情報．Available at:〈https://www.pmda.go.jp/safety/info-services/drugs/adr-info/suspected-adr/0005.html〉
7) 景山 茂 ほか編：薬剤疫学の基礎と実践 改訂第 3 版．ライフサイエンス出版，2021.
8) Hishinuma K, et al.: Pregnancy outcome after first trimester exposure to domperisone – An observational cohort study. J Obstet Gynaecol Res, 47: 1704-1710, 2021. [PMID: 33631840]
9) Yakuwa N, et al.: Pregnancy Outcomes With Exposure to Second-Generation Antipsychotics During the First Trimester. J Clin Psychiatry, 83: 21m14081, 2022. [PMID: 35687862]
10) Anzai T, et al.: Adverse event reports in patients taking psychiatric medication during pregnancy from spontaneous reports in Japan and the United States: an approach using latent class analysis. BMC Psychiatry, 20: 118, 2020. [PMID: 32164630]

リアルワールドデータ

　妊娠中の薬の安全性情報については，倫理的観点から承認前の臨床試験に妊婦が組み込まれないため，新薬の販売時点では添付文書の「妊婦」の項は動物実験結果をもとに記載されヒトでの情報はないことがほとんどである．特に動物実験で催奇形性が示唆される薬剤に関しては「妊婦禁忌」となることがあり，当該薬剤の治療が必要である妊婦や妊娠を希望する女性に関しては治療の中断を余儀なくされる場合も少なくない．また，妊娠に気づかず服用してしまった女性が妊娠継続をあきらめる場合もあり，妊娠中の薬剤使用による安全性について情報が必要とされている[1]．

　妊娠中の薬物治療に関するアンメット・メディカル・ニーズに対してエビデンスを創出するため，リアルワールドデータ（real-world data；RWD）を用いた研究が増加してきた[2]．RWDとは，さまざまな情報源から日常的に収集されたデータのことであり（U.S. Food and Drug Administration〔FDA〕．2018 "Framework for FDA's Real-World Evidence Program."），リアルワールドエビデンス（real-world evidence；RWE）とはRWD分析から得られた臨床エビデンスのことである．RWDには，保険請求データベース，患者レジストリ，電子カルテ情報のほか，ウェアラブルデバイスやSNSからの情報も含まれる[3]．米国や欧州では，妊娠・授乳期の女性に使用する薬剤の安全性評価についても，RWDの活用の推進および適切な方法論的アプローチをとることが推奨されている[4-6]．

　現在，国内外にさまざまなデータソースがありそれぞれのデータの質と関連性の評価を行い，強みと限界を理解したうえで研究を行うことが重要である[7]．例えば保険請求データベースは，日常診療のなかで公的あるいは民間の保険請求の目的で登録されたデータであり，処方や注射，手術，処置などの診療行為については特異度が高いが，病名に関しては，患者の病態を的確に表す病名だけでなく，検査や処方をするための病名が含まれるため注意が必要である．また，妊娠週数の同定は困難な場合があり工夫が必要である．海外の国民レジストリでは，出生児の情報が前述の保険請求データベースと紐づけして用いられるため妊娠週数の同定が可能であり，学会主導のレジストリでは診断名などの正確な医療情報が得られる強みがある．保険請求データの場合は処方状況がわかっても実際に服用した（薬剤に曝露された）かどうかが確認できないという限界があるが，薬剤や疾患にフォーカスしたレジストリや薬の相談目的に集められたデータベースでは患者への確認をとるため実際の曝露状況がわかるものもある．

　上記のようにいずれのデータソースも強みと限界があるため，研究者あるいは論文を

読む際には，それぞれのデータの取得方法や特性を十分に理解し，研究計画を立てたり，論文の解釈をする必要がある．

　今後，日本においても医療のDXに伴いさまざまな医療情報のリンケージが実現することが期待される．これによりこの分野の研究がさらに進むことで，妊婦や妊娠を考えている女性に適切な薬の安全性情報が提供でき，女性のdecision makingをサポートできることが期待される．

（藤岡　泉）

◆ 文献

1) Koren G, et al.: Drugs in pregnancy. N Engl J Med, 338: 1128-1137, 1998. [PMID：9545362]
2) Sherman RE, et al.: Real-World Evidence - What Is It and What Can It Tell Us? N Engl J Med, 375: 2293-2297, 2016. [PMID：27959688]
3) Nabhan C, et al.: Real-world Evidence-What Does It Really Mean? JAMA Oncol, 5: 781-783, 2019. [PMID：31095259]
4) Task Force on Research Specific to Pregnant Women and Lactating Women [PRGLAC] [2017-2021]. Available at 〈https://www.nichd.nih.gov/about/advisory/PRGLAC/〉(Accessed April 14, 2024)
5) European Network of Centres for Pharmacoepidemiology and Pharmacovigilance:Annex 2. Guidance on methods for the evaluation of medicines in pregnancy and breastfeeding. Available at 〈https://encepp.europa.eu/encepp-toolkit/methodological-guide/annex-2-guidance-methods-evaluation-medicines-pregnancy-and-breastfeeding_en〉(Accessed April 14, 2024)
6) Obara T: Directions for perinatal pharmacoepidemiology studies in Japan. Congenit Anom (Kyoto), 64: 4-5, 2024. [PMID：38163674]
7) Davis K, et al.: Landscape review of global real-world data sources for studying medication use in pregnancy and lactation that support regulatory decision making. Pharmacoepidemiol Drug Saf, 33: e5711, 2024. [PMID：37850542]

3 / 医療用医薬品添付文書

　妊婦・授乳婦に対する医薬品の情報源として，医療用医薬品添付文書は唯一法律「医薬品，医療機器等の品質，有効性及び安全性の確保等に関する法律（薬機法）」に記載されており，日本では重要な資料といえる．医師，歯科医師および薬剤師に対して必要な情報を提供する目的で，その医薬品の製造または輸入販売業者が作成する文書である．従来は医薬品にまさに添付されていたが，薬機法の改正に伴い，2021年8月から電子的な方法で閲覧することが基本となった（電子化された添付文書）[1]．医薬品などが入っている箱につけられたバーコードまたは二次元コードを，スマートフォンやタブレットのアプリケーションなどを使って読み取り，その情報をもとにインターネットを経由して最新の添付文書にアクセスすることができる．さらに，この方法によって，関連文書として患者向医薬品ガイド／ワクチン接種を受ける人へのガイド，インタビューフォーム，医薬品リスク管理計画およびその資材，改訂指示反映履歴および根拠症例，審査報告書／再審査報告書／最適使用推進ガイドラインなどを閲覧することも可能となっている．

　ここでは医療機関で処方される医療用医薬品の添付文書に関して，「妊娠・授乳と薬」の観点から，その記載の解釈に必要な知識について概説する．

✻　「妊娠・授乳と薬」情報の記載の仕方

　医療用医薬品添付文書の記載の仕方は，その記載要領に定められている[2,3]．これによって，作成した業者によって，あるいは個々の医薬品によって記載の仕方が不統一になることが避けられている．「妊娠・授乳と薬」の観点からは，記載項目の一つである「9. 特定の背景を有する患者に関する注意」のなかの8つの小項目のうち，「9.4 生殖能を有する者」「9.5 妊婦」「9.6 授乳婦」の3つの小項目が重要であり，これらの小項目に記載された内容を正しく解釈することが求められる．「9. 特定の背景を有する患者に関する注意」は，特定の背景を有する患者に関して，投与に際してほかの患者と比べて特に注意が必要である場合や，適正使用に関する情報がある場合に記載することが求められている項目である．注意事項そのもののみではなく，使用者がリスクを判断できるように，臨床試験，非臨床試験，製造販売後調査，疫学的調査などで得られている客観的な情報が記載されることになっている．その「特定の背景」として，妊娠と授乳がわかりやすく項目立てされているのである．

✻ 「妊娠・授乳と薬」関連小項目の記載と解釈・注意点

❶ 「9.4 生殖能を有する者」

ここには以下の3つの内容が記載されている.

① 患者およびそのパートナーにおいて避妊が必要かどうか，必要な場合はその期間

② 投与前または投与中に定期的に妊娠検査が必要かどうか

③ 性腺，受精能，受胎能などへの影響について注意が必要かどうか

したがって，まだ妊娠していないものの妊娠が可能である年齢の女性やそのパートナーに医薬品を投与する際には，この小項目の記載内容には十分注意する必要がある.

ただし，その解釈の際には，本小項目の記載内容の根拠が遺伝毒性試験や生殖発生毒性試験といった非臨床試験のみに基づいている医薬品がほとんどであることに注意しなくてはならない. このため，これらの注意がヒトで本当に必要かどうかのエビデンスには乏しいことが多く，少なくともその医薬品を使用中に妊娠してしまった場合に，安易に人工妊娠中絶を考慮することは避けなければならない. その場合は，インタビューフォームをはじめとした関連文書やほかの適切な情報源から情報を得る必要がある. また，本小項目に患者への避妊指導の必要性が記載されている医薬品で，後述する「9.5 妊婦」では妊娠女性に「投与しないこと」あるいは「投与しないことが望ましい」とはなっていない医薬品があることにも注意が必要である. 本小項目の記載と「9.5 妊婦」の記載が矛盾しているように読めてしまうものであり，添付文書の問題点の一つと指摘する専門家もいる. このような記載内容の添付文書についても，そうした記載となった根拠について，われわれはインタビューフォームなどで必ず確認する必要がある.

なお，これら①〜③が不要な場合には記載がされておらず，この小項目が空欄となっている添付文書が実際は多い.

❷ 「9.5 妊婦」

ここには以下の2つの内容が記載されている.

① その医薬品の胎盤通過性や催奇形性について

② 胎児曝露量，妊娠中の曝露期間，臨床使用経験，代替薬の有無などを考慮したときに必要な注意事項

したがって，「妊娠と薬」情報の中心となる小項目ということができる. 妊娠女性に医薬品を投与する場合には，本小項目の記載を確認することは必須である.

その解釈の際には，この小項目に書かれる注意事項が，「投与しないこと」「投与しないことが望ましい」または「治療上の有益性が危険性を上回ると判断される場合にのみ投与すること」の3つを基本として記載されていることに注意が必要である. わが国で承認・販売されている数多くの医薬品の妊娠女性への投与時の注意事項を，基本的にはこの3つの文のみで表現するため，同じ表現でもさまざまな医薬品が含まれることにな

る．例えば，催奇形性を理由として同じように「投与しないこと」と記載されていても，ヒトで多数の報告がある医薬品から，生殖発生毒性試験の結果だけを根拠にしてヒトではエビデンスがまったくない医薬品まである．また，「治療上の有益性が危険性を上回ると判断される場合にのみ投与すること」と記載されている医薬品には，その大多数を占めるヒトでは催奇形性や胎児毒性が否定的な医薬品と，ごく少数ながら存在するそれらが明らかに証明されている医薬品が混在している．したがって，この小項目に注意事項が記載されている場合は，添付文書だけで判断することは事実上不可能であり，インタビューフォームをはじめとした関連文書やほかの適切な情報源の確認を怠ってはならない．

❸ 「9.6 授乳婦」

ここには以下の2つの内容が記載されている．
① その医薬品の乳汁移行性について
② 薬物動態および薬理作用から推察される哺乳中の児への影響，臨床使用経験などを考慮したときに必要な注意事項（ただし，母乳分泌への影響に関する事項は，哺乳中の児への影響と分けて記載する）

したがって，「授乳と薬」情報の中心となる小項目ということができる．授乳期の女性に医薬品を投与する場合には，本小項目の記載を確認しなければならない．

本小項目の注意事項は，「授乳を避けさせること」「授乳しないことが望ましい」または「治療上の有益性および母乳栄養の有益性を考慮し，授乳の継続又は中止を検討すること」の3つを基本として記載されているが，以前に比べて「治療上の有益性および母乳栄養の有益性を考慮し，授乳の継続又は中止を検討すること」といった記載がされている医薬品が非常に増えていることを知っておく必要がある．こうした医薬品については，われわれには授乳について慎重に検討する責任がある．「母乳に移行する，だから授乳はダメ」という単純な論理は通用せず，その医薬品が母乳にどのくらい移行するかだけではなく，母乳を通して児にどのくらい移行し，その結果として児にどのような影響を及ぼすのかを判断し，そのうえで母乳栄養がもつ，児の感染症罹患を減らし，児の認知能力発達を促すなどの多くの利点と天秤にかけて判断することになる．多くの医薬品でその投与と母乳哺育は両立すると考えられており，授乳期女性が間違った情報に基づいて自らにとって必須の医薬品を中止したり，逆に授乳を中止したりすることがないように，われわれは正確な情報提供に努めなければならない．

✸ 医療用医薬品添付文書の注意点・問題点

このように，添付文書において「妊娠・授乳と薬」情報は特定の背景を有する患者に関する注意として記載されているが，上述した内容以外にも全体としての注意点や問題

点が存在する．

　一つは，「9.5 妊婦」において「投与しないこと」とされる医薬品が欧米に比べて非常に多いことである．患者の人種の違いがあるとはいえ，同じ医薬品にもかかわらず欧米とわが国で違いが認められるのは不思議であるが，これはわが国では，ヒトにおけるエビデンスが曖昧であるにもかかわらず妊娠女性への投与を禁忌とする医薬品が多いことが原因とされている．これらが多いこと，それ自体は必ずしも問題ではないが，これらの記載に単純に従うと，健康維持に必須な医薬品を妊娠後は使用できなくなるという理由から，わが国では妊娠・分娩が困難な女性がでてきてしまう問題点がある．また，「妊娠・授乳と薬」情報が「使用上の注意」としてのみ記載されていることにも注意が必要である．「使用上の注意」とは，すなわちこれから使用しようとする際の注意であるので，妊娠と気づかずに服用した，妊娠するとは思わなかったので服用を続けていたなどの，いわば予期せぬ服用に対する事後の対応を示すものではない．したがって，そうした患者からの事後の相談に対しては，添付文書のみで対応することは事実上不可能である．

　こうした注意点・問題点の解決のために利用したいのが『産婦人科診療ガイドライン―産科編』である．

✤ 産婦人科診療ガイドライン―産科編

　『産婦人科診療ガイドライン―産科編』は，日本産科婦人科学会および日本産婦人科医会が発行している診療ガイドラインであり，2008 年に初めて発行されて以後，3 年ごとに改訂を重ねているものである．わが国でコンセンサスが得られた適正な標準的産科診断・管理法を示すもので，Clinical Question（CQ）とそれに対する Answer および解説が記載されるという形式がとられている．最新の 2023 年版には，「妊娠・授乳と薬」に関連する CQ として表に示した 5 つの CQ[4] が掲載されており，これらは添付文書の注意点・問題点の解決の一助となることが期待されている．ここでは詳細は割愛するが，いつでも参照できるようにしておくとよいだろう．

表　産婦人科診療ガイドライン―産科編 2023 の「妊娠・授乳と薬」関連 Clinical Question[4]

No	Clinical Question
104-1	医薬品使用による胎児への影響について尋ねられたら？
104-2	添付文書上いわゆる禁忌の医薬品のうち，特定の状況下では妊娠中であってもインフォームドコンセントを得たうえで使用される代表的医薬品は？
104-3	添付文書上いわゆる禁忌の医薬品のうち，妊娠初期のみに使用された場合，臨床的に有意な胎児への影響はないと判断してよい医薬品は？
104-4	添付文書上いわゆる有益性投与の医薬品のうち，妊娠中の使用に際して胎児・新生児に対して特に注意が必要な医薬品は？
104-5	医薬品の授乳中使用による児への影響について尋ねられたら？

✿ さいごに

　添付文書に関するよくある誤解として「添付文書の記載を守らないと医療裁判では医療側が敗訴する」というものがある．最後にこれについて簡単に述べたい．

　はじめに述べたように，添付文書は唯一法律に記載された重要な資料であるため，こうした誤解が生まれている．しかしながら，最高裁は1996年の判例において「特段の合理的理由があれば従わないことも許される」と述べており，その結果として，添付文書上禁忌の医薬品を使用したにもかかわらず，そこに合理的理由があるとして医師の過失が否定された裁判例や，「使用上の注意」を厳密に守らなくても合理的理由があるので医師は無過失とされた裁判例，さらに添付文書の記載を守ったことで医師が逆に敗訴したという裁判例さえ存在する．つまり，司法の場では，添付文書は医薬品に関する最上位の文書と必ずしも位置づけられてはいないのである．ただし，最高裁はその後の判例において「医師には，最新の添付文書を確認するだけでなく，その医師の置かれた状況下で可能な限りの最新情報を収集する義務がある」と述べていることも知っておく必要がある．臨床医学としても医療裁判の面からも，われわれには，最新の添付文書の記載を確認するとともに，診療ガイドラインや成書などの適切な「妊娠・授乳と薬」情報を正しく収集して，母児のために活用していく務めがあるだろう．

（濱田洋実）

◆ 文献

1）厚生労働省：添付文書の電子化について．Available at:〈https://www.pmda.go.jp/safety/info-services/0003.html〉(2024年6月17日閲覧).
2）厚生労働省医薬・生活衛生局長：医療用医薬品の電子化された添付文書の記載要領について（薬生発0611第1号：令和3年6月11日）．Available at:〈https://www.pmda.go.jp/files/000241061.pdf〉(2024年6月17日閲覧).
3）厚生労働省医薬・生活衛生局安全対策課長：医療用医薬品の添付文書等の記載要領の留意事項について(薬生安発0608第1号：平成29年6月8日).Available at:〈https://www.pmda.go.jp/files/000218448.pdf〉(2024年6月17日閲覧).
4）日本産科婦人科学会／日本産婦人科医会：産婦人科診療ガイドライン―産科編2023.日本産科婦人科学会,pp. 65-80, 2023.Available at:〈https://www.jsog.or.jp/activity/pdf/gl_sanka_2023.pdf〉(2024年9月11日閲覧)

4 / 妊娠・授乳と薬に関する情報源

妊娠中や授乳中の医薬品使用の情報源として参考となる，主な書籍やデータベース，Webサイトなどを提示する．また，臨床で使用される海外でのリスクカテゴリや，妊娠と薬情報センターについて紹介する．

❀ 書籍・データベース

主な書籍やデータベースは表のとおりである．医薬品についてどのような情報がどの程度集積されているのか，全体を把握する際に参考になる．

なかには，独自の評価を記載している情報源もあるが，最終的な評価のみに頼らず，実際の情報を確認し自分自身で総合的に評価することも重要である．また，研究の方法や限界などの重要な部分については詳細に記載されていないため，原著論文を確認することも必要である．

❀ 海外における妊娠期の薬剤使用についてのリスクカテゴリ

オーストラリアでは，ヒトでの報告や使用経験，動物試験をもとに各薬剤を分類しており，A，B1，B2，B3，C，D，Xで表記されている[1]．過去には米国でもリスクカテゴリ（A，B，C，D，X）が用いられていたが[2]，現在では廃止されている．表記がわかりやすいことから，わが国の参考書などにも記載されていることがある．これらの表記は危険度の順位を示しているものではないこと，同分類の薬剤がすべて同程度のリスクというものではないことに注意が必要である．この分類だけをもとに児への影響について評価することはできない．リスクカテゴリは，各国の製品情報に関するWebサイトに加え，インタビューフォーム内の参考資料や海外における臨床支援情報に記載されている医薬品もある．

表　妊娠・授乳と薬に関する主な書籍・データベース・Web サイト

情報源		特　徴	妊娠中の記載	授乳中の記載
書籍	Drugs in pregnancy and Lactation	当該分野の成書．成分ごとに FETAL RISK SUMMARY，BREASTFEEDING SUMMARY の項目に分かれ，動物試験，胎盤通過性，研究の要約などが記載されている．	○	○
		Briggs GG, et al. 著『Briggs Drugs in Pregnancy and Lactation, 12th ed.』（WOLTERS KLUWER）		
	Hale's Medications & Mother's Milk	成分ごとに症例報告の内容が記載されている．半減期や分子量，タンパク結合率，RID，バイオアベイラビリティなどが表に記載されている．	×	○
		T.W.Hale，K.Krutsch 著『Hale's Medications & Mothers' Milk 2023』（SPRINGER PUBLISHING COMPANY）		
データベース	Reprotox®	有料データベース．成分ごとに医薬品など化学物質による妊娠・胎児への影響だけでなく，男性の曝露，妊孕性，授乳を含む生殖への影響の情報が含まれている．動物試験の内容についても記載されている．	○	○
	TERIS	有料データベース．成分ごとに医薬品や環境要因による催奇形性情報，催奇形性リスクの大きさと，根拠となるデータの量・質についての評価や情報が記載されている．	○	×
	Shepard's	有料データベース．成分ごとに催奇形性情報，生殖への影響，男性の曝露について記載されている．	○	×
	Drugs and Lactation Database (LactMed®)	無料データベース．成分ごとに母乳中や乳児の血液中医薬品濃度，授乳中の乳児への影響，母乳分泌への影響に関する情報が含まれている．必要に応じて，代替薬が記載されている．	×	○
		【URL】https://www.ncbi.nlm.nih.gov/books/NBK501922/		
Webサイト	Mother To Baby®	The Organization of Teratology Information Services（OTIS）が運営している Web サイト．サイト内の FACT SHEETS の項では，医薬品や疾患による影響をはじめ，サプリメント，環境曝露などに関する情報が記載されている．NIH の Web サイトからも検索可能．	○	○
		【URL】https://mothertobaby.org		
	妊娠と薬情報センター	サイト内の妊娠中のお薬 Q&A，授乳と薬に関する情報，医療関係者向け情報には，基本的な考え方や特定の医薬品についての情報が記載されている．	△	○
		【URL】https://www.ncchd.go.jp/kusuri/		

✳ 妊娠と薬情報センター

　妊娠と薬に関する Q＆A や授乳と薬に関する情報などを Web サイトで公開している．
　妊娠と薬情報センターでは，妊娠と薬相談外来をはじめとした患者への情報提供を行っているため，医療従事者が情報提供に苦慮した際に，相談可能な機関がある旨を患者へ紹介するなどして活用できる．患者からの相談申し込みは，妊娠と薬情報センター Web サイトから行うことができ，47 都道府県 61 施設で相談が可能である．相談申し込み等についての不明点は電話での問い合わせも可能である．

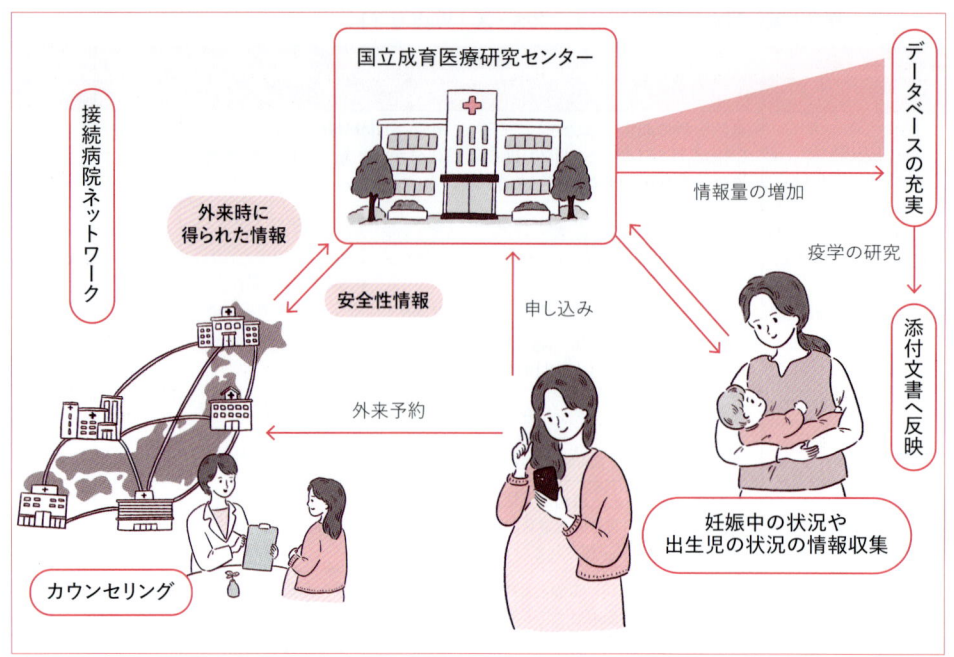

図　妊娠と薬情報センターの取り組み

　妊娠と薬情報センターは，2005年10月に厚生労働省の事業として国立成育医療研究センター内に設立され，患者への情報提供とエビデンス創出のための妊娠結果の追跡調査を行っている（図）．

　相談者を対象とした妊娠結果の追跡調査では，80%以上の回答が得られており，これらの結果を活用し，妊娠中の医薬品使用による胎児への影響について評価を行い，2021年には，ドンペリドン・メトクロプラミド[3]，2022年にはプランルカストやモンテルカスト[4]，トリプタン系薬剤[5]，非定型抗精神病薬[6] について発表した．

　厚生労働省から委託を受けた，妊婦・授乳婦を対象とした薬の適正使用推進事業[7] では，添付文書における妊婦等に関する記載と臨床現場でのベネフィット・リスクやヒトでの情報を評価・精査し，現在の添付文書の記載との乖離を検討し，添付文書への反映を行っている．2018年には，シクロスポリン，タクロリムス，アザチオプリン，2022年にはアムロジピン，ニフェジピン，2024年にはカルベジロール，ビソプロロールについて，禁忌の項目から妊婦が削除され，有益性投与へ改訂された．

妊娠と薬情報センターへの問い合わせ
TEL：03-5494-7845
受付時間：平日 10：00-12：00，13：00-16：00
Web サイト：https://www.ncchd.go.jp/kusuri/

（八鍬奈穂）

◆ 文献

1) Prescribing medicines in pregnancy database/ Australian Gavernment 〈https://www.tga.gov.au/prescribing-medicines-pregnancy-database〉

2) Food and Drug Administration: Pregnancy and Lactation Labeling (Drugs) Final Rule 〈https://www.fda.gov/drugs/labeling-information-drug-products/pregnancy-and-lactation-labeling-drugs-final-rule〉

3) Hishinuma K, et al.: Pregnancy outcome after first trimester exposure to domperidone-An observational cohort study. J Obstet Gynaecol Res, 47:1704-1710, 2021. [PMID: 33631840]

4) Hatakeyama S, et al.: The safety of pranlukast and montelukast during the first trimester of pregnancy: A prospective, two-centered cohort study in Japan. Congenit Anom (Kyoto), 62:161-168, 2022. [PMID: 35538631]

5) Yamaguchi Y, et al.: Analysis of triptan use during pregnancy in Japan: A case series. Congenit Anom (Kyoto), 62:78-81, 2022. [PMID: 34981573]

6) Yakuwa N, et al.: Pregnancy Outcomes With Exposure to Second-Generation Antipsychotics During the First Trimester. J Clin Psychiatry, 83:21m14081, 2022. [PMID: 35687862]

7) 厚生労働省ウェブサイト：妊婦・授乳婦を対象とした薬の適正使用推進事業について．〈https://www.mhlw.go.jp/stf/seisakunitsuite/bunya/kenkou_iryou/iyakuhin/ninshin_00002.html〉

4章

医薬品情報
サマリー

1 ／ 抗菌薬

医薬品	添付文書情報（巻頭参照）		総合評価（巻頭参照）	
	妊娠	授乳	妊娠	授乳
ペニシリン系				
アモキシシリン　amoxicillin ◆**サワシリン**	有益性	添文3	使用可	使用可
アモキシシリン・クラブラン酸 amoxicillin・clavulanate ◆**オーグメンチン，クラバモックス**	有益性	添文3	使用可	使用可
アンピシリン　ampicillin ◆**ビクシリン**	有益性	添文3	使用可	使用可
アンピシリン・クロキサシリン ampicillin・ cloxacillin ◆**ビクシリン S**	有益性	添文3	使用可	使用可
アンピシリン・スルバクタム　ampicillin・ sulbactam ◆**ユナシン -S**	有益性	添文3	使用可	使用可
スルタミシリン　sultamicillin ◆**ユナシン**	有益性	添文3	使用可	使用可
セフォペラゾン・スルバクタム cefoperazone・sulbactam ◆**スルペラゾン**	有益性	添文3	使用可	使用可
タゾバクタム・セフトロザン　tazobactam・ ceftolozane ◆**ザバクサ**	有益性	添文3	使用可	使用可
タゾバクタム・ピペラシリン　tazobactam・ piperacillin ◆**ゾシン**	有益性	添文3	使用可	使用可
バカンピシリン　bacampicillin ◆**ペングッド**	有益性	添文3	使用可	使用可
ピペラシリン　piperacillin ◆**ペントシリン**	有益性	添文3	使用可	使用可
ベンジルペニシリンカリウム benzylpenicillin potassium ◆**ペニシリン G カリウム**	有益性	添文3	使用可	使用可
ベンジルペニシリンベンザチン benzylpenicillin benzathine ◆**バイシリン，ステルイズ**	有益性	添文3	使用可	使用可

医薬品	添付文書情報（巻頭参照）		総合評価（巻頭参照）	
	妊娠	授乳	妊娠	授乳
セフェム系第一世代				
セファロチン　cefalotin ◆コアキシン	有益性	添文3	使用可	使用可
セファゾリン　cefazolin ◆セファメジン	有益性	添文3	使用可	使用可
セファレキシン　cefalexin ◆ケフレックス，ラリキシン	有益性	添文3	使用可	使用可
セフロキサジン　cefroxadine ◆オラスポア	有益性	添文3	使用可	使用可
セファクロル　cefaclor ◆ケフラール	有益性	添文3	使用可	使用可
セフェム系第二世代				
セフォチアム　cefotiam ◆パンスポリン	有益性	添文3	使用可	使用可
セフメタゾール　cefmetazole ◆セフメタゾン	有益性	添文3	使用可	使用可
セフミノクス　cefminox ◆メイセリン	有益性	——	使用可	使用可
フロモキセフ　flomoxef ◆フルマリン	有益性	添文3	使用可	使用可
セフロキシム　cefuroxime ◆オラセフ	有益性	添文3	使用可	使用可
セフェム系第三世代				
セフォタキシム　cefotaxime ◆クラフォラン，セフォタックス	有益性	添文3	使用可	使用可
セフメノキシム　cefmenoxime ◆ベストコール	有益性	添文3	使用可	使用可
セフトリアキソン　ceftriaxone ◆ロセフィン	有益性	添文2	使用可	使用可
セフタジジム　ceftazidime ◆セフタジジム	有益性	添文3	使用可	使用可
ラタモキセフ　latamoxef ◆シオマリン	有益性	添文3	使用可	使用可
セフジニル　cefdinir ◆セフゾン	有益性	——	使用可	使用可
セフジトレン　cefditoren ◆メイアクト	有益性	——	使用可	使用可
セフィキシム　cefixime ◆セフスパン	有益性	添文3	使用可	使用可

医薬品	添付文書情報（巻頭参照）		総合評価（巻頭参照）	
	妊娠	授乳	妊娠	授乳
セフェム系第三世代				
セフテラム　cefteram ◆ **トミロン**	有益性	添文3	使用可	使用可
セフポドキシム　cefpodoxime ◆ **バナン**	有益性	添文3	使用可	使用可
セフカペン　cefcapene ◆ **フロモックス**	有益性	——	使用可	使用可
セフェム系第四世代				
セフェピム　cefepime ◆ **セフェピム**	有益性	添文3	使用可	使用可
セフォゾプラン　cefozopran ◆ **ファーストシン**	有益性	添文3	使用可	使用可
カルバペネム系				
イミペネム・シラスタチン　imipenem・ cilastatin ◆ **チエナム**	有益性	添文3	本文参照	使用可
パニペネム・ベタミプロン　panipenem・ betamipron ◆ **カルベニン**	有益性	添文3	本文参照	使用可
メロペネム　meropenem ◆ **メロペン**	有益性	添文3	本文参照	使用可
ビアペネム　biapenem ◆ **オメガシン**	有益性	添文3	本文参照	使用可
ドリペネム　doripenem ◆ **フィニバックス**	有益性	添文3	本文参照	使用可
レレバクタム・イミペネム・シラスタチン relebactam・imipenem・cilastatin ◆ **レカルブリオ**	有益性	添文3	本文参照	使用可
テビペネム　tebipenem ◆ **オラペネム**	有益性	——	本文参照	使用可
ペネム系				
ファロペネム　faropenem ◆ **ファロム**	有益性	添文3	本文参照	使用可
モノバクタム系				
アズトレオナム　aztreonam ◆ **アザクタム**	有益性	添文3	本文参照	使用可
グリコペプチド系				
バンコマイシン　vancomycin ◆ **塩酸バンコマイシン**	有益性	添文2	本文参照	使用可
テイコプラニン　teicoplanin ◆ **タゴシッド**	有益性	添文3	本文参照	使用可

医薬品	添付文書情報（巻頭参照）		総合評価（巻頭参照）	
	妊娠	授乳	妊娠	授乳
ホスホマイシン系				
ホスホマイシンカルシウム　fosfomycin calcium ◆**ホスミシン**	有益性	添文③	使用可	使用可
ホスホマイシンナトリウム　fosfomycin sodium ◆**ホスミシンＳ**	有益性	添文③	使用可	使用可
アミノグリコシド系				
ストレプトマイシン　streptomycin ◆**硫酸ストレプトマイシン**	有益性	添文③	本文参照	使用可
カナマイシン　kanamycin ◆**カナマイシン，硫酸カナマイシン**	有益性	添文③	使用可	使用可
ゲンタマイシン　gentamicin ◆**ゲンタシン**	有益性	添文③	使用可	使用可
トブラマイシン　tobramycin ◆**トブラシン，トービイ**	有益性	添文③	使用可	使用可
ジベカシン　dibekacin ◆**パニマイシン**	有益性	添文③	使用可	使用可
アミカシン　amikacin ◆**アミカシン，アリケイス**	有益性	添文③	使用可	使用可
イセパマイシン　isepamicin ◆**エクサシン**	有益性	添文③	使用可	使用可
フラジオマイシン　fradiomycin ◆**ソフラチュール**	有益性	——	使用可	使用可
スペクチノマイシン　spectinomycin ◆**トロビシン**	＊1	添文③	使用可	使用可
アルベカシン　arbekacin ◆**ハベカシン**	有益性	添文③	使用可	使用可
マクロライド系				
エリスロマイシン　erythromycin ◆**エリスロシン**	有益性	添文③	使用可	使用可
クラリスロマイシン　clarithromycin ◆**クラリス，クラリシッド**	有益性	添文③	使用可	使用可
ロキシスロマイシン　roxithromycin ◆**ルリッド**	有益性	添文③	使用可	使用可
アジスロマイシン　azithromycin ◆**ジスロマック**	有益性	添文③	使用可	使用可
ジョサマイシン　josamycin ◆**ジョサマイシン**	有益性	添文③	使用可	使用可

＊1：添付文書では禁忌とはされていないが，「投与しないこと」とされている

医薬品	添付文書情報（巻頭参照）		総合評価（巻頭参照）	
	妊娠	授乳	妊娠	授乳
マクロライド系				
フィダキソマイシン　fidaxomicin ◆ **ダフクリア**	有益性	添文3	使用可	使用可
テトラサイクリン系				
テトラサイクリン　tetracycline ◆ **アクロマイシン**	有益性	添文2	本文参照	使用可
オキシテトラサイクリン・ポリミキシン B oxytetracycline・polymixin B ◆ **テラマイシン**（外用）	——	——	使用可	使用可
デメチルクロルテトラサイクリン demethylchlortetracycline ◆ **レダマイシン**	有益性	添文2	本文参照	使用可
ドキシサイクリン　doxycycline ◆ **ビブラマイシン**	有益性	添文2	本文参照	使用可
ミノサイクリン　minocycline ◆ **ミノマイシン**	有益性	添文2	本文参照	使用可
チゲサイクリン　tigecycline ◆ **タイガシル**	有益性	添文2	本文参照	使用可
リンコマイシン系				
リンコマイシン　lincomycin ◆ **リンコシン**	有益性	添文3	使用可	使用可
クリンダマイシン　clindamycin ◆ **ダラシン**	有益性	添文3	使用可	使用可
オキサゾリジノン系				
リネゾリド　linezolid ◆ **ザイボックス**	有益性	添文3	情報なし	使用可
テジゾリド　tedizolid ◆ **シベクトロ**	有益性	添文3	情報なし	使用可
クロラムフェニコール系				
クロラムフェニコール　chloramphenicol ◆ **クロロマイセチン，クロマイ**	有益性	添文2	本文参照	本文参照
ニューキノロン系				
ノルフロキサシン　norfloxacin ◆ **バクシダール**	禁忌*2	添文3	使用可	使用可
オフロキサシン　ofloxacin ◆ **タリビッド**	禁忌	添文2	使用可	使用可
レボフロキサシン　levofloxacin ◆ **クラビット**	禁忌*3	添文2	使用可	使用可
シプロフロキサシン　ciprofloxacin ◆ **シプロキサン**	禁忌*3	添文2	使用可	使用可

＊2：炭疽，野兎病のみ有益性投与．
＊3：炭疽のみ有益性投与．

医薬品	添付文書情報（巻頭参照）		総合評価（巻頭参照）	
	妊娠	授乳	妊娠	授乳
ニューキノロン系				
ロメフロキサシン　lomefloxacin ◆バレオン	禁忌	添文2	本文参照	使用可
トスフロキサシン　tosufloxacin ◆**オゼックス，トスキサシン**	禁忌*4	添文2	本文参照	使用可
パズフロキサシン　pazufloxacin ◆**パシル，パズクロス**	禁忌	添文2	本文参照	使用可
プルリフロキサシン　prulifloxacin ◆**スオード**	禁忌	添文2	本文参照	使用可
モキシフロキサシン　moxifloxacin ◆**アベロックス**	禁忌	添文2	本文参照	使用可
ガレノキサシン　garenoxacin ◆**ジェニナック**	禁忌	添文2	本文参照	使用可
シタフロキサシン　sitafloxacin ◆**グレースビット**	禁忌	添文2	本文参照	使用可
ラスクフロキサシン　lascufloxacin ◆**ラスビック**	禁忌	添文2	本文参照	使用可
ST 合剤（サルファ剤）				
スルファメトキサゾール・トリメトプリム sulfamethoxazole・trimethoprim ◆**バクタ，バクトラミン**	禁忌	添文3	本文参照	使用可
抗結核薬				
イソニアジド　isoniazid ◆**イスコチン**	有益性	添文2	使用可	使用可
イソニアジドメタンスルホン酸ナトリウム isoniazid sodium methanesulfonate ◆**ネオイスコチン**	有益性	添文2	使用可	使用可
エタンブトール　ethambutol ◆**エサンブトール，エブトール**	有益性	添文3	使用可	使用可
ピラジナミド　pyrazinamide ◆**ピラマイド**	有益性	添文2	情報なし	使用可
リファブチン　rifabutin ◆**ミコブティン**	有益性	添文3	情報なし	使用可
リファンピシン　rifampicin ◆**リファジン**	有益性	添文3	本文参照	使用可
パラアミノサリチル酸カルシウム　calcium para-aminosalicylate ◆**ニッパスカルシウム**	有益性	添文3	情報なし	使用可

＊4：炭疽，コレラのみ有益性投与．

医薬品	添付文書情報（巻頭参照）		総合評価（巻頭参照）	
	妊娠	授乳	妊娠	授乳
抗結核薬				
アルミノパラアミノサリチル酸カルシウム calcium alumino-p-aminosalicylate ◆ **アルミノニッパスカルシウム**	有益性	添文③	情報なし	使用可
エンビオマイシン　enviomycin ◆ **ツベラクチン**	有益性	添文③	情報なし	使用可
エチオナミド　ethionamide ◆ **ツベルミン**	有益性	添文③	情報なし	使用可
サイクロセリン　cycloserine ◆ **サイクロセリン**	有益性	添文③	情報なし	使用可
デラマニド　delamanid ◆ **デルティバ**	禁忌	添文②	情報なし	使用可
ベダキリン　bedaquiline ◆ **サチュロ**	有益性	添文②	情報なし	使用可

�֍ 妊娠計画期

　妊娠を計画していることを理由に，必要な治療を控えることのないよう，適切な抗菌薬を選択し適正な使用が求められる．

�֍ 妊娠期　胎児に与える影響および使い方

　妊娠中であることを理由に，必要な治療を控えることのないよう，下記に示す安全性に関する情報を参考に適切な抗菌薬を選択し適正な使用が求められる．

❶　ペニシリン系

　妊娠第1三半期にアモキシシリンを処方された妊婦を対象とした保険情報を利用した研究[1,2]，ペニシリン系薬剤を対象とした国家レジストリ情報を利用した研究[3]で先天異常のリスク上昇との関連はみられていない．妊娠第1三半期にペニシリン系薬剤を使用した3,546例を対象とした研究[4]でも先天異常のリスク上昇との関連はみられていない．

　アモキシシリン・クラブラン酸を妊娠初期に処方された妊婦を対象とした研究[3]では，先天異常のリスク上昇との関連はみられていない．症例対照研究[5]でも先天異常のリスク上昇とは関連がみられなかった．

　複数の研究結果から，ペニシリン系薬剤と先天異常の発生率の上昇とは関連しないと考えられる．

❷ セフェム系

　海外の大規模な症例対照研究などにより，セフェム系薬剤全体として安全性は高いと考えられている．

　わが国で開発されたセフカペンピボキシルとセフジトレンピボキシルについては，妊娠と薬情報センターと虎の門病院の相談症例を用いた研究報告がなされている．セフカペンピボキシルに妊娠第1三半期に曝露した群，非催奇形性薬対照群の先天異常はそれぞれ7/270人，28/1,594人で，有意な差は認められなかった[6]．また，妊娠第1三半期にセフジトレンピボキシルを使用した285人において，妊娠転帰や児の先天異常の発生は，わが国での一般発生率に比べて高くなかったことが示された[7]．

❸ カルバペネム系

　妊娠初期の使用に関する疫学研究はない．妊娠中・後期では，早期前期破水症例への100例の投与において児に悪影響はみられなかったとする報告[8]がある．上市から時間が経過しており，明確なリスクを示す報告もないため，必要な場合には投与を控える理由はない．

❹ ペネム系

　妊娠中の使用に関する情報は限られているが，上市から時間が経過しており，明確なリスクを示す報告もないため，必要な場合には投与を控える理由はない．

❺ モノバクタム系

　妊娠初期の使用に関する疫学研究はない．妊娠中・後期では，妊娠27〜41週の子宮内感染のある妊婦17例に対してアザクタムを投与した例において，母体に明らかな影響はなかったとする報告がある[9]．上市から時間が経過しており，明確なリスクを示す報告もないため，必要な場合には投与を控える理由はない．

❻ グリコペプチド系

　妊娠初期のグリコペプチド系薬剤の使用については情報が限られている．

　妊娠第2・3三半期にバンコマイシンを静脈内投与された母親から生まれた児10人に感音性難聴や腎毒性は認められなかったと報告されている[10]．B群溶血性レンサ球菌感染予防のために出産時にバンコマイシン静脈内投与を受けた母親の13人に異常はみられなかった[11]．

❼ ホスホマイシン系

　German Embryotox pharmacovigilance institute の相談例での観察研究では，妊娠初期にホスホマイシンを使用した女性152例（90%が単回投与）について，対照と比較して先天異常や自然流産のリスク上昇との関連はみられなかった[12]．多施設の観察研究で

は，妊娠中にホスホマイシンを使用した女性187例において，帝王切開率や在胎週数，新生児体重などについて対照群と有意差は認められなかった[13]．

❽ アミノグリコシド系

動物試験では胎児の腎臓形成への影響が報告されており，ヒトにおいても妊娠初期のゲンタマイシンの使用で両側水腎症[14]や腎形成異常[15]が報告されている．症例対照研究では，妊娠初期のゲンタマイシンの使用と先天異常発生のリスク上昇とは関連がみられなかった[16]．

妊娠中にゲンタマイシンの経静脈投与を行った女性の児36人では，聴覚障害は認められなかった[17]．

妊娠第1三半期にストレプトマイシンを使用した母親の児135例[4]や1,619例[18]を対象とした研究では先天異常の増加との関連は認められなかったが，ストレプトマイシンの聴覚神経への影響による聴覚障害の症例が報告されている[19-21]．

その他のアミノグリコシド系薬剤について，個別の研究はない．

❾ マクロライド系

アジスロマイシンの妊娠初期の使用については，メディケイドの加入者データベースを使用した研究や催奇形性情報サービスの多施設前向き研究[22]，デンマークの国家レジストリを使用した研究[23]において，先天異常の発生リスク上昇との関連はみられていない．

エリスロマイシンの初期使用と先天異常全体との関連については，英国のthe Clinical Practice Research Datalinkを利用した研究で発生リスクの上昇との関連が報告されている（調整リスク比 1.50[95％ CI：1.13-1.99]）[24]が，その他の研究では関連はみられていない[2,23,25]．心奇形との関連については，スウェーデン医学的出生レジストリを使用した研究においてリスク上昇との関連が報告されているが（オッズ比1.70[95％ CI：1.26-2.39]）[26]，ほかの研究では関連はみられていない[23,24]．新生児に対して直接予防的にエリスロマイシンを投与することにより幽門狭窄症の原因になるとの報告[27]があるが，妊娠中のエリスロマイシン使用と幽門狭窄症との関連はみられなかったとの報告がある[28,29]．

クラリスロマイシンの妊娠第1三半期の使用については，催奇形性情報サービスの多施設での研究[22]や，ほかの複数の研究[30-32]において先天異常発生リスクとの関連はみられていない．自然流産については，妊娠第1三半期クラリスロマイシン処方群の流産率は401例中40例（10.0％）で，非処方群（8.3％）と比較して有意に高かったと報告されている（調整ハザード比 1.56[95％ CI：1.14-2.13]）[32]．

ロキシスロマイシンの妊娠第1三半期妊娠時使用については，催奇形性情報サービスの多施設での研究[22]や，デンマークの国家レジストリを使用した研究では先天異常の発生リスクとの関連はみられなかった[23]．

❿　テトラサイクリン系

テトラサイクリン[4,33,34]やドキシサイクリン[2,3]を対象とした複数の研究では，先天異常の発生リスクの上昇と関連はみられなかったと報告されている.

歯牙の着色については，歯牙の石灰化が始まる妊娠4～5ヵ月以降にテトラサイクリンを使用した場合に認められているため，妊娠4～5ヵ月以降の使用は注意が必要である.

⓫　リンコマイシン系

リンコマイシンを妊娠中に使用した302人の女性の児は，リンコマイシンに曝露のない対照群と比較して，小児期早期（7歳以下）の発達異常や，先天異常の増加はみられなかった[35].

クリンダマイシンは妊娠初期に使用した情報は限られている[36].公表文献での報告ではないが，米国の公的保険加入者の研究では，妊娠初期にクリンダマイシンを使用した647人（全身投与，局所投与含む）において先天異常発生率の増加は認められなかった[37].妊娠中期・後期の使用では，新生児の体重に悪影響はみられなかったとの報告[38]，クリンダマイシンを投与されたグループでは自然早産（24週以降，37週未満の娩出）および後期流産・胎児死亡（13週以降，24週未満の流産）の発生率が低かった[39]との報告がある.

⓬　オキサゾリジノン系

リネゾリドを妊娠中に使用し，児に悪影響がみられなかった数例の報告があるが，症例が少なく，十分に評価できない[40,41].

⓭　クロラムフェニコール系

妊娠第1三半期にクロラムフェニコールを使用した98例を対象とした研究[4]や，症例対照研究[42]において，妊娠初期のクロラムフェニコールの使用と先天異常発生のリスク上昇とに関連はみられなかった.

妊娠後期にクロラムフェニコールを内服や注射により連用した場合，新生児に直接投与した場合と同様に，胎児や新生児にグレイ症候群や，新生児の血小板減少を起こすことがあると知られているため，妊娠後期の使用には注意が必要である.

腟内投与時の血清中へのクロラムフェニコールの移行は，ほとんど認められなかったと報告されている[43]ことから，腟錠については，妊娠中の通常量の使用で胎児に悪影響を及ぼす可能性は非常に低いと考えられる.

⓮　キノロン系

妊娠と薬情報センターと虎の門病院の相談症例を用いた解析[44]では，妊娠第1三半期フルオロキノロン系抗菌薬曝露群，β-ラクタム系抗菌薬曝露群，非催奇形性対照群の先天異常発生は，各々1.3%（5/378），2.1%（27/1,311），1.6%（22/1,384）であった.

フルオロキノロン曝露群を β-ラクタム曝露群，非催奇形性対照群と比較したところ，リスクの増加との関連は示されなかった（調整リスク比0.73[95% CI：0.12-1.68]，調整リスク比0.87[95% CI：0.17-2.17]）．

⓯ ニューキノロン系

欧州催奇形性情報サービスネットワーク（ENTIS）やMotherisk[*1]での相談症例を対象とした研究では，妊娠第1三半期にキノロン系薬剤を使用した母親から生まれた児各々390人[45]，133人[46] において，先天異常のリスク上昇との関連はみられなかった．Motheriskからの研究では，妊娠中にキノロン系薬剤を使用した200人から生まれた児において筋骨格系の発達異常は認められなかった．

シプロフロキサシンについては，メディケイドや国家レジストリを用いた研究において，先天異常[2,3]や自然流産[47]のリスクについて妊娠第1三半期のキノロン系薬剤使用に関連はみられなかったと報告されている．

動物試験において児の体重のかかる関節に関節症が発生するとの報告があり，小児でも症例報告がある．妊娠中の使用でも同様の悪影響が懸念されるが，ヒトを対象とした研究では，悪影響はみられていない．

⓰ ST合剤（サルファ剤）

生殖発生毒性試験では，ラットに1,200 mg/kg/日以上を経口投与した群で骨格異常，内臓異常，外形異常が，マウスに3,000 mg/kg/日を経口投与した群で口蓋裂が認められている．ほか，トリメトプリムを含む薬剤を摂取した妊娠マウスにおいて，非摂取群と比較して胎児の外脳症が有意に多く認められたとの報告がある[48]．

症例対照研究では心奇形や神経管閉鎖障害，口唇口蓋裂，食道閉鎖等との関連がみられたとの研究[49,50] があるが，妊娠中のST合剤またはトリメトプリム使用と先天異常との関連を調査した研究16報（曝露妊娠4,196例を含む）のメタ解析では，曝露群が高い傾向にあったが統計学的有意差は認められていない[51]．

米国の妊娠中の薬剤曝露リスク評価プログラム（MEPREP）を利用した妊娠第1三半期ST合剤曝露群と非曝露群との比較では（各群6,688例），心血管系奇形，口唇口蓋裂，内反足，泌尿器系奇形のリスク増加との関連は認められていない[52]．

トリメトプリムは葉酸代謝拮抗作用を有し，動物実験において関連を示唆する先天異常の報告がある．ヒトでは，先天異常のリスク上昇を指摘する報告もあるが，否定する報告もあり，安全性について結論を出すことはできないため，妊娠中の積極的な使用は勧められない．

＊1　Motheriskは2019年4月に閉鎖．

妊娠計画中〜妊娠初期に使用せざるを得ない場合には，葉酸補充を行うとリスクを減少させることができる可能性がある．

症例対照研究で，妊娠中のST合剤使用と早産，低出産体重児との関連が認められたとされているが[53-55]，治療適応症，社会経済的状態などの交絡因子が調整されていないため，因果関係は不明である．

スルファメトキサゾールなどのスルホンアミドを分娩に近い時期に使用すると，新生児に重症の黄疸を起こす可能性があるため，妊娠32週以降は使用を避けるべきとされている[56]．またG6PD欠損症のある胎児に急性の溶血性貧血が発生する可能性がある[57]．

⑰ 抗結核薬

イソニアジドの妊娠中の使用と先天異常の発生率増加との関連を報告しているものもあるが，複数の研究で先天異常との関連は認められなかった[4,58,59]と報告されている．イソニアジドは胎盤を通過するため，胎児の神経毒性を予防するためにビタミンB_6の投与が推奨されている[60,61]．

エタンブトールを妊娠中に使用した303例[62]，妊娠4ヵ月までに使用した320例[63]を対象とした報告では，先天異常発生率の増加や先天異常のパターンはみられていない．

ピラジナミドの妊娠時使用については，複数の症例報告のみに限られるため，妊娠中の使用について評価することができない．

リファブチンの妊娠時使用については，情報がなく評価できない．

リファンピシンの妊娠時使用については，満期に至った204例[64]とレビューに含まれる442例[63]で，先天異常の発生率は高くなかったと報告されている．新生児に低プロトロンビン血症に起因する出血が起こる可能性があるため，妊娠の最後の数週間にリファンピシンを使用した場合，ビタミンKを予防投与するべきとされている[37]．

結核予防を目的としたリファンピシンとイソニアジドの妊婦における薬物動態を評価した臨床試験では，妊娠第2・3三半期の薬物動態が評価され，妊娠によるこれら2剤の薬物動態の変化は大きくなく用量調節は不要であるとの報告がある[65]．

その他の抗結核薬について，個別の研究はない．

妊娠中の感染症の治療[66]

細菌性腟炎

　妊婦での頻度は約15〜20％と推測され，1/3は妊娠中に自然治癒する．HIVや単純ヘルペス2型，淋菌，クラミジア感染のリスク因子としても知られる．CDCでは妊婦に対しては，メトロニダゾール250 mg，1日3回7日間内服を推奨している（4章「6. 抗寄生虫薬」参照）．

性器クラミジア

　わが国の性感染症のなかで最も患者数が多い．経産道母子感染予防を主な目的として妊婦スクリーニングが行われている．産道感染により，新生児クラミジア結膜炎，咽頭炎，肺炎などが引き起こされる．わが国では，妊婦に対してアジスロマイシン250 mg1回4錠，クラリスロマイシン200 mg1回1錠1日2回7日間が推奨されている．クラミジア陽性妊婦では，パートナーからの再感染を防止するため，パートナーにも検査・治療を受けることが勧められる．

早発型B群溶血性レンサ球菌（GBS）感染症

　早発型GBS感染症児88例の予後は死亡12例（13.6％），後遺症残存12例（13.6％）であったと報告されている．米国では，ペニシリンGやアンピシリンが推奨されている．

トキソプラズマ感染

　わが国におけるトキソプラズマ抗体の陽性率は低下傾向にあり，2013〜2015年の妊婦の抗体陽性率は6.1％であった．妊娠中の初感染は先天性トキソプラズマ症の発症につながる．トキソプラズマ初感染が確認された際は，スピラマイシンで治療を行う（4章「6. 抗寄生虫薬」参照）．初感染を疑う症例で不安が強い場合などでは，羊水PCR検査の選択肢がある．

✤ 授乳期　乳汁中への移行および使い方

　授乳中であることを理由に，必要な治療を控えることのないよう，表[67]に示す安全性に関する情報を参考に，適切な抗菌薬を選択し適正な使用が求められる．児の腸内細菌叢に影響を与える可能性や，一部の薬剤で重大な影響の可能性が報告されているため，児の様子を観察しながら授乳を行う．

❶ ペニシリン系，セフェム系

　母乳を介して児が摂取する薬剤の量は少なく，大きな問題となることはないと考えられる．

表　主な抗菌薬の RID，MP 比，半減期

分類	一般名（主な商品名）	%RID	MP 比	$T_{1/2}$（h）
ペニシリン系	アンピシリン（ビクシリン）	0.17〜0.51	0.58	1.3
	アモキシシリン水和物（サワシリン）	0.95	0.014〜0.043	1.7
セフェム系第一世代	セファゾリンナトリウム（セファメジンα）	0.8	0.023	1.5〜2.5
	セファレキシン（ケフレックス）	0.39〜1.47	0.008〜0.25	0.5〜1.2
セフェム系第二世代	セフロキシム アキセチル（オラセフ）	0.6〜2	—	1〜2
セフェム系第三世代	セフォタキシムナトリウム（クラフォラン）	0.14〜0.3	0.027〜0.17	1〜1.5
	セフトリアキソンナトリウム水和物（ロセフィン）	4.1〜4.2	0.03	7.3
	セフタジジム水和物（セフタジジム）	0.9	—	1.4〜2
セフェム系第四世代	セフェピム塩酸塩水和物（セフェピム）	0.3	0.8	2
カルバペネム系	メロペネム水和物（メロペン）	0.17〜0.23	—	1.58〜3.8
モノバクタム系	アズトレオナム（アザクタム）	0.2〜1	0.005	1.7
ペネム系	ファロペネムナトリウム水和物（ファロム）	—	—	—
グリコペプチド系	バンコマイシン塩酸塩（塩酸バンコマイシン）	6.57〜6.67	—	5〜11
	テイコプラニン（タゴシッド）	1.4*	—	—
ホスホマイシン系	ホスホマイシンカルシウム水和物（ホスミシン）	—	—	—
アミノグリコシド系	ストレプトマイシン硫酸塩（硫酸ストレプトマイシン）	0.3〜0.6	0.12〜1	2.6
	ゲンタマイシン硫酸塩（ゲンタシン）	2.1	0.11〜0.44	2〜3
マクロライド系	エリスロマイシンエチルコハク酸エステル（エリスロシン）	1.4〜1.7	0.92	1.5〜2
	クラリスロマイシン（クラリス）	1.62〜2.1	>1	5〜7
	アジスロマイシン水和物（ジスロマック）	5.9	—	48〜68
テトラサイクリン系	ドキシサイクリン塩酸塩水和物（ビブラマイシン）	4.2〜13.3	0.3〜0.4	15〜25
	ミノサイクリン塩酸塩（ミノマイシン）	4.2	—	15〜20
リンコマイシン系	クリンダマイシン塩酸塩（ダラシン）	0.9〜1.8	0.47	2.4
オキサゾリジノン系	リネゾリド（ザイボックス）	1.07〜15.61	—	5.2
クロラムフェニコール系	クロラムフェニコール（クロロマイセチン）	2.98〜8.5	0.5〜0.6	4
ニューキノロン系	オフロキサシン（タリビッド）	3.1	0.98〜1.66	5〜7
	シプロフロキサシン（シプロキサン）	0.44〜6.34	>1	4.1
ST 合剤	スルファメトキサゾール（バクタ）	2.06〜3.09	0.06	10.1
	トリメトプリム（バクタ）	3.94〜9.86	1.25	8〜10
抗結核薬	イソニアジド（イスコチン）	1.2〜18	—	1.1〜3.1
	パラアミノサリチル酸カルシウム水和物（ニッパスカルシウム）	0.29	0.09〜0.17	1
	ピラジナミド（ピラマイド原末）	1.5	—	9〜10
	エタンブトール塩酸塩（エサンブトール）	1.5	1	3.1
	リファンピシン（リファジン）	5.3〜11.5	0.16〜0.23	3.5

*：LactMed のデータを引用

（文献 67 より作成）

❷ **カルバペネム系，ペネム系**

　一部の薬剤で母乳を介して摂取する薬剤の量は少ないと報告されているが，母乳への移行について情報が少ない．しかし，経口での吸収率が低い薬剤であるため，児が母乳を介して薬剤を摂取したとしても，児への悪影響は限られると考えられる．

❸ **モノバクタム系**

　一部の薬剤で母乳を介して摂取する薬剤の量は少ないと報告されているが，母乳への移行について情報が少ない．しかし，経口での吸収率が低い薬剤であるため，児が母乳を介して薬剤を摂取したとしても，児への悪影響は限られると考えられる．

❹ **グリコペプチド系**

　バンコマイシン，テイコプラニンともに母乳を介して児が摂取する薬剤の量は少ないとの報告があるが情報は限られている．しかし，経口吸収されないため，児が母乳を介して薬剤を摂取したとしても，児に悪影響が及ぶ可能性は低いと考えられる．

❺ **ホスホマイシン系**

　母乳への移行は少ないとの報告がある．母乳中のカルシウムと結合するため，児が母乳を介して薬剤を摂取したとしても，吸収される可能性は低いと考えられる．

❻ **アミノグリコシド系**

　報告がされている薬剤では，母乳への移行は少ない．経口での吸収率が低い薬剤であるため，児が母乳を介して薬剤を摂取したとしても，児に悪影響が及ぶ可能性は低いと考えられる．

❼ **マクロライド系**

　母乳中のエリスロマイシンが原因と考えられる幽門狭窄の症例報告[68]や，授乳中のマクロライド系薬剤使用による乳児の肥厚性幽門狭窄症のリスクを示す報告があるが[69,70]，関連はみられなかったとの報告もある[71,72]．母乳を介して児が摂取する薬剤の量は少なく，児に悪影響が及ぶ可能性は低いと考えられる．

❽ **テトラサイクリン系**

　テトラサイクリンの母乳への移行量は少なかったとの報告がある[73,74]．母乳中のカルシウムにより乳児による吸収は制限されると考えられるが，実際に授乳中にテトラサイクリンを使用した女性の乳児での血清中テトラサイクリン濃度の測定では，テトラサイクリンは検出されなかった（＜50 μg/L）[73]．歯の色素沈着の懸念があるが，短期間の使用では児に悪影響が及ぶ可能性は低いと考えられる．

⑨ リンコマイシン系

リンコマイシン，クリンダマイシンともに，母乳への移行量は少なく，児が母乳を介して薬剤を摂取したとしても，児に悪影響が及ぶ可能性は低いと考えられる．

⑩ オキサゾリジノン系

情報は限られているが，授乳を中止する理由にはならないと考えられる．

⑪ クロラムフェニコール系

乳児が母乳を介して摂取する薬剤の量は少ないことが報告されているが，クロラムフェニコールに再生不良性貧血などの重篤な副作用があることから，ベネフィット・リスクについて十分に検討する必要がある．授乳中にクロラムフェニコールを使用した女性の乳児において，嘔吐や腹部膨張，腸内ガス過剰が報告されている[75,76]．

⑫ ニューキノロン系

報告されている薬剤では，母乳を介して摂取することになる薬剤の量は少なく，乳児に悪影響が及ぶとは考えにくい．キノロン系薬剤は，児の発達段階の関節への悪影響の懸念から児には基本的に使用されないが，関節への影響のリスクはほとんどないことが示されている．

⑬ ST 合剤 （サルファ剤）

乳児が母乳を介して摂取することになる薬剤の量は少ないことが報告されているが，ビリルビンタンパク結合と競合するリスクがあるので黄疸の強い新生児期には代替薬の使用が望ましい．

⑭ 抗結核薬

イソニアジドやエタンブトール，リファンピシンなどは，乳児が摂取することになる薬剤の量は少ないとの報告がある．イソニアジドやリファンピシンでは，RIDが10%を超えるとの報告もある．1日1回投与の場合は，ピークを避けることで乳児が母乳を介して摂取する薬剤の量を減らすことができる．

（八鍬奈穂）

文献

1) Daniel S,et al.: The safety of amoxicillin and clavulanic acid use during the first trimester of pregnancy.Br J Clin Pharmacol, 85:2856-2863,2019. [PMID: 31486528]

2) Cooper WO, et al.: Antibiotics potentially used in response to bioterrorism and the risk of major congenital malformations. Paediatr Perinat Epidemiol, 23:18-28,2009. [PMID: 19228311]

3) Damkier P, et al.: In utero exposure to antibiotics and risk of congenital malformations: a population-based study. Am J Obstet Gynecol, 221:648.e1-648.e15, 2019. [PMID: 31260651]

4) Heinonen OP, et al.: Birth Defects and Drugs In Pregnancy. Publishing Science Group, 1977.

5) Czeizel AE, et al.: Augmentin treatment during pregnancy and the prevalence of congenital abnormalities: a population-based case-control teratologic study. Eur J Obstet Gynecol Reprod Biol, 97:188-192, 2001. [PMID: 11451547]

6) Miki Y, et al.: Assessment of the Safety of Exposure to Cefcapene Pivoxil during the First Trimester of Pregnancy: A Prospective Cohort Study in Japan. Biol Pharm Bull, 47: 1301-1306, 2024. [PMID: 39010216]

7) Honma M, et al.: A case series study on the safety of cefditoren pivoxil use during the first trimester of pregnancy in Japan. Congenit Anom (Kyoto), 65: e12588, 2025. [PMID: 39617399]

8) Ryo E, et al.: Clinical study of the effectiveness of imipenem/cilastatin sodium as the antibiotics of first choice in the expectant management of patients with preterm premature rupture of membranes. J Infect Chemother, 11: 32-36, 2005. [PMID: 15729485]

9) Itakura A, et al.: The levels of aztreonam in the cord bloods and tissues after administration to pregnant women (in Japanese). Jpn J Antibiot, 48: 749-753, 1995. [PMID: 7666579]

10) Reyes MP, et al.: Vancomycin during pregnancy: does it cause hearing loss or nephrotoxicity in the infant?. Am J Obstet Gynecol, 161:977-981, 1989. [PMID: 2801848]

11) Laiprasert J, et al.: Transplacental passage of vancomycin in noninfected term pregnant women. Obstet Gynecol, 109:1105-1110, 2007. [PMID: 17470590]

12) Philipps W, et al.: Pregnancy outcome after first-trimester exposure to fosfomycin for the treatment of urinary tract infection: an observational cohort study. Infection, 48:57-64, 2020. [PMID: 31302868]

13) Mannucci C, et al.: Vigilance on use of drugs, herbal products, and food supplements during pregnancy: focus on fosfomycin. J Matern Fetal Neonatal Med, 32:125-128, 2019. [PMID: 28868940]

14) Yaris F, et al.: Gentamicin use in pregnancy. A renal anomaly. Saudi Med J, 25:958-959, 2004. [PMID: 15235709]

15) Hulton SA, et al.: Renal dysplasia associated with in utero exposure to gentamicin and corticosteroids. Am J Med Genet, 58:91-93, 1995. [PMID: 7573164]

16) Czeizel AE, et al.: A teratological study of aminoglycoside antibiotic treatment during pregnancy. Scand J Infect Dis, 32:309-313, 2000. [PMID: 10879604]

17) Kirkwood A, et al.: Is gentamicin ototoxic to the fetus?. J Obstet Gynaecol Can, 29:140-145, 2007. [PMID: 17346484]

18) Marynowski A, et al.: Comparison of the incidence of congenital malformations in neonates from healthy mothers and from patients treated for tuberculosis. Ginekol Pol, 43:713-715, 1972. [PMID: 5042939]

19) Robinson GC, et al.: HEARING LOSS IN INFANTS OF TUBERCULOUS MOTHERS TREATED WITH STREPTOMYCIN DURING PREGNANCY. N Engl J Med, 271:949-951, 1964. [PMID: 14197419]

20) Conway N, et al.: STREPTOMYCIN IN PREGNANCY: EFFECT ON THE FOETAL EAR. Br Med J, 2:260-263, 1965. [PMID: 14310200]

21) Varpela E, et al.: Streptomycin and dihydrostreptomycin medication during pregnancy and their effect on the child's inner ear. Scand J Respir Dis, 50:101-109, 1969. [PMID: 4186505]

22) Bar-Oz B, et al.: The outcomes of pregnancy in women exposed to the new macrolides in the first trimester: a prospective, multicentre, observational study. Drug Saf, 35:589-598, 2012. [PMID: 22702640]

23) Andersson NW, et al.: Association between use of macrolides in pregnancy and risk of major birth defects: nationwide, register based cohort study. BMJ, 372:n107, 2021. [PMID: 33568349]

24) Fan H, et al.: Associations between macrolide antibiotics prescribing during pregnancy and adverse child outcomes in the UK: population based cohort study. BMJ, 368:m331, 2020. [PMID: 32075790]

25) Romøren M, et al.: Pregnancy outcome after gestational exposure to erythromycin - a population-based register study from Norway. Br J Clin Pharmacol, 74:1053-1062, 2012. [PMID: 22463376]

26) Källén B, et al.: Fetal safety of erythromycin. An update of Swedish data. Eur J Clin Pharmacol, 70:355-360, 2014. [PMID: 24352632]

27) Honein MA, et al.: Infantile hypertrophic pyloric stenosis after pertussis prophylaxis with erythromcyin: a case review and cohort study. Lancet, 354:2101-2105, 1999. [PMID: 10609814]

28) Cooper WO,et al.: Prenatal prescription of macrolide antibiotics and infantile hypertrophic pyloric stenosis. Obstet Gynecol, 100:101-106, 2002. [PMID: 12100810]

29) Louik C, et al.: Erythromycin use during pregnancy in relation to pyloric stenosis. Am J Obstet Gynecol, 186:288-290, 2002. [PMID: 11854652]

30) Einarson A, et al.: A prospective controlled multicentre study of clarithromycin in pregnancy. Am J Perinatol, 15:523-525, 1998. [PMID: 9890248]

31) Drinkard CR, et al.: Postmarketing surveillance of medications and pregnancy outcomes: clarithromycin and birth malformations. Pharmacoepidemiol Drug Saf, 9:549-556, 2000. [PMID: 11338912]

32) Andersen JT, et al.: Clarithromycin in early pregnancy and the risk of miscarriage and malformation: a register based nationwide cohort study. PLoS One, 8:e53327, 2013. [PMID: 23301061]

33) Jick H, et al.: First-trimester drug use and congenital disorders. JAMA, 246:343-346, 1981. [PMID: 7241780]

34) Aselton P, et al.: First-trimester drug use and congenital disorders. Obstet Gynecol, 65:451-455, 1985. [PMID: 3982720]

35) Mickal A, et al.: The safety of lincomycin in pregnancy. Am J Obstet Gynecol, 121:1071-1074, 1975. [PMID: 1119499]

36) Ou MC, et al.: Antibiotic treatment for threatened abortion during the early first trimester in women with previous spontaneous abortion. Acta Obstet Gynecol Scand, 80:753-756, 2001. [PMID: 11531620]

37) Briggs GG, et al.: Drugs in Pregnancy and Lactation. 12th ed., Wolters Kluwer, 2021.

38) McCormack WM, et al.: Effect on birth weight of erythromycin treatment of pregnant women. Obstet Gynecol, 69:202-207, 1987. [PMID: 3543767]

39) Ugwumadu A, et al.: Effect of early oral clindamycin on late miscarriage and preterm delivery in asymptomatic women with abnormal vaginal flora and bacterial vaginosis: a randomised controlled trial. Lancet, 361:983-988, 2003. [PMID: 12660054]

40) Jaspard M, et al.: Bedaquiline and Linezolid for Extensively Drug-Resistant Tuberculosis in Pregnant Woman. Emerg Infect Dis, 23:1731-1732, 2017. [PMID: 28792382]

41) Acquah R, et al.: Outcomes of Children Born to Pregnant Women With Drug-resistant Tuberculosis Treated With Novel Drugs in Khayelitsha, South Africa: A Report on Five Patients. Pediatr Infect Dis J, 40: e191-e192, 2021. [PMID: 33847295]

42) Czeizel AE, et al.: A population-based case-control teratologic study of oral chloramphenicol treatment during pregnancy. Eur J Epidemiol, 16:323-327, 2000. [PMID: 10959939]

43) クロマイ®腟錠100mg添付文書，2023年1月改訂（第1版）.

44) Goto M, et al.: Pregnancy outcomes after first-trimester exposure to fluoroquinolones: Findings based on an integrated database from two Japanese institutions. Congenit Anom (Kyoto), 64: 199-206, 2024. [PMID: 38936845]

45) Schaefer C, et al.: Pregnancy outcome after prenatal quinolone exposure. Evaluation of a case registry of the European Network of Teratology Information Services (ENTIS). Eur J Obstet Gynecol Reprod Biol, 69:83-89, 1996. [PMID: 8902438]

46) Loebstein R, et al.: Pregnancy outcome following gestational exposure to fluoroquinolones: a multicenter prospective controlled study. Antimicrob Agents Chemother, 42:1336-1339, 1998. [PMID: 9624471]

47) Noergaard M, et al.: Ciprofloxacin exposure and adverse pregnancy outcomes: A Danish nationwide cohort study. BJOG, 129:1503-1511, 2022. [PMID: 34954900]

48) Abdullah NL, et al.: Cranial neural tube defect after trimethoprim exposure. BMC Res Notes, 11: 475, 2018. [PMID: 30012199]

49) Ford N, et al.: Safety of cotrimoxazole in pregnancy: a systematic review and meta-analysis. J Acquir Immune Defic Syndr, 66: 512-521, 2014. [PMID: 24853309]

50) Ailes EC, et al.: Association between antibiotic use among pregnant women with urinary tract infections in the first trimester and birth defects, National Birth Defects Prevention Study 1997 to 2011. Birth Defects Res A Clin Mol Teratol, 106: 940-949, 2016. [PMID: 27891788]

51) Ford N, et al.: Safety of cotrimoxazole in pregnancy: a systematic review and meta-analysis. J Acquir Immune Defic Syndr, 66: 512-521, 2014. [PMID: 24853309]

52) Hansen C, et al.: Trimethoprim-sulfonamide use during the first trimester of pregnancy and the risk of congenital anomalies. Pharmacoepidemiol Drug Saf, 25: 170-178, 2016. [PMID: 26599424]

53) Yang J, et al.: Exposure to trimethoprim/sulfamethoxazole but not other FDA category C and D anti-infectives is associated with increased risks of preterm birth and low birth weight. Int J Infect Dis, 15: e336-e341, 2011. [PMID: 21345707]

54) Santos F, et al.: Exposure to anti-infective drugs during pregnancy and the risk of small-for-gestational-age newborns: a case-control study. BJOG, 118: 1374-1382, 2011. [PMID: 21749628]

55) Muanda FT, et al.: Use of trimethoprim-sulfamethoxazole during pregnancy and risk of spontaneous abortion: a nested case-control study. Br J Clin Pharmacol, 84: 1198-1205, 2018.

[PMID: 29424001]

56） Lee M, et al.: Urinary tract infections in pregnancy. Can Fam Physician, 54: 853-854, 2008. [PMID: 18556490]

57） Dunn PM: The possible relationship between the maternal administration of sulphamethoxypyridazine and hyperbilirubinaemia in the newborn. J Obstet Gynaecol Br Commonw, 71: 128-131, 1964. [PMID: 14117228]

58） Taylor AW, et al.: Pregnancy outcomes in HIV-infected women receiving long-term isoniazid prophylaxis for tuberculosis and antiretroviral therapy. Infect Dis Obstet Gynecol, 2013:195637, 2013. [PMID: 23533318]

59） Czeizel AE, et al.: A population-based case-control study of the safety of oral anti-tuberculosis drug treatment during pregnancy. Int J Tuberc Lung Dis, 5:564-568, 2001. [PMID: 11409585]

60） American Thoracic Society. Medical Section of the American Lung Association: Treatment of tuberculosis and tuberculosis infection in adults and children. Am Rev Respir Dis, 134:355-363, 1986. [PMID: 3527010]

61） American Thoracic Society, et al.: Treatment of tuberculosis. MMWR Recomm Rep,52:1-77, 2003. [PMID: 12836625]

62） Jentgens H: Anti-tuberculous chemotherapy during pregnancy. Prax Pneumol, 27:479-488, 1973. [PMID: 4785323]

63） Snider DE Jr, et al.: Treatment of tuberculosis during pregnancy. Am Rev Respir Dis, 122:65-79, 1980. [PMID: 6996549]

64） Steen JS, et al.: Rifampicin in pregnancy. Lancet, 2:604-605, 1977. [PMID: 71415]

65） Mathad JS, et al.: Pharmacokinetics and Safety of 3 Months of Weekly Rifapentine and Isoniazid for Tuberculosis Prevention in Pregnant Women. Clin Infect Dis, 74:1604-1613, 2022. [PMID: 34323955]

66） 日本産科婦人科学会：産婦人科診療ガイドライン 2023　産科編，2023.

67） Hale TW, et al.: Hale's Medications & Mothers' Milk 2023, 20th ed., Springer publishing company, 2023.

68） Stang H: Pyloric stenosis associated with erythromycin ingested through breast milk. Minn Med, 69:669-670, 682, 1986. [PMID: 3796569]

69） Sørensen HT, et al.: Risk of infantile hypertrophic pyloric stenosis after maternal postnatal use of macrolides. Scand J Infect Dis, 35:104-106, 2003. [PMID: 12693559]

70） Goldstein LH, et al.: The safety of macrolides during lactation. Breastfeed Med, 4:197-200, 2009. [PMID: 19366316]

71） Abdellatif M, et al.: Association between exposure to macrolides and the development of infantile hypertrophic pyloric stenosis: a systematic review and meta-analysis. Eur J Pediatr, 178:301-314, 2019. [PMID: 30470884]

72） Almaramhy HH, et al.: The association of prenatal and postnatal macrolide exposure with subsequent development of infantile hypertrophic pyloric stenosis: A systematic review and meta-analysis. Ital J Pediatr, 45:20, 2019. [PMID: 30717812]

73） Posner AC, et al.: Further observations on the use of tetracycline hydrochloride in prophylaxis and treatment of obstetric infections. Antibiot Annu, 1954:594-598,1954.

74） Matsuda S: Transfer of antibiotics into maternal milk. Biol Res Pregnancy Perinatol, 5:57-60, 1984. [PMID: 6743732]

75） Chloramphenicol. Drugs and Lactation Database (LactMed®) Available at: 〈https://www.ncbi.nlm.nih.gov/books/NBK501494/〉（Accessed 2023/10/13）

76） Havelka J, et al.: [Adverse effects of chloramphenicol in newborn infants]. Cesk Pediatr, 27:31-33,1972. [PMID: 5010584]

2 ／ 抗ウイルス薬

医薬品	添付文書情報（巻頭参照）		総合評価（巻頭参照）	
	妊娠	授乳	妊娠	授乳
抗ヘルペスウイルス薬				
アシクロビル aciclovir（ACV） ◆ゾビラックス	有益性	添文3	使用可	使用可
バラシクロビル valaciclovir（VACV） ◆バルトレックス	有益性	添文3	使用可	使用可
ファムシクロビル famciclovir（FCV） ◆ファムビル	有益性	添文3	本文参照	情報なし
ビダラビン vidarabine（Ara-A） ◆アラセナ-A	有益性	添文3	使用可	情報なし
アメナメビル amenamevir（AMNV） ◆アメナリーフ	有益性	添文3	情報なし	情報なし
抗サイトメガロウイルス薬				
ガンシクロビル ganciclovir（GCV） ◆デノシン	禁忌	添文2	本文参照	本文参照
バルガンシクロビル valganciclovir （VGCV） ◆バリキサ	禁忌	添文2	情報なし	本文参照
ホスカルネット foscarnet（PFA） ◆ホスカビル	有益性	添文3	本文参照	本文参照
レテルモビル letermovir ◆プレバイミス	有益性	添文3	情報なし	本文参照
抗 HIV 薬：核酸系逆転写酵素阻害薬（NRTI）				
ジドブジン zidovudine（AZT） ◆レトロビル	有益性	添文1	本文参照	本文参照
ラミブジン lamivudine（3TC） ◆エピビル	有益性	添文1	本文参照	本文参照
アバカビル abacavir（ABC） ◆ザイアジェン	有益性	添文1	使用可	本文参照
テノホビル ジソプロキシル tenofovir disoproxil（TDF） ◆ビリアード	有益性	添文1	本文参照	本文参照

医薬品	添付文書情報（巻頭参照）		総合評価（巻頭参照）	
	妊娠	授乳	妊娠	授乳
抗 HIV 薬：核酸系逆転写酵素阻害薬（NRTI）				
エムトリシタビン・テノホビル ジソプロキシル　emtricitabine・tenofovir disoproxil （FTC・TDF） ◆ツルバダ	有益性	添文①	使用可	本文参照
エムトリシタビン・テノホビル アラフェナミド　emtricitabine・tenofovir alafenamide （FTC・TAF） ◆デシコビ	有益性	添文①	使用可	本文参照
ジドブジン・ラミブジン　zidovudine・lamivudine（AZT・3TC） ◆コンビビル	有益性	添文①	使用可	本文参照
ラミブジン・アバカビル　lamivudine・abacavir（ABC・3TC） ◆エプジコム	有益性	添文①	使用可	本文参照
抗 HIV 薬：非核酸系逆転写酵素阻害薬（NNRTI）				
ネビラピン　nevirapine（NVP） ◆ビラミューン	有益性	添文①	使用可	本文参照
エファビレンツ　efavirenz（EFV） ◆ストックリン	有益性	添文①	使用可	本文参照
エトラビリン　etravirine（ETR） ◆インテレンス	有益性	添文①	使用可	本文参照
リルピビリン　rilpivirine（RPV） ◆エジュラント，リカムビス	有益性	添文①	使用可	本文参照
ドラビリン　doravirine（DOR） ◆ピフェルトロ	有益性	添文①	使用可	本文参照
リルピビリン・テノホビル アラフェナミド・エムトリシタビン　rilpivirine・tenofovir alafenamide・emtricitabine（RPV・TAF・FTC） ◆オデフシィ	有益性	添文①	使用可	本文参照
ドルテグラビル・リルピビリン　dolutegravir・rilpivirine（DTG・RPV） ◆ジャルカ	有益性	添文①	使用可	本文参照
抗 HIV 薬：HIV プロテアーゼ阻害薬（PI）				
リトナビル　ritonavir（RTV） ◆ノービア	有益性	添文①	使用可	本文参照
ロピナビル・リトナビル　lopinavir・ritonavir（LPV・RTV） ◆カレトラ	有益性	添文①	使用可	本文参照
ホスアンプレナビル　fosamprenavir（FPV） ◆レクシヴァ	有益性	添文①	使用可	本文参照
アタザナビル　atazanavir（ATV） ◆レイアタッツ	有益性	添文①	使用可	本文参照

医薬品	添付文書情報（巻頭参照）		総合評価（巻頭参照）	
	妊娠	授乳	妊娠	授乳
抗 HIV 薬：HIV プロテアーゼ阻害薬（PI）				
ダルナビル　darunavir（DRV） ◆ **プリジスタ**	有益性	添文①	使用可	本文参照
ダルナビル・コビシスタット　darunavir・cobicistat（DRV・COBI） ◆ **プレジコビックス**	有益性	添文①	本文参照	本文参照
ダルナビル・コビシスタット・エムトリシタビン・テノホビル アラフェナミド darunavir・cobicistat・emtricitabine・tenofovir alafenamide（DRV・COBI・FTC・TAF） ◆ **シムツーザ**	有益性	添文①	本文参照	本文参照
抗 HIV 薬：HIV インテグラーゼ阻害薬（INSTI）				
ラルテグラビル　raltegravir（RAL） ◆ **アイセントレス**	有益性	添文①	使用可	本文参照
エルビテグラビル・コビシスタット・エムトリシタビン・テノホビル アラフェナミド elvitegravir・cobicistat・emtricitabine・tenofovir alafenamide（EVG・COBI・FTC・TAF） ◆ **ゲンボイヤ**	有益性	添文①	本文参照	本文参照
ドルテグラビル　dolutegravir（DTG） ◆ **テビケイ**	有益性	添文①	本文参照	本文参照
ドルテグラビル・ラミブジン dolutegravir・lamivudine（DTG・3TC） ◆ **ドウベイト**	有益性	添文①	本文参照	本文参照
ドルテグラビル・アバカビル・ラミブジン dolutegravir・abacavir・lamivudine（DTG・ABC・3TC） ◆ **トリーメク**	有益性	添文①	本文参照	本文参照
ビクテグラビル・エムトリシタビン・テノホビル アラフェナミド　bictegravir・emtricitabine・tenofovir alafenamide（BIC・FTC・TAF） ◆ **ビクタルビ**	有益性	添文①	使用可	本文参照
抗 HIV 薬：CCR5 受容体拮抗薬				
マラビロク　maraviroc（MVC） ◆ **シーエルセントリ**	有益性	添文①	使用可	本文参照

　本項では抗ヘルペスウイルス薬，抗サイトメガロウイルス薬，抗HIV薬を取り上げる．
　母体の感染症は胎内感染，産道感染，母乳感染により児に感染をもたらす可能性があり，妊娠中・授乳中のウイルス感染症治療を考えるうえでは，母体の感染コントロールのみならず，母子感染の予防という観点も重要となる．

❋ 妊娠計画期

❶ 抗ヘルペスウイルス薬

抗ヘルペスウイルス薬の治療対象となる感染症による母子感染では，単純ヘルペスウイルスによる新生児ヘルペスや，水痘・帯状疱疹ウイルスによる先天性水痘症候群が問題となる．特に新生児ヘルペスの主たる感染経路は産道感染であり，性器ヘルペス合併妊娠においては状況に応じた母子感染対策を必要とする．性器ヘルペスは妊娠中にも再発することがあるため，性器ヘルペスの既往がある場合は産科医と情報を共有しておくべきである．

❷ 抗サイトメガロウイルス薬

健康な成人におけるサイトメガロウイルス感染では治療を要さないことがほとんどだが，妊娠中のサイトメガロウイルス感染は胎内感染により児に先天性サイトメガロウイルス感染症を生じうる．妊娠中には感染予防対策を行うように情報提供することが望ましい．

❸ 抗 HIV 薬

抗HIV療法と母子感染予防対策の進歩により，先進諸国のHIV母子感染率は劇的に低下しており，日本においても母子感染率は0.4%まで抑制可能となった[1]．HIV感染女性の妊娠・出産は可能であり，パートナーや児に対して十分な感染予防対策を講じるために，計画的に妊娠に臨むことが重要である．後述するが，HIVの母子感染予防対策には妊娠中も抗HIV薬による治療を行うことが推奨されている．『HIV感染妊娠に関する診療ガイドライン（第2版）』[1]では，妊娠を試みる前に，「① 胎児への影響が少ない抗HIV薬への変更について，感染症主治医と検討する．② CD4数が200/mm^{3}以下の場合や日和見感染症を発症している場合は，妊娠よりもHIV感染症の治療を優先する．③ 性感染症のスクリーニング検査および治療を行う」とされている．

❋ 妊娠期　胎児へ与える影響および使い方

妊娠初期

❶ 抗ヘルペスウイルス薬
＊ アシクロビル

国際アシクロビル妊娠レジストリによる調査報告では，妊娠初期にアシクロビルを使用した母親から生まれた596例の児において，先天異常発生や流産の増加は認められな

かった[2]．デンマークの人口集団ベースのレジストリデータを利用した研究においても，妊娠第1三半期にアシクロビルに曝露した1,561例の児において，大奇形発生率は非曝露群と同等であった[3]．

ほかにもいくつかの調査があり，アシクロビルの妊娠時使用により，先天異常の大きなリスク増加はないと考えられている．

＊ バラシクロビル塩酸塩

デンマークの人口集団ベースのレジストリデータを利用した研究では，妊娠第1三半期にバラシクロビルに曝露した229例の児において，大奇形発生率は非曝露群と同等であったと報告されている[3]．

バラシクロビルはアシクロビルのプロドラッグであり，アシクロビルと同様，現在の情報からは先天異常の大きなリスク増加はないと考えられている．

＊ ファムシクロビル

ラットおよびウサギにファムシクロビル1,000 mg/kg/日を投与した生殖発生毒性試験では，催奇形性および胎児毒性は認められていない[4]．

デンマークの人口集団ベースのレジストリデータを利用した研究では，妊娠第1三半期にファムシクロビルに曝露した26例の児のうち，1例に大奇形が認められたと報告されている[3]．英国のコホート研究では，妊娠第1三半期にファムシクロビルが投与された7例において，1例が子宮外妊娠，2例が稽留流産，4例が健常児を出産したとされている[5]．

ファムシクロビルはペンシクロビルのプロドラッグであるが，現時点ではファムシクロビルならびにペンシクロビルのヒトでの妊娠時使用に関する情報は限られており，安全性について十分に評価することはできない．

＊ ビダラビン

ビダラビンの妊娠時使用に関する報告はない．外用薬として使用した場合には，全身循環への移行はわずかであるため，胎児に影響を与える可能性は低いと考えられる．

＊ アメナメビル

アメナメビルの妊娠時使用に関する報告はない．

関連情報 　**単純ヘルペスウイルス，水痘・帯状疱疹ウイルス感染症の治療**

『産婦人科診療ガイドライン産科編2023』[6]の情報をもとに記載する．

① 妊娠と性器ヘルペス

性器ヘルペスは単純ヘルペスウイルス（herpes simplex virus；HSV-1，HSV-2）による感染症である．時期や症状に応じて薬物治療が選択され，通常，アシクロビル1回200 mg内服を1日5回，5〜10日間，もしくはバラシクロビル1回500 mg内服を1日2回，5〜10日間で治療される．初発重症感染では入院加療も考慮し，アシクロビル点滴静注5 mg/kgを1時間以上かけて，8時間ごとに2〜5日間投与する．

② 妊娠と水痘感染

日本での若年成人水痘抗体保有率は90%と推測されるが，近年低下傾向にある．水痘ワクチンは生ワクチンであり妊婦への接種は禁忌であるため，妊娠にあたり水痘感染の既往やワクチン接種について確認することが推奨される．

水痘感染妊婦には，アシクロビルの投与を考慮する．発疹の出た水痘感染妊婦には経口アシクロビルを投与する．アシクロビルは妊娠初期においても使用が考慮できる．

❷ 抗サイトメガロウイルス薬

先天性サイトメガロウイルス感染は，経胎盤的に胎児に感染を引き起こす．日本における先天性サイトメガロウイルス感染の発生頻度は0.3%程度（症候性感染は0.1%）である．胎児治療について現時点で確立されたものはない．

* ガンシクロビル

ウサギを用いた生殖発生毒性試験において，ガンシクロビルを20 mg/kg/日以上投与した群で催奇形性が認められている[7]．

ヒトでの使用に関する疫学研究報告はなく，ヒトでの使用経験の情報は限られた症例報告のみである．妊娠第1三半期に静脈注射でガンシクロビルを使用し健常児を出産した例[8]や，妊娠前から妊娠第1三半期にかけて経口でガンシクロビルを使用し，早産で低出生体重であったが先天異常は認められなかった例[9]が報告されている．

* バルガンシクロビル塩酸塩

バルガンシクロビルの妊娠時使用に関する報告はない．

* ホスカルネットナトリウム水和物

ホスカルネットの妊娠初期の使用に関する報告はない．ヒトでの妊娠時使用に関する報告があるのは中期以降の使用例であり，妊娠18週以降にホスカルネットを使用した例では，正期産で健常児を出産している[10]．ほか，製薬会社が把握している未発表の情報では，妊娠32週にホスカルネットを使用した例において正期産で健常児を出産したとされている[10]．

* レテルモビル

レテルモビルの妊娠時使用に関する報告はない．

❸ 抗HIV薬

母体の安全および母子感染予防の観点から，妊娠週数を問わず，すべてのHIV感染妊婦に対して，複数の抗HIV薬多剤併用療法（combination anti-retroviral therapy；cART）を可能な限り早期に開始することが推奨されている[1]．なお，妊娠前にcARTを開始していた妊婦については，HIV RNA量がコントロールできていれば，妊娠中もcARTレジメンを変更せず，そのまま継続することが推奨されている．

表　抗ウイルス薬による妊娠第 1 三半期の曝露と先天異常の発生数

分類	含有成分名	先天異常の発生	95%CI
核酸系逆転写酵素阻害薬（NRTI）	アバカビル	47/1,455（3.23%）	2.38-4.27
	エムトリシタビン	134/4,567（2.93%）	2.46-3.47
	ジドブジン	136/4,252（3.20%）	2.69-3.77
	テノホビル アラフェナミド	36/915（3.93%）	2.77-5.41
	テノホビル ジソプロキシル	125/4,840（2.58%）	2.15-3.07
	ラミブジン	173/5,613（3.08%）	2.64-3.57
非核酸系逆転写酵素阻害薬（NNRTI）	エトラビリン	1/73	—
	エファビレンツ	28/1,193（2.35%）	1.56-3.37
	ネビラピン	36/1,178（3.06%）	2.15-4.21
	リルピビリン	14/668（2.10%）	1.15-3.49
HIV プロテアーゼ阻害薬（PI）	アタザナビル	37/1,478（2.50%）	1.77-3.43
	ダルナビル	27/737（3.66%）	2.43-5.29
	ホスアンプレナビル	2/109	—
	リトナビル	88/3,554（2.48%）	1.99-3.04
	ロピナビル	30/1,451（2.07%）	1.40-2.94
HIV インテグラーゼ阻害薬（INSTI）	エルビテグラビル	13/432（3.01%）	1.61-5.09
	ドルテグラビル	29/874（3.32%）	2.23-4.73
	ラルテグラビル	22/570（3.86%）	2.43-5.79
CCR5 受容体拮抗薬	マラビロク	1/31	—
その他	コビシスタット	20/560（3.57%）	2.19-5.46

注）曝露数が少ない場合は，先天異常の発生率や95%CI は示されていない．

（文献 11 より作成）

　妊娠中における使用例の報告については，大規模な抗レトロウイルス薬妊娠レジストリの調査結果が毎年報告されている[11]．2023年1月までの前方視的調査では，妊娠第1三半期に抗レトロウイルス薬の曝露があった症例において，発生した先天異常の頻度は**表**[11] のとおりである．この調査ではコントロールがなく薬剤ごとに症例数も大きく異なる．症例数が少ない薬剤については十分な評価を行うことはできないが，これまでのところいずれの薬剤についても先天異常の発生率は一般の場合と同等である．

＊ エファビレンツ

　エファビレンツは動物実験にて重大な催奇形性が認められ，ヒトでも神経管閉鎖障害の報告があることから，以前の米国と欧州のガイドラインでは妊娠8週未満のエファビレンツの使用は避けるように推奨されていた．しかし，エファビレンツによる先天異常のリスク増加は有意なものでないとする研究報告[12,13] も蓄積されており，妊娠前から服用しHIV RNA量がコントロールされているような妊婦においては，エファビレンツでも継続すべきであるとされている．

＊ ドルテグラビル

　米国国立衛生研究所によるボツワナにおける cART 実施妊婦の出生転帰に関する観察

研究では，妊娠前からドルテグラビルを使用していた妊婦から出生した426人の児のうち，4人（0.9%）に神経管閉鎖障害が認められた[14]．この研究においてドルテグラビルを含まないレジメンで治療されていた妊婦から出生した児の神経管閉鎖障害発生率は0.1%であった．なお，神経管閉鎖障害が認められた4人の児の母親は葉酸を摂取していなかった．その後の研究では，ドルテグラビル曝露群で5/1,683人（0.3%）に神経管閉鎖障害が認められ，ドルテグラビル非曝露群の0.1%と比べてその差は縮小した[15]．妊娠前からドルテグラビルを使用していた妊婦から出生した359児に神経管閉鎖障害は認められなかったとの報告[16]もあり，神経管閉鎖障害の発生頻度について当初の報告よりも低い結果も示されている．ただし，妊娠中あるいは妊娠の可能性のある女性におけるドルテグラビルの使用については，十分なカウンセリングを実施する必要がある．妊娠判明時にすでに服用中の場合は，神経管が形成されたあとにドルテグラビルベースのレジメンを中止してもメリットはなく，むしろ妊娠中にレジメンを変更することでウイルス量増加，母子感染のリスクが高まる可能性があるため，原則として継続することが推奨される．

妊娠中・後期

❶ 抗ヘルペスウイルス薬

前述のように，妊娠中の性器ヘルペスや水痘感染に対し，アシクロビルやバラシクロビルが使用されることがある．

❷ 抗サイトメガロウイルス薬

妊娠中・後期の使用についての報告はない．

❸ 抗HIV薬

妊娠中・後期の使用時の影響について，報告がある主な薬剤の情報を記載する．

＊ ジドブジン，ラミブジン

HIV感染症のためにジドブジンとラミブジンを併用した母親から生まれた児に，ミトコンドリア機能障害のリスクが増加するとの報告[17]がある．妊娠したサルにジドブジンを投与した動物実験で胎仔にミトコンドリア障害（心筋および骨格筋におけるミトコンドリアミオパシー）が認められたとの報告があるが，ラミブジンに関してはそのような報告はない．

＊ テノホビル ジソプロキシルフマル酸塩，テノホビル アラフェナミドフマル酸塩

テノホビル ジソプロキシルの妊娠中曝露により，児の全身骨塩量が有意に低下したとの報告がある[18]が，B型肝炎の母子感染予防で使用された妊婦における検討では，児の骨塩量に差がなかったとする報告もある[19]．この影響の臨床的意義についてはさらなる検討が必要である．非妊婦の成人HIV感染症に対しては，テノホビル ジソプロキシ

ルよりも腎機能や骨密度への影響が少ないテノホビル アラフェナミドが汎用されているが，現時点では妊婦での安全性のデータに乏しい．

＊ リトナビル，ロピナビル・リトナビル配合剤

ロピナビル・リトナビル配合剤は，妊娠中・後期に血中濃度が低くなることが報告されている．

＊ コビシスタット

コビシスタットは，妊娠中のクリアランス変動により，妊娠中・後期に血中濃度が大幅に低下することが報告されている．この変化に伴い，合剤として共に用いられるダルナビル，エルビテグラビルの血中濃度も著しく低下する．米国食品医薬品局（FDA）や米国保健福祉省（HHS）では妊娠中にコビシスタット含有製剤による治療を推奨しないとしている[20,21]．

関連情報　分娩時ならびに新生児への投与

母子感染予防の観点から，HIV RNA量が1,000コピー/mLを超える妊婦では，分娩方法に関係なく，分娩時にジドブジンの静脈内投与を行うことが推奨されている[1]．妊娠36週のHIV RNA量が検出感度未満であり，cARTの服薬アドヒアランスが良好な妊婦では，ジドブジンの静脈内投与を必要としない．

また，HIV感染母体より出生したすべての児に対して，HIV母子感染を予防する目的で，抗HIV薬の投与を出生後4〜12時間以内に行い，以後4〜6週間継続することが推奨されている．

✻ 授乳期　乳汁中への移行および使い方

❶ 抗ヘルペスウイルス薬

アシクロビルを授乳期の母親に使用した報告はいくつかあり，アシクロビルを経口摂取した女性の母乳中濃度を測定した報告[22]では，RIDは1.1〜1.5%であったと報告されている．アシクロビルの経口バイオアベイラビリティは10〜30%の範囲であり，用量増加とともに減少するとされている．

バラシクロビルはアシクロビルのプロドラッグであり，服用後，速やかにアシクロビルに代謝される．5例の女性を対象とした研究[23]で，母乳を介した児の摂取量は0.33 mg/kg/日とされており，これは乳児に対する用量の1%以下である．

ファムシクロビル，ビダラビン，アメナメビルに関する情報はない．

抗ヘルペスウイルス薬の外用薬は母体への吸収がさらに少ないことから安全と考えられるが，母親に塗布した外用薬を直接乳児が摂取するような状況には注意が必要である．

❷ 抗サイトメガロウイルス薬

　ガンシクロビルの授乳期使用についての情報はない．ガンシクロビルの経口バイオアベイラビリティは低く，児が母乳を介して摂取する量は少ないことが予想される．

　バルガンシクロビル，ホスカルネットについても情報はない．

　母乳中にサイトメガロウイルスが排泄されることから，母乳哺育を行った場合にはサイトメガロウイルスの感染が懸念される．正期産の場合には移行抗体の効果もあり，感染が成立しても顕性発症しないことが多いが，早期産児（特に在胎30週未満），低出生体重児（特に1,000 g未満）ではリスクが高いとされている．感染予防対策として，母乳の凍結・融解操作を行う方法などがある．

❸ 抗HIV薬

　HIVは母乳を介して児に感染する可能性があるため，わが国において母乳哺育は推奨されていない．

　分娩時に新生児にも投与されるジドブジンは，母乳移行量も少ないことが報告されており，ジドブジン1回300 mgを1日2回服用していた女性の母乳中濃度を測定した研究では，RIDは0.01%[24]や0.35%[25]であった．他薬剤については情報が限られるが，母乳中濃度について測定され，RIDは10%以下であったと報告されている薬剤も存在する．

（三浦寄子）

🔻 文献

1) 日本産婦人科感染症学会監修：HIV感染妊娠に関する診療ガイドライン（第2版），日本産婦人科感染症学会，2021. Available at:〈https://hivboshi.org/manual/guideline/2021_guideline.pdf〉

2) Stone KM, et al.: Pregnancy outcomes following systemic prenatal acyclovir exposure: Conclusions from the international acyclovir pregnancy registry, 1984-1999. Birth Defects Res A Clin Mol Teratol, 70: 201-207, 2004. [PMID: 15108247]

3) Pasternak B, et al.: Use of acyclovir, valacyclovir, and famciclovir in the first trimester of pregnancy and the risk of birth defects. JAMA, 304: 859-866, 2010. [PMID: 20736469]

4) ファムビル医薬品インタビューフォーム，2021年1月改訂（第16版）．

5) Wilton LV, et al.: The outcomes of pregnancy in women exposed to newly marketed drugs in general practice in England. Br J Obstet Gynaecol, 105: 882-889, 1998. [PMID: 9746382]

6) 日本産科婦人科学会・日本産婦人科医会 編集・監修：産婦人科診療ガイドライン 産科編 2023. 日本産科婦人科学会，2023.

7) デノシン医薬品インタビューフォーム，2022年

7月改訂（第12版）．

8) Miller BW, et al.: Renal transplantation one week after conception. Transplantation, 60: 1353-1354, 1995. [PMID: 8525535]

9) Pescovitz MD: Absence of teratogenicity of oral ganciclovir used during early pregnancy in a liver transplant recipient. Transplantation, 67: 758-759, 1999. [PMID: 10096536]

10) Alvarez-McLeod A, et al.: Foscarnet treatment of genital infection due to acyclovir-resistant herpes simplex virus type 2 in a pregnant patient with AIDS: case report. Clin Infect Dis, 29: 937-938, 1999. [PMID: 10589917]

11) THE ANTIRETROVIRAL PREGNANCY REGISTRY INTERIM REPORT, 1 JANUARY 1989 THROUGH 31 JANUARY 2023 (Issued: June 2023). Available at: < https://www.apregistry.com/forms/interim_report.pdf>

12) Ford N, et al.: Safety of efavirenz in the first trimester of pregnancy: an updated systematic review and meta-analysis. AIDS, 25: 2301-2304, 2011. [PMID: 21918421]

13) Martinez de Tejada B, et al.: Birth Defects After Exposure to Efavirenz-Based Antiretroviral

Therapy at Conception/First Trimester of Pregnancy: A Multicohort Analysis. J Acquir Immune Defic Syndr, 80: 316-324, 2019. [PMID: 30570524]

14) Zash R, et al.: Neural-Tube Defects with Dolutegravir Treatment from the Time of Conception. N Engl J Med, 379: 979-981, 2018. [PMID: 30037297]

15) Zash R, et al.: Neural-Tube Defects and Antiretroviral Treatment Regimens in Botswana. N Engl J Med, 381: 827-840, 2019. [PMID: 31329379]

16) Pereira GFM, et al.: Dolutegravir and pregnancy outcomes in women on antiretroviral therapy in Brazil: a retrospective national cohort study. Lancet HIV, 8: e33-e41, 2021. [PMID: 33387477]

17) Barret B, et al.: Persistent mitochondrial dysfunction in HIV-1-exposed but uninfected infants: clinical screening in a large prospective cohort. AIDS, 17:1769-1785, 2003. [PMID: 12891063]

18) Siberry GK, et al.: Lower Newborn Bone Mineral Content Associated With Maternal Use of Tenofovir Disoproxil Fumarate During Pregnancy. Clin Infect Dis, 61: 996-1003, 2015. [PMID: 26060285]

19) Salvadori N, et al.: Maternal and Infant Bone Mineral Density 1 Year After Delivery in a Randomized, Controlled Trial of Maternal Tenofovir Disoproxil Fumarate to Prevent Mother-to-child Transmission of Hepatitis B Virus. Clin Infect Dis, 69: 144-146, 2019. [PMID: 30924492]

20) U.S. Food and Drug Administration (FDA): FDA revises certain antiretroviral drug labeling to not recommend cobicistat during pregnancy. FDA News, Issue 33, November 2018. Available at: <https://www.ascpt.org/Resources/ASCPT-News/View/ArticleId/22744/FDA-News-Issue-33-November-2018> (Accessed July 24, 2024)

21) U.S. Department of Health and Human Services (DHHS): Recommendations for the Use of Antiretroviral Drugs During Pregnancy and Interventions to Reduce Perinatal HIV Transmission in the United States. Update January 2024. Available at: < https://clinicalinfo.hiv.gov/en/guidelines/perinatal/safety-toxicity-arv-agents-pharmacoenhancers-cobicistat-tybost > (Accessed July 24, 2024)

22) Taddio A, et al.: Acyclovir excretion in human breast milk. Ann Pharmacother, 28: 585-587, 1994. [PMID: 8068994]

23) Sheffield JS, et al.: Acyclovir concentrations in human breast milk after valaciclovir administration. Am J Obstet Gynecol, 186: 100-102, 2002. [PMID: 11810093]

24) Shapiro RL, et al.: Therapeutic levels of lopinavir in late pregnancy and abacavir passage into breast milk, in the Mma Bana Study, Botswana. Antivir Ther, 18:585-590, 2013. [PMID: 23183881]

25) Corbett AH, et al.: Antiretroviral pharmacokinetics in mothers and breastfeeding infants from 6 to 24 weeks post-partum: Results of the BAN Study. Antivir Ther, 19:587-595, 2014. [PMID: 24464632]

3 ／ COVID-19 治療薬

医薬品	添付文書情報（巻頭参照）		総合評価（巻頭参照）	
	妊娠	授乳	妊娠	授乳
抗ウイルス薬：RNA ポリメラーゼ阻害薬				
レムデシビル　remdesivir ◆ベクルリー	有益性	添文3	本文参照	使用可
モルヌピラビル　molnupiravir ◆ラゲブリオ	禁忌	添文3	本文参照	情報なし
抗ウイルス薬：SARS-CoV-2 プロテアーゼ阻害薬				
ニルマトレルビル・リトナビル nirmatrelvir ritonavir ◆パキロビッド	有益性	添文3	本文参照	本文参照
エンシトレルビル　ensitrelvir ◆ゾコーバ	禁忌	添文2	使用不可	情報なし
中和抗体薬：抗 SARS-CoV-2 モノクローナル抗体				
カシリビマブ・イムデビマブ　casirivimab imdevimab ◆ロナプリーブ	有益性	添文3	使用可	使用可
チキサゲビマブ・シルガビマブ tixagevimab cilgavimab ◆エバシェルド	有益性	添文3	使用可	使用可
ソトロビマブ　sotrovimab ◆ゼビュディ	有益性	添文3	使用可	使用可

❊ COVID-19 の概要

❶ 発生状況と国内の対応

　新型コロナウイルス感染症（COVID-19）は，2019年12月に中国・湖北省武漢市で初めて確認され急速に全世界に感染拡大を続け，日本においては2020年4月上旬にみられたピーク（いわゆる "第1波"）をはじめとして流行を繰り返した．2021年2月13日にCOVID-19は新型インフルエンザ等感染症に指定され，改正新型インフルエンザ等対策特別措置法に基づいたまん延防止等重点措置が実施された．2021年末のオミクロン株発生以降は，多くの亜系統が派生し感染・伝播性が非常に高いものの毒性は低下し，

ワクチンの普及などもあり重症化する症例の割合は低下した．2023年5月8日にCOVID-19は5類感染症に移行となり，当初，全数届出であったものが定点医療機関を通じて新規患者数のサーベイランスが行われるようになった[1]．

❷ 臨床像

COVID-19はSARS-CoV-2による急性呼吸器感染症である．咽頭痛，鼻汁・鼻閉といった上気道症状に加え，倦怠感，発熱，筋肉痛といった全身症状が生じることが多い．オミクロン株に置き換わって以降は，頻度が低くなったものの，重症化リスクの高い一部の患者では感染は下気道まで進展すると考えられ，さらに，急性呼吸窮迫症候群や多臓器不全に至る症例もある．妊娠中のCOVID-19感染については，妊娠初期の感染で先天異常のリスク上昇の報告はない．妊娠後期に感染すると，早産率が高まり，重症化のリスクが報告されている[2,3]．母体の重症合併症のリスクや新生児の入院リスクを低減させるために，日本産科婦人科学会・日本産婦人科感染症学会では，すべての妊婦に週数を問わず積極的なワクチン接種を推奨している[4]．

❸ 薬物療法

COVID-19に対する薬物療法として抗ウイルス薬，免疫抑制薬／免疫調整薬，中和抗体薬がある．レムデシビル，モルヌピラビル，ニルマトレルビル・リトナビル，エンシトレルビルなどの抗ウイルス薬は重症化リスクの高い患者の重症化予防に有効であることが示されている．カシリビマブ・イムデビマブ，チキサゲビマブ・シルガビマブ，ソトロビマブなどの中和抗体薬はオミクロン亜系統に対して効果が減弱していると考えられており，抗ウイルス薬が使用できない場合などに検討される．呼吸不全を伴う中等症Ⅱ以上では，グルココルチコイド製剤の投与が検討され，高流量酸素投与が必要な場合には，バリシチニブやトシリズマブの投与が考慮される[1]．これら免疫抑制薬については，4章「8．免疫抑制薬」（p.165）を参照されたい．

✳ 妊娠計画期

妊娠計画期においては通常の患者と同様の治療方針である．しかしモルヌピラビルやエンシトレルビルなど動物実験で催奇形性リスク上昇の可能性が示唆される薬剤に対しては，ヒトでの妊娠初期曝露による影響について十分な情報が蓄積していない現状においては，投与しない，もしくは必要性が高い場合は妊娠していないことを確認し投与すべきである．

❋ 妊娠期 　胎児へ与える影響および使い方

妊娠初期

❶ 抗ウイルス薬（RNA 合成阻害薬）

＊ レムデシビル

レムデシビルの妊娠初期使用に関する疫学研究は現在のところない．動物実験（ラットおよびウサギ）における胚・胎児への影響に関する試験では，催奇形性は報告されていない．

＊ モルヌピラビル

モルヌピラビルは経口の抗ウイルス薬である．現在のところ，モルヌピラビルのヒトにおける妊娠初期使用に関する疫学研究はない．製薬会社の報告では，2022年12月31日時点で製造販売後に妊婦への投与例が41例あり，妊娠転帰が判明している3例では，生産1例，流産1例，人工妊娠中絶1例であった（承認条件に係る評価報告書；2023年4月24日）．動物実験ではラットにおいて器官形成期に臨床曝露量の8倍に相当する用量を投与し，催奇形性（眼，腎臓および骨格）および胚・胎児致死が3倍以上に相当する用量で胎児の発育遅延が認められている．また，ウサギの器官形成期にモルヌピラビルを投与した実験において，臨床曝露量の18倍に相当する用量で胎児体重の低値が認められている．これらから添付文書においては妊娠または妊娠している可能性のある女性への投与は禁忌となっており，妊娠可能女性に対しては適切な避妊を指導するよう記載されている．現時点では妊娠初期の使用は避けるべきである．

＊ ニルマトレルビル・リトナビル

ニルマトレルビルは経口の抗ウイルス薬（プロテアーゼ阻害薬）である．リトナビルは，ニルマトレルビルの主要代謝酵素であるCYP3Aの阻害作用を有し，ニルマトレルビルの血漿中濃度を維持する目的で併用される．動物試験ではニルマトレルビル，リトナビルともに催奇形性はみられていない．

ニルマトレルビルの妊娠初期使用に関する疫学研究はない．リトナビルはほかの抗ウイルス薬の配合錠で使用され，妊娠初期曝露の情報がいくつかある．抗レトロウイルス薬妊娠レジストリの2023年7月までの集計において，妊娠第1三半期にリトナビルに曝露した生産児3,564例のうち先天異常は88例（2.47％）で，一般の先天異常発生率（2.72％）と比較して増加はなかった（95% CI：1.98-3.03）[5]．フランス出生コホート研究や英国とアイルランドの The National Study of HIV in Pregnancy and Childhood の報告では，リトナビルに妊娠第1三半期に曝露した児において，先天異常のリスク増加はみられなかった[6,7]．

＊ エンシトレルビル

エンシトレルビルは，経口の抗ウイルス薬（プロテアーゼ阻害薬）である．エンシト

レルビルの妊娠中の使用に関する疫学研究や症例報告はない．動物実験では，ウサギにおいて臨床曝露量の5倍相当以上で胎児に催奇形性が認められ，同様に5倍相当で流産が，7.4倍相当で胚・胎児生存率の低下が認められている．ラットでは催奇形性は認められていない．添付文書ではこれらの結果を踏まえ，妊娠または妊娠している可能性のある女性への投与は禁忌であり，妊娠可能年齢女性に対しては適切な避妊を指導するよう記載されている．現時点では妊娠初期の使用は避けるべきである．

❷ 中和抗体薬

COVID-19治療薬として使用される中和抗体薬においては，外来性因子を標的としていることから，生殖発生毒性試験は実施されていない．抗体製剤（生物学的製剤）は，高分子タンパクであり，器官形成期に移行するとは考えられず，催奇形性のリスクはないと推察される．

＊ カシリビマブ・イムデビマブ

現時点では妊娠初期使用によるヒトでの情報はない．

＊ チキサゲビマブ・シルガビマブ

チキサゲビマブ・シルガビマブは筋肉内注射により投与する抗SARS-CoV-2モノクローナル抗体である．現時点ではヒトでの妊娠中使用に関する情報はない．

＊ ソトロビマブ

ソトロビマブ点滴静注用の抗SARS-CoV-2モノクローナル抗体である．米国のケースシリーズで22例が妊娠中にソトロビマブによる治療を受けた．1例に先天異常（臍ヘルニアおよび腸閉鎖）を認めたが，ソトロビマブ投与前に児の臍ヘルニアの指摘を受けており，ソトロビマブ投与による関連はないと考えられる[8]．

妊娠中・後期

❶ 抗ウイルス薬（RNA合成阻害薬）

＊ レムデシビル

レムデシビルの妊娠中期以降の使用による複数のケースレポートやケースシリーズがあり，レムデシビルの投与と関連した児の有害事象は報告されていない[9-11]．

＊ モルヌピラビル

妊娠中期以降の使用に関する情報はない．

＊ ニルマトレルビル・リトナビル

妊娠中期以降にニルマトレルビル・リトナビルを使用したケースシリーズでは，薬剤に関連した児への悪影響はみられていない[12,13]．

＊ エンシトレルビル

妊娠中期以降の使用に関する情報はない．

❷ 中和抗体薬

＊ カシリビマブ・イムデビマブ

複数の中和抗体薬を使用した552例（うちカシリビマブ・イムデビマブ110例）の報告において，妊娠中期以降の使用による明らかな母児への影響は示されていない[14]．

＊ チキサゲビマブ・シルガビマブ

ヒトでの妊娠中使用に関する情報はない．

＊ ソトロビマブ

複数の中和抗体薬を使用した552例（うちソトロビマブ382例）の報告において，妊娠中期以降の使用による明らかな母児への影響は示されていない[14]．米国の単施設のケースシリーズで22例が妊娠中にソトロビマブによる治療を受けた．18例が妊娠中期と後期に投与されたが，明らかな母児への影響はみられていない[8]．

✻ 授乳期 乳汁中への移行および使い方

❶ 抗ウイルス薬（RNA 合成阻害薬）

＊ レムデシビル

レムデシビルのヒトでの乳汁中への移行に関して国内からの報告がある．産後2日目にCOVID-19と診断されレムデシビルを投与された母親の乳汁中濃度は治療5日目の投与1時間前に1.29 mcg/Lであったが，ほかの検体では検出されなかった（<0.5 mcg/L）．活性代謝物GS-441524の乳汁中濃度は，5日目投与前13.5 mcg/L，投与3時間後285 mcg/L，投与24時間後64.3 mcg/Lであった．母乳中のレムデシビルおよびGS-441524のRIDはそれぞれ0.007％および1.6％と推定された[15]．母乳中濃度が低いことに加え，レムデシビルは経口投与時の生物学的利用率が低く，乳児に影響を与える可能性は低いと考えられる．

＊ モルヌピラビル

モルヌピラビルの乳汁中への移行に関する情報はない．

＊ ニルマトレルビル・リトナビル

ニルマトレルビルの授乳中使用に関する情報はない．リトナビルはHIV感染症治療薬として複数の報告で乳汁中移行が調べられている[16-18]．測定可能な濃度で乳汁中に移行するが，授乳中の乳児における副作用の報告はない．ニルマトレルビルの経口投与時の生物学的利用率は低く，乳汁中のリトナビルは少量であるため，授乳中の乳児に悪影響を及ぼす可能性は低い．

＊ エンシトレルビル

現時点ではエンシトレルビルの授乳中使用に関する情報はない．

❷ 中和抗体薬

抗体製剤（生物学的製剤）のような高分子のタンパク製剤は乳汁への分泌が極めて低く、母乳哺育児の曝露レベルが臨床的に問題になることはない。このため、Lactmed では、実測値が報告されていない薬剤でも授乳を続けてよいとする見解が多い。

＊ カシリビマブ・イムデビマブ

カシリビマブ・イムデビマブの乳汁への移行に関する情報はない。分子量が大きいため、乳汁中の量は非常に少ないと考えられる。

＊ チキサゲビマブ・シルガビマブ

チキサゲビマブ・シルガビマブの乳汁への移行に関する情報はない。分子量が大きいため、乳汁中の量は非常に少ないと考えられる。

＊ ソトロビマブ

ソトロビマブの乳汁への移行に関する情報はない。分子量が大きいため、乳汁中の量は非常に少ないと考えられる。

（藤岡　泉）

文献

1) 診療の手引き編集委員会：新型コロナウイルス感染症診療の手引き 第 10.0 版. 2023. Available at 〈https://www.mhlw.go.jp/content/001136687.pdf〉（Accessed November 24, 2023）
2) Shoji K, et al.: Clinical Characteristics and Outcomes of Coronavirus Disease 2019 (COVID-19) in Pregnant Women: A Propensity Score-Matched Analysis of Data From the COVID-19 Registry Japan. Clin Infect Dis, 75: e397-e402, 2022. [PMID: 35037051]
3) Metz TD, et al.: Association of SARS-CoV-2 Infection With Serious Maternal Morbidity and Mortality From Obstetric Complications. JAMA, 327: 748-759, 2022. [PMID: 3512958]
4) 日本産科婦人科学会 / 日本産婦人科医会 編：産婦人科診療ガイドライン産科編 2023.
5) THE ANTIRETROVIRAL PREGNANCY REGISTRY INTERIM REPORT, 1 JANUARY 1989 THROUGH 31 JULY 2023. 2023. Available at 〈https://www.apregistry.com/forms/interim_report.pdf〉（Accessed January 24, 2024）
6) Sibiude J, et al.: Association between prenatal exposure to antiretroviral therapy and birth defects: an analysis of the French perinatal cohort study (ANRS CO1/CO11). PLoS Med, 11: e1001635, 2014. [PMID: 24781315]
7) Tookey PA, et al.: Maternal and foetal outcomes among 4118 women with HIV infection treated with lopinavir/ritonavir during pregnancy: analysis of population-based surveillance data from the national study of HIV in pregnancy and childhood in the United Kingdom and Ireland. BMC Infect Dis, 16: 65, 2016. [PMID: 26847625]
8) Tuan JJ, et al.: Outcomes of pregnant women exposed to Sotrovimab for the treatment of COVID-19 in the BA.1 Omicron predominant era (PRESTO). BMC Infect Dis, 23: 258, 2023. [PMID: 37101135]
9) Zafarbakhsh A, et al.: Remdesivir Prescription in Pregnant Women Infected with COVID-19: A Report of Compassionate Use. Adv Biomed Res, 12: 163, 2023. [PMID: 37564441]
10) Sharma P, et al.: Compassionate Use of Remdesivir in Pregnancy: A Case Series From a COVID-19 Dedicated Center and Review of Literature. Cureus, 15: e43671, 2023. [PMID: 37727185]
11) Ray A, et al.: Characteristics and outcomes of parturients with COVID-19, admitted to a critical care unit: A single-center retrospective observational study. J Family Med Prim Care, 11: 6478-6486, 2022. [PMID: 36618233]
12) Lin CW, et al.: Clinical outcomes of nirmatrelvir-ritonavir use in pregnant women during the Omicron wave of the coronavirus disease 2019 pandemic. J Infect Public Health, 16: 1942-1946, 2023. [PMID: 37871360]
13) Toure BB, et al.: Oral Nirmatrelvir-Ritonavir Use and Clinical Outcomes in Pregnant Patients With Coronavirus Disease 2019 (COVID-19). Obstet

Gynecol, 143: 273-276, 2024. [PMID: 37963387]

14) McCreary EK, et al.: Monoclonal Antibodies for Treatment of SARS-CoV-2 Infection During Pregnancy : A Cohort Study. Ann Intern Med, 175: 1707-1715, 2022. [PMID: 36375150]

15) Wada YS, et al.: Remdesivir and Human Milk: A Case Study. J Hum Lact, 38: 248-251, 2022. [PMID: 35189734]

16) Ramírez-Ramírez A, et al.: Simultaneous quantification of four antiretroviral drugs in breast milk samples from HIV-positive women by an ultra-high performance liquid chromatography tandem mass spectrometry (UPLC-MS/MS) method. PLoS One, 13: e0191236, 2018. [PMID: 29351333]

17) Corbett AH, et al.: Antiretroviral pharmacokinetics in mothers and breastfeeding infants from 6 to 24 weeks post-partum: results of the BAN Study. Antivir Ther, 19: 587-595, 2014. [PMID: 24464632]

18) Palombi L, et al.: Antiretroviral prophylaxis for breastfeeding transmission in Malawi: drug concentrations, virological efficacy and safety. Antivir Ther, 17: 1511-1519, 2012. [PMID: 22910456]

4 / 抗インフルエンザ ウイルス薬

医薬品	添付文書情報（巻頭参照）		総合評価（巻頭参照）	
	妊娠	授乳	妊娠	授乳
ノイラミニダーゼ阻害薬				
オセルタミビル oseltamivir ◆ **タミフル**	有益性	添文3	使用可	使用可
ザナミビル zanamivir ◆ **リレンザ**	有益性	添文3	使用可	使用可
ラニナミビル laninamivir ◆ **イナビル**	有益性	添文3	使用可	使用可
ペラミビル peramivir ◆ **ラピアクタ**	有益性	添文3	情報なし	情報なし
キャップ依存性エンドヌクレアーゼ阻害薬				
バロキサビル baloxavir ◆ **ゾフルーザ**	有益性	添文3	情報なし	本文参照
RNA 依存性 RNA ポリメラーゼ阻害薬				
ファビピラビル favipiravir ◆ **アビガン**	禁忌	添文3	本文参照	本文参照

❀ 妊娠計画期

　インフルエンザウイルスによる急性感染症に対する薬剤として，ノイラミニダーゼ阻害薬（neuraminidase inhibitor；NA阻害薬），キャップ依存性エンドヌクレアーゼ阻害薬，RNA依存性RNAポリメラーゼ阻害薬などの抗インフルエンザ薬が使用される．このうち，RNA依存性RNAポリメラーゼ阻害薬のファビピラビルは，動物実験において催奇形性が認められており条件付きの製造・販売承認である．ほかの抗インフルエンザウイルス薬が無効または効果不十分な新型または再興型インフルエンザ感染症が発生し，本剤を当該インフルエンザウイルスへの対策に使用すると国が判断した場合にのみ，患者への投与が検討される．

✺ 妊娠期　胎児へ与える影響および使い方

　妊娠中にインフルエンザに罹患すると，重症化リスクが上昇することが報告されている．インフルエンザ（H1N1）2009のパンデミック時において，妊婦は非妊婦と比較して入院率が高く[1]，米国では死亡率が上昇した[2]．さらに自然流産や早産，低出生体重児，胎児死亡が増加することが報告されている[3]．したがって，妊婦もしくは産後2週間までの褥婦がインフルエンザ様の症状を認めた際には，NA阻害薬を用いて治療することが推奨されている[4]．

　インフルエンザワクチンの安全性については4章「48. ワクチン」（p.531）に記載する．インフルエンザワクチン接種は妊婦の重症化予防に有効であり，妊娠中の接種が推奨されている[4,5]．有効性については，2013年の研究で，ワクチン接種により妊娠中の女性のインフルエンザ感染リスクが最大で1/2に減少したことが示された[6]．また，インフルエンザワクチン接種により，妊娠中の女性のインフルエンザによる入院リスクを減少させ，生後6ヵ月まで児のインフルエンザ罹患率を減少させた[7,8]．妊婦へのインフルエンザワクチン接種は妊婦と乳児の双方に利益をもたらす可能性がある．

妊娠初期

❶ ノイラミニダーゼ阻害薬

＊ オセルタミビルリン酸塩，ザナミビル水和物

　2009年に新型インフルエンザが世界流行した際に，虎の門病院と妊娠と薬情報センターの相談例をもとに解析した結果がいち早く世界に発信された．この研究では，妊娠第1三半期にオセルタミビルを使用した生産80例のうち1例で先天異常がみられたが，通常の発生率と比較して高くないことが明らかとなった[9]．その後，日本産科婦人科学会が主導で行ったレジストリでは，妊娠第1三半期にオセルタミビルに曝露した156例のうち2人に先天異常がみられ，ザナミビルに曝露した15例のうち先天異常は認めなかった[10]．欧州（デンマーク，ノルウェー，スウェーデン）の出生登録調査と，フランスEFEMERISデータベースの出生登録調査報告では，妊娠第1三半期にオセルタミビルまたはザナミビルに曝露した児1,125例は，曝露しなかった児672,784例と比較して先天異常の発症リスク上昇はみられなかった[11]．デンマークの国家レジストリを用いた研究では第1三半期にオセルタミビルに曝露した生産または死産例406例のうち，先天異常は19例（4.7%）であり，非処方調剤群24,773例（3.7%）と比較してリスク上昇はみられなかった[12]．Organization of Teratology Information Specialistsからの報告でも同様に先天異常発生リスクの上昇はなかった[13]．

　これらの情報から，オセルタミビルおよびザナミビルは，妊娠初期の使用による先天異常のリスク上昇の可能性は低いと考えられる．

＊ ラニナミビルオクタン酸エステル水和物

日本で行われた112例のケースシリーズで，妊娠初期にラニナミビルを使用した17例のうち1例で先天異常を認めた[14]．限られた症例数であるが，本剤は吸入薬であることから胎児に影響を与える可能性は低いと考えられる．

＊ ペラミビル水和物

現在のところ，ペラミビルの妊娠初期使用に関する報告はない．

❷ キャップ依存性エンドヌクレアーゼ阻害薬

＊ バロキサビル マルボキシル

現在のところ，バロキサビルの妊娠初期使用に関する報告はない．

❸ RNA 依存性 RNA ポリメラーゼ阻害薬

＊ ファビピラビル

ファビピラビルの妊娠初期使用に関する疫学研究はないが，新型コロナウイルス感染症（COVID-19）の治療に用いられたケースレポートがある．トルコの大学病院のClinical Pharmacology and Toxicology部門における相談例で，29例中25例が妊娠初期に曝露，うち1例で心房中隔欠損を認めた[15]．また，トルコの催奇形性情報サービスからの報告で，相談のあった9例中7例が妊娠初期に曝露し，いずれも先天異常は認めなかった[16]．トルコの大学病院の催奇形性情報サービスでは，22例の相談例のうち20例が初期曝露し，2例に心奇形・腎奇形の先天異常を認めた．1例は9q34重複症候群の児であり，もう1例は母親がほかの合併疾患により多剤併用した症例であった[17]．症例が限られており安全性を評価することは難しい．

妊娠中・後期

❶ ノイラミニダーゼ阻害薬

＊ オセルタミビルリン酸塩，ザナミビル水和物

日本で行われたケースシリーズでは，妊娠中・後期にオセルタミビルを使用した464例とザナミビルを使用した35例の児において，早産や低出生体重児の率は2009年の日本の全国データと比較して有意な上昇ではなかった[9]．欧州（デンマーク，ノルウェー，スウェーデン）の出生登録調査においても，オセルタミビル，ザナミビルに曝露した5,502例は非曝露の児と比較して，低出生体重，低アプガースコア，早産，死産，新生児死亡などの妊娠転帰のリスク上昇と関連がなかった[11]．デンマークの国家レジストリを用いた研究では，妊娠中・後期にオセルタミビルを処方された1,449例の妊娠では，非処方670,602例と比較して早産，低出生体重，低アプガースコア，死産などのリスク増加はなかった[12]．

* **ラニナミビルオクタン酸エステル水和物**

現時点ではラニナミビルに関する疫学情報はないが，吸入薬であることから胎児への影響は少ないと考えられる．

* **ペラミビル水和物**

現時点ではペラミビルに関する疫学情報はない．

❷ キャップ依存性エンドヌクレアーゼ阻害薬

* **バロキサビル マルボキシル**

現時点ではバロキサビルに関する疫学情報はない．

❸ RNA 依存性 RNA ポリメラーゼ阻害薬

* **ファビピラビル**

妊娠中期以降でCOVID-19治療およびエボラウイルス感染治療のためにファビピラビルを使用したケースレポートがあるが[18,19]，疾患の重症度が高い症例でありファビピラビルの児への影響を評価するには情報が十分ではない．

✳ 授乳期　乳汁中への移行および使い方

❶ ノイラミニダーゼ阻害薬

* **オセルタミビルリン酸塩**

オセルタミビルを服用した母親の母乳中濃度を測定した研究では，RID0.5%と報告された[20]．母乳中へのオセルタミビルの移行はごく少なく，乳児への影響は少ないと考えられる[21]．

* **ザナミビル水和物**

ザナミビルに関する母乳移行の情報はないが，吸入することによる母体血中への吸収は微量であり，母乳中への移行も限定的と考えられる[10]．

* **ラニナミビルオクタン酸エステル水和物**

ラニナミビルを吸入した5例の母乳中濃度は検出限界以下であった[22]．ラニナミビル吸入が母乳を介して児に影響を与える可能性は低いと考えられる．

* **ペラミビル水和物**

ペラミビルに関する母乳移行の情報はない．

❷ キャップ依存性エンドヌクレアーゼ阻害薬

* **バロキサビル マルボキシル**

現時点ではバロキサビルに関する母乳移行の情報はない．

❸ RNA 依存性 RNA ポリメラーゼ阻害薬

＊ ファビピラビル

COVID-19治療のためファビピラビルを使用した母親が生後15ヵ月の児に授乳したが，児に明らかな影響はなかったとの報告がある[23]．情報が限られているため安全性の評価は難しい．

（藤岡　泉）

📖 文献

1) Mertz D,et al.: Pregnancy as a risk factor for severe outcomes from influenza virus infection: A systematic review and meta-analysis of observational studies. Vaccine, 35: 521-528, 2017. [PMID: 28024955]

2) Mosby LG, et al.: 2009 pandemic influenza A (H1N1) in pregnancy: a systematic review of the literature. Am J Obstet Gynecol, 205: 10-18, 2011. [PMID: 21345415]

3) Håberg SE, et al.: Risk of fetal death after pandemic influenza virus infection or vaccination. N Engl J Med, 368: 333-340, 2013. [PMID: 23323868]

4) Guidelines for Obstetrical practice in Japan, 2023 edition2023.

5) ACOG Committee Opinion No. 732: Influenza Vaccination During Pregnancy. Obstet Gynecol, 131: e109-e114, 2018. [PMID: 29578985]

6) Thompson MG, et al.: Effectiveness of seasonal trivalent influenza vaccine for preventing influenza virus illness among pregnant women: a population-based case-control study during the 2010-2011 and 2011-2012 influenza seasons. Clin Infect Dis, 58: 449-457, 2014. [PMID: 24280090]

7) Zaman K, et al.: Effectiveness of maternal influenza immunization in mothers and infants. N Engl J Med, 359: 1555-1564, 2008. [PMID: 18799552]

8) Thompson MG, et al.: Influenza Vaccine Effectiveness in Preventing Influenza-associated Hospitalizations During Pregnancy: A Multi-country Retrospective Test Negative Design Study, 2010-2016. Clin Infect Dis, 68: 1444-1453, 2019. [PMID: 30307490]

9) Tanaka T, et al.: Safety of neuraminidase inhibitors against novel influenza A (H1N1) in pregnant and breastfeeding women. CMAJ, 181: 55-58, 2009. [PMID: 19528139]

10) Saito S, et al.: Outcomes of infants exposed to oseltamivir or zanamivir in utero during pandemic (H1N1) 2009. Am J Obstet Gynecol, 209: 130. e1-130.e9, 2013. [PMID: 23583838]

11) Graner S, et al.: Neuraminidase inhibitors during pregnancy and risk of adverse neonatal outcomes and congenital malformations: population based European register study. BMJ, 356: j629, 2017. [PMID: 28246106]

12) Ehrenstein V, et al.: Oseltamivir in pregnancy and birth outcomes. BMC Infect Dis, 18: 519, 2018. [PMID: 30326840]

13) Chambers CD, et al.: Oseltamivir use in pregnancy: Risk of birth defects, preterm delivery, and small for gestational age infants. Birth Defects Res, 111: 1487-1493, 2019. [PMID: 31397112]

14) Minakami H, et al.: Pregnancy outcomes of women exposed to laninamivir during pregnancy. Pharmacoepidemiol Drug Saf, 23: 1084-1087, 2014. [PMID: 25074683]

15) Tırmıkçıoğlu Z: Favipiravir exposure and pregnancy outcome of COVID-19 patients. Eur J Obstet Gynecol Reprod Biol, 268: 110-115, 2022. [PMID: 34902747]

16) Ertem O, et al.: The outcomes of favipiravir exposure in pregnancy: a case series. Arch Gynecol Obstet, 307 (5): 1385-1395, 2023. [PMID: 35622152]

17) Özen B, et al.: Favipiravir does not appear to be a major teratogen: Case series from Türkiye. J Gynecol Obstet Hum Reprod, 53 (1): 102693, 2023. [PMID: 37984519]

18) Yassa M, et al.: Lung Ultrasound Can Influence the Clinical Treatment of Pregnant Women With COVID-19. J Ultrasound Med, 40 (1): 191-203, 2021. [PMID: 32478445]

19) Dörnemann J, et al.: First Newborn Baby to Receive Experimental Therapies Survives Ebola Virus Disease. J Infect Dis, 215 (2): 171-174, 2017. [PMID: 28073857]

20) Wentges-van Holthe N, et al.: Oseltamivir and breastfeeding. Int J Infect Dis, 12: 451, 2008. [PMID: 18243025]

21) Greer LG, et al.: Pharmacokinetics of oseltamivir in breast milk and maternal plasma. Am J Obstet Gynecol, 204: 524.e1-524.e4, 2011. [PMID: 21457910]

22) 田中敏博ほか：授乳婦に対する抗インフルエンザ薬，ラニナミビルオクタン酸エステル投与の安全性．第40回日本小児臨床薬理学会学術集会 抄録集，2013.

23) Karabayır N, et al.: Use of Favipiravir in Lactating Mother With COVID-19. Turk Arch Pediatr, 56 (5): 533-534, 2021. [PMID: 35110126]

5 / 抗真菌薬

医薬品	添付文書情報（巻頭参照）		総合評価（巻頭参照）	
	妊娠	授乳	妊娠	授乳
ポリエンマクロライド系				
アムホテリシン B　amphotericin B ◆ **ファンギゾン，ハリゾン**	有益性	添文③	使用可	使用可
アムホテリシン B リポソーム製剤 liposomal amphotericin B ◆ **アムビゾーム**	有益性	添文③	使用可	使用可
フルオロピリミジン系				
フルシトシン　flucytosine ◆ **アンコチル**	禁忌	添文③	本文参照	情報なし
アゾール系				
ミコナゾール　miconazole ◆ **フロリード**	禁忌	添文③	使用可	使用可
フルコナゾール　fluconazole ◆ **ジフルカン**	禁忌	添文②	本文参照	使用可
ホスフルコナゾール　fosfluconazole ◆ **プロジフ**	禁忌	添文②	本文参照	使用可
イトラコナゾール　itraconazole ◆ **イトリゾール**	禁忌	添文③	使用可	本文参照
ボリコナゾール　voriconazole ◆ **ブイフェンド**	禁忌	添文③	本文参照	情報なし
ポサコナゾール　posaconazole ◆ **ノクサフィル**	有益性	添文③	情報なし	情報なし
イサブコナゾニウム　isavuconazonium ◆ **クレセンバ**	有益性	添文③	情報なし	情報なし
キャンディン系				
ミカファンギン　micafungin ◆ **ファンガード**	有益性	添文③	情報なし	使用可
カスポファンギン　caspofungin ◆ **カンサイダス**	有益性	添文③	情報なし	使用可
トリアゾール系				
ホスラブコナゾール　fosravuconazole ◆ **ネイリン**	禁忌	添文②	情報なし	情報なし

	添付文書情報（巻頭参照）		総合評価（巻頭参照）	
医薬品	妊娠	授乳	妊娠	授乳
ニューモシスチス肺炎治療薬				
ペンタミジン　pentamidine ◆ ベナンバックス	有益性	添文③	使用可	情報なし
アトバコン　atovaquone ◆ サムチレール	有益性	添文③	使用可	情報なし

✳ 妊娠計画期

　真菌感染症は，深在性（内臓）感染と表在性感染とに分類される．グルココルチコイド治療中や抗悪性腫瘍薬，免疫抑制薬の使用中などに免疫が低下している症例で，深在性真菌症の増加が問題となっている．各種ガイドラインなどを参考に適正な薬剤を選択されたい．

　表在性真菌症に対して，通常は局所療法が行われる．イミダゾール系，トリアゾール系，チオカルバメート系，ベンジルアミン系，モルホリン系などに分類される外用薬が医療用医薬品として発売され，一部は市販薬としても発売されている．また，角質が肥厚した部位や爪白癬などの難治性の場合には内服治療も行われる．

　抗真菌薬の使用にあたり，妊娠計画期に考慮すべき事項はない．

✳ 妊娠期　胎児へ与える影響および使い方

❶　ポリエンマクロライド系

　The Collaborative Perinatal Project に参加した 50,282 組の母児のうち，9 組が妊娠第 1 三半期に本剤を使用していた報告がある[1]．また，妊娠第 1 三半期を含む妊娠中に本剤を使用した多くの報告を加えても，本剤と胎児への悪影響との関連は認められていない[2]．

❷　フルオロピリミジン系

　ヒトでは妊娠期にフルシトシンを使用した報告がいくつか存在し[3-7]，胎児への悪影響はみられていない．これらは妊娠第 2，第 3 三半期に使用されたものである．また，真菌細胞内でフルオロウラシルとなって核酸合成系を阻害するので，フルオロウラシルが生殖や発達に影響する懸念が残る．したがって，フルシトシンの妊娠期の使用は，代替薬がない場合に限られる．

❸ アゾール系

* ミコナゾール

ヒトでの研究報告はいくつかあり，使用症例数の多いものとしては，母体が妊娠第1三半期にミコナゾールを経腟投与された7,266例の児において，悪影響はみられなかったとの報告がある[2]．その他の報告も経腟投与であるが，いずれも先天異常のリスクはなかった．

また，ある研究では，妊娠第1三半期の腟炎治療で自然流産のリスクが上昇することが示され，後の研究でアロマターゼ阻害作用によるものである可能性が示唆された[2]．ただし，経腟投与による全身移行量は投与量の1%程度とかなり低い．

* フルコナゾール

フルコナゾールの妊娠期の使用に関する報告は以下のとおりである．

① 妊娠第1三半期にフルコナゾールに曝露された226例[8]，121例[9]において先天異常発生率の増加はみられていない．

② 2015年のメタ解析によれば，妊娠第1三半期にフルコナゾール曝露において，全体の先天異常発生率の上昇はみられなかったが，心奇形はオッズ比1.29［95% CI：1.05-1.58］であった[10]．

③ デンマークの人口集団をベースとした研究において，妊娠第1三半期にフルコナゾールを処方された女性の児において，先天異常全体のリスク上昇はみられなかったが，ファロー四徴症との関連が認められた[11]．

④ 妊娠第1三半期に1,079例で150〜600 mgのフルコナゾールの処方を受けたが，先天異常や早産，低出生体重のリスク増加もみられなかった[12]．

⑤ 妊娠第1三半期に高用量（400〜800 mg）のフルコナゾールを投与した5例における多発先天異常の症例報告がある[13-16]．

⑥ デンマークの研究において，単回経口フルコナゾールを処方された妊娠における流産のハザード比は1.48［95% CI：1.23-1.77］であった[17]．

この結果を受け，米国食品医薬品局（FDA）や米国疾患対策センター（CDC）では研究結果の可否が明らかになるまで，妊娠中は経口フルコナゾールではなく，外用フルコナゾールの使用にとどめるよう勧告している．

妊娠第1三半期の継続した高用量フルコナゾール（400 mg/日以上）投与については，催奇形性のリスクが示唆される．一般的用量においては，大半の研究で全体の先天異常発生のリスク上昇はみられていない．しかし，一部の先天異常や流産率の増加とフルコナゾールとの関連が報告されている．

* ホスフルコナゾール

ホスフルコナゾールはフルコナゾールのリン酸化プロドラッグであるため，妊娠期の影響はフルコナゾールとして検討する．

* イトラコナゾール

① デンマークの人口集団をベースとしたフルコナゾールの研究のなかで，イトラコ

ナゾールについても言及されている．妊娠第1三半期にイトラコナゾールを処方された687人の女性の乳児において，先天異常のリスク増加は認められなかった[11]．

② 妊娠第1三半期にイトラコナゾールに曝露した206例と，催奇形性物質に曝露のなかった207例の対照群において，先天異常発生率に有意差はみられなかった[18]．

③ 妊娠第1三半期にイトラコナゾールに曝露した198例と，催奇形性物質に曝露のなかった対照群198例を比較し，先天異常発生については両群間では差がなかった．そのほか，分娩方法，正期産率，早産率，過期産率，1分後・5分後のアプガースコア，男女比率，新生児合併症においても両群間では差が認められなかった．流産・中絶・胎児死亡の率が高くなったが，著者らはイトラコナゾールが原因ではなかったと結論している[19]．

④ 妊娠第1三半期にイトラコナゾールの処方を受けた88例を調査したところ，先天異常が3例に認められたが，異常の種類は一致しなかった[20]．

ヒトにおける使用経験は限られるが，これまでの報告からは，妊娠初期に使用しても，奇形発生のリスクはないか，低いものであると考えられる．

＊ ボリコナゾール

2013年の症例報告で，28歳の妊婦に妊娠19週時にボリコナゾールを開始し妊娠全期間を通して治療を行った．妊娠35週で健康な男児を出産し，生後6ヵ月の時点で神経学的発達・成長に問題はなかったと報告された[21]．

動物実験では，ラットへ10 mg/kg以上の投与において催奇形性（口蓋裂，水腎症・尿管水腫），ウサギへ100 mg/kgの投与において胎児毒性（胎児死亡率増加，骨格変異など）が認められたとの報告がある[22]（臨床用量4〜6 mg/kg/回）．

＊ ポサコナゾール

ヒトの妊娠期の使用報告はなく，安全性は不明である．製薬企業が実施した動物実験で，ラットにおいて，臨床曝露量（AUC）と同程度の曝露量で，分娩障害，出生児数の減少，生存率低下，催奇形性が認められた．ウサギでは，AUCを上回る曝露量で，吸収胚の増加および胎児数の減少が認められた[23]．

＊ イサブコナゾニウム硫酸塩

ヒトの妊娠期の使用報告はなく，安全性は不明である．製薬企業が実施した動物実験で，ラットおよびウサギの胚・胎児発生に関する試験において，それぞれ臨床曝露量の0.1倍および0.2倍で胎児に骨格異常（催奇形性）が認められた[24]．

❹ キャンディン系

＊ ミカファンギンナトリウム

妊娠期の使用に関する疫学研究の報告はない．動物実験では，催奇形性は認められなかったが[25]，ヒトでの実際の影響は不明である．

* カスポファンギン酢酸塩

　妊娠期の使用に関する疫学研究の報告はない．製薬企業が実施したラットの生殖発生毒性試験において，母動物に毒性が現れる用量（5 mg/kg/日）で，胎児体重の減少ならびに頭蓋および体躯の不完全骨化の発現率が増加することが認められている．ヒトでの実際の影響は不明である．

❺　トリアゾール系

* ホスラブコナゾール

　ヒトでの妊娠中の使用に関する情報はない．製薬企業が実施した生殖発生毒性試験[26]では，ラットまたはウサギで胚・胎児に骨格形成への影響（骨格変異，骨化遅延，骨化不全等）が認められている．ラットにおいては80 mg/kg/日（母動物に体重および摂餌量の減少がみられる用量）で出生児に水晶体混濁，外表異常（短尾，鎖肛等）および生存率の低下が認められている．またラットへの100 mg/kg/日（母動物に1例死亡がみられた用量）で異常（口蓋裂，小眼球症等）が認められている．ヒトでの実際の影響は不明である．

❻　ニューモシスチス肺炎治療薬

* ペンタミジンイセチオン酸塩

　HIV感染女性に帝王切開前7日間，ペンタミジン200 mg（静注）で治療を行った際の出産時の母体血中濃度は0.0813 μg/mLで，臍帯血濃度は0.0132 μg/mLであった[27]．

　HIV陽性治療のためペンタミジンとその他の薬剤で治療していた妊婦のうち，5人は静注ペンタミジンで，30人はエアロゾル化したペンタミジン吸入を行った．使用した妊娠時期はさまざまであるが，ペンタミジンに関連した異常はみられなかった[27-30]．

　アフリカで実施された研究で，アフリカ・トリパノソーマ症（睡眠病，sleeping sickness）の治療のため，ペンタミジンを投与された8人の妊婦，26人の授乳婦，そして妊娠中であり授乳中の1人は，妊娠や授乳への悪影響はみられなかったと報告されている[31]．

　なお，エアロゾル化したペンタミジンへの医療従事者の曝露は，動物実験で悪影響を及ぼす濃度に相当する可能性があることが推定されたことから[32]，妊娠している医療従事者のエアロゾル化したペンタミジンの曝露を最小限にする予防策をとっている医療施設もある[33]．

　以上より，ペンタミジンに関連する催奇形性などの悪影響は報告されていないが，少数例の報告であり安全性は明確になっていない．吸入投与であれば，全身循環中の薬剤濃度上昇が少ないため，影響はほとんどないと考えられる．ただ念のため，治療として使用していない職業曝露にあたる妊婦の場合は，吸入使用であっても曝露量が最小限になるよう予防策をとる施設も報告されている．静注使用の場合は腎障害の報告もあるため，ほかの代替薬がない場合とするが，疾患の治療が優先される．

＊ アトバコン

　アトバコンの使用については，母児に対するマラリア治療も重要となるため，ベネフィット・リスクを十分に検討する必要がある．

　妊娠第2・3三半期にアトバコンとほかの抗マラリア薬を併用した90例の妊婦において，妊婦自身や新生児に悪影響はみられていない[34-36]．また，処方歴をもとにした研究においては，受精後3～8週に曝露された93例と，妊娠第1三半期にアトバコンとプログアニルの合剤に曝露された149例では，先天異常の増加はみられなかった．研究の特性から，曝露期間や先天異常の発生率は確認できていない[37]．

　2012年の抄録報告のため詳細は不明だが，アトバコンとプログアニルの合剤に曝露されたあと Teratology Information Service（TIS）に相談した妊婦133例の妊娠結果は，7例に異常がみられ，その内訳は水腎症，股関節形成不全，腹壁破裂，無脳症，3例の遺伝子異常（2例の21トリソミー，1例のペンドレッド症候群）であった[38]．

❼ 使い方

　深在性真菌感染症は，免疫が低下した症例において発症することが多く，重篤かつ致死性の可能性があるため，薬剤による胎児への影響の有無にかかわらず，母体の感染症治療が最優先されるべきである．まさに薬剤は有益性投与となる．

　表在性真菌症に対する妊娠期の治療は外用薬が第一選択となる．

✵ 授乳期 　乳汁中への移行および使い方

❶ ポリエンマクロライド系

　これまで乳汁移行に関する報告はない．しかし，アムホテリシンBはほとんど消化管吸収されないこと，分子量が約924と大きいこと，タンパク結合率が高いことから[39]，薬物治療中の授乳も可能と考えられている．

❷ フルオロピリミジン系

　これまで乳汁移行に関する報告はない．

❸ アゾール系

＊ ミコナゾール

　これまで乳汁移行に関する報告はない．しかし，ミコナゾールの経腟吸収は投与量の1％，外用塗布使用においては経皮吸収されないか投与量の0.1％の吸収である．また，ミコナゾールゲルを舌上に100 mg塗布し嚥下した際の血漿中のミコナゾールは定量限界（0.1 μg/mL）未満であったことからも，経口吸収はごくわずかであると考えられる[40]．

* フルコナゾール

フルコナゾールをそれぞれ150 mg，200 mg使用した2人の母親の乳汁中薬物濃度の報告[41,42]によれば，最高値はそれぞれ2.9 mg/L，4.1 mg/Lであり，RIDは20.3％，21.5％と算出され，母乳中薬物濃度の半減期は，それぞれ約30時間，26.9時間と推測された．乳児が母乳から摂取することとなるフルコナゾールは0.6 mg/日と算出され，また，母親が授乳に関連した胸部カンジダ症治療のためにフルコナゾールを服用した研究では，乳児にフルコナゾールの副作用が96例中7例に，軽微な症状として頬の紅潮，胃腸障害，水様便，粘液便がみられたと報告された[43]．

* ホスフルコナゾール

これまで乳汁移行に関する報告はない．ホスフルコナゾールは投与直後から速やかに活性代謝物であるフルコナゾールに変換され，ホスフルコナゾール自体の消失半減期は1.5～2.5時間である[44]．授乳に関する情報はフルコナゾールを参考にされたい．

* イトラコナゾール

イトラコナゾールを12時間間隔で1回200 mgを2回内服した母乳中の薬物濃度は，2回目服用4時間後が70.2 μg/Lと測定したなかで最も高値を示し，そのときのM/P比は0.51であった[45]．RIDは約1.48％と算出され，安全性の指標となる5～10％を下回っている．また，イトラコナゾールは食事や胃酸分泌によって吸収への影響を受ける薬剤であり，新生児は胃の酸生成能力が低いため，イトラコナゾールの吸収が弱まると考えられる．

* ボリコナゾール

これまで乳汁移行に関する報告はない．バイオアベイラビリティはほぼ100％であったと報告されている[22]．

* ポサコナゾール，イサブコナゾニウム硫酸塩

これまで乳汁移行に関する報告はない．

❹ キャンディン系

これまで乳汁移行に関する報告はない．カスポファンギンの経口吸収は乏しい．

❺ トリアゾール系

これまで乳汁移行に関する報告はない．

❻ ニューモシスチス肺炎治療薬

* ペンタミジンイセチオン酸塩

これまで乳汁移行に関する報告はない．エアロゾル化した場合はペンタミジンの全身移行性は高くない[46]．

* アトバコン

乳汁移行を検討した報告はない．米国CDCによると，5 kg未満の児への授乳は推奨

しないとされている[47].

❼ 使い方

　剤形が注射剤である抗真菌薬や，口腔または食道カンジダで使用される液剤ならびにゲル剤は経口吸収がないため，母体に投与された薬剤がたとえ母乳に移行し，乳児がその母乳を哺乳しても，乳児に薬剤の作用は生じない．また，外用薬で使用した場合も母体の血中濃度自体が低いため，乳児へ悪影響を及ぼすことはないと考えられる．

　授乳による影響が生じるかどうか検討すべき薬剤は，内服で使用される薬剤のみである．また，薬剤による影響がないとしても，もちろん母体の病態も考慮したうえで，授乳の可否を決定する必要がある．

（石井真理子）

📕 文献

1) Heinonen OP, et al.: Birth Defects and Drugs in Pregnancy. Littleton, MA: Publishing Sciences Group, 1977.
2) Briggs GG, et al.: Drugs in Pregnancy and Lactation, 12th ed., Wolters Kluwer, 2022.
3) Philpot CR, et al.: Cryptococcal meningitis in pregnancy. Med J Aust, 2:1005-1007, 1972. [PMID: 4578877]
4) Schönebeck J, et al.: Candida albicans septicaemia during first half of pregnancy successfully treated with 5-fluorocytosine. Br Med J, 4:337-338, 1973. [PMID: 4202261]
5) Curole DN: Cryptococcal meningitis in pregnancy. J Reprod Med, 26:317-319, 1981. [PMID: 7252951]
6) Chotmongkol V, et al.: Cryptococcal meningitis in pregnancy: a case report. J Med Assoc Thai, 74: 421-422, 1991. [PMID: 1791397]
7) Chen CP, et al.: Cryptococcal meningitis in pregnancy. Am J Perinatol, 13:35-36, 1996. [PMID: 8645383]
8) Mastroiacovo P, et al.: Prospective assessment of pregnancy outcomes after first-trimester exposure to fluconazole. Am J Obstet Gynecol, 175: 1645-1650, 1996. [PMID: 8987954]
9) Sorensen HT, et al.: Risk of malformations and other outcomes in children exposed to fluconazole in utero. Br J Clin Pharmacol, 48: 234-238, 1999. [PMID: 10417502]
10) Alsaad AM, et al.: Exposure to fluconazole and risk of congenital malformations in the offspring: A systematic review and meta-analysis. Reprod Toxicol, 52: 78-82, 2015. [PMID: 25724389]
11) Mølgaard-Nielsen D, et al.: Use of Oral Fluconazole during Pregnancy and the Risk of Birth Defects. N Engl J Med, 369: 830-839, 2013. [PMID: 23984730]
12) Nørgaard M, et al.: Maternal use of fluconazole and risk of congenital malformations: a Danish populationbased cohort study. J Antimicrob Chemother, 62: 172-176, 2008. [PMID: 18400803]
13) Lee BE, et al.: Congenital malformations in an infant born to a woman treated with fluconazole. Pediatr Infect Dis J, 11: 1062-1064, 1992. [PMID: 1461702]
14) Pursley TJ, et al.: Fluconazole-induced congenital anomalies in three infants. Clin Infect Dis, 22: 336-340, 1996. [PMID: 8838193]
15) Aleck KA, et al.: Multiple malformation syndrome following fluconazole use in pregnancy: report of an additional patient. Am J Med Genet, 72: 253-256, 1997. [PMID: 9332650]
16) Lopez-Rangel E, et al.: Prenatal exposure to fluconazole: an identifiable dysmorphic phenotype. Birth Defects Res A Clin Mol Teratol, 73: 919-923, 2005. [PMID: 16265639]
17) Mølgaard-Nielsen D, et al.: Association between use of oral fluconazole during pregnancy and risk of spontaneous abortion and still birth. JAMA, 315: 58-67, 2016. [PMID: 26746458]
18) De Santis M, et al.: First-trimester itraconazole exposure and pregnancy outcome: a prospective cohort study of women contacting teratology information services in Italy. Drug Saf, 32: 239-244, 2009. [PMID: 19338381]
19) Bar-Oz B, et al.: Pregnancy outcome after in utero exposure to itraconazole: a prospective cohort study. Am J Obstet Gynecol, 183: 617-620, 2000. [PMID: 10992182]

20) Jick SS: Pregnancy outcomes after maternal exposure to fluconazole. Pharmacotherapy, 19: 221-222, 1999. [PMID: 10030772]

21) Shoai Tehrani M, et al.: Case report of exposure to voriconazole in the second and third trimesters of pregnancy. Antimicrob Agents Chemother; 57: 1094-1095, 2013. [PMID: 23165463]

22) ブイフェンド錠・静注・DS 医薬品インタビューフォーム，2023年8月改訂（第25版）．

23) ノクサフィル点滴静注 医薬品インタビューフォーム，2022年7月改訂（第8版）．

24) クレセンバ点滴静注・カプセル 医薬品インタビューフォーム，2023年4月作成（第4版）．

25) ファンガード 医薬品インタビューフォーム，2023年7月改訂（第24版）．

26) ネイリンカプセル100 mg 医薬品インタビューフォーム，2023年12月改訂（第7版）．

27) Schwebke K, et al.: Pentamidine concentrations in a mother with AIDS and in her neonate. Clin Infect Dis, 20: 1569-1570, 1995. [PMID: 7548518]

28) Nana D, et al.: Pentamidine prophylaxis in pregnancy（abstract）. Am J Obstet Gynecol, 166: 387, 1992.

29) Stratton P, et al.: Human immunodeficiency virus infection in pregnant women under care at AIDS clinical trial centers in the United States. Obstet Gynecol, 79: 364-368, 1992. [PMID: 1738515]

30) Gates HS Jr, et al.: Pneumocystis carinii pneumonia in pregnancy: A case report. J Reprod Med, 38: 483-486, 1993. [PMID: 8331631]

31) Pohlig G, et al.: Efficacy and safety of parfuramidine versus pentamidine maleate for treatment of first stage sleeping sickness in a randomized, comparator-controlled, international phase 3 clinical trial. PLoS Negl Trop Dis, 10: e0004363, 2016. [PMID: 26882015]

32) Ito S, et al.: Estimation of fetal risk from aerosolized pentamidine in pregnant healthcare workers. Chest, 106: 1460-1462, 1994. [PMID: 7956402]

33) Conover B, et al.: Aerosolized pentamidine and pregnancy. Ann Intern Med, 109: 927, 1988. [PMID: 3190049]

34) McGready R, et al.: The pharmacokinetics of atovaquone and proguanil in pregnant women with acute falciparum malaria. Eur J Clin Pharmacol, 59: 545-552, 2003. [PMID:

12955371]

35) McGready R, et al.: A randomized comparison of artesunate-atovaquone-proguanil versus quinine in treatment for uncomplicated falciparum malaria during pregnancy. J Infect Dis, 192: 846-853, 2005. [PMID: 16088834]

36) McGready R, et al.: Artesunate-atovaquone-proguanil rescue treatment of multidrug-resistant Plasmodium falciparum malaria in pregnancy: a preliminary report. Trans R Soc Trop Med Hyg, 97: 592-594, 2003. [PMID: 15307434]

37) Pasternak B, et al.: Atovaquone-proguanil use in early pregnancy and the risk of birth defects. Arch Intern Med, 171: 259-260, 2011. [PMID: 21325117]

38) Reuvers N, et al.: Pregnancy outcome after first trimester exposure to Malarone（atovaquone-proguanil）: a prospective case-series. Birth Defects Res A Clin Mol Teratol, 94: 329, 2012.

39) ファンギゾンシロップ 医薬品インタビューフォーム，2023年9月改訂（第9版）．

40) フロリードゲル経口用2% 医薬品インタビューフォーム，2021年8月（改訂第8版）．

41) Force RW: Fluconazole concentrations in breast milk. Pediatr Infect Dis J, 14: 235-236, 1995. [PMID: 7761190]

42) Schilling CG, et al.: Excretion of fluconazole in human breast milk（abstract 130）. Pharmacotherapy, 13: 287, 1993.

43) Moorhead AM, et al.: A prospective study of fluconazole treatment for breast and nipple thrush. Breastfeed Rev, 19: 25-29, 2011. [PMID: 22263374]

44) プロジフ静注液 医薬品インタビューフォーム，2023年5月改訂（第20版）．

45) Drugs and Lactation Database（LactMed）. Available at:〈https://www.ncbi.nlm.nih.gov/books/NBK501922/〉

46) Fortunato SJ, et al.: Determination of pentamidine transfer in the in vitro perfused human cotyledon with high-performance liquid chromatography. Am J Obstet Gynecol, 160: 759-761, 1989. [PMID: 2929699]

47) Tan KR, et al.；CDC: Malaria. Chapter4: Travel-Related Infectious Diseases. Travelers'Health. Available at:〈https://wwwnc.cdc.gov/travel/yellowbook/2024/infections-diseases/malaria〉（Accessed October 8, 2024）

6 / 抗寄生虫薬

医薬品	添付文書情報（巻頭参照）		総合評価（巻頭参照）	
	妊娠	授乳	妊娠	授乳
抗線虫薬				
ピランテル　pyrantel ◆コンバントリン	有益性	添文3	本文参照	使用可
メベンダゾール　mebendazole ◆**メベンダゾール**	禁忌	添文3	使用可	使用可
ジエチルカルバマジン　diethylcarba-mazine ◆**スパトニン**	有益性	添文3	情報なし	情報なし
イベルメクチン　ivermectin ◆**ストロメクトール**	有益性	添文3	使用可	使用可
抗吸虫薬				
プラジカンテル　praziquantel ◆**ビルトリシド**	有益性	添文3	本文参照	使用可
抗条虫薬				
アルベンダゾール　albendazole ◆**エスカゾール**	禁忌	添文3	使用可	使用可
抗マラリア薬				
メフロキン　mefloquine ◆**メファキン**	禁忌	添文3	使用可	使用可
アトバコン・プログアニル　atovaquone・proguanil ◆**マラロン**	有益性	添文3	使用可	情報なし
プリマキン　primaquine ◆**プリマキン**	禁忌	添文3	情報なし	使用可
アルテメテル・ルメファントリン artemether・lumefantrine ◆**リアメット**	禁忌*1 （妊娠14週未満）	添文3	使用可	使用可
抗原虫薬：抗トリコモナス薬				
メトロニダゾール　metronidazole ◆**フラジール**（内服）	禁忌*2 （妊娠3ヵ月以内）	添文2	使用可	使用可

＊1：妊娠14週以降の妊婦には有益性投与．
＊2：有益性が危険性を上回ると判断される疾患の場合は除く．妊娠3ヵ月を過ぎた女性には有益性投与．

医薬品	添付文書情報（巻頭参照）		総合評価（巻頭参照）	
	妊娠	授乳	妊娠	授乳
抗原虫薬：抗トリコモナス薬				
メトロニダゾール　metronidazole ◆ **フラジール**（腟錠）	有益性	添文3	使用可	使用可
チニダゾール　tinidazole ◆ **チニダゾール**（内服）	禁忌*3 （妊娠3ヵ 月以内）	添文2	本文参照	使用可
チニダゾール　tinidazole ◆ **チニダゾール**（腟錠）	——	——	使用可	使用可
抗原虫薬：腸管アメーバ症治療薬				
パロモマイシン　paromomycin ◆ **アメパロモ**	有益性	添文3	本文参照	使用可
抗トキソプラズマ薬				
スピラマイシン　spiramycin ◆ **スピラマイシン**	——	添文3	使用可	本文参照
スピラマイシン酢酸エステル　spiramycin acetate ◆ **アセチルスピラマイシン**	有益性	添文3	使用可	本文参照

＊3：妊娠3ヵ月を過ぎた女性には有益性投与.

　抗寄生虫薬においては，その症状により，適切な治療を行うため，保険適応外使用や国内未承認薬（希少疾病治療薬）の使用が必要な場合がある．妊婦や妊娠を希望する女性においては，抗寄生虫薬の妊娠中の使用における情報が限られているうえ，疾患によっては重篤な転帰が予想されることからも，まずは抗寄生虫薬が必要となる状況の回避が重要であると考えられる．

✳ 妊娠計画期

　妊娠を計画していることを理由に必要な治療を控える必要はない．

✳ 妊娠期　胎児へ与える影響および使い方

❶ 抗線虫薬

＊ ピランテルパモ酸塩

　生殖発生毒性試験では催奇形性は認められていない．腸管吸収は非常に少ないが，ヒトでの妊娠期使用に関する疫学研究は行われておらず，妊娠中の使用については治療の有益性を考慮して行う必要がある．

＊ メベンダゾール

妊娠中にメベンダゾールを使用した192人（71.5%が妊娠第1三半期曝露）の妊婦の児において先天異常の増加は認められていない[1]．デンマークの国家レジストリを利用した報告では，妊娠第1三半期に曝露した1,022人において先天異常の増加はみられていない．妊娠中に曝露した2,567人においては，死産，新生児死亡，低出生体重児のリスク増加はみられなかった[2]．また，腸管吸収はきわめて低い（0.1〜0.3%）．これらから，児への影響は少ないと考えられる．妊娠第2三半期以降の使用で有害事象は報告されていない．

＊ ジエチルカルバマジンクエン酸塩

動物試験では催奇形性は認められていない．ヒトでの情報がないため，代替薬がない場合以外の使用は推奨されない．

＊ イベルメクチン

生殖発生毒性試験では，母体毒性を生じる投与量においてマウス・ラット・ウサギで口蓋裂，ウサギで前肢屈曲が認められた．

ヒトにおいては，オンコセルカ症などの流行地域における集団治療での報告があり，妊娠第1三半期にイベルメクチンを使用した200人[3]，110人[4]の研究で，先天異常の発生リスクの上昇は認められていない．オンコセルカ症に感染した場合には，全盲になるリスクが高いため，妊娠第1三半期であっても使用が許容される[5]．

❷ 抗吸虫薬

＊ プラジカンテル

動物試験では，催奇形性は認められていない．ヒトにおいては，妊娠初期に使用した妊婦から生まれた児37人[6]，妊娠初期に使用した妊婦6人[7]の児において，先天異常は認められていない．症例数が少ないため，現時点では安全性の結論を出すことは難しい．

ランダム化二重盲検プラセボ対照試験において，妊娠12〜16週時に割り付けられたプラジカンテル群184人，プラセボ群186人との比較では，出生体重に有意な差はみられなかった．流産，死産，先天異常についても有意な差はみられなかった[8]．妊娠第2三半期以降の使用については1,000人以上の報告があるが，有害事象は報告されていない．

❸ 抗条虫薬

＊ アルベンダゾール

アフリカなどの寄生虫流行地域の集団治療などにおいて，妊娠期使用800人以上の研究[9]で先天異常の増加は認められていない（使用時期不明確）．また，妊娠第2三半期使用では800人以上の妊婦において，有害事象は認められていない[10]．

妊娠初期の研究がないため，妊娠中の使用については治療の有益性を考慮して行う必要がある．

❹ 抗マラリア薬

* キニーネ塩酸塩水和物（販売中止）

妊娠第1三半期にマラリアの治療目的でキニーネを使用した妊婦の児112人の研究[11]，104人の研究[12]において，先天異常の発生頻度の増加は認められていない．

人工妊娠中絶のために高用量を使用した例では，母児の死亡，生存児において先天異常，難聴が認められ[13]，ほかにも高用量使用で児に難聴，盲目が報告されている．

妊娠第2・3三半期のマラリア治療目的での使用に関しては，先天異常，視覚・聴覚，神経学的異常は認められていない[14]．

* メフロキン塩酸塩

妊娠期使用978人において（ほとんどが妊娠第1三半期使用），児における先天異常の発生率の増加は認められていない[15]．

児の発達に関しては，妊娠第2・3三半期の使用において，悪影響は認められなかったとの報告がある[16]．マラリアの予防的治療のため，妊娠中にメフロキンを使用した群，スルファドキシン・ピリメタミンを使用した群とで，児の死亡率，栄養状態，精神発達を出生後1・9・12ヵ月時点で比較を行った研究では，9ヵ月時点での精神発達に関してのみ，メフロキン使用群の児において，影響がみられた結果が報告されている．しかし，その他ではスルファドキシン・ピリメタミンに曝露された児に違いはみられなかった[17]．

マラリアは妊娠第2・3三半期が特に重症化しやすく，母体死亡率が高い（50%）ため，WHOのマラリア治療ガイドラインでは，薬剤の有効性と胎児への影響を検討し，早期の適切な治療を推奨している．

* アトバコン・プログアニル塩酸塩

デンマークの出生レジストリにおいて，妊娠第1三半期使用の妊婦から生まれた児149人では，先天異常の発生率の増加との関連は認められていない[18]．製薬会社による有害事象報告の調査結果では，妊娠中にアトバコン・プログアニルを使用した女性のうち（約80%が妊娠第1三半期の使用），調査可能であった124例において先天異常に関して特定のパターンはみられなかった[19]．妊婦における未治療のマラリアは，胎児に相当なリスクを有するため，治療が優先されると考えられる．

* プリマキンリン酸塩

生殖発生毒性試験では，ラットにおいて，反復投与30.8 mg/kg/日で胚吸収増加，胎児生存率と体長の減少，内臓異常（水頭症，内臓逆位），骨格変異の増加が認められた．単回投与57 mg/kgにおいて，母動物の死亡，胎児異常（骨化中心への影響に起因する口蓋裂，小顎症など）が認められた．

ヒトでの情報がなく，十分に評価することはできない．

＊ アルテメテル・ルメファントリン配合剤

妊娠第1三半期にアルテメテル・ルメファントリンに曝露した児164人のうち，先天異常がみられたのは1例，また，流産，死産，早産のリスク増加とは関連がみられなかったとの報告[20]，妊娠第1三半期に使用した150例について周産期死亡，早産，死産，低出生体重児のリスク増加はみられず，生後12ヵ月までに神経発達への影響はみられなかったとの報告がある[21]．妊娠中期もしくは後期にアルテメテル・ルメファントリンに曝露した125例において早産率が高かったとの報告[22]，妊娠中期もしくは後期にアルテメテル・ルメファントリンを使用した女性881例について周産期死亡率，新生児死亡率，乳児死亡率，また乳児における重篤な有害事象について，治療群間に大きな差はみられなかったとの報告がある[23]．

❺ 抗原虫薬

＊ メトロニダゾール

妊娠第1三半期使用についての疫学研究が複数行われており，イスラエルの催奇形性情報サービス[24]やデンマークの国家レジストリや米国のメディケイド[25,26]による情報を用いた研究により妊娠初期の使用と先天異常発生の上昇とに関連はみられていない．

腟錠に関しては，全身循環への吸収がほとんどないので，妊娠期に使用しても胎児への影響はないものと考えられる．

＊ チニダゾール

生殖発生毒性試験では，催奇形性は認められていない．

ヒトにおいては，症例対照研究で，先天異常発生との関連は認められなかった．しかし，使用時期は妊娠第2三半期のものが多く症例数も少ないため，催奇形性について評価することはできない[27]．

腟錠に関しては，全身循環への吸収がほとんどないので，妊娠期に使用しても胎児への影響はないものと考えられる．類似物質であるメトロニダゾールを参照されたい．

＊ パロモマイシン硫酸塩

生殖発生毒性試験で催奇形性は認められていない．また，ヒトでの妊娠期使用に関する疫学研究は行われていない．

インタビューフォームに記載されている症例報告では，児に異常は認められていない．

ほかのアミノグリコシド系抗菌薬（カナマイシン，ストレプトマイシンなど）の妊娠期使用により，胎児の聴覚神経に影響があることが知られているが，パロモマイシンでの報告は現時点ではない．経口投与における腸管吸収は限られているため，胎児への影響は少ないと考えられるが，ヒトでの情報も少ないため，使用は代替薬のない場合に限られる．

❻ 抗トキソプラズマ薬

＊ スピラマイシン，スピラマイシン酢酸エステル

スピラマイシンの妊娠期使用の症例報告では，多くの健常児が報告されている[28-32]．しかし，妊娠第1三半期の使用例が限られている．

> **関連情報** **トキソプラズマ症**
>
> トキソプラズマ症はTORCH症候群の1つで，妊娠中の初感染が先天性トキソプラズマ症の発症につながるため注意が必要である．先天性トキソプラズマ症の症状としては，水頭症，脳内石灰化，網脈絡膜炎，肝肥大などが認められている．
>
> 感染予防としては，食肉を十分加熱する，猫との接触を避ける，土いじり後は手洗いをするなどが推奨されている．
>
> 『産婦人科診療ガイドライン─産科編2023』では，妊娠成立後の初感染が疑われる場合は，胎児感染予防を目的としてスピラマイシンを速やかに投与することが記載されている．トキソプラズマの妊婦スクリーニングに関する対応については，国立研究開発法人日本医療研究開発機構 成育疾患克服等総合研究事業 母子感染に対する母子保健体制構築と医療技術開発のための研究班のウェブサイトにおいて，「トキソプラズマ妊娠管理マニュアル」が紹介されている[33]．

✳ 授乳期 乳汁中への移行および使い方

❶ 抗線虫薬

＊ ピランテルパモ酸塩

ピランテルの授乳期使用による情報はない．腸管吸収は少なく，乳児へ悪影響を与える可能性は低い．

＊ メベンダゾール

メベンダゾールの母乳中への移行は少量である．母乳産生低下を示唆する報告があるが，経口ではほとんど吸収されないため，乳児や母乳の産生に影響を与えるとは考えにくい．

＊ ジエチルカルバマジンクエン酸塩

授乳期使用による情報はない．

＊ イベルメクチン

イベルメクチンの母乳中への移行は少量であり，乳児に悪影響を与える量ではないと考えられる．RIDは約1%以下との報告がある[34-36]．

❷ 抗吸虫薬

＊ プラジカンテル

母乳中への移行は少量であったとの報告がある[37]．ほかの報告ではRIDは0.05％と報告されており[38] 乳児が摂取する量は少なく，乳児に有害事象が起こる可能性は低いと考えられる．

❸ 抗条虫薬

＊ アルベンダゾール

アルベンダゾールの経口投与による腸管吸収は少ない．アルベンダゾールと活性代謝物アルベンダゾールスルホキシドの母乳中への移行は少量であるため[39]，乳児の摂取量は少なく，有害事象を起こす可能性は低いと考えられる．アルベンダゾールを単回で使用した女性の乳児では，母乳摂取量に影響はみられなかったとの報告がある[40]．

❹ 抗マラリア薬

＊ キニーネ塩酸塩水和物（販売中止）

キニーネの母乳中への移行量は少量なので[41]，乳児の摂取量は少なく有害事象が起こるような量ではないと考えられる．しかし，G6PD欠損症児をもつ母親においては，使用されるべきではないとされている．

＊ メフロキン塩酸塩

メフロキンの母乳中への移行は少量であり，単回投与による完全母乳でのRIDは3.8％であったとの報告がある．母乳中の半減期は16.6日であった[42]．

＊ アトバコン・プログアニル塩酸塩

授乳期使用に関する情報はない．

＊ プリマキンリン酸塩

G6PD活性正常母児20組について，プリマキン0.5 mg/kg/日を14日間服用した母親の母乳中への移行は少なく，RIDは約0.6％であったとの報告がある[43]．この報告では，ほとんどの乳児の血中から活性代謝物は検出されなかった．また，乳児において薬剤に関連した溶血はみられなかった．

＊ アルテメテル・ルメファントリン配合剤

完全母乳の場合，体重5 kgの児では，推奨用量（5 kgの児における）のアルテメテルは0.4％未満，ルメファントリンは10％未満を摂取することになるとの報告がある[44]．

❺ 抗原虫薬

＊ メトロニダゾール

母乳から摂取することになるメトロニダゾールの薬剤量は，乳児の治療量に比べると少量である．新生児のメトロニダゾール推奨用量の10%未満を摂取することになるとの報告がある[45]．乳児10人において口腔や胃腸の不調な症状はみられなかった一方で，児の口腔内や直腸内カンジダ感染症のリスク増加が報告されている．

腟錠に関しては，全身循環への吸収がほとんどないため授乳期使用は問題ないものと考えられる．

＊ チニダゾール

母乳から摂取することになるチニダゾールの薬剤量は，乳児の治療量に比べると少量である[46]．乳児への影響に関する情報はないが，メトロニダゾールを使用した母親の乳児において，口腔内や直腸内カンジダ感染症のリスク増加が報告されているので，チニダゾールに関しても注意が必要である．

＊ パロモマイシン硫酸塩

パロモマイシンの授乳期の使用に関する情報はない．しかし，パロモマイシンは腸管吸収が少なく，未変化体で糞便中に排泄されることから，乳児に悪影響が起こる可能性は低いと考えられる．

❻ 抗トキソプラズマ薬

＊ スピラマイシン，スピラマイシン酢酸エステル

スピラマイシンのインタビューフォーム*には，スピラマイシン1.5 g/日（1日最小推奨用量の半分）を3日間投与した母親が授乳している乳児の血清中濃度は20 μg/mLであった．これは，治療用量を投与した成人の血清中C_{max}である約3 μg/mLの6倍以上であると記載されている[47]．また，アセチルスピラマイシンのインタビューフォームには，スピラマイシン酢酸エステル内服時の母乳中移行は血中濃度の3倍に達すると記載されている[48]．ヒトでの情報が十分にないため，授乳期の使用に関しては乳児の様子を観察し，本剤の薬理作用に基づく影響が現れていないか注意が必要である．

（八鍬奈穂）

＊ スピラマイシンの医薬品インタビューフォームでは，『Drugs in Pregnancy and Lactation, 9th Ed.』（2011）を参照し記載されている．米国では市場から撤退したため，10th Ed 以降はスピラマイシンの項目は削除されている．

文献

1) Diav-Citrin O, et al.: Pregnancy outcome after gestational exposure to mebendazole: A prospective controlled cohort study. Am J Obstet Gynecol, 188: 282-285, 2003. [PMID: 12548230]

2) Torp-Pedersen A, et al.: Birth outcomes after exposure to mebendazole and pyrvinium during pregnancy - A Danish nationwide cohort study. J Obstet Gynaecol, 36: 1020-1025, 2016. [PMID: 27189319]

3) Pacqué M, et al.: Pregnancy outcome after inadvertent ivermectin treatment during community-based distribution. Lancet, 336: 1486-1489, 1990. [PMID: 1979100]

4) Chippaux JP, et al.: Absence of any adverse effect of inadvertent ivermectin treatment during pregnancy. Trans R Soc Trop Med Hyg, 87: 318, 1993. [PMID: 8236406]

5) de Silva N, et al.: Anthelmintics. A comparative review of their clinical pharmacology. Drugs, 53: 769-788, 1997. [PMID: 9129865]

6) Adam I, et al.: Is praziquantel therapy safe during pregnancy? Trans R Soc Trop Med Hyg, 98: 540-543, 2004. [PMID: 15251403]

7) Adam I, et al.: Praziquantel for the treatment of schistosomiasis mansoni during pregnancy. Ann Trop Med Parasitol, 99: 37-40, 2005. [PMID: 15701253]

8) Olveda RM, et al.: Efficacy and safety of praziquantel for the treatment of human schistosomiasis during pregnancy: a phase 2, randomised, double-blind, placebo-controlled trial. Lancet Infect Dis, 16: 199-208, 2016. [PMID: 26511959]

9) Ndibazza J, et al.: Effects of deworming during pregnancy on maternal and perinatal outcomes in Entebbe, Uganda: a randomized controlled trial. Clin Infect Dis, 50: 531-540, 2010. [PMID: 20067426]

10) Ndyomugyenyi R, et al.: Efficacy of ivermectin and albendazole alone and in combination for treatment of soil-transmitted helminths in pregnancy and adverse events: a randomized open label controlled intervention trial in Masindi district, western Uganda. Am J Trop Med Hyg, 79: 856-863, 2008. [PMID: 19052293]

11) McGready R, et al.: The effects of quinine and chloroquine antimalarial treatments in the first trimester of pregnancy. Trans R Soc Trop Med Hyg, 96: 180-184, 2002. [PMID: 12055810]

12) Heinonen OP, et al.: Birth Defects and Drugs in Pregnancy. Publishing Sciences Group, pp.299, 302, 1977.

13) Dannenberg AL, et al.: Use of quinine for self-induced abortion. South Med J, 76: 846-849, 1983. [PMID: 6867792]

14) Adam I, et al.: Quinine therapy in severe Plasmodium falciparum malaria during pregnancy in Sudan. East Mediterr Health J, 10: 159-166, 2004. [PMID: 16201722]

15) Schlagenhauf P, et al.: Pregnancy and fetal outcomes after exposure to mefloquine in the pre- and periconception period and during pregnancy. Clin Infect Dis, 54: e124-131, 2012. [PMID: 22495078]

16) Bounyasong S: Randomized trial of artesunate and mefloquine in comparison with quinine sulfate to treat P. falciparum malaria pregnant women. J Med Assoc Thai, 84: 1289-1299, 2001. [PMID: 11800303]

17) Rupérez M, et al.: Mortality, morbidity, and developmental outcomes in infants born to women who received either mefloquine or sulfadoxine-pyrimethamine as intermittent preventive treatment of malaria in pregnancy: a cohort study. PLoS Med, 13: e1001964, 2016. [PMID: 26905278]

18) Pasternak B, et al.: Atovaquone-proguanil use in early pregnancy and the risk of birth defects. Arch Intern Med, 171: 259-260, 2011. [PMID: 21325117]

19) Mayer RC, et al.: Safety of atovaquone-proguanil during pregnancy. J Travel Med, 26: pii, 2019. [PMID: 30544231]

20) Mosha D, et al.: Safety of artemether-lumefantrine exposure in first trimester of pregnancy: an observational cohort. Malar J, 13: 197, 2014. [PMID: 24884890]

21) Manyando C, et al.: Exposure to artemether-lumefantrine (Coartem) in first trimester pregnancy in an observational study in Zambia. Malar J, 14: 77, 2015. [PMID: 25877884]

22) McGready R, et al.: A randomized controlled trial of artemether-lumefantrine versus artesunate for uncomplicated Plasmodium falciparum treatment in pregnancy. PLoS Med, 5: e253, 2008. [PMID: 19265453]

23) Nambozi M, et al.: Artemisinin-based combination therapy during pregnancy: outcome of pregnancy and infant mortality: a cohort study. Malar J, 18: 105, 2019. [PMID: 30922317]

24) Diav-Citrin O, et al.: Pregnancy outcome after gestational exposure to metronidazole: a prospective controlled cohort study. Teratology, 63: 186-192, 2001. [PMID: 11320529]

25) Sørensen HT, et al.: Safety of metronidazole during pregnancy: a cohort study of risk of congenital abnormalities, preterm delivery and low birth weight in 124 women. J Antimicrob Chemother, 44: 854-856, 1999. [PMID: 10590296]

26) Piper JM, et al.: Prenatal use of metronidazole and birth defects: no association. Obstet Gynecol, 82: 348-352, 1993. [PMID: 8355932]

27) Czeizel AE, et al.: Oral tinidazole treatment during pregnancy and teratogenesis. Int J Gynecol

Obstet, 83: 305-306, 2003. [PMID: 14643044]

28) Foulon W, et al.: Treatment of toxoplasmosis during pregnancy: a multicenter study of impact on fetal transmission and children's sequelae at age 1 year. Am J Obstet Gynecol, 180: 410-415, 1999. [PMID: 9988811]

29) Gras L, et al.: Association between prenatal treatment and clinical manifestations of congenital toxoplasmosis in infancy: a cohort study in 13 European centres. Acta Paediatr, 94: 1721-1731, 2005. [PMID: 16421031]

30) Gilbert R, et al.: Effect of timing and type of treatment on the risk of mother to child transmission of Toxoplasma gondii.BJOG, 110: 112-120, 2003. [PMID: 12618153]

31) Gilbert R, et al.: Ecological comparison of the risks of mother-to-child transmission and clinical manifestations of congenital toxoplasmosis according to prenatal treatment protocol. Epidemiol Infect, 127: 113-120, 2001. [PMID: 11561963]

32) Galanakis E, et al.: Outcome of toxoplasmosis acquired during pregnancy following treatment in both pregnancy and early infancy. Fetal Diagn Ther, 22: 444-448, 2007. [PMID: 17652934]

33) 母子感染の予防と診療に関する研究班ウェブサイト . Available at: 〈http://cmvtoxo.umin.jp/〉

34) Ogbuokiri JE, et al.: Ivermectin levels in human breastmilk. Eur J Clin Pharmacol, 45: 389-390, 1993. [PMID: 8299677]

35) Ogbuokiri JE, et al.: Ivermectin levels in human breast milk. Eur J Clin Pharmacol, 46: 89-90, 1994. [PMID: 8005194]

36) Rodari P, et al.: Ivermectin concentration in breastmilk of a woman with Strongyloides stercoralis and human T-lymphotropic virus-I co-infection. Acta Trop, 202: 105249, 2020. [PMID: 31678122]

37) Pütter J, et al.: Quantitative studies on the occurrence of praziquantel in milk and plasma of lactating women. Eur J Drug Metab Pharmacokinet, 4:

193-198, 1979. [PMID: 575330]

38) Bustinduy AL, et al.: Population Pharmacokinetics of Praziquantel in Pregnant and Lactating Filipino Women Infected with Schistosoma japonicum. Antimicrob Agents Chemother, 64: e00566–20, 2020. [PMID: 32631820]

39) Abdel-tawab AM, et al.: Albendazole and its metabolites in the breast milk of lactating women following a single oral dose of albendazole. Br J Clin Pharmacol, 68: 737-742, 2009. [PMID: 19916998]

40) Mofid LS, et al.: Maternal postpartum deworming and infant milk intake: Secondary outcomes from a trial. Matern Child Nutr, 17: e13183, 2021. [PMID: 33729674]

41) Phillips RE, et al.: Quinine pharmacokinetics and toxicity in pregnant and lactating women with falciparum malaria. Br J Clin Pharmacol, 21: 677-683, 1986. [PMID: 3527243]

42) Edstein MD, et al.: Excretion of mefloquine in human breast milk. Chemotherapy, 34: 165-169, 1988. [PMID: 3262044]

43) Gilder ME, et al.: Primaquine Pharmacokinetics in Lactating Women and Breastfed Infant Exposures. Clin Infect Dis, 67: 1000-1007, 2018. [PMID: 29590311]

44) Jain JP, et al.: Estimating of the amount of artemether and lumefantrine excreted through breast milk. Trop Med Int Health, 20: 184-185, 2015.

45) Passmore CM, et al.: Metronidazole excretion in human milk and its effect on the suckling neonate. Br J Clin Pharmacol, 26: 45-51, 1988. [PMID: 3203060]

46) Mannisto PT, et al.: Concentrations of tinidazole in breast milk. Acta Pharmacol Toxicol (Copenh), 53: 254-256, 1983. [PMID: 6356785]

47) スピラマイシン錠 150 万単位「サノフィ」 インタビューフォーム , 2019 年 9 月改訂（第 6 版）.

48) アセチルスピラマイシン錠　インタビューフォーム , 2019 年 9 月改訂（第 14 版）.

7 / 抗悪性腫瘍薬

抗悪性腫瘍薬は，患者の状況によって判断が変わる可能性があり，薬ごとの各論が論じにくいため，今回の版より医薬品一覧の掲載を見送ることとした．

✳ 妊娠計画期

母体が以前にアルキル化薬やシクロホスファミドを含んだ化学療法を受けた場合，治療後に卵巣機能不全や早期閉経が認められ，不妊の原因となる可能性がある．影響は，薬剤の総量に依存し，年齢が高いほど影響が出やすいと報告されている[1]．男性患者においても，アルキル化薬やシクロホスファミドなどの抗がん薬により造精機能障害が生じ得ることが知られている．抗がん治療別の性腺機能への影響については『小児，思春期・若年がん患者の妊孕性温存に関する診療ガイドライン2017年版』を参照されたい[2]．

✳ 妊娠期のがん薬物療法

❶ 疫学

近年，妊婦の高齢化により妊娠期がんが増加しているとの報告がある[3]．また，非侵襲的出生前検査の実施が，この増加にさらに寄与するとの予想もなされている[4]．

がん，不妊症，妊娠に関する国際ネットワーク（The International Network on Cancer Infertility and Pregnancy；INCIP）の報告によると，妊娠中に多いがん種は乳がん（40%），リンパ腫（12%），子宮頸がん（10%）であった[5]．大半の患者（67%）は，手術（28%），化学療法（40%），放射線療法（1%），標的療法（2%），またはその組み合わせ（28%）からなるがん治療を受けていた．ほとんどの妊娠（88%）は生児の出産に終わったが，47%は早産で，そのうち1/3は，妊娠34週以前の出産であった．出生した児の21%にはsmall for gestational ageがみられた．先天異常は出生児の3%で，これは一般集団で予想される割合と同程度であった．

❷ 妊婦への抗がん薬投与

多くの抗がん薬は，分子量が比較的小さいため，ほとんどの薬剤は胎盤を通過して胎児に到達する[6,7]．循環血漿量の増加，腎臓・肝臓による排泄の増強，および，アルブミン濃度の低下など，妊娠中に生じる生理学的変化が原因となり，さまざまな抗がん薬の薬理が変化する可能性がある．非妊娠女性に投与する抗がん薬の投与レジメンを妊娠中の患者（同じ体重）に対して実施する場合，その投薬は過少治療となるかもしれない[6]．しかし，妊娠女性に対して異なる用量による化学療法を実施すべきかどうかは，いまだに明確にされていない．

また，妊娠期がんの場合，母親本人が胎児への影響を恐れて治療を拒否する場合があるという，固有の問題もある．もし妊娠していなかったら，その患者にどのような治療を行うのか，予後はどうか，妊娠に合わせて治療を変更した場合の影響について検討する．例えば乳がんにおいては，年齢をマッチさせた非妊娠女性に提示され得るプロトコルに従うべきであるとする報告がある[8,9]．

❸ 妊娠中の化学療法の影響

妊娠中の化学療法は，自然流産，胎児死亡，および，児の先天異常のリスクを増加させる可能性がある．先天異常のリスクは，化学療法薬の種類や投与時期に関連する．先天異常の発生は児の器官形成期と関連する．したがって，妊娠第1三半期の間は基本的には化学療法を避けるべきである（表1）[10]．しかしながら，妊娠第1三半期の曝露があっても，先天異常なく出生した児の報告も多くみられるため，偶発的な曝露例においては慎重な判断が求められる．

妊娠第2・3三半期には，使用が検討される抗がん薬もある．妊娠中期以降における化学療法の投与は，先天異常とは関連しないが，胎児発育不全（fetal growth restriction；FGR）のリスクが高まる可能性がある．子宮内で化学療法に曝露された胎児376例（は

表1　妊娠期ごとのがん治療

	0～12 weeks	13～26 weeks	＞27 weeks
外科手術			
放射線療法（非骨盤領域）			
放射線療法（骨盤領域）			
化学療法			
分子標的治療			

■ 可能
■ リツキシマブとイマチニブを除いて，限定的な証拠のため支持されていない
■ 避けるべき

（文献10より作成）

ぼすべてが器官形成後の曝露）の検証において，胎児死亡率は5%，そして，新生児死亡率は1%であった．その他の合併症として，早産（5%），FGR（7%），および，一過性の骨髄抑制（4%）が含まれていた[7]．早産やFGRについては，薬剤のみならず，母体の全身状態も影響していると考えられている．骨髄抑制をきたすような抗がん薬を用いる場合，骨髄の回復期間や，母体と胎児における好中球減少の時期を考慮し，分娩は化学療法の最終コース後の2〜3週間後とするのがよい．特に早産児では，薬剤の代謝・排泄が未熟であるため，より十分な期間を設けることが重要となる[11,12]．出生前4週間以内に抗がん薬に曝露した49人の新生児に関する報告では，一過性好中球減少症の発生率は33%であった[13]．化学療法後22〜28日目に出産した新生児における出生時の好中球減少症の発生率は20%でありピークであった[14]．

❹　抗がん薬への子宮内曝露児

　妊娠第2・3三半期に抗がん薬治療を行う例において，中枢神経系への影響や発がんリスクが上がるのではないかとの懸念もあるが，妊娠中に治療を受けた血液悪性腫瘍の母親から生まれた児84例（急性白血病29例，ホジキンリンパ腫26例，悪性リンパ腫29例）について，長期的に経過をみた報告では，すべての児において精神神経発達に問題はなく，中央値18.7年（6〜29年）のフォロー期間では，がんや白血病の発症はみられなかった[15]．

　一方で化学療法を受けた急性リンパ性白血病の小児患者では，注意障害および学習障害について報告されており[16]，今後も子宮内での抗がん薬曝露児においての神経発達について長期評価が望まれる．

✤　妊娠期　胎児へ与える影響および使い方

　本項では，抗がん薬のなかで，妊娠中に投与される頻度が比較的高く，かつすでに報告が集積しつつあるものを選択して解説する．

❶　アルキル化薬：マスタード類

＊　シクロホスファミド水和物，イホスファミド

　妊娠第1三半期にシクロホスファミド曝露があり，骨格や口蓋の異常，四肢や眼の異常をきたした例の報告があるが[17]，先天異常がみられなかった症例も多く報告されている[18-20]．イホスファミドについては報告がない．

　妊娠第2三半期以降のシクロホスファミド投与は，乳がんや悪性リンパ腫に用いられた例での報告が多数ある．乳がんのレジストリ登録症例の報告では，シクロホスファミド曝露例が101例含まれていたが有意な有害事象の増加はなかった[21]．骨髄抑制[22,23]やFGRの報告はみられるが[24]，いずれも多剤併用症例であるため，単剤での影響は不明

である.

　イホスファミドは少数の症例報告がある．骨盤骨のユーイング肉腫に対して，イホス
ファミドとアドリアマイシンを投与した例の児に異常はみられなかった[25]．ユーイング
肉腫，骨肉腫などにそれぞれ妊娠26 〜 30週にイホスファミドとドキソルビシンを投与
した5例のケースシリーズにおいては，1例で羊水減少がみられ，投与から3週間あけ
て妊娠29週に帝王切開にて出産となっている．早産児でありNICU管理を要したが，
先天異常はなく5ヵ月の時点での発達は正常であった[26]．しかし，妊娠23週でイホス
ファミドを含む治療を開始した例では，児の無尿による羊水減少のため妊娠帰結となっ
たが，生後7日に新生児死亡となりイホスファミドによる児の腎障害が疑われた[27]．

❷ 代謝拮抗薬：葉酸代謝拮抗薬

＊ メトトレキサート

　生殖発生毒性試験において，試験されたすべての動物種において，催奇形性または胎
仔致死性がみられている．

　メトトレキサートは悪性腫瘍のみならず関節リウマチの治療に用いられるが，海外で
は人工中絶にも用いられている（50 〜 90 mg筋注/回）．人工中絶目的で投与を受けたも
のの，堕胎にならず出産に至った例において先天異常の報告が多数ある[28-31]．先天異常
は一定のパターンを呈するため，メトトレキサート胎芽病と呼ばれる．メトトレキサー
ト胎芽病の特徴は，中枢神経系奇形（水頭症，髄膜脊髄瘤，無脳症，頭頂骨狭頭症），顔面
の異常（口蓋裂，耳介低位，小顎症または下顎後退など），四肢の異常（合指症など）である．
低用量メトトレキサートへの妊娠曝露に関しては疫学研究が行われている．詳細は4章
「13. 抗リウマチ薬」での解説（p.213）も参照されたい．

❸ 抗がん性抗生物質：アントラサイクリン系

＊ ドキソルビシン塩酸塩，ダウノルビシン塩酸塩

　ドキソルビシンの妊娠中の使用についての疫学研究は行われていない．

　血液悪性腫瘍のために妊娠初期にドキソルビシンを使用した48例を含む報告におい
て，流産2例，胎児死亡2例を認めたが，出生した児に先天異常はみられなかった[32]．

　妊娠中期以降の投与例の報告では，乳がんのレジストリ登録のうちドキソルビシンを
使用した98例の報告において，有害事象の増加は認められなかった[33]．

　しかしながら，ドキソルビシンは心毒性があることで知られているため，心機能につ
いての注意は必要である．胎児期にアントラサイクリンに曝露した81例（ドキソルビシ
ン70例）では心機能に異常はみられなかった[34]が，妊娠26 〜 33週にリンパ腫に対し
てR-CHOP療法を行った症例より出生した児に，心筋症が生じたとの報告がある[35]．
心機能は6ヵ月で改善している．著者らは，ドキソルビシンの心毒性によるものと考察
している．

❹ 微小管阻害薬：タキサン系

＊ パクリタキセル

パクリタキセルを妊娠第1三半期に使用した症例の報告はない.

妊娠第2・3三半期の使用の症例報告は20例以上あり，多くは異常なしであった[36-40]. 妊娠26週にパクリタキセルとトラスツズマブの投与を行った例において，羊水過少が生じたが著者はトラスツズマブの影響であると考察している[41].

子宮頸がんに対して，パクリタキセル135 mg/m^2＋シスプラチン60 mg/m^{2}の投与を行った3例については，3～8年後のフォローが行われており，神経精神運動発達も異常がなかったと報告されている[37].

❺ ホルモン剤（抗エストロゲン薬）

＊ タモキシフェンクエン酸塩

タモキシフェンは抗エストロゲン薬で，タモキシフェンと構造相同性の高いジエチルスチルベストロール（DES）は，子宮内曝露により男児，女児ともに生殖器官の構造異常の原因になり得ることが知られている[42]. また，DES子宮内曝露は成人期に腟と子宮頸部の明細胞腺がんの原因となり得ることも知られている[43]. しかしながら，妊娠中にタモキシフェンに曝露して長期追跡された症例はまれで，曝露児におけるタモキシフェンに誘導された発がんの報告はない.

妊娠初期にタモキシフェンに曝露した児に先天異常がみられたとの報告が複数あるが，一定のパターンはみられていない[44,45]. 女児においてアンドロゲンの影響によると思われる外性器の異常がみられた例の報告もある[46]. また，販売元製薬会社の安全性データベースにおいて，妊娠初期のみに曝露した37例をみると，生産8例のうち2例と人工中絶6例のうち2例に先天異常が認められている[47]. 生産例でみられた先天異常のうち1例においても，女児の外陰部の男性化がみられ薬剤の影響が疑われた. ただし，転帰不明が17例もいることや前方視的な調査ではないため，発生率についての評価は難しい.

ヒトでの催奇形性に関する情報が乏しいことから，現時点では妊娠中のタモキシフェン使用は避けるべきであると考えられる. また，タモキシフェンとその主要代謝物はともに半減期が長く，血漿半減期は治療中止後7日以上，排出に8週間要する可能性がある. さらに妊娠中にタモキシフェンに曝露した児は，発がんリスク評価のために長期的な追跡が必要と考えられる.

❻ 白金製剤

＊ シスプラチン

シスプラチンを妊娠第1三半期に使用した症例の報告は限られているが，以下のようなものがある. 脳転移を伴う非小細胞肺がんの35歳女性が，脳腫瘍切除のため開頭術，全脳照射を妊娠初期に行い，妊娠9～18週時にドセタキセルとシスプラチンを4サイクルの投与として受けていた. 最終投与の2ヵ月後に妊娠の診断を受け，妊娠33週時

に帝王切開を行い，1,490 gの健常女児を分娩したと報告されている[48]．また，妊娠12週時に子宮頸がんのためにシスプラチン50 mg/kgの投与を受けた例で，胎児は形態学的に正常であったと報告されている[49]．

妊娠第2・3三半期にシスプラチンを含む化学療法を行い，健常児を分娩した例は多数報告がある．子宮頸がんに対する妊娠中のネオアジュバント化学療法に関するシステマティックレビューにおいて，24の論文が検討され，このうちシスプラチンに曝露した妊娠は47例みられた．化学療法を開始した時期は妊娠17〜33週（平均23.9週）で，出生時に血清クレアチニン軽度上昇，軽度の脳室内出血，新生児呼吸窮迫症候群などを呈する児もみられたが，ほぼ健常児の分娩であった．その後のフォローアップ（中央値12.5ヵ月間）では，すべて健常であったと報告されている[50]．ただし，妊娠第3三半期にシスプラチンとパクリタキセルの投与を受けた例で，児に難聴がみられたとの報告がある．報告の記載からは通常のレジメンよりも投与量が多い可能性があり，通常使用での影響は不明である[51]．

❼ 分子標的治療薬：抗CD20抗体
＊ リツキシマブ

リツキシマブは，CD20に対するIgGモノクローナル抗体である．IgGは，妊娠初期は胎児への移行が限定的であるが，後期には胎盤における能動輸送により児に多く移行する．受胎前，妊娠中にリツキシマブに曝露した妊婦153例の転帰に関する報告がある[52]．母体の原疾患は関節リウマチ，非ホジキンリンパ腫（B細胞性リンパ腫），特発性血小板減少性紫斑病など多岐にわたっていた．妊娠中に曝露した21例（妊娠初期曝露は2例）においてはいずれも生産で，先天異常はみられていない．リツキシマブを妊娠中に使用し，出生時に児のB細胞レベルを測定した11例の報告では，6例で検出されないか低値を示している（6例中5例が妊娠第2・3三半期曝露）．追跡されていない1例を除き，5例では生後2週〜6ヵ月時点でB細胞レベルは回復したと報告されている[53]．

妊娠初期にリツキシマブを使用した症例において，いずれも生産例で先天異常はみられていないものの，情報が限られているため，安全性について結論を出すことはできない．妊娠後期に使用した場合，出生児においてB細胞減少をはじめとする血液学的異常について，注意深く観察する必要がある．

❽ 分子標的治療薬：抗HER2抗体
＊ トラスツズマブ

妊娠初期にトラスツズマブの投与を受けていたいくつかの症例報告において，先天異常は報告されていない[54-57]．

妊娠第2・3三半期の曝露例では羊水過少症が多くみられる[58]．羊水過少の機序として，胎児の腎臓に発現するHER2の阻害による可能性が示唆されている．使用した例においては，羊水量や胎児発育に注意し経過観察する必要がある．

⑨ 分子標的治療薬：BCR/ABL 阻害薬

＊ イマチニブメシル酸塩

180例の慢性骨髄性白血病のイマチニブ曝露妊娠の報告によると，125例で転帰データが得られ，12例に先天異常が認められた．薬剤との関連を疑うような特定の先天異常やパターンはみられなかった[59]．この論文の症例の多くは後方視的な報告で，製薬会社の自発的な報告が多く含まれるため，異常のある症例が多く報告される傾向にある．しかしながら，12例中3例で先天性複合異常（臍帯ヘルニアと重度の腎臓・骨格異常の組み合わせ）がみられたことは懸念事項といえる．

妊娠第2・3三半期に使用し，児への副作用がみられなかったとする症例報告は複数ある[60,61]．

＊ ダサチニブ水和物

製薬会社の報告によると，ダサチニブに妊娠中に曝露した例で妊娠転帰が判明している46妊娠において，生産は20例で，中絶が18例，流産は8例であった[62]．このうち児に異常がみられたのは7例であり，その内訳は，先天異常が2例（腎尿路系1例，中枢神経系1例）で，胎児水腫が2例，異常の詳細不明が3例だった．胎児水腫のうち1例は妊娠第2三半期からの投与例であったが，もう1例は妊娠初期にイマチニブからダサチニブへ変更し，妊娠中も継続投与となった例であった．この症例では，妊娠16週で児が浮腫や胸腹水を伴う胎児水腫を呈し中絶に至っている．また，胎児には重篤な2系統の血球減少もみられており，ダサチニブの胎児毒性が疑われた[63]．

❊ 授乳期　乳汁中への移行および使い方

抗がん薬の乳汁中への移行や授乳児の血漿中濃度に関する文献は非常に限られている．主な抗がん薬について，半減期，生物学的利用率，および最高血漿中濃度を表2（p.162）に示した．これらのデータから，乳児が母乳を介して抗がん薬に曝露される可能性を推測することができ，また乳汁中の濃度が基準値以下になるまでの時間を推測することができる．例えば，半減期の5倍の時間を経ると血漿中濃度は初期濃度の95%以上低下すると考えられる．もしMP比が1の場合，乳汁中濃度も血中初期濃度の5%以下となる．表2には抗がん薬以外の適応で使用する薬剤も含まれるが，本表は抗がん薬として用いた場合のデータであり，ほかの目的で用いる場合には，該当の項を参照されたい．

表2 主な抗がん薬の薬物動態

薬剤名	半減期	生物学的利用率	最高血漿中濃度 C_{max}（投与量）
シクロホスファミド	5〜9 時間	60〜90%	37 µg/mL（1,000 mg/m² 1 時間点滴静注）
イホスファミド	—	—	—
メトトレキサート	8〜10 時間	50%	0.45〜4.5 µg/mL（100 mg/m²，静注）
ペメトレキセド	3.5 時間	—	67〜250 ng/mL（600 mg/m²，静注）
ドキソルビシン	17 時間[*1]	—	19〜35 µg/mL（30〜50 mg/m²，静注 4 週間毎）
ダウノルビシン	16 時間	—	360 ng/mL（1〜1.5 mg/kg）
パクリタキセル	10〜50 時間	< 6%[*2]	2〜12 µg/mL（100〜270 mg/m²，3 時間点滴静注）
タモキシフェン	5〜7 日	100%	65 ng/mL（40 mg）
シスプラチン	5〜12 日	30%	4 µg/mL（100 mg/m²）
リツキシマブ	3〜24 日[*3]	—	240〜460 µg/mL（375 mg/m²）
トラスツズマブ	4 週	—	110 mg/L（最初は 4 mg/kg/週ののち 2 mg/kg/週）
イマチニブ	18 時間	100%	2〜4 µg/mL（400〜600 mg/日，経口）
ダサチニブ	3〜5 時間	吸収された	40 ng/mL（100 mg/m²）

＊1：最終半減期
＊2：P- 糖タンパク質抑制薬と結合する場合，有意に増加する
＊3：繰り返し投与後に延長

（後藤美賀子）

文献

1) Savage P, et al.: Effects of single-agent and combination chemotherapy for gestational trophoblastic tumors on risks of second malignancy and early menopause. J Clin Oncol, 33: 472-478, 2015. [PMID: 25547507]
2) 日本癌治療学会：『小児，思春期・若年がん患者の妊孕性温存に関する診療ガイドライン』2017 年版．金原出版，2017.
3) Stensheim H, et al.: Cause-specific survival for women diagnosed with cancer during pregnancy or lactation: a registry-based cohort study. J Clin Oncol, 27: 45-51, 2009. [PMID: 19029418]
4) Lenaerts L, et al.: Noninvasive Prenatal Testing and Detection of Occult Maternal Malignancies. Clin Chem, 65: 1484-1486, 2019. [PMID: 31604758]
5) Maggen C, et al.: Pregnancy and Cancer: the INCIP Project. Curr Oncol Rep, 22: 17, 2020. [PMID: 32025953]
6) Van Calsteren K, et al.: Pharmacokinetics of chemotherapeutic agents in pregnancy: a preclinical and clinical study. Acta Obstet Gynecol Scand, 89: 1338-1345, 2010. [PMID: 20846067]
7) Cardonick E, et al.: Use of chemotherapy during human pregnancy. Lancet Oncol, 5: 283-291, 2004. [PMID: 15120665]
8) Amant F, et al.: Breast cancer in pregnancy: recommendations of an international consensus meeting. Eur J Cancer, 46: 3158-3168, 2010. [PMID: 20932740]
9) Loibl S, et al. Breast Cancer Diagnosed During Pregnancy: Adapting Recent Advances in Breast Cancer Care for Pregnant Patients. JAMA Oncol, 1: 1145-1153, 2015. [PMID: 26247818]
10) Wolters V, et al.: Management of pregnancy in women with cancer. Int J Gynecol Cancer, 31(3):314-322, 2021. [PMID: 33649001]
11) Pereg D, et al.: Cancer in pregnancy: gaps, challenges and solutions. Cancer Treat Rev, 34: 302-312, 2008. [PMID: 18291591]
12) Shapira T, et al.: How I treat acute and chronic leukemia in pregnancy. Blood Rev, 22: 247-259, 2008. [PMID: 18472198]
13) Reynoso EE, et al.: Acute leukemia during pregnancy: the Toronto Leukemia Study Group experience with long-term follow-up of children exposed in utero to chemotherapeutic agents. J Clin Oncol, 5: 1098-1106, 1987. [PMID: 3474357]
14) La Nasa M, et al.: Incidence of Neonatal

Neutropenia and Leukopenia After In Utero Exposure to Chemotherapy for Maternal Cancer. Am J Clin Oncol, 42: 351-354, 2019. [PMID: 30789413]

15) Aviles A, et al.: Hematological malignancies and pregnancy: a final report of 84 children who received chemotherapy in utero. Clin Lymphoma, 2: 173-177, 2001. [PMID: 11779294]

16) Reddick WE, et al.: Smaller white-matter volumes are associated with larger deficits in attention and learning among long-term survivors of acute lymphoblastic leukemia. Cancer, 106: 941-949, 2006. [PMID: 16411228]

17) Enns GM, et al.: Apparent cyclophosphamide (cytoxan) embryopathy: a distinct phenotype? Am J Med Genet, 86: 237-241, 1999. [PMID: 10482872]

18) Coates A: Cyclophosphamide in pregnancy. Aust N Z J Obstet Gynaecol, 10: 33-34, 1970. [PMID: 5269081]

19) Marazzini F, et al.: Antiblastic drugs and pregnancy. Apropos of a case treated before and during pregnancy with cyclophosphamide for malignant lymphatic neoplasms and with the birth of a living and lively full-term fetus and followed by another pregnancy with similar result. Ann Ostet Ginecol Med Perinat, 88: 825-834, 1966. [PMID: 5996908]

20) Blatt J, et al.: Pregnancy outcome following cancer chemotherapy. Am J Med, 69: 828-832, 1980. [PMID: 7446548]

21) Cardonick E, et al.: Breast cancer during pregnancy: maternal and fetal outcomes. Cancer J, 16: 76-82, 2010. [PMID: 20164696]

22) Pizzuto J, et al.: Treatment of acute leukemia during pregnancy: presentation of nine cases. Cancer Treat Rep, 64: 679-683, 1980. [PMID: 6933005]

23) Okun DB, et al.: Acute leukemia in pregnancy: transient neonatal myelosuppression after combination chemotherapy in the mother. Med Pediatr Oncol, 7: 315-319, 1979. [PMID: 296785]

24) Nicholson HO: Cytotoxic drugs in pregnancy. Review of reported cases. J Obstet Gynaecol Br Commonw, 75: 307-312, 1968. [PMID: 4868587]

25) Merimsky O, et al.: Management of cancer in pregnancy: a case of Ewing's sarcoma of the pelvis in the third trimester. Ann Oncol, 10: 345-350, 1999. [PMID: 10355581]

26) Mir O, et al.: Doxorubicin and ifosfamide for high-grade sarcoma during pregnancy. Cancer Chemother Pharmacol, 69: 357-367, 2012. [PMID: 21769666]

27) Fernandez H, et al.: Anhydramnios and cessation of fetal growth in a pregnant mother with polychemotherapy during the second trimester. Prenat Diagn, 9: 681-682, 1989. [PMID: 2798354]

28) Feldkamp M, et al.: Clinical teratology counseling and consultation case report: low dose methotrexate exposure in the early weeks of pregnancy. Teratology, 47: 533-539, 1993. [PMID: 8367826]

29) Donnenfeld AE, et al.: Methotrexate exposure prior to and during pregnancy. Teratology, 49: 79-81, 1994. [PMID: 8016747]

30) Nurmohamed L, et al.: Outcome following high-dose methotrexate in pregnancies misdiagnosed as ectopic. Am J Obstet Gynecol, 205: 533. e1-3, 2011. [PMID: 21907957]

31) Martín MC, et al.: Methotrexate embryopathy after exposure to low weekly doses in early pregnancy. Reprod Toxicol, 43: 26-29, 2014. [PMID: 24513926]

32) Avilés A, et al.: Hematological malignancies and pregnancy: treat or no treat during first trimester. Int J Cancer, 131: 2678-2683, 2012. [PMID: 22511239]

33) Cardonick E, et al.: Perinatal outcomes of a pregnancy complicated by cancer, including neonatal follow-up after in utero exposure to chemotherapy: results of an international registry. Am J Clin Oncol, 33: 221-228, 2010. [PMID: 19745695]

34) Avilés A, et al.: Long-term evaluation of cardiac function in children who received anthracyclines during pregnancy. Ann Oncol, 17: 286-288, 2006. [PMID: 16272162]

35) Padberg S, et al.: Transient congenital dilated cardiomyopathy after maternal R-CHOP chemotherapy during pregnancy. Reprod Toxicol, 71: 146-149, 2017. [PMID: 28552383]

36) Yousefi Z, et al.: Neoadjuvant chemotherapy and radical surgery in locally advanced cervical cancer during pregnancy: case report and review of literature. Oman Med J, 28: 60-62, 2013. [PMID: 23386949]

37) Kong TW, et al.: Neoadjuvant and postoperative chemotherapy with paclitaxel plus cisplatin for the treatment of FIGO stage IB cervical cancer in pregnancy. Obstet Gynecol Sci, 57: 539-543, 2014. [PMID: 25469346]

38) Ruiz Ramos J, et al.: Paclitaxel and carboplatin treatment for advanced ovarian cancer during pregnancy. Chemotherapy, 59: 344-345, 2013. [PMID: 24820861]

39) Chen CH, et al.: Management of ovarian cancer in 14th gestational week of pregnancy by robotic approach with preservation of the fetus. Gynecol Obstet Invest, 80: 139-144, 2015. [PMID: 25871638]

40) Nishie H, et al.: Chemotherapy treatment of a pregnant woman with progressive gastric cancer. Intern Med, 54: 1207-1212, 2015. [PMID: 25986257]

41) Bader AA, et al.: Anhydramnios associated with administration of trastuzumab and paclitaxel for metastatic breast cancer during pregnancy. Lancet

Oncol, 8: 79-81, 2007. [PMID: 17196514]

42) O'Brien PC, et al.: Vaginal epithelial changes in young women enrolled in the National Cooperative Diethylstilbestrol Adenosis (DESAD) project. Obstet Gynecol, 53: 300-308, 1979. [PMID: 424101]

43) Herbst AL, et al.: Adenocarcinoma of the vagina. Association of maternal stilbestrol therapy with tumor appearance in young women. N Engl J Med, 284: 878-881, 1971. [PMID: 5549830]

44) Cullins SL, et al.: Goldenhar's syndrome associated with tamoxifen given to the mother during gestation. JAMA, 271: 1905-1906, 1994. [PMID: 8201729]

45) Berger JC, et al.: Pierre Robin sequence associated with first trimester fetal tamoxifen exposure. Am J Med Genet A, 146A: 2141-2144, 2008. [PMID: 18629878]

46) Tewari K, et al.: Ambiguous genitalia in infant exposed to tamoxifen in utero. Lancet, 350: 183, 1997. [PMID: 9250188]

47) Braems G, et al.: Use of tamoxifen before and during pregnancy. Oncologist, 16: 1547-1551, 2011. [PMID: 22020212]

48) Kim JH, et al.: Docetaxel, gemcitabine, and cisplatin administered for non-small cell lung cancer during the first and second trimester of an unrecognized pregnancy. Lung Cancer, 59: 270-273, 2008. [PMID: 17688967]

49) Jacobs AJ, et al.: Oat cell carcinoma of the uterine cervix in a pregnant woman treated with cis-diamminedichloroplatinum. Gynecol Oncol, 9: 405-410, 1980. [PMID: 6247253]

50) Zagouri F, et al.: Platinum derivatives during pregnancy in cervical cancer: a systematic review and meta-analysis. Obstet Gynecol, 121: 337-343, 2013. [PMID: 23344284]

51) Geijteman ECT, et al.: A child with severe hearing loss associated with maternal cisplatin treatment during pregnancy. Obstet Gynecol, 124: 454-456, 2014. [PMID: 25004323]

52) Chakravarty EF, et al.: Pregnancy outcomes after maternal exposure to rituximab. Blood, 117: 1499-1506, 2011. [PMID: 21098742]

53) Ton E, et al.: Safety of rituximab therapy during twins' pregnancy. Rheumatology (Oxford), 50: 806-808, 2011. [PMID: 21177333]

54) Azim HA Jr., et al.: Pregnancy occurring during or following adjuvant trastuzumab in patients enrolled in the HERA trial (BIG 01-01). Breast Cancer Res Treat, 133: 387-391, 2012. [PMID: 22367645]

55) Pant S, et al.: Treatment of breast cancer with trastuzumab during pregnancy. J Clin Oncol, 26: 1567-1569, 2008. [PMID: 18349415]

56) Safi N, et al.: In utero exposure to breast cancer treatment: a population-based perinatal outcome study. Br J Cancer, 121: 719-721, 2019. [PMID: 31488880]

57) Boudy AS, et al.: Use of tyrosine kinase inhibitors during pregnancy for oncogenic-driven advanced non-small cell lung carcinoma. Lung Cancer, 161: 68-75, 2021. [PMID: 34543940]

58) Zagouri F, et al.: Trastuzumab administration during pregnancy: a systematic review and meta-analysis. Breast Cancer Res Treat, 137: 349-357, 2013. [PMID: 23242615]

59) Pye SM, et al.: The effects of imatinib on pregnancy outcome. Blood, 111: 5505-5508, 2008. [PMID: 18322153]

60) Ali R, et al.: Imatinib use during pregnancy and breast feeding: a case report and review of the literature. Arch Gynecol Obstet, 280: 169-175, 2009. [PMID: 19083009]

61) Yadav U, et al.: Chronic myeloid leukemia with pregnancy: Successful management of pregnancy and delivery with hydroxyurea and imatinib continued till delivery. J Cancer Res Ther, 9: 484-486, 2013. [PMID: 24125987]

62) Cortes JE, et al.: The impact of dasatinib on pregnancy outcomes. Am J Hematol, 90: 1111-1115, 2015. [PMID: 26348106]

63) Berveiller P, et al.: A dramatic fetal outcome following transplacental transfer of dasatinib. Anticancer Drugs, 23: 754-757, 2012. [PMID: 22421368]

8 ／ 免疫抑制薬

医薬品	添付文書情報（巻頭参照）		総合評価（巻頭参照）	
	妊娠	授乳	妊娠	授乳
免疫抑制薬：代謝拮抗薬				
アザチオプリン　azathioprine ◆**イムラン，アザニン**	有益性	添文③	使用可	使用可
メルカプトプリン　mercaptopurine ◆**ロイケリン**	有益性	添文③	使用可	使用可
ミゾリビン　mizoribine ◆**ブレディニン**	禁忌	添文②	本文参照	情報なし
ミコフェノール酸モフェチル　mycopheno- late mofetil ◆**セルセプト**	禁忌	添文③	使用不可	本文参照
メトトレキサート　methotrexate ◆**リウマトレックス，メトジェクト**	禁忌	禁忌	使用不可	本文参照
免疫抑制薬：アルキル化薬				
シクロホスファミド　cyclophosphamide ◆**エンドキサン**	有益性	添文①	本文参照	使用不可
免疫抑制薬：リンパ球増殖抑制薬				
グスペリムス　gusperimus ◆**スパニジン**	禁忌	禁忌	本文参照	情報なし
免疫抑制薬：細胞増殖シグナル阻害薬				
エベロリムス　everolimus ◆**サーティカン**	禁忌	添文②	使用不可	本文参照
免疫抑制薬：カルシニューリン阻害薬				
シクロスポリン　ciclosporin ◆**サンディミュン，ネオーラル**	有益性	添文②	使用可	使用可
タクロリムス　tacrolimus ◆**プログラフ，グラセプター**	有益性	添文②	使用可	使用可
ボクロスポリン　voclosporin ◆**ルプキネス**	有益性	添文③	情報なし	情報なし
抗体製剤：IL-2 阻害薬				
バシリキシマブ　basiliximab ◆**シムレクト**	禁忌	添文③	使用可	使用可

	添付文書情報（巻頭参照）		総合評価（巻頭参照）	
医薬品	妊娠	授乳	妊娠	授乳
抗体製剤：B 細胞標的薬				
ベリムマブ　belimumab ◆ **ベンリスタ**	有益性	添文③	使用可	使用可
免疫調節薬				
ヒドロキシクロロキン　hydroxychloroquine ◆ **プラケニル**	有益性	添文①	使用可	使用可

❈ 妊娠計画期

　免疫抑制薬は，過剰な免疫応答を抑制する薬剤の総称である．大きくは，低分子治療薬と生物学的製剤（以下，抗体製剤）に分けられる．抗体製剤はターゲットごとに非常に多くの製剤が開発され，炎症性疾患治療薬をはじめ，リウマチ疾患，乾癬，神経疾患など多岐にわたる疾患で使用されるようになった．

　いずれの疾患においても，妊娠を考えるにあたって病状が安定していることが重要であり，妊娠中も必要な治療を継続することが大切である．ただし，妊娠前に薬剤の副作用の評価や適切な治療薬を選択することが重要である．カルシニューリン阻害薬（シクロスポリン，タクロリムス）では，高血圧や腎機能障害などの副作用が問題になることがある．

❶ 代謝拮抗薬

　代謝拮抗薬は，核酸合成阻害を介して免疫抑制細胞の増殖・分化を抑制し，抗悪性腫瘍薬としても使用されている．

　6-メルカプトプリン（6-MP）のプロドラッグであるアザチオプリンは，古くから多くの自己免疫疾患で使用されている．炎症性腸疾患（クローン病，潰瘍性大腸炎）では寛解導入薬，維持薬として長期にわたって使用されることが多い．これまで，チオプリン製剤使用では副作用が問題になることが多かったが，チオプリン製剤の酵素活性が著しく低下する遺伝子異常（Nudix hydrolase〔NUDT〕15遺伝子多型）により，重篤な副作用（重度の白血球減少症や全身脱毛症など）を生じるリスクが高いことが明らかになった．現在，チオプリン製剤の投与対象となる患者に対し，投与の可否や投薬量を判断するためのNUDT15遺伝子多型検査は保険適用になっている．

　ミコフェノール酸モフェチル（MMF）は，海外ではさまざまな自己免疫疾患に対する治療で使用されているが，日本での適応は臓器移植後の拒絶反応抑制とループス腎炎である．後述する催奇形性や自然流産のリスクが高いため，妊娠を希望する女性に対しては，薬剤の中止やほかの薬剤での治療に変更するなどの対応が必要である．また，妊孕期にある女性に対しては，薬剤の催奇形性について説明を行うとともに，必要に応じ

適切な避妊指導を行う．

❷ アルキル化薬

シクロホスファミドは，妊孕性に影響を与える薬剤である[1]．治療の総量に依存し，治療時の年齢が高いほど影響が出やすいとされている[2]．詳細については，4章「7. 抗悪性腫瘍薬」（p.155）を参照のこと．

❸ リンパ球増殖抑制薬

リンパ球増殖抑制薬であるグスペリムスは，腎移植後の重症拒絶反応に対して使用される．

❹ 細胞増殖シグナル阻害薬

T細胞増殖を抑制する細胞増殖シグナル阻害薬（mTOR阻害薬）であるエベロリムスはシロリムスの誘導体として合成され，心臓移植後，肝移植後，腎臓移植後の免疫抑制として使用頻度は増加してきている．免疫抑制薬として2007年からサーティカンが，抗悪性腫瘍薬として2010年からアフィニトールが承認販売されている．

❺ カルシニューリン阻害薬

カルシニューリン阻害薬は，T細胞のカルシニューリンの機能を阻害して免疫抑制作用を発揮し，各種臓器移植後に拒絶反応を抑えるための免疫維持療法に用いられ，ほぼ生涯にわたり使用されることになる．また，自己免疫疾患（リウマチ疾患，炎症性腸疾患）の治療にも適応が拡大し，使用頻度が増加している．シクロスポリンでは腎機能障害，高血圧など，タクロリムスでは耐糖能異常など，さまざまな副作用が報告されているため，妊娠前に合併症の評価と適切な治療介入が必要である．シクロスポリン，タクロリムスともに，これまでにヒトでの明らかな妊孕性への影響は報告されていない．2024年，ボクロスポリンが発売された．

❻ 抗体製剤（生物学的製剤）

バシリキシマブはヒトIL-2受容体α鎖（CD25）に対するモノクローナル抗体で，日本では腎移植後の急性拒絶反応に適応があり，特に移植術直後の免疫抑制導入に使用されている．

ベリムマブはBリンパ球刺激因子に選択的に結合し活性を阻害するヒト型免疫グロブリンモノクローナル抗体で，2017年に既存治療で効果不十分な全身性エリテマトーデス（SLE）の適応で承認された．

❼ 免疫調節薬

ヒドロキシクロロキンはキニーネ誘導体で，抗炎症作用，免疫調節作用，抗マラリア

作用など多岐にわたる作用を有し，日本では2015年からSLEの治療で使用されている．これまでにヒトでの明らかな妊孕性への影響は報告されていない．

❈ 妊娠期　胎児へ与える影響および使い方

妊娠初期

❶ 代謝拮抗薬

＊ アザチオプリン，6-メルカプトプリン

スウェーデンのMedical Birth Registryを利用した報告では，妊娠初期にアザチオプリンを使用した母親の出生481児をスウェーデンの一般対照群と比較し，先天異常発生率に差はみられなかった（調整オッズ比1.41[95% CI：0.98-2.04]）[3]．アザチオプリンを妊娠初期に使用したほかの報告でも先天異常発生率の増加はみられていない[4,5]．

北米を中心とした大規模臓器移植後妊娠レジストリ（National Transplantation Pregnancy Registry；NTPR〔2016年よりTransplantation Pregnancy Registry；TPRIに改称〕）からの報告では，腎移植後にアザチオプリンを使用した377妊娠の自然流産率は10.5%であり，先天異常発生率は1.8%であった[6]．

アザチオプリンは6-MPのプロドラッグであり，両薬剤を合わせてチオプリン製剤と称されている．炎症性腸疾患（IBD）症例を対象とした多施設共同後方視的研究では，チオプリン製剤曝露240児の大奇形発生は8児（3.0%）で非曝露の対照群の児と差はみられなかった[7]．小規模な報告で先天異常発生との関連がみられたとするものもあるが[8]，ほかの複数の報告ではリスクの増加はみられていない[9,10]．

これまでの報告から，アザチオプリン（チオプリン製剤）の妊娠初期の使用によって，先天異常や流産のリスクが有意に増加する可能性は低いと考えられる．

2018年には，アザチオプリンの添付文書の妊婦禁忌が解除されている．

・男性の使用について

アザチオプリンの添付文書改訂にあたって，非臨床試験における遺伝毒性を根拠として男性使用に関する注意喚起が追記されたが，父親がアザチオプリンもしくは6-MPを使用していた出生児に関するこれまでの複数のコホート研究では，先天異常発生リスクの増加などはみられていない[11-13]．

＊ ミゾリビン

ミゾリビンは日本で開発され，海外での使用報告は少ない．これまでに妊娠期使用に関する疫学研究はない．製薬会社による情報収集では，腎移植後やSLEでミゾリビンを妊娠初期に使用して中止，もしくは妊娠期間を通じて使用した健常児出産は41例42妊娠であった．自然流産1例，人工妊娠中絶20例，先天異常児出産5例（四肢遠位，心臓，尿路，顔面の奇形）であった（ブレディニン製薬会社資料）．国内の腎移植後症例でのアン

ケート調査では，妊娠初期にミゾリビンを使用していた13例の出生児1例で心室中隔欠損がみられた[14]．ヒトでの使用に関する情報は限られており，安全性を評価することは困難である．また，動物実験でヒトでの治療量（2〜3 mg/kg/日）よりも少ない投与量で催奇形性を認めていることから，現段階ではリスクの可能性を考慮して，妊娠中の使用は勧められない．

＊ ミコフェノール酸モフェチル

ミコフェノール酸モフェチル（MMF）は，海外ではさまざまな自己免疫疾患に対する治療で使用されているが，日本では臓器移植後の拒絶反応抑制とループス腎炎の治療に用いられる．これまでの報告では臓器移植後妊娠での使用例の報告が多く，ほかの免疫抑制薬と併用されている．海外では日本で販売されていない腸溶性ミコフェノール酸製剤とMMFを含めてミコフェノール酸製剤（MPA）として扱われている．

妊娠時のMPA使用については，製薬会社の把握事例も含めて，外耳や口唇口蓋裂といった顔面の奇形を中心として，四肢遠位，心臓，消化管の先天異常が報告されており，動物実験でも同様の先天異常パターンが認められている．

TPRIからの報告では，腎移植後症例で妊娠初期にMPAを使用した96例142妊娠（144児）と受胎6週間前にMPAを中止した188例302妊娠（315児）の転帰を比較し，生産は48% vs 78%（p＜0.001），自然流産は48% vs 20%（p＜0.001）であった．生産はそれぞれ69児，246児で，先天異常発生率はそれぞれ11.6%，5.7%であり，MPA曝露群でみられた異常の61%はMPA関連奇形であった．死産1例と人工妊娠中絶1例でもMPA関連奇形がみられている[15]．

欧州催奇形性情報サービス（ENTIS）の共同研究では，妊娠中にMPAを使用した57例で，生産29例，自然流産16例，人工妊娠中絶12例（2例はMPA関連奇形の合併による後期の中絶）であった[16]．

これまでの報告での流産，先天異常のリスクを考慮し，妊娠中のMPAの使用は避けるべきと考えられている．製薬会社では薬剤の中止後，6週間以上あけて妊娠することとしている．

MPAの使用時期による影響を検討したNTPRからの報告では，受胎6週前にMPAを中止した群と比較して，受胎6週間前から受胎前までに中止した群，妊娠第1三半期に中止した群では先天異常発生リスクの有意な差はみられなかったが，妊娠第2三半期まで使用した群ではリスクの増加がみられたと報告されている[17]．妊娠に気づかずに使用していた場合には，早急に中止することが勧められる．

・男性の使用について

臓器移植後にMPAを使用していた男性のパートナーの妊娠例の報告において，流産率や先天異常発生率の増加は示されていない[18,19]．

＊ メトトレキサート

4章「13．抗リウマチ薬」（p.213）を参照のこと．

❷ アルキル化薬

＊ シクロホスファミド水和物

4章「7. 抗悪性腫瘍薬」（p.157）を参照のこと.

❸ リンパ球増殖抑制薬

＊ グスペリムス塩酸塩

これまでに妊娠期使用に関する報告はない.

生殖発生毒性試験（ラット，ウサギ）では催奇形性はみられなかったが，高用量投与（ラット 2.0 mg/kg，ウサギ 0.3 mg/kg）においてラットに胎仔発育遅延，ウサギにおいて胎仔生存率の減少が認められている[20].

❹ 細胞増殖シグナル阻害薬

＊ エベロリムス

本剤の妊娠中の使用に関する疫学研究はない. これまでに心移植後や腎移植後にエベロリムスを全妊娠期間で使用した5例6妊娠が報告されており，1児に嚢胞性ヒグローマがみられた[21]. 結節性硬化症の1例では妊娠7週までと妊娠25週以降にエベロリムス（商品名：アフィニトール）を使用し，児に母体原疾患に由来すると考えられる心横紋筋腫がみられた[22].

現時点では使用症例数が少ないため，安全性を評価することは困難である.

❺ カルシニューリン阻害薬

＊ シクロスポリン

シクロスポリンはループス腎炎，ネフローゼ症候群などの腎疾患やさまざまな自己免疫疾患の治療に使用されているが，臓器移植後の妊娠症例での報告が多く，ほとんどの症例が全妊娠期間で本剤を継続使用している. 臓器移植後症例ではほかの薬剤を併用している場合が多い.

NTPRからの報告では[23]，腎移植後の478例819妊娠では，生産率75.5%，自然流産率16.0%，人工妊娠中絶率5.5%であり，生産641児の先天異常発生率3.2%であった. 肝移植後の93例176妊娠では，生産率77.1%，自然流産率14.5%，人工妊娠中絶率6.1%であり，生産138児の先天異常発生率4.3%であった. MPA併用例が，腎移植後妊娠例で4%，肝移植後妊娠例で1%含まれている.

ほかにも腎移植後妊娠でシクロスポリンを使用した数十例規模の多数の報告があるが，先天異常発生リスクの増加は示されていない. また，先天異常がみられたとする報告でも，特定の先天異常パターンは示されていない[24-26].

これまでの報告からは，流産や催奇形性のリスクに関して一般のリスクを大きく上昇させることはないと考えられる.

2018年には，シクロスポリンの添付文書の妊婦禁忌が解除された.

＊ タクロリムス水和物

　タクロリムスはシクロスポリンと同様に臓器移植後妊娠での使用報告が多い．シクロスポリンと同様に症例の多くは全妊娠期間で本剤を継続使用しているが，ほかの薬剤の併用例が多い．

　臓器移植後妊娠でのケースシリーズが複数あり，100例以上の妊娠例の報告もあるが，いずれの報告でも先天異常発生リスクの増加は示されていない[24,27]．製薬会社での調査においても先天異常発生率は約4%，自然流産率は14.6%と，一般と比較して差はみられなかった．

　NTPRからの報告では[23]，腎移植後の236例385妊娠では，生産率71.5%，自然流産率24.7%，人工妊娠中絶率1.8%であり，生産281児の先天異常発生率7.8%であった．肝移植後の114例200妊娠では，生産率72.2%，自然流産率23.9%，人工妊娠中絶率1.4%であり，生産151児の先天異常発生率4.0%であった．MPA併用例が，腎移植後妊娠例で23%，肝移植後妊娠例で18%と多く含まれていたために，自然流産率，先天異常発生率の上昇に関連した可能性があると考察されている．

　SLEでの妊娠中使用に関する日本のケースシリーズ報告では，先天異常発生リスクなどは示されていない[28-30]．

　2018年には，タクロリムスの添付文書の妊婦禁忌が解除された．

＊ ボクロスポリン

　妊娠期使用に関するヒトでの情報はない．

❻ 抗体製剤（生物学的製剤）

　抗体製剤（生物学的製剤）は，高分子タンパクであり，器官形成期に移行するとは考えられず，催奇形性のリスクはないと推察される．

＊ バシリキシマブ

　バシリキシマブのヒトでの妊娠期使用に関する情報はない．

＊ ベリムマブ

　本剤の妊娠中の使用に関する疫学研究はない．妊娠期に使用した数例の症例報告と製薬会社からの報告がある．SLE患者のBelimumab Pregnancy Registryでは，前方視的に登録された55妊娠では，1例を除き全例が妊娠第1三半期にベリムマブを使用していた．生産53例（双胎3例），自然流産5例であった．出生56児のうち10児に先天異常がみられたが，特定の先天異常パターンはみられていない[31]．

　これまでの報告では情報が十分ではないために安全性を評価することは困難である．

❼ 免疫調節薬

＊ ヒドロキシクロロキン硫酸塩

　ヒドロキシクロロキン（HCQ）の妊娠中使用に関して，北米催奇形性情報サービス（OTIS）の研究では，前方視的に登録された妊娠第1三半期にHCQに曝露した群と自

己免疫性疾患でHCQ曝露のない群（疾患対照群），一般対照群を比較した報告がある[32]．児の先天異常は曝露群20/232児，疾患対照群19/256児で有意な差はみられなかった（オッズ比1.18[95% CI：0.68-2.26]）．一般対照群との比較でも有意な差はみられなかった（調整オッズ比0.76[95% CI：0.28-2.05]）．自然流産率，早産率についてもそれぞれ有意な差はみられていない．米国の医療情報サービスの情報を用いた報告では，妊娠第1三半期にHCQを処方された2,045例を非曝露の対照群と比較して，わずかなリスク上昇がみられたが（リスク比1.26[95% CI：1.04-1.54]），400 mg/日未満の処方例では有意差はみられなかった（リスク比0.95[95% CI：0.60-1.50]）[33]．ほかの複数の報告でも児の先天異常発生について，明らかなリスクの増加はみられていない．

これまでの報告からは，流産や催奇形性のリスクに関して一般のリスクを大きく上昇させることはないと考えられる．

妊娠中・後期

いずれの薬剤も胎盤を通過して胎児に移行するため，胎児毒性や薬剤の影響による出産後の児の症状には注意が必要である．

❶ 代謝拮抗薬

＊ アザチオプリン，6-メルカプトプリン

25児の臍帯血でアザチオプリンの代謝物（6-TGN，6-MMP）を測定し，平均の6-TGN濃度は分娩時の母体血中濃度と陽性相関がみられた（100 vs 240 pmol/8×10^8RBCs）．6-MMPは24児で検出されなかった[34]．

これまでの複数の報告で早産との関連がみられているが，ほかの薬剤との併用や原疾患による影響があると考えられている．出生児に，重篤な新生児貧血，血小板減少，リンパ球減少があったとの報告があるため，出生児の管理には注意が必要である[35,36]．長期的にみた場合，免疫機能が低下していた症例でもほとんどは一過性で，その後回復がみられている[37]．NUDT15遺伝子多型による影響が懸念されるが，出生児の血球異常との関連について，検討が進められている．

曝露児の出生後の発達に関しては，SLEでのアザチオプリン曝露児の研究で，2歳以上の児の発達支援の利用との関連がみられたとする報告があるが[38]，児の成長や発達に影響はみられなかったとする報告も複数ある[39-41]．いずれの研究も対象人数が少なく，さらなる検討が必要である．

＊ ミゾリビン

製薬会社が把握している症例の中に低出生体重児の報告がある．

＊ ミコフェノール酸モフェチル

胎児毒性についての情報はない．

❷ アルキル化薬

＊ シクロホスファミド水和物

4章「7．抗悪性腫瘍薬」（p.157）を参照のこと．

❸ リンパ球増殖抑制薬

＊ グスペリムス塩酸塩

胎児毒性についての情報はない．

❹ 細胞増殖シグナル阻害薬

＊ エベロリムス

　心移植後に全妊娠期間エベロリムスを使用した症例で，エベロリムスの臍帯動静脈血：母体血漿濃度比は1であったと報告されている．また，出産時の児のエベロリムス血漿濃度は母体血漿濃度と同じであった．また，この報告では出産直後から経時的に児のエベロリムス血漿濃度を測定し，新生児でのエベロリムスの半減期は約86時間と推測している[42]．

❺ カルシニューリン阻害薬

＊ シクロスポリン

　シクロスポリンの胎盤移行について，出産時の母体血中のシクロスポリン濃度が55 ng/mLのときに，臍帯血濃度は57 ng/mL，新生児の血中濃度は14 ng/mLであったと報告されている[43]．

　TPRIの報告をはじめ，早産，低出生体重児の報告が多いが，併用薬や母体原疾患による影響が考慮される[23,24]．出生児に，血球減少症やサイトメガロウイルス感染症などの感染症がみられたとの症例報告もあるため[44]，新生児の管理には注意が必要である．

　長期的に児の免疫機能をみた報告では，免疫機能の低下は一過性で，ほとんどの症例において回復がみられている[37]．14出生児で腎機能を評価した報告では，平均2.6歳の時点での腎機能は正常であった[45]．

＊ タクロリムス水和物

　タクロリムスの胎盤移行について，母体（15例）の平均血中濃度が1.46 ng/mLのときに，平均臍帯血濃度は0.71 ng/mL，新生児（7例）の平均血中濃度は0.54 ng/mLであった[46]．シクロスポリンと同様にTPRIをはじめ，早産，低出生体重児の報告が多いが，併用薬や母体原疾患による影響が考慮される[23,24,27]．

　子宮内で比較的高用量のタクロリムスに曝露した出生児で，一過性にタクロリムスの副作用と考えられる高カリウム血症と腎機能障害がみられたと報告されている[46]．

＊ ボクロスポリン

妊娠期使用に関するヒトでの情報はない．

❻ 抗体製剤（生物学的製剤）

＊ バシリキシマブ

バシリキシマブは，ヒト型IgG抗体であり，胎盤通過性があると考えられるが，現時点では胎盤移行を評価した報告はない．

＊ ベリムマブ

ベリムマブはヒト型IgG抗体であり，胎盤通過性があると考えられるが，現時点では胎盤移行を評価した報告はない．

❼ 免疫調節薬

＊ ヒドロキシクロロキン硫酸塩

HCQの胎盤移行について，HCQを妊娠中使用していた11例で分娩時の母体血中のHCQ濃度の平均値は893±388 ng/μLであり，臍帯血中のHCQ濃度平均値は894±389 ng/μLであった．臍帯血/母体血中濃度比は1.04（0.51-1.82）であった[47]．

動物実験（マウスとサル）で胎盤移行したクロロキンが胎仔の副腎皮質や網膜に蓄積する可能性があると報告されている．これまでの報告から，HCQの網膜への蓄積による胎児の眼障害に関する検討を行い，明らかな影響はみられなかった[48]．

また，新生児ループスの心合併症（心ブロック，心筋症）のある児を出産した既往のある抗SS-A/Ro抗体陽性の母親にHCQで治療を行うと，次子の心合併症の発症率が減少したとの報告もある[49]．

❈ 授乳期　乳汁中への移行および使い方

❶ 代謝拮抗薬

＊ アザチオプリン，6-メルカプトプリン

RIDは0.07～3.0％と報告されている．授乳中にアザチオプリンを使用したIBD，SLE，臓器移植後の母親での多数の報告があり，200 mg/日以下の使用では，活性代謝物の母乳中への移行量は，非常に少ないかほとんど検出されていない[50,51]．

NTPRの報告では，アザチオプリンを服用していた83人の母親が117出生児に最長で42ヵ月間母乳哺育を行い，児には明らかな有害事象はみられなかった[52]．

専門家やガイドラインの多くが母乳哺育は問題ないとしている[53-58]．ただし，母親がアザチオプリンの代謝酵素が低下する遺伝子異常を有する場合には，母乳を介して乳児に一部の活性代謝物が多く移行する可能性があり，副作用である血球減少や肝障害などに注意が必要である．

＊ ミゾリビン

授乳期使用に関する情報はない．

＊ ミコフェノール酸モフェチル

母乳移行量を測定した3例の報告のうち，1例はRID0.02%，1例は19%と一貫しておらず評価は困難である[59,60]．NTPRの報告ではMPAを服用していた7人の母親が母乳哺育を行い，児に有害事象はみられなかった．ただし，母乳哺育の割合などの詳細は不明である[52]．専門家や各疾患ガイドラインでは授乳中の使用は推奨しないとしている[52,53]．

＊ メトトレキサート

4章「13．抗リウマチ薬」（p.217）を参照のこと．

❷ アルキル化薬

＊ シクロホスファミド水和物

4章「7．抗悪性腫瘍薬」（p.161）を参照のこと．

❸ リンパ球増殖抑制薬

＊ グスペリムス塩酸塩

授乳期使用に関する情報はない．

❹ 細胞増殖シグナル阻害薬

＊ エベロリムス

初乳中の母乳移行量を測定した1例の報告ではRIDは0.38％と推測されている[61]．ただし，実際に母乳哺育を行っていないため，乳児への影響は不明である．現時点では専門家や疾患ガイドラインは授乳中の使用は勧められないとしている[52,53]．

❺ カルシニューリン阻害薬

＊ シクロスポリン

RIDは0.05 ～ 3.0％と報告されている．1例の乳児で母乳中濃度が低かったにもかかわらず，児の血中濃度は臨床レベルに近かったと報告されているが，児に薬剤の副作用は認めていない[62]．

NTPRの報告では，シクロスポリンを服用していた43人の母親が，55出生児に最長で24ヵ月間母乳哺育を行い，児に明らかな有害事象はみられなかった[52]．

専門家やガイドラインの多くが母乳哺育は問題ないとしているが，必要に応じて児の血中濃度の測定を考慮することを推奨している[53-58]．

＊ タクロリムス水和物

RIDは0.1 ～ 0.53％と報告されている．これまでの報告では母乳中濃度は非常に低いかほとんど検出されず，児の有害事象も認められていない[63,64]．

NTPRの報告では，タクロリムスを服用していた92人の母親が125出生児に最長で26ヵ月間母乳哺育を行い，児には明らかな有害事象はみられなかった[52]．

専門家やガイドラインの多くが母乳哺育は問題ないとしているが，必要に応じて児の血中濃度の測定を考慮することを推奨している[53-58]．

* ボクロスポリン

授乳期使用に関する情報はない．

❻ 抗体製剤（生物学的製剤）

抗体製剤（生物学的製剤）のような高分子のタンパク製剤は乳汁への分泌が極めて低く，母乳哺育児の曝露レベルが臨床的に問題になることはない．このため，Lactmedでは，実測値が報告されていない薬剤でも授乳を続けてよいとする見解が多い．

* バシリキシマブ

授乳期使用に関する情報はない．分子量が144,000と非常に大きいため，母乳への分泌は制限されると考えられる．乳児の経口生体利用率が低いことからも，授乳中の使用はおそらく問題ないものと考えられる．

* ベリムマブ

授乳期使用に関する情報はない．分子量が147,000と非常に大きいため，母乳への分泌は制限されると考えられる．乳児の経口生体利用率が低いことからも，授乳中の使用はおそらく問題ないものと考えられる．

❼ 免疫調節薬

* ヒドロキシクロロキン硫酸塩

RIDは約2％と報告されている．これまでの報告では母乳中濃度は非常に低く，少なくとも1歳までの少数の乳児に対する注意深いフォローアップを行い，眼科的異常も含めて有害事象はみられなかったと報告されている[65,66]．専門家や疾患ガイドラインは授乳中の使用は許容されるとしている[55-58]．

関連情報 **免疫抑制薬の妊婦禁忌解除について**

アザチオプリン，CNI（シクロスポリン，タクロリムス）の添付文書では，動物実験での催奇形性などを根拠に，承認以来，妊婦禁忌であった．しかし，国内外の臓器移植後ガイドラインやリウマチ疾患などの各種ガイドラインでは妊娠中の適切な使用が推奨されているといった状況があった．そのため，国立成育医療研究センター妊娠と薬情報センターに設置された添付文書の改訂案を検討するための専門家によるワーキンググループで検討が行われ，2018年7月に厚生労働省から3薬剤の添付文書改訂指示通知が発出され，妊婦禁忌が解除された．

（肥沼　幸）

◆ 文献

1) Cunha I, et al.: Cyclophosphamide induced amenorrhoea in pre-menopausal women with systemic lupuserythematosus. Acta Reumatol Port, 33: 69-76, 2008. [PMID: 18344924]

2) Maltaris T, et al.: Cancer and fertility preservation: fertility preservation in breast cancer patients. Breast Cancer Res, 10: 206, 2008. [PMID: 18492214]

3) Cleary BJ, et al.: Early pregnancy azathioprine use and pregnancy outcome. Birth Defects Res A Clin Mol Teratol, 85: 647-654, 2009. [PMID: 19343728]

4) Reynolds JA, et al.: Outcomes of children born to mothers with systemic lupus erythematosus exposed to hydroxychloroquine or azathioprine. Rheumatology (Oxford), 62: 1124-1135, 2023. [PMID: 35766806]

5) Alami Z, et al.: Pregnancy outcome following in utero exposure to azathioprine: A French comparative observational study. Therapie, 73: 199-207, 2018. [PMID: 29100610]

6) Coscia LA, et al.: Immunosuppressive drugs and fetal outcomes. Best Pract Res Clin Obstet Gynaecol, 28: 1174-1187, 2014. [PMID: 25175414]

7) Kanis SL, et al.: Health outcomes of 1000 children born to mothers with inflammatory bowel disease in their first 5 years of life. Gut, 70: 1266-1274, 2021. [PMID: 33046558]

8) Langagergaard V, et al.: Birth outcome in women treated with azathioprine or mercaptopurine during pregnancy: A Danish nationwide cohort study. Aliment Pharmacol Ther, 25: 73-81, 2007. [PMID: 17229222]

9) Coelho J, et al.: CESAME Pregnancy Study Group (France). Pregnancy outcome in patients with inflammatory bowel disease treated with thiopurines: cohort from the CESAME Study. Gut, 60: 198-203, 2011. [PMID: 21115547]

10) Ban L, et al.: Limited risks of major congenital anomalies in children of mothers with IBD and effects of medication. Gastroenterology, 146: 76-84, 2014. [PMID: 24126096]

11) Shim L, et al.: The effects of azathioprine on birth outcomes in women with inflammatory bowel disease (IBD). J Crohns Colitis, 5: 234-238, 2011. [PMID: 21575887]

12) Viktil KK, et al.: Outcomes after anti-rheumatic drug use before and during pregnancy: a cohort study among 150,000 pregnant women and expectant fathers. Scand J Rheumatol, 41: 196-201, 2012. [PMID: 22401133]

13) Nørgård BM, et al.: Reassuring results on birth outcomes in children fathered by men treated with azathioprine/6-mercaptopurine within 3 months before conception: a nationwide cohort study. Gut, 66: 1761-1766, 2017. [PMID: 27456154]

14) 安村忠樹ほか: ミゾリビン投与腎移植患者の妊娠・出産: 第8回ミゾリビン移植検討会における調査報告. 移植, 32: 59-66, 1997.

15) Sarkar M , et al.: Reproductive health in women following abdominal organ transplant. Am J Transplant, 18: 1068-1076, 2018. [PMID: 29446243]

16) Hoeltzenbein M, et al.: Teratogenicity of mycophenolate confirmed in a prospective study of the European Network of Teratology Information Services. Am J Med Genet A, 158A: 588-596, 2012. [PMID: 22319001]

17) King RW, et al.: Pregnancy Outcomes Related to Mycophenolate Exposure in Female Kidney Transplant Recipients. Am J Transplant, 17: 151-160, 2017. [PMID: 27321569]

18) Midtvedt K, et al.: Exposure to Mycophenolate and Fatherhood. Transplantation, 101: e214-e217, 2017. [PMID: 28346297]

19) Martin-Moreno PL, et al.: Paternal safety of the use of mycophenolic acid in kidney transplant recipients. Results of the EMVARON study. Clin Transplant, 35: e14256, 2021. [PMID: 33599030]

20) スパニジン®点滴静注用100mg 添付文書. 2023年7月改訂 (第1版).

21) Transplant Pregnancy Registry International (TPR) 2022 Annual Report, Issued September 1, 2023.

22) Yamamura M, et al.: Everolimus in pregnancy: Case report and literature review. J Obstet Gynaecol Res, 43: 1350-1352, 2017. [PMID: 28557245]

23) Coscia LA, et al.: Immunosuppressive drugs and fetal outcomes. Best Pract Res Clin Obstet Gynaecol, 28: 1174-1187, 2014. [PMID: 25175414]

24) Westbrook RH, et al.: Outcomes of pregnancy following liver transplantation: The King's College Hospital experience. Liver Transpl, 21: 1153-1159, 2015. [PMID: 26013178]

25) Guella A, et al.: Pregnancy in Saudi kidney transplant recipients: A local experience. Transpl Int, 26: 287, 2013.

26) Sabagh TO, et al.: Outcome of pregnancy in renal transplant recipients taking cyclosporin A. J Obstet Gynaecol, 15: 226-229, 1995.

27) Jain AB, et al.: Pregnancy after liver transplantation with tacrolimus immunosuppression: a single center's experience update at 13 years. Transplantation, 76: 827-832, 2003. [PMID: 14501862]

28) Webster P, et al.: Tacrolimus is an effective treatment for lupus nephritis in pregnancy. Lupus, 23: 1192-1196, 2014. [PMID: 24928830]

29) Ichinose K, et al.: The efficacy of adjunct tacrolimus treatment in pregnancy outcomes in patients with systemic lupus erythematosus. Lupus, 27: 1312-1320, 2018. [PMID: 29665758]

30) Hiramatsu Y, et al.: Changes in the blood level,

efficacy, and safety of tacrolimus in pregnancy and the lactation period in patients with systemic lupus erythematosus. Lupus, 27: 2245-2252, 2018. [PMID: 30394835]

31) Juliao P, et al.: Belimumab use during pregnancy: Interim results of the belimumab pregnancy registry. Birth Defects Res, 115: 188-204, 2023. [PMID: 36177676]

32) Chambers CD, et al.: Birth Outcomes in Women Who Have Taken Hydroxycholoroquine During Pregnancy: A Prospective Cohort Study, Arthritis Rheumatol, 74: 711-724, 2022. [PMID: 34725951]

33) Huybrechts KF, et al.: Hydroxychloroquine early in pregnancy and risk of birth defects. Am J Obstet Gynecol, 224: 290.e1-290.e22, 2021. [PMID: 32961123]

34) Jharap B, et al.: Intrauterine exposure and pharmacology of conventional thiopurine therapy in pregnant patients with inflammatory bowel disease. Gut, 63: 451-457, 2014. [PMID: 23424097]

35) Tendron A, et al.: In utero exposure to immunosuppressive drugs: experimental and clinical studies. Pediatr Nephrol, 17: 121-130, 2002. [PMID: 11875675]

36) Matalon ST, et al.: Review of the potential effects of three commonly use dantineoplastic and immunosuppressive drugs（cyclophosphamide, azathioprine, doxorubicin on the embryoand placenta）. Reprod Toxicol, 18: 219-230, 2004. [PMID: 15019720]

37) Ono E, et al.: Immunophenotypic profile and increased risk of hospital admission for infection in infants born to female kidney transplant recipients. Am J Transplant, 15: 1654-1665, 2015. [PMID: 25833197]

38) Marder W, et al.: In utero azathioprine exposure and increased utilization of special educational services in children born to mothers with systemic lupus erythematosus. Arthritis Care Res（Hoboken）, 65: 759-766, 2013. [PMID: 23139238]

39) de Meij TG, et al.: Long-term follow-up of children exposed intrauterine to maternal thiopurine therapy during pregnancy in females with inflammatory bowel disease. Aliment Pharmacol Ther, 38: 38-43, 2013. [PMID: 23675854]

40) Mahadevan U, et al.: Pregnancy and Neonatal Outcomes After Fetal Exposure to Biologics and Thiopurines Among Women With Inflammatory Bowel Disease. Gastroenterology, 160: 1131-1139, 2021. [PMID: 33227283]

41) Reynolds JA, et al.: Outcomes of children born to mothers with systemic lupus erythematosus exposed to hydroxychloroquine or azathioprine. Rheumatology (Oxford), 62: 1124-1135, 2023. [PMID: 35766806]

42) Fiocchi R, et al.: First Report of a Successful Pregnancy in an Everolimus-Treated Heart-Transplanted Patient: Neonatal Disappearance of Immunosuppressive Drugs. Am J Transplant, 16: 1319-1322, 2016. [PMID: 26555407]

43) Flechner SM, et al.: The presence of cyclosporine in body tissues and fluids during pregnancy. Am J Kidney Dis, 5: 60-63, 1985. [PMID: 3155592]

44) Laifer SA, et al.: Reproductive function and outcome of pregnancy after liver transplantation in women. Mayo Clin Proc, 70: 388-394, 1995. [PMID: 7898148]

45) Giudice PL, et al.: Renal function of children exposed to cyclosporin in utero. Nephrol Dial Transplant, 15: 1575-1579, 2000. [PMID: 11007824]

46) Jain A, et al.: Pregnancy after liver transplantation under tacrolimus. Transplantation, 64: 559-565, 1997. [PMID: 9293865]

47) Costedoat-Chalumeau N, et al.: Evidence of transplacental passage of hydroxychloroquine in humans. Arthritis Rheum, 46: 1123-1124, 2002. [PMID: 11953993]

48) Osadchy A, et al.: Ocular toxicity in children exposed in utero to antimalarial drugs: review of the literature. J Rheumatol, 38: 2504-2508, 2011. [PMID: 22002012]

49) Izmirly PM, et al.: Maternal use of hydroxychloroquine is associated with a reduced risk of recurrent anti-SSA/Ro-antibody-associated cardiac manifestations of neonatal lupus. Circulation, 126: 76-82, 2012. [PMID: 22626746]

50) Sau A, et al.: Azathioprine and breastfeeding: is it safe? BJOG, 114: 498-501, 2007. [PMID: 17261122]

51) Christensen LA, et al.: Azathioprine treatment during lactation. Aliment Pharmacol Ther, 28: 1209-1213, 2008. [PMID: 18761704]

52) Constantinescu S, et al.: Breast-feeding after transplantation. Best Pract Res Clin Obstet Gynaecol, 28: 1163-1173, 2014. [PMID: 25271063]

53) 一般社団法人 日本移植学会 臓器移植後妊娠・出産ガイドライン策定委員会：臓器移植後 妊娠・出産ガイドライン 2021. ブイツーソリューション, 2021.

54) Laube R, et al.: Australian inflammatory bowel disease consensus statements for preconception, pregnancy and breast feeding. Gut, 72: 1040-1053, 2023. [PMID: 36944479]

55) Flint J, et al.: BSR and BHPR guideline on prescribing drugs in pregnancy and breastfeeding-Part I: standard and biologic disease modifying anti-rheumatic drugs and corticosteroids. Rheumatology (Oxford), 55: 1693-1697, 2016. [PMID: 26750124]

56) Götestam Skorpen C, et al.: The EULAR points to consider for use of antirheumatic drugs before pregnancy, and during pregnancy and lactation. Ann Rheum Dis, 75: 795-810, 2016. [PMID:

26888948]

57) Sammaritano LR, et al.: 2020 American College of Rheumatology Guideline for the Management of Reproductive Health in Rheumatic and Musculoskeletal Diseases. Arthritis Rheumatol, 72: 529-556, 2020. [PMID: 32090480]

58) Russell MD, et al.: British Society for Rheumatology guideline on prescribing drugs in pregnancy and breastfeeding: immunomodulatory anti-rheumatic drugs and corticosteroids. Rheumatology (Oxford), 62: e48-e88, 2023. [PMID: 36318966]

59) Huerta A, et al.: Measurement of the passage of mycophenolic acid into breast milk in a patient with lupus nephritis. Kidney Int, 100: 711, 2021. [PMID: 34420668]

60) Krutsch K,et al.: Transfer of mycophenolic acid into human milk. J Nephrol, 36: 1715-1717, 2023. [PMID: 37285005]

61) Kociszewska-Najman B, et al.: Transfer of Everolimus into Colostrum of a Kidney Transplant Mother. Ann Transplant, 22: 755-758, 2017. [PMID: 29255138]

62) Moretti ME, et al.: Cyclosporine excretion into breast milk. Transplantation, 75: 2144-2146, 2003. [PMID: 12829927]

63) Bramham K, et al.: Breastfeeding and tacrolimus: serial monitoring in breast-fed and bottle-fed infants. Clin J Am Soc Nephrol, 8: 563-567, 2013. [PMID: 23349333]

64) Gouraud A, et al.: Follow-up of tacrolimus breastfed babies. Transplantation, 94: e38-e40, 2012. [PMID: 22996303]

65) Motta M, et al.: Follow-up of infants exposed to hydroxychloroquine given to mothers during pregnancy and lactation. J Perinatol, 25: 86-89, 2005. [PMID: 15496869]

66) Peng W, et al.: Breast milk concentration of hydroxychloroquine in Chinese lactating women with connective tissue diseases. Eur J Clin Pharmacol, 75: 1547-1553, 2019. [PMID: 31375884]

9 / グルココルチコイド製剤（ステロイド製剤）

医薬品	添付文書情報（巻頭参照）		総合評価（巻頭参照）	
	妊娠	授乳	妊娠	授乳
ヒドロコルチゾン類				
ヒドロコルチゾン　hydrocortisone ◆ **コートリル**	有益性	添文③	使用可	使用可
プレドニゾロン類				
プレドニゾロン　prednisolone ◆ **プレドニン，プレドニゾロン**	有益性	添文③	使用可	使用可
メチルプレドニゾロン類				
メチルプレドニゾロン　methylprednisolone ◆ **メドロール**	有益性	添文③	使用可	使用可
デキサメタゾン類				
デキサメタゾン　dexamethasone ◆ **デカドロン**	有益性	添文③	使用可	使用可
ベタメタゾン類				
ベタメタゾン　betamethasone ◆ **リンデロン**	有益性	添文③	使用可	使用可

✿ 妊娠計画期

　本剤は主に自己免疫疾患で使用される．ほとんどの自己免疫疾患において，妊娠前の高疾患活動性は妊娠中の再燃や妊娠転帰不良と関連する．グルココルチコイドは妊娠計画時，妊娠中，授乳期を通して胎児への安全性が比較的高いことから，妊娠前の疾患活動性コントロールのために使用しやすい薬物である．しかし一方で，近年，妊娠中の高容量グルココルチコイド使用は早産[1]や早期前期破水[2]と関連することが報告されているため，妊娠中使用可能な免疫抑制薬（タクロリムス，アザチオプリン，シクロスポリン）を併用しつつ，妊娠前のグルココルチコイド用量を可能な限り少なくすることを心がけることが望ましい．

✽ 妊娠期　胎児へ与える影響および使い方

妊娠初期

❶ 全身性投与

　動物生殖試験では，グルココルチコイドの全身投与は一貫して胎仔の口蓋裂を生じさせることが示されている[3]．また分娩時期に近い妊娠ラットにヒト用量の10〜1,000倍のプレドニゾロンを投与すると，動脈管収縮を起こすことも報告されたが[4]，このような事象はヒトでは観察されていない．

　ヒトの妊娠中の全身性グルココルチコイド使用に関する催奇形性の研究は複数あるもののその結果は一致していない．

　全身性グルココルチコイド曝露と口裂（cleft lip）との関連を示した複数の後方視的症例対照研究[5,6]がある一方で，複数の前方視的コホート研究や[7,8]，2014年に報告された多施設共同population-based対照症例研究では，口唇口蓋裂の増加と，受胎4週間前から妊娠12週までの母体の全身性グルココルチコイド曝露との間に関連は認められなかった[9]．

　しかし2000年にMotherisk[*1]によって行われた前方視的コホート研究とメタアナリシスにおいて，大奇形全体についての有意なリスク増加は認められないものの，口唇口蓋裂に関してはそのリスクが3.4倍に増加することが示されていることから[10]，現時点ではグルココルチコイドはヒトにおいて重大な催奇形性リスクを示さないが，口唇口蓋裂に関してはわずかにリスクの増加があると考えたほうがよいだろう．

　実際には，「先天異常全体で考えるとリスクはないが，口唇口蓋裂に関しては，その発生率が数倍高くなる可能性があります．言い換えると，日本の一般集団での発生率が1/500〜700のところ，3/500〜700程度になるということです」と説明している．口蓋形成は胎生12週までに完了するため，この時期以降の曝露でのリスク増加の懸念はない．

❷ 局所投与

　コクランレビューでは，妊娠中のグルココルチコイドの局所曝露が児の先天異常や妊娠転帰に与える影響について検討している[11]．1997〜2014年の発表論文14報が含まれ，局所グルココルチコイドと口顔面裂，早産，分娩方法，胎児死亡，アプガースコア低値のリスク増加との間に因果関係は認められないことが示された．しかし低出生体重児の分娩の増加に関しては，strong/very strong steroidの使用との関連を示唆する文献

---

*1　Motheriskは2019年4月に閉鎖.

が3報含まれており[12-14]，うち1報では妊娠中に300gを超える量を使用した女性における用量依存性のリスク増加が示されていた[14]．このリスクに関しては，今後さらなる研究が必要である．

妊娠中・後期

現在わかっている胎児毒性は子宮内胎児発育不全である．また，児の中枢神経発達へ及ぼす影響についても議論されている．

グルココルチコイドの胎児毒性を考える際には，胎盤通過性の違いが重要となる（表）．プレドニゾロンは胎盤にある11β-ヒドロキシステロイド脱水素酵素でほとんどが不活化されるため，胎児への移行はわずかである[15]．したがって，母体の治療目的でグルココルチコイドを使用する場合の第一選択薬はプレドニゾロンである．メチルプレドニゾロン大量療法（ステロイドパルス療法）に使われるメチルプレドニゾロンでは3分の1程度と，それ相応のメチルプレドニゾロンが胎児に移行することを示す研究報告がある[16]．

一方，胎盤完成以降に胎児の治療目的でグルココルチコイドを母親に投与する場合には，胎児移行性の高いデキサメタゾンやベタメタゾンを用いる．これらのフッ素のついたグルココルチコイドの薬理特性は同様に考えられてきたが，ベタメタゾンのほうが児の中枢神経発達への影響が少ないという報告が出ている．早産児の肺成熟を目的に母体に投与された症例での研究ではあるが，ベタメタゾン投与はデキサメタゾン投与と違い，児の神経発達への影響（生後18〜22ヵ月時点）は認めなかったことが示され，その理由としてステロイド受容体を介した作用機序に差があるからではないかと考察されている[17]．胎盤通過性の違い（ベタメタゾン30〜50%，デキサメタゾン100%）[18]が関係している可能性もある．

妊娠後期に継続してグルココルチコイドを使用している場合には，出生後の児の副腎機能に注意が必要である[19]．

表　グルココルチコイド製剤の胎児への移行率と妊娠中の取り扱い

一般名（主な商品名）	グルココルチコイド作用の力価	胎児への移行性
ヒドロコルチゾン（コートリル）	1	わずか
プレドニゾロン（プレドニン，プレドニゾロン）	4	10%
メチルプレドニゾロン（メドロール）	5	30〜70%
デキサメタゾン（デカドロン）	25	100%
ベタメタゾン（リンデロン）	25	30〜50%

✳ 授乳期 乳汁中への移行および使い方

　産後に一般的に使用されるグルココルチコイドであるプレドニゾロンの％RIDは0.35〜5.3％と低く乳児の曝露レベルは大きくはない．MP比も1以下（0.25）と報告されており，乳汁中への濃縮はなく，また薬物クリアランス値も比較的高めであると考えられる．

　児の内因性グルココルチコイドを抑制するプレドニゾロンの量は0.3 mg/kgといわれている．母親が大量（80 mg/日）のプレドニゾロンを内服した症例での研究で，児が母乳から吸収できるのは母体摂取量の0.1％以下で，その量は内因性グルココルチコイドの10％以下であったという報告がある[20]．したがって，1日1,000 mg程度のメチルプレドニゾロン大量療法が必要な場合には，治療終了後一定の時間を空けて授乳再開を検討する．

（金子佳代子）

🔺 文献

1) Palmsten K, et al.: Oral corticosteroid use during pregnancy and risk of preterm birth. Rheumatology (Oxford), 59:1262-1271, 2020. [PMID: 31566229]

2) Okazaki Y, et al.: Glucocorticoids increase the risk of preterm premature rupture of membranes possibly by inducing ITGA8 gene expression in the amnion. Placenta, 128: 73-82, 2022. [PMID: 36088840]

3) Walker BE: Induction of cleft palate in rats with antiinflammatory drugs. Teratology, 4: 39-42, 1971. [PMID: 5549318]

4) Momma K, et al.: Constriction of the fetal ductus arteriosus by glucocorticoid hormones. Pediatr Res, 15: 19-21, 1981. [PMID: 7208163]

5) Czeizel AE, et al.: Population-based case-control study of teratogenic potential of corticosteroids. Teratology, 56: 335-340, 1997. [PMID: 9451758]

6) Rodriguez-Pinilla E, et al.: Corticosteroids during pregnancy and oral clefts: a case-control study. Teratology, 58: 2-5, 1998. [PMID: 9699238]

7) Mintz G, et al.: Prospective study of pregnancy in systemic lupus erythematosus. Results of a multidisciplinary approach. J Rheumatol, 13: 732-739, 1986. [PMID: 3772921]

8) Mogadam M, et al.: Pregnancy in inflammatory bowel disease: effect of sulfasalazine and corticosteroids on fetal outcome. Gastroenterology, 80: 72-76, 1981. [PMID: 6108894]

9) Skuladottir H, et al.: Corticosteroid use and risk of orofacial clefts. Birth Defects Res A Clin Mol Teratol, 100: 499-506, 2014. [PMID: 24777675]

10) Park-Wyllie L, et al.: Birth defects after maternal exposure to corticosteroids: prospective cohort study and meta-analysis of epidemiological studies. Teratology, 62: 385-392, 2000. [PMID: 11091360]

11) Chi CC, et al.: Safety of topical corticosteroids in pregnancy. Cochrane Database Syst Rev, 2015:CD007346, 2015. [PMID: 26497573]

12) Chi CC, et al.: Safety of topical corticosteroids in pregnancy: a population-based cohort study. J Invest Dermatol, 131: 884-891, 2011. [PMID: 21191410]

13) Mahé A, et al.: The cosmetic use of skin-lightening products during pregnancy in Dakar, Senegal: a common and potentially hazardous practice. Trans R Soc Trop Med Hyg, 101: 183-187, 2007. [PMID: 17023012]

14) Chi CC, et al.: Pregnancy outcomes after maternal exposure to topical corticosteroids: a UK population-based cohort study. JAMA Dermatol, 149: 1274-1280, 2013. [PMID: 24005903]

15) Beitins IZ, et al.: The transplacental passage of prednisone and prednisolone in pregnancy near term. J Pediatr, 81: 936-945, 1972. [PMID: 5086721]

16) Anderson GG, et al.: Placental transfer of

methylprednisolone following maternal intravenous administration. Am J Obstet Gynecol, 140: 699-701, 1981. [PMID: 7020419]

17) Lee BH, et al.: Neurodevelopmental outcomes of extremely low birth weight infants exposed prenatally to dexamethasone versus betamethasone. Pediatrics, 121: 289-296, 2008. [PMID: 18245420]

18) Ballard PL, et al.: Glucocorticoid levels in maternal and cord serum after prenatal betamethasone therapy to prevent respiratory distress syndrome. J Clin Invest, 56: 1548-1554, 1975. [PMID: 1202085]

19) Kurtoğlu S, et al.: Fetal adrenal suppression due to maternal corticosteroid use: case report. J Clin Res Pediatr Endocrinol, 3: 160-162, 2011. [PMID: 21911331]

20) Ost L, et al.: Prednisolone excretion in human milk. J Pediatr, 106: 1008-1011, 1985. [PMID: 3998938]

10 / 解熱鎮痛薬，抗炎症薬

医薬品	添付文書情報（巻頭参照）		総合評価（巻頭参照）	
	妊娠	授乳	妊娠	授乳
非ピリン系解熱鎮痛薬				
アセトアミノフェン　acetaminophen ◆ **カロナール，アセリオ**	有益性	添文③	使用可	使用可
塩基性 NSAIDs				
チアラミド　tiaramide ◆ **ソランタール**	有益性	添文③	情報なし	使用可
酸性 NSAIDs：カルボン酸系				
アスピリン　aspirin ◆ **バファリン**	禁忌[*1] （予定日 12 週以内）	添文①	本文参照	使用可
メフェナム酸　mefenamic acid ◆ **ポンタール**	禁忌[*2] （妊娠後期）	添文③	使用不可 （妊娠後期）	使用可
酸性 NSAIDs：アリール酢酸系				
インドメタシン　indometacin ◆ **インテバン**	禁忌	添文②	使用不可	使用可
ジクロフェナク　diclofenac ◆ **ボルタレン，ナボール**	禁忌	添文③	使用不可	使用可
エトドラク　etodolac ◆ **ハイペン，オステラック**	禁忌[*2] （妊娠後期）	添文③	使用不可 （妊娠後期）	使用可
酸性 NSAIDs：プロピオン酸系				
ロキソプロフェン　loxoprofen ◆ **ロキソニン**	禁忌[*2] （妊娠後期）	添文③	使用不可 （妊娠後期）	使用可
イブプロフェン　ibuprofen ◆ **ブルフェン**	禁忌[*2] （妊娠後期）	添文③	使用不可 （妊娠後期）	使用可
ケトプロフェン　ketoprofen ◆ **モーラステープ，カピステン**	禁忌[*2] （妊娠後期）	—	使用不可 （妊娠後期）	使用可
中性 NSAIDs				
セレコキシブ　celecoxib ◆ **セレコックス**	禁忌[*2] （妊娠後期）	添文③	使用不可 （妊娠後期）	使用可

＊1：出産予定日 12 週以内の妊婦を除き有益性投与
＊2：妊娠後期の妊婦を除き有益性投与

✿ 妊娠計画期

解熱鎮痛薬，抗炎症薬には非ステロイド性抗炎症薬（nonsteroidal anti-inflammatory drugs；NSAIDs）とアセトアミノフェンがある．

妊娠計画の有無に限らず，生殖年齢の女性に解熱鎮痛薬を処方する際は，妊孕性への影響と，妊娠と気づかずに使用してしまったときに慌てないための考慮が必要である．

NSAIDsは妊孕性を低下させることが動物実験で示されている．COX-2は排卵前期の卵胞に発現して卵細胞の成熟および排卵を促進させるプロスタグランジンE_2の合成に関与している．NSAIDsがCOX-2の合成を阻害することにより卵胞が破裂せず排卵が起こらないため一時的な不妊の原因になると解釈されている．ヒトにおいても妊孕性を低下させるとの報告がある[1,2]．半減期の長いCOX-2阻害薬にその傾向が強いとの報告もある[3]．

近年，COX-2を阻害することで雄における精子障害をきたす可能性を示唆する動物実験結果の報告も出てきた．これら雌ならびに雄の生殖に関する影響が，ヒトにおいても同様かどうかは明らかになっていない[4]．一方で，子宮内膜における局所的な炎症が着床不全の一因である，という見方から，生殖補助医療でNSAIDsが用いられることがある．コクランレビューではNSAIDsが出生率と流産率の改善効果を認めなかったとしている[5]．

最近の話題として，経皮吸収率の高いNSAIDs含有の湿布が複数登場したこと，2022年にNSAIDs（一部例外あり：関連情報参照）の添付文書に「胎児の腎機能障害及び尿量減少，それに伴う羊水過少症が起こったとの報告があるので，必要最小限にとどめる」との記載が追加されたことがある．

❶ 使い方

基本的にはどの薬剤も使用可能であるが，計画外妊娠の多い昨今の状況を鑑みると，インドメタシン，ジクロフェナクは妊娠の全期間中禁忌（外用剤の一部を除いて〔関連情報参照〕）であるため，他剤を優先すべきであろう．動物実験でNSAIDsが雌雄の妊孕性に影響を与える可能性を示す報告もあるので，妊娠計画中の女性が漫然とNSAIDsを継続することは避けるべきである．

✾ 妊娠期　胎児へ与える影響および使い方

妊娠初期

❶ 非ステロイド性抗炎症薬（NSAIDs）

＊ 流産

　母親が妊娠初期にNSAIDsを使用することにより，流産率が上昇するという複数の研究報告がある[6-8]．2011年に発表されたカナダのデータベースを利用したnested case-control studyの結果でも，妊娠初期のNSAIDsの使用と流産率の上昇の関連が報告された[9]．ただし，この研究については，交絡因子の調整を含め問題点が指摘されている．一方，流産率を上昇させないとする研究もある[10]．受胎に近い時期（最終月経開始日以降2週間）にNSAIDsに曝露した群で増加する（ハザード比1.89 [95% CI：1.31-2.71]）という報告があるが，結論は出ていない．この論文ではアセトアミノフェン群についても解析し，流産率がわずかに増加する（ハザード比1.45 [95% CI：1.01-2.08]）ことが示されている[11]．

＊ 先天異常

　催奇形性については，妊娠初期にNSAIDsに曝露しても先天異常の発生率を上昇させないとする報告が複数ある．そのうち大規模なものとして，妊娠初期にNSAIDsに曝露された3,000人規模のノルウェー母児コホート[12]とイスラエルの処方データベースと入院データベースをリンクした5,000人規模の疫学研究[13]があるが，ともに先天異常のリスク上昇を示さなかった．以前，スウェーデンのレジストリ調査で，NSAIDs曝露により心奇形の発生率が上昇する（オッズ比 1.86 [95% CI：1.32-2.62]）との結果が示されたが[14]，後に同じ著者らの研究によりこの関連について否定された[15]．

＊ 塩基性・中性 NSAIDs

　塩基性・中性NSAIDsについて，個別の情報はない．

❷ アセトアミノフェン

　受胎に近い時期（最終月経開始日以降2週間）にアセトアミノフェンに曝露した群について解析した報告では，流産率がわずかに増加する（ハザード比1.45 [95% CI：1.01-2.08]）ことが示されている[11]．

　本剤の妊娠初期曝露によって先天異常の発生率は上昇しないとする研究報告が複数ある．そのなかで最も大規模なオランダのバースコホート（Danish National Birth Cohort）を用いた研究で，妊娠初期に本剤に曝露した26,424人における先天異常発生率は，非曝露児61,718人と比較して高くない（ハザード比1.01 [95% CI：0.93-1.08]）[16]ことが示されている．

❸ 使い方

妊娠初期は，添付文書で妊婦禁忌になっているインドメタシン，ジクロフェナク以外はどの解熱鎮痛薬も使用できる．歴史が古く，より安全性が保証されているとすればアセトアミノフェンである．アセトアミノフェンは効果が弱いため，強い痛みを抑えたい場合にはNSAIDsの投与が必要となるが，添付文書では妊娠時期に関係なく必要最小限にとどめるよう注意喚起されているため，必要時に頓服での使用にとどめるようにする．

妊娠中・後期

❶ 非ステロイド性抗炎症薬（NSAIDs）

低分子化合物であるNSAIDsは胎盤を通過する薬剤であり，胎児毒性に気をつけなくてはならない．NSAIDsのうちインドメタシンについては母体血中濃度と臍帯血（胎児血）中濃度がほぼ同じであったことが示されている[17]．ほかのNSAIDsもインドメタシンと同様に胎児への移行があると推測できる．

NSAIDsを妊娠後期に使用すると，胎児に移行したNSAIDsがプロスタグランジン合成阻害作用により胎児動脈管を収縮させ，生後の遷延性肺高血圧症を惹起する可能性があることから，外用薬（一部例外あり：関連情報参照）と低用量アスピリンを除くと妊娠後期は禁忌である．さらにNSAIDsの妊娠中の使用で，胎児の腎機能低下により尿量減少，羊水減少となった副作用報告があったことから，外用薬と低用量アスピリンを除くNSAIDsの添付文書に「胎児の腎機能障害及び尿量減少，それに伴う羊水過少症が起こったとの報告があるので，必要最小限にとどめる」との記載が2022年に追加された．

❷ アセトアミノフェン

低分子化合物であるアセトアミノフェンは胎盤を通過する薬剤であり，胎児毒性に気をつけなくてはならない．アセトアミノフェンは母体血中濃度と臍帯血（胎児血）中濃度がほぼ等しく，薬物動態も同様な動きをすることが示されている[18]．

アセトアミノフェンはプロスタグランジン合成阻害作用が弱く，NSAIDsにみられる胎児毒性のリスクは低いものと考える．妊娠中の本剤の使用と児の小児期の喘息，ADHDなどの発達障害との関連を示唆する研究も報告されているが，現時点では因果関係は特定されていない．

❸ 使い方

妊娠中期が禁忌となっていないNSAIDsであっても必要時に頓服で使用するにとどめるようにする．妊娠後期は使用しない．妊娠中に解熱鎮痛効果を期待して薬を処方するならば，プロスタグランジン合成阻害作用の弱いアセトアミノフェンが望ましい．

✳ 授乳期　乳汁中への移行および使い方

通常，解熱鎮痛薬が乳汁中に移行する量はごくわずかである．

❶ 非ステロイド系抗炎症薬（NSAIDs）

常用量のイブプロフェンを内服している母親の乳汁を介して児が摂取する薬剤量は，体重当たりにすると母親の内服量の0.0008％（＝RID）であった[19]．インドメタシンも母乳中への移行が少ないことが示されている[20]．わが国で最も多用されているロキソプロフェンはラットで乳汁中に検出されたものの，ヒトでは乳汁中に移行しないことが示されている[21]．したがって，授乳中の使用は問題ないと考えられる．

❷ アセトアミノフェン

アセトアミノフェンの乳汁移行量は低く，母乳を介して乳児が摂取することになる量は，治療目的で乳児に投与される量と比較して大変少ない[22]．また，母乳中のアセトアミノフェンに曝露した乳児に有害事象が起こらなかったとの報告もある[23]．したがって，授乳中の使用は問題ないと考えられる．

❸ 使い方

前述の理由からこれらの薬剤を使用中であっても授乳を止める必要はない．

超大量（2,600 mg/日）のアスピリンを内服している母親の母乳を飲んだ児に，出血傾向がみられたという報告があり[24]，さらにアスピリンは小児にみられるライ症候群の誘因としても考えられている[25]．ほかに有用な薬剤が複数あるので，大量のアスピリンを授乳婦に投与することは避けたほうが無難であろう．

関連情報

・NSAIDs 外用薬（湿布薬，ぬり薬）

外用薬は吸収量が少ないため胎児へのリスクはほとんどないものと考えられていたが，2014年，ケトプロフェン入りの貼付剤を使用した症例で内服薬と同様の副作用が複数報告されたことにより，ケトプロフェン入りの外用薬の妊娠後期の使用が禁忌となった．エスフルルビプロフェンテープは内服のNSAIDsと同様に，妊娠後期は禁忌であり，後期以外であっても妊娠中は必要最小限にとどめるよう注意喚起がなされている．また，3種類あるジクロフェナクテープのうち，2021年に発売された75 mgのものは連用によって内服薬と同等の血中濃度になることから妊娠全期間において禁忌となっている．上記以外のNSAIDs含有の貼付剤も妊娠後期の使用は避けるのが無難である．

・低用量アスピリン

　アスピリンは鎮痛効果が強く世界中で汎用されているが，胃腸障害の出現頻度が高いため，わが国では解熱鎮痛薬としてはあまり使用されない．抗血小板薬として広い領域で使用されている低用量アスピリンは，産科領域では習慣流産や妊娠高血圧症候群の再発予防[26]などで使われている．

　バファリン配合錠A81，バイアスピリン錠100 mgは，添付文書では「海外での大規模な疫学調査では，妊娠中のアスピリン服用と先天異常児出産の因果関係は否定的であるが，長期連用した場合は，母体の貧血，産前産後の出血，分娩時間の延長，難産，死産，新生児の体重減少・死亡などの危険が高くなるおそれを否定できない」として，出産予定日12週以内の妊婦への投与は禁忌となっている．しかし，ほかのアスピリン製剤の添付文書には，妊娠中は有益性投与となっていること，その後，上記の危惧を否定する報告が出ていることから[27]，医学的観点からは妊娠中全期にわたり使用可能と考えられる．ただし出血傾向の問題を回避するため，分娩の1〜2週間前には中止することが望ましい．

（村島温子）

文献

1) Pall M, et al.: Induction of delayed follicular rupture in the human by the selective COX-2 inhibitor rofecoxib: a randomized double-blind study. Hum Reprod, 16: 1323-1328, 2001. [PMID: 11425807]

2) Uhler ML, et al.: The effect of nonsteroidal anti-inflammatory drugs on ovulation: a prospective, randomized clinical trial. Fertil Steril, 76: 957-961, 2001. [PMID: 11704117]

3) Micu MC, et al.: Luteinized unruptured follicle syndrome increased by inactive disease and selective cyclooxygenase 2 inhibitors in women with inflammatory arthropathies. Arthritis Care Res(Hoboken), 63: 1334-1338, 2011. [PMID: 21618455]

4) Boizet-Bonhoure B, et al.: Using Experimental Models to Decipher the Effects of Acetaminophen and NSAIDs on Reproductive Development and Health. Front Toxicol, 4: 835360, 2022. [PMID: 35295217]

5) Nyachieo A, et al.: Nonsteroidal anti-inflammatory drugs for assisted reproductive technology. Cochrane Database Syst Rev, 10: CD007618, 2019. [PMID: 31628860]

6) Nielsen GL, et al.: Risk of adverse birth outcome and miscarriage in pregnant users of non-steroidal antiinflammatory drugs: population based observational study and case-control study. BMJ, 322: 266-270, 2001. [PMID: 11157526]

7) Nielsen GL, et al.: Danish group reanalyses miscarriage in NSAID users. BMJ, 328: 109, 2004. [PMID: 14715618]

8) Li DK, et al.: Exposure to non-steroidal anti-inflammatory drugs during pregnancy and risk of miscarriage: population based cohort study. BMJ, 327: 368, 2003. [PMID: 12919986]

9) Nakhai-Pour HR, et al.: Use of nonaspirin nonsteroidal anti-inflammatory drugs during pregnancy and the risk of spontaneous abortion. CMAJ, 183: 1713-1720, 2011. [PMID: 21896698]

10) Edwards DR, et al.: Periconceptional over-the-counter nonsteroidal anti-inflammatory drug exposure and risk for spontaneous abortion. Obstet Gynecol, 120: 113-122, 2012. [PMID: 22914399]

11) Li DK, et al.: Use of nonsteroidal antiinflammatory drugs during pregnancy and the risk of miscarriage. Am J Obstet Gynecol, 219:275. e1-275. e8, 2018. [PMID: 29890124]

12) van Gelder MM, et al.: Exposure to non-steroidal anti-inflammatory drugs during pregnancy and the risk of selected birth defects: a prospective cohort study. PLoS One, 6: e22174, 2011. [PMID: 21789231]

13) Daniel S, et al.: Major malformations following exposure to nonsteroidal antiinflammatory drugs during the first trimester of pregnancy. J Rheumatol, 39: 2163-2169, 2012. [PMID:

22984274]

14) Ericson A, et al.: Nonsteroidal anti-inflammatory drugs in early pregnancy. Reprod Toxicol, 15: 371-375, 2001. [PMID: 11489592]

15) Källén BA, et al.: Maternal drug use in early pregnancy and infant cardiovascular defect. Reprod Toxicol, 17: 255-261, 2003. [PMID: 12759093]

16) Rebordosa C, et al.: Acetaminophen use during pregnancy: effects on risk for congenital abnormalities. Am J Obstet Gynecol, 198:178. e1-178. e7, 2008. [PMID: 18226618]

17) Moise KJ Jr, et al.: Placental transfer of indomethacin in the human pregnancy. Am J Obstet Gynecol, 162:549-554, 1990. [PMID: 2309841]

18) Nitsche JF, et al.: Transplacental Passage of Acetaminophen in Term Pregnancy. Am J Perinatol, 34: 541-543, 2017.[PMID: 27806383]

19) Walter K, et al.: Ibuprofen in human milk. Br J Clin Pharmacol, 44: 209-213, 1997.[PMID: 9278216]

20) Lebedevs TH, et al.: Excretion of indomethacin in breast milk. Br J Clin Pharmacol, 32:751-754, 1991. [PMID: 1768569]

21) Aoki H, et al.: Low Levels of Amlodipine in Breast Milk and Plasma. Breastfeed Med, 13: 622-626, 2018. [PMID: 30265578]

22) Bitzén PO, et al.: Excretion of paracetamol in human breast milk. Eur J Clin Pharmacol, 20: 123-125, 1981. [PMID: 7262173]

23) Ito S, et al.: Prospective follow-up of adverse reactions in breast-fed infants exposed to maternal medication. Am J Obstet Gynecol, 168: 1393-1399, 1993. [PMID: 8498418]

24) Clark JH, et al.: A 16-day-old breast-fed infant with metabolic acidosis caused by salicylate. Clin Pediatr (Phila), 20: 53-54, 1981.[PMID: 7449246]

25) Hurwitz ES, et al.: Public Health Service study of Reye's syndrome and medications: Report of the main study. JAMA, 257: 1905-1911, 1987. [PMID: 3820509]

26) Poon LC, et al.: Aspirin for Evidence-Based Preeclampsia Prevention trial: effect of aspirin in prevention of preterm preeclampsia in subgroups of women according to their characteristics and medical and obstetrical history. Am J Obstet Gynecol, 217: 585. e1-585. e5, 2017.[PMID: 28784417]

27) CLASP Collaborative Group: CLASP: a randomized trial of low-dose aspirin for the prevention and treatment of preeclampsia among 9364 pregnant women. Lancet, 343: 619-629, 1994. [PMID: 7906809]

11 / オピオイド鎮痛薬，慢性疼痛治療薬

医薬品	添付文書情報（巻頭参照）		総合評価（巻頭参照）	
	妊娠	授乳	妊娠	授乳
オピオイド：麻薬性鎮痛薬				
モルヒネ塩酸塩　morphine hydrochloride ◆ **アンペック，オプソ**	有益性	添文[1]	使用可	本文参照
モルヒネ硫酸塩　morphine sulfate ◆ **MS コンチン，MS ツワイスロン**	有益性	添文[1]	使用可	本文参照
オキシコドン　oxycodone ◆ **オキノーム，オキシコンチン，オキファスト**	有益性	添文[1]	使用可	本文参照
ヒドロモルフォン　hydromorphone ◆ **ナルラピド，ナルサス，ナルベイン**	有益性	添文[2]	使用可	本文参照
フェンタニル　fentanyl ◆ **デュロテップ，ワンデュロ，ラフェンタ**	有益性	添文[1]	使用可	本文参照
フェンタニルクエン酸塩　fentanyl citrate ◆ **フェントス，イーフェン，アブストラル**	有益性	添文[1]	使用可	本文参照
レミフェンタニル　remifentanil ◆ **アルチバ**	有益性	添文[2]	使用可	本文参照
ペチジン　pethidine ◆ **ペチロルファン**	有益性	添文[1]	使用可	本文参照
メサドン　methadone ◆ **メサペイン**	有益性	添文[1]	本文参照	本文参照
タペンタドール　tapentadol ◆ **タペンタ**	有益性	添文[2]	使用可	情報なし
オピオイド：非麻薬性鎮痛薬				
ブプレノルフィン　buprenorphine ◆ **レペタン**	禁忌	添文[3]	情報なし	本文参照
ブプレノルフィン　buprenorphine ◆ **ノルスパン**（外用）	有益性	添文[1]	使用可	本文参照
ペンタゾシン　pentazocine ◆ **ソセゴン**	有益性	添文[3]	本文参照	情報なし
トラマドール　tramadol ◆ **トラマール**	有益性	添文[3]	本文参照	本文参照

医薬品	添付文書情報（巻頭参照）		総合評価（巻頭参照）	
	妊娠	授乳	妊娠	授乳
慢性疼痛治療薬：鎮痛補助薬				
ワクシニアウイルス接種家兎炎症皮膚抽出液 ◆ノイロトロピン	有益性	添文3	情報なし	情報なし
慢性疼痛治療薬：Ca²⁺チャネルα₂δリガンド				
プレガバリン　pregabalin ◆リリカ	有益性	添文1	本文参照	本文参照
ガバペンチン　gabapentin ◆ガバペン	有益性	添文3	本文参照	使用可
ミロガバリン　mirogabalin ◆タリージェ	有益性	添文3	情報なし	情報なし
慢性疼痛治療薬：中枢性筋弛緩薬				
チザニジン　tizanidine ◆テルネリン	有益性	添文3	本文参照	情報なし
エペリゾン　eperisone ◆ミオナール	有益性	添文3	本文参照	情報なし

上部ヘッダ：添付文書情報（巻頭参照）／総合評価（巻頭参照）

❋ 妊娠計画期

　痛みは，実際の組織損傷もしくは組織損傷が起こりうる状態に付随する，あるいはそれに似た，感覚かつ情動の不快な体験と定義される．痛みの種類はその性質から，侵害受容性疼痛と神経障害性疼痛に分けられるが，混在している場合がしばしばある．また，術後痛をはじめとした一過性の急性痛のみならず，長期間続く慢性疼痛に悩まされる患者も多い．痛みはその強さや性質に応じて対応がとられ，鎮痛薬を用いた薬物療法や，認知行動療法をはじめとした非薬物療法によって治療される．わが国においては，鎮痛薬として一覧表に示した薬剤が使用されることがある．

　妊娠中であってもさまざまな理由により急性の痛みを生じる場合は十分に想定され，また，慢性疼痛を有する女性は妊娠中も痛みと付き合っていく必要がある．痛みは患者にとって苦痛であり，適切な治療が行われることが望ましい．特に，慢性疼痛を有する女性においては妊娠中も薬物療法を必要とする場合も十分に考えられ，痛みを生じる原疾患のコントロールも踏まえ，妊娠計画期から妊娠中の疼痛管理計画について主治医と検討しておくことが望ましい．

妊娠初期

❶ オピオイド

＊ モルヒネ塩酸塩水和物／硫酸塩水和物

モルヒネの妊娠初期の使用に関する情報は限られている．The Collaborative Perinatal Project では，妊娠初期にモルヒネを使用した妊婦の児70例において，大奇形および小奇形との関連を示す証拠はみられなかったとしている[1]．

＊ オキシコドン塩酸塩水和物

妊娠初期にオキシコドンを使用し，催奇形性情報サービスを利用した78例の妊婦において，先天異常発生率の有意な上昇は認められなかったとの報告がある[2]．処方情報をもとにした研究では，妊娠初期にオキシコドンの処方を受けた153人の妊婦と妊娠中にオキシコドンの処方を受けていない妊婦を比較し，児の先天異常発生率に有意な差は認められなかったと報告されている[3]．オキシコドンの妊娠初期の使用により先天異常発生率を大きく上昇させない可能性は示唆されるが，情報は限られる．

＊ ヒドロモルフォン塩酸塩

ヒドロモルフォンの妊娠初期の使用に関する情報は限られている．The Collaborative Perinatal Project では，妊娠初期にヒドロモルフォンを使用した妊婦の児12例に先天異常はみられなかったと報告されている[1]．

＊ フェンタニル，フェンタニルクエン酸塩，レミフェンタニル塩酸塩

フェンタニル，レミフェンタニルの妊娠初期の使用に関して評価した疫学研究は行われていない．これらの薬剤は麻酔や術後鎮痛に用いられることも多い．使用した麻酔薬の種類など詳細な情報は記載されていないが，妊娠中に非産科的外科手術を受けた妊婦に関するシステマティックレビューでは，妊娠初期に手術を受けた2,663例のうち大奇形が認められたのは105例（3.9%）であったと報告している[4]．

＊ ペチジン塩酸塩

The Collaborative Perinatal Project では，妊娠初期にペチジンを使用した妊婦の児268例において，先天異常との関連を示す証拠はみられなかったとしている[1]．先天異常発生率を大きく上昇させない可能性は示唆されるが，情報は限られる．

＊ メサドン塩酸塩，ブプレノルフィン塩酸塩

メサドンおよびブプレノルフィンは海外においてオピオイド使用障害の治療薬として用いられており，妊娠中使用に関する情報はオピオイド使用障害の患者を対象としたものがほとんどである．妊娠中にメサドンを使用した妊婦について，先天異常発生率上昇のほか，死産や早産，新生児死亡などの有害事象との関連がみられたとする報告[5,6]があるが，メサドン使用者の多くはほかの乱用薬物の使用や喫煙をはじめ，関連する多様

な背景因子をもっているため，これらの有害事象と妊娠中のメサドン使用の関連を直接的に評価することは困難である．ブプレノルフィンの妊娠初期の使用に関する情報は限られる．

  * **タペンタドール塩酸塩**

タペンタドールの妊娠時使用に関する疫学研究報告はない．臨床試験の情報では，タペンタドールを短期間（1～12日）使用した妊娠が10例，長期間（104～367日）使用した妊娠が4例報告されており，妊娠転帰は生産7例，子宮内胎児死亡1例，人工妊娠中絶2例，妊娠偽陽性1例，転帰不明3例であり，市販後の自発報告では39例の妊娠が報告され，生産8例，人工妊娠中絶1例，妊娠継続中5例，転帰不明25例であった．いずれにおいても生産例に先天異常は認められなかったとされている[7]．なお，薬剤の曝露時期は不明である．

  * **ペンタゾシン**

ペンタゾシンの妊娠時使用に関する情報は，乱用症例における情報が主である．ペンタゾシンとトリペレナミンの配合剤を乱用した妊婦では，50例中に先天異常は認められなかったとの報告[8]，23例中3例に先天異常が認められたとの報告[9]がある．先天異常例も認められているが，母体の喫煙，飲酒，ほかの薬物乱用など，別の要因による影響も考慮される．

  * **トラマドール塩酸塩**

デンマークの国家的出生レジストリの情報を用いた研究では，妊娠12週までにトラマドールが処方された妊婦から出生した児3,796人を非処方群の児と比較し，大奇形発生は調整オッズ比1.04 ［95% CI：0.87-1.24］，心奇形発生は調整オッズ比1.03 ［95% CI：0.77-1.38］と有意な差は認められなかった[10]．一方でスウェーデンの国家的出生レジストリの情報を用いた研究では妊娠初期にトラマドールに曝露した妊婦の児1,776人を非曝露群と比較し，先天異常発生は調整オッズ比1.30 ［95% CI：1.06-1.69］，心奇形発生は調整オッズ比1.56 ［95% CI：1.04-2.29］と有意な差が認められた[11]．

トラマドールの妊娠初期の使用による先天異常への影響については，リスクを否定する報告もあるが指摘する報告もあり結論がついていない．代替薬が利用できる場合には，そちらが優先される．

❷ 慢性疼痛治療薬

  * **NSAIDs，アセトアミノフェン**

NSAIDs，アセトアミノフェンの催奇形性については，妊娠初期の使用により先天異常の発生率を上昇させないとの報告が複数存在する[12-14]．なお，わが国においてジクロフェナクは添付文書上，妊娠時期を問わず妊婦への投与は禁忌となっている．詳細は，4章「10.解熱鎮痛薬，抗炎症薬」での解説（p.187）も参照されたい．

  * **ワクシニアウイルス接種家兎炎症皮膚抽出液**

ワクシニアウイルス接種家兎炎症皮膚抽出液の妊娠中使用に関する情報はない．

＊ プレガバリン

北欧4ヵ国の国家的出生レジストリの情報を用いた研究では，妊娠初期にプレガバリンの処方調剤を受けた2,691例の妊娠例が抗てんかん発作薬の処方調剤のない対照群と比較され，先天異常の有意なリスク上昇はみられなかったと報告している[15]．米国メディケイドの情報を用いた研究においても，妊娠初期にプレガバリンの処方を受けた477例について抗てんかん発作薬非処方群と比較され，先天異常のリスク上昇はみられていない[16]．一方で，8ヵ国の催奇形性情報サービスで行われた多施設共同研究では，妊娠初期にプレガバリンに曝露した116例において，抗てんかん発作薬曝露のない対照群と比較して先天異常の有意なリスク上昇がみられたと報告している[17]．ただし，この報告は症例数が少なく，母体併用薬剤を含む背景因子の影響を除外できないことなどの制限がある．

先天異常との関連については研究によって結果が異なっており，使用にあたっては治療の必要性を踏まえ慎重に検討する必要がある．

＊ ガバペンチン

Motherisk*プログラムによる前方視的研究では，妊娠初期にガバペンチンに曝露した妊婦から出生した児170人のうち7人に先天異常が認められ，非催奇形性物質にのみ曝露した対照群と比較して有意差はみられなかった[18]．北米の抗てんかん薬妊娠レジストリの登録妊婦の研究においても，妊娠初期にガバペンチンに単剤曝露した妊婦から出生した児145人のうち1人に先天異常が認められ，抗てんかん発作薬非曝露群と比較して有意な差は認められていない[19]．

情報は限られるが，現在までの情報からは，ガバペンチンの妊娠初期の使用による先天異常の大きなリスク上昇はない可能性がある．

＊ ミロガバリンベシル酸塩

ミロガバリンは日本で開発された製剤であり，妊娠中使用に関する情報はない．

＊ カルバマゼピン

カルバマゼピンは三叉神経痛に適応を有するが，妊娠中使用の情報は，てんかん女性に対し使用した例が主である．本薬の妊娠初期の使用により先天異常のリスクが上昇するとの報告があり，用量依存性について指摘されている[20,21]．妊娠中の使用，特に高用量での使用においてはベネフィット・リスクについてよく検討される必要がある．詳細は，4章「40. 抗てんかん発作薬」での解説（p.466）も参照されたい．

＊ アミトリプチリン塩酸塩

三環系抗うつ薬については，妊娠初期の使用により先天異常の発生率は上昇しなかったとの報告がある[22,23]．一部の報告では心奇形との関連が指摘されている[24]が，否定する報告も存在する[25,26]．4章「34. 抗うつ薬」での解説（p.406）も参照されたい．

＊：Motherisk は 2019 年 4 月に閉鎖．

＊ デュロキセチン塩酸塩

デュロキセチンについては，妊娠初期の使用により先天異常の発生率は上昇しなかったとの報告がある[27,28]．詳細は，4章「34.抗うつ薬」での解説（p.405）も参照されたい．

＊ チザニジン塩酸塩

チザニジンの妊娠中使用に関する疫学研究はなく，ヒトでの使用経験の情報は限られた症例報告のみである．妊娠初期にチザニジン4 mg/日を3〜7日間使用した6例の女性の前方視的調査では，4例が生産，2例が自然流産であったと報告されている[29]．生産例に先天異常は認められず，自然流産について著者らの考察では，本薬曝露との関連の可能性は低いとされている．

＊ エペリゾン塩酸塩

エペリゾンの妊娠中使用に関する情報は限られている．妊娠初期にエペリゾンを服用した妊婦72例の前方視的調査では，追跡可能であった61例（うち23例は妊娠3週までの使用）の妊娠転帰は，生産60例，稽留流産1例であり，生産例に先天異常は認められなかった[30]．先天異常に関して明らかなリスク上昇は示唆されていないが，情報が少なく結論を出すことはできない．

妊娠中・後期

❶ オピオイド

ほとんどのオピオイド鎮痛薬は胎盤を通過し，胎児の中枢神経系に移行することがわかっている．分娩に近い時期の使用については，出生後に児に呼吸抑制が認められる場合がある．また，妊娠中に慢性的にオピオイド鎮痛薬を使用していた場合には，新生児に離脱症状（振戦，易刺激性，哺乳不良，下痢，多汗など）がみられることがあるため，出生後は新生児の注意深い観察を行うことが必要である[31]．

❷ 慢性疼痛治療薬

＊ NSAIDs，アセトアミノフェン

NSAIDsはプロスタグランジン合成阻害作用をもつため，妊娠後期の使用は胎児の動脈管を収縮させ，出生後に遷延性肺高血圧症を引き起こすおそれがある[32,33]．したがって，妊娠後期の使用は推奨されない．一方で，アセトアミノフェンのプロスタグランジン合成阻害作用は弱く，通常は妊娠期間を問わず使用可能な鎮痛薬として考えられている．

また，NSAIDsは妊娠20週頃の使用による胎児の腎機能障害や羊水過少の報告がある[34]．多くは可逆性であるが，安易な使用は望ましくなく，この時期における使用は必要性に応じて慎重に判断されるべきである．詳細は，4章「10.解熱鎮痛薬，抗炎症薬」での解説（p.188）も参照されたい．

＊ プレガバリン，ガバペンチン

妊娠中・後期の使用に関する情報は限られるが，現時点で明らかな因果関係を有する母体および胎児への悪影響として結論づけられているものはない．

＊ アミトリプチリン，デュロキセチン

三環系抗うつ薬やSNRIを含め，抗うつ薬を分娩直前まで使用していた際には新生児不適応症候群が認められることがある．詳細は，4章「34. 抗うつ薬」での解説（p.407）も参照されたい．

✽ 授乳期　乳汁中への移行および使い方

❶ オピオイド

母体が摂取したオピオイド鎮痛薬の乳汁中移行量や，その母乳を摂取した児に関する情報は少なく，短期使用での情報が主であるが，これまでの研究では，ほとんどのオピオイド鎮痛薬でRIDは高くないと推察されている．分娩時や手術時など，一時的なオピオイド鎮痛薬の投与であれば，必ずしも授乳を中止する理由にはならないと考えられるが，継続的にオピオイド鎮痛薬を服用する場合にはより注意が必要である[35]．オピオイド鎮痛薬の薬物クリアランスには個人差があり，一部の乳児においては許容できない悪影響をもたらす可能性がある．よって，未変化体および活性代謝物のRIDに加え，母児の薬物クリアランスや生物学的利用率，さらには母体の服用量なども考慮して総合的に評価を行うべきである．長期管理においては，代替薬の利用や併用によりオピオイド鎮痛薬の使用量を必要最低限にすることも検討される．いずれにしても，外来患者に対してのオピオイド鎮痛薬の使用は短期に限るのが望ましい[35]．

オピオイド鎮痛薬服用中に授乳を行う場合には，乳児に傾眠や鎮静，哺乳不良，呼吸抑制などのオピオイドにより引き起こされると考えられる症状がないかをよく観察することが重要であり，異常が認められた場合には直ちに受診するよう説明を行う必要がある．

＊ モルヒネ塩酸塩水和物 / 硫酸塩水和物

帝王切開時にモルヒネ7.5 mgを投与され，その後48時間まで患者自己調節鎮痛法にてモルヒネを使用した5人の女性の報告では，48時間までの平均累積投与量は150 mgであり，平均母乳中濃度は50〜65 µg/Lであった[36]．最高濃度である65 µg/Lを用い，乳児の経口吸収率を30%と仮定すると，完全母乳哺育の場合，乳児は3 µg/kg/日あるいは，母親の体重当たり用量の0.3%を吸収すると推定される．

産後間もない時期の情報が主であるが，母乳を介して児が摂取するモルヒネの量は多くないと推察される．月齢の低い乳児におけるモルヒネの血漿クリアランスは，より月齢の高い乳児や小児と比較して延長するため，特に月齢が低い児においてはより注意深い観察を行うことが望ましい[37,38]．

* オキシコドン塩酸塩水和物

オキシコドンの授乳に関する情報は，帝王切開後の使用に関する報告が主である．帝王切開後にオキシコドン 5 mg とアセトアミノフェン 500 mg の配合剤 1 ～ 2 カプセルを 4 ～ 7 時間おきに服用した 6 人の女性の母乳中濃度を測定した研究では，RID は最大 8% であると推定されている[39]．徐放性製剤においては母体血中に薬剤が長く存在することに注意する必要がある．

* ヒドロモルフォン塩酸塩

ヒドロモルフォン 2 mg を鼻腔内投与した 8 人の女性の乳汁中濃度を測定した報告では，完全母乳哺育の場合の RID は 0.67% であると算出されている[40]．わが国では鼻腔内投与製剤の採用はない．

* フェンタニル，フェンタニルクエン酸塩

全身麻酔のためフェンタニル 100 μg を静脈内投与した 5 人の女性の母乳中濃度を測定した報告では，RID は 0.38% であると推定された[41]．分娩時に使用されたフェンタニルについても同様に母乳を介して児が摂取する量はごくわずかであるとの報告が複数あり[42,43]，分娩や処置のために一時的に使用されたフェンタニルが母乳を介して児に悪影響を及ぼすとは考えにくい．

腰痛に対し 100 μg/時のフェンタニル貼付剤を使用していた女性では，フェンタニルの母乳中濃度は 6.4 μg/L であり，24 時間で約 380 mL の母乳を摂取した乳児の血清中フェンタニル濃度は検出限界以下であったと報告されている[44]．

* レミフェンタニル塩酸塩

レミフェンタニルの持続静脈内投与時の消失半減期は α 相 1.3 ～ 2.3 分，β 相 12.6 ～ 16.5 分と短く[45]，分娩や外科手術のために使用されたレミフェンタニルが授乳を受ける児に影響を及ぼす可能性は低いと考えられる．

* ペチジン塩酸塩

婦人科手術時にペチジンの単回静脈内投与を受けた 8 人の女性の母乳中濃度を測定した報告では，RID は 1.2 ～ 3.5% であったと推定されている[46]．帝王切開にて出産し，産後にペチジンを用いた患者自己調節硬膜外鎮痛法（PCEA）を受けた 20 人の女性の報告では，PCEA 終了後 2 時間以内の母乳中濃度を用いて計算すると，ペチジンとその活性代謝物を合わせた RID は 1.4% であったとされている[47]．

* メサドン塩酸塩

メサドン 20 ～ 80 mg/日を服用している 12 人の女性の母乳中濃度を測定した報告では，平均母乳中濃度から計算すると，RID は 2.8%（範囲 1.4 ～ 5.1%）であると推定された[48]．ほかにもメサドンを服用した女性の母乳中濃度を測定した報告はいくつかあるが，いずれも RID は 10% 以下であると推定されている[49,50]．

* タペンタドール塩酸塩

タペンタドールの乳汁移行量に関する情報はない．市販後に収集された自発報告では授乳中にタペンタドールに曝露した 4 例の児が報告されているが，いずれも有害事象は

認められなかったとしている．ただし，各症例の詳細は不明である[7]．

＊ ブプレノルフィン塩酸塩

ブプレノルフィンの授乳中使用に関する報告は主に舌下投与時の情報である．わが国において舌下投与製剤の採用はない．ブプレノルフィン4 mg/日の舌下投与を受けている女性の母乳中濃度を測定した研究では，RIDは約1.4%であると推定されている[51]ほか，舌下投与時の情報として，RIDは1%以下であると推定する報告も複数存在する[52,53]．ブプレノルフィンは経口バイオアベイラビリティが低く，母乳を介して摂取されるブプレノルフィンの吸収率は低いと想定される．

＊ ペンタゾシン

ペンタゾシンの授乳中使用に関する情報はない．

＊ トラマドール塩酸塩

トラマドール100 mgを6時間おきに最低4回経口服用した産後2〜4日の75人の女性の母乳中濃度を測定した報告では，トラマドールおよび活性代謝物である*O*-脱メチル化トラマドールのRIDは，完全母乳哺育の場合でそれぞれ2.24%，0.64%であると計算された[54]．

トラマドールはCYP2D6により活性代謝物に変換されるため，コデインと同様にFDAでは授乳中の使用について注意喚起がされている[55]．乳汁移行量を考慮すると，代替薬がなく，母体の服用量が通常量である場合には，必ずしも授乳中の使用が制限されるものではないと考えられるが，乳児の様子の観察は十分に行う必要がある．

❷ 慢性疼痛治療薬

＊ NSAIDs，アセトアミノフェン

提示したNSAIDsおよびアセトアミノフェンの乳汁移行量はごくわずかであると報告されており，授乳と薬剤服用の両立は可能と考えられる．詳細は，4章「10. 解熱鎮痛薬，抗炎症薬」での解説（p.189）も参照されたい．

＊ ワクシニアウイルス接種家兎炎症皮膚抽出液

ワクシニアウイルス接種家兎炎症皮膚抽出液の授乳中使用に関する情報はない．

＊ プレガバリン

プレガバリン150 mgを12時間おきに4回経口摂取した10人の女性の母乳中濃度を測定した報告では，母乳を介した乳児の平均プレガバリン摂取量は0.31 mg/kg/日，RIDは約7%であると推定された[56]．また，母親がプレガバリン150 mg/日を服用し，3ヵ月間母乳哺育のみを受けた乳児において，児に有害事象は認められなかったとの報告がある[57]．

情報は限られているが，プレガバリンの服用が必ずしも授乳を中止しなければならない理由とはならないと考えられる．ただし，情報が蓄積されるまでは，特に新生児や早産児においては代替薬の有無も含めて服用について検討することが望ましい．

＊ ガバペンチン

ガバペンチンの母乳中濃度を測定した報告はいくつか存在する．ガバペンチンを平均1.5 g（範囲：0.6〜2.1 g）/ 日服用している5人の女性の母乳中濃度を測定した報告では，母乳を介した乳児のガバペンチン摂取量は0.2〜0.31 mg/kg/日，RIDは1.3〜3.8%であると推定されている．この報告では母乳哺育を受けた乳児に有害事象は認められず，血漿中濃度を測定した4児すべてにおいて，正常に定量可能な範囲を下回る値であった[58]．

情報は限られているが，母乳を介して乳児が摂取するガバペンチンの量は比較的少ないと考えられ，傾眠など児のモニタリングを行いながら，服薬と授乳を両立することは可能と考えられる．

＊ ミロガバリン

ミロガバリンの授乳中使用に関する情報はない．

＊ カルバマゼピン

カルバマゼピンを服用中の母体から授乳を受けている乳児において，児の血中にもカルバマゼピンは検出されるが，これまでの報告からは，その濃度は通常の治療域を下回ると考えられている．乳児の黄疸や傾眠などのモニタリングを行いながら，授乳と服薬を両立させることは可能であると考えられる．詳細は，4章「40. 抗てんかん発作薬」での解説（p.475）も参照されたい．

＊ アミトリプチリン，デュロキセチン

それぞれの薬剤について母乳中濃度を測定した報告が複数あり，いずれの薬剤においても乳汁移行量は授乳を中止する理由となるほど多くはないと推定されている．傾眠や鎮静など，児の様子をモニタリングしながら服薬と授乳を両立することは可能と考えられる．詳細は，4章「34. 抗うつ薬」での解説（p.408,409）も参照されたい．

＊ チザニジン塩酸塩，エペリゾン塩酸塩

チザニジン，エペリゾンの授乳中使用に関する情報はない．

（三浦寄子）

文献

1) Heinonen OP, et al.: Birth Defects and Drugs in Pregnancy. pp.287-295, Publishing Sciences Group, 1977.
2) Schick B, et al.: Preliminary analysis of first trimester exposure to oxycodone and hydrocodone. Reprod Toxicol, 10: 162, 1996.
3) Kelty E, et al.: Neonatal Outcomes Associated With in Utero Exposure to Oxycodone, Overall and by Trimester of Exposure: A Retrospective Cohort Study. J Pain, 24: 617-626, 2023. [PMID: 36423793]
4) Cohen-Kerem R, et al.: Pregnancy outcome following non-obstetric surgical intervention. Am J Surg, 190: 467-473, 2005. [PMID: 16105538]
5) Cleary BJ, et al.: Methadone and perinatal outcomes: a retrospective cohort study. Am J Obstet Gynecol, 204: 139.e1-9, 2011. [PMID: 21145035]
6) Nørgaard M, et al.: Birth and Neonatal Outcomes Following Opioid Use in Pregnancy: A Danish Population-Based Study. Subst Abuse, 9: 5-11, 2015. [PMID: 26512202]

7) Stollenwerk A, et al.: Review of Post-Marketing Safety Data on Tapentadol, a Centrally Acting Analgesic. Adv Ther, 35: 12-30, 2018. [PMID: 29270779]

8) Von Almen WF 2nd, et al.: "Ts and Blues" in pregnancy. J Reprod Med, 31: 236-239, 1986. [PMID: 3712362]

9) Little BB, et al.: Effects of T`s and blues abuse on pregnancy outcome and infant health status. Am J Perinatol, 7: 359-362, 1990. [PMID: 2222629]

10) Sørensen AMS, et al.: Exposure to Tramadol During Early Pregnancy and Risk of Spontaneous Abortion or Major Congenital Malformation. Obstet Gynecol, 139: 545-553, 2022. [PMID: 35271551]

11) Källén B, et al.: Use of tramadol in early pregnancy and congenital malformation risk. Reprod Toxicol, 58: 246-251, 2015. [PMID: 26482725]

12) van Gelder MM, et al.: Exposure to non-steroidal anti-inflammatory drugs during pregnancy and the risk of selected birth defects: a prospective cohort study. PLoS One, 6: e22174, 2011. [PMID: 21789231]

13) Daniel S, et al.: Major malformations following exposure to nonsteroidal antiinflammatory drugs during the first trimester of pregnancy. J Rheumatol, 39: 2163-2169, 2012. [PMID: 22984274]

14) Rebordosa C, et al.: Acetaminophen use during pregnancy: effects on risk for congenital abnormalities. Am J Obstet Gynecol, 198: 178.e1-7, 2008. [PMID: 18226618]

15) Dudukina E, et al.: Prenatal exposure to pregabalin, birth outcomes and neurodevelopment - a population-based cohort study in four Nordic countries. Drug Saf, 46: 661-675, 2023. [PMID: 37099261]

16) Patorno E, et al.: Pregabalin use early in pregnancy and the risk of major congenital malformations. Neurology, 88: 2020-2025, 2017. [PMID: 28446648]

17) Winterfeld U, et al.: Pregnancy outcome following maternal exposure to pregabalin may call for concern. Neurology, 86: 2251-2257, 2016. [PMID: 27194385]

18) Fujii H, et al.: Pregnancy outcomes following gabapentin use: results of a prospective comparative cohort study. Neurology, 80: 1565-1570, 2013. [PMID: 23553472]

19) Hernández-Díaz S, et al.: Comparative safety of antiepileptic drugs during pregnancy. Neurology, 78: 1692-1699, 2012. [PMID: 22551726]

20) Diav-Citrin O, et al.: Is carbamazepine teratogenic? A prospective controlled study of 210 pregnancies. Neurology, 57: 321-324, 2001. [PMID: 11468320]

21) Battino D, et al.: Risk of Major Congenital Malformations and Exposure to Antiseizure Medication Monotherapy. JAMA Neurol, 81: 481-489, 2024. [PMID: 38497990]

22) McElhatton PR, et al.: The outcome of pregnancy in 689 women exposed to therapeutic doses of antidepressants. A collaborative study of the European Network of Teratology Information Services (ENTIS). Reprod Toxicol, 10: 285-294, 1996. [PMID: 8829251]

23) Ban L, et al.: Maternal depression, antidepressant prescriptions, and congenital anomaly risk in offspring: a population-based cohort study. BJOG, 121: 1471-1481, 2014. [PMID: 24612301]

24) Reis M, et al.: Delivery outcome after maternal use of antidepressant drugs in pregnancy: an update using Swedish data. Psychol Med, 40: 1723-1733, 2010. [PMID: 20047705]

25) Huybrechts KF, et al.: Antidepressant use in pregnancy and the risk of cardiac defects. N Engl J Med, 370: 2397-2407, 2014. [PMID: 24941178]

26) Kolding L, et al.: Antidepressant use in pregnancy and severe cardiac malformations: Danish register-based study. BJOG, 128: 1949-1957, 2021. [PMID: 34036715]

27) Einarson A, et al.: Rates of major malformations in infants following exposure to duloxetine during pregnancy: a preliminary report. J Clin Psychiatry, 73: 1471, 2012. [PMID: 23218163]

28) Ankarfeldt MZ, et al.: Exposure to duloxetine during pregnancy and risk of congenital malformations and stillbirth: A nationwide cohort study in Denmark and Sweden. PLoS Med, 18: e1003851, 2021. [PMID: 34807906]

29) Eleftheriou G, et al.: Tizanidine use in pregnancy. Birth Defects Res A Clin Mol Teratol, 100: 532, 2014.

30) 高村茂生ほか：妊娠第一三半期に薬物を使用した妊婦の妊娠転帰に関する症例集積調査（第 4 報：エペリゾン塩酸塩）．日病薬師会誌，45：1525-1527，2009.

31) Patrick SW, et al.: Neonatal Opioid Withdrawal Syndrome. Pediatrics, 146: e2020029074, 2020. [PMID: 33106341]

32) Van Marter LJ, et al.: Persistent pulmonary hypertension of the newborn and smoking and aspirin and nonsteroidal antiinflammatory drug consumption during pregnancy. Pediatrics, 97: 658-663, 1996. [PMID: 8628603]

33) Alano MA, et al.: Analysis of nonsteroidal antiinflammatory drugs in meconium and its relation to persistent pulmonary hypertension of the newborn. Pediatrics, 107: 519-523, 2001. [PMID: 11230592]

34) U.S. Food and Drug Administration (FDA): FDA recommends avoiding use of NSAIDs in pregnancy at 20 weeks or later because they can result in low amniotic fluid. Update September 2022. Available at < https://www.fda.gov/drugs/drug-safety-and-availability/fda-recommends-avoiding-use-nsaids-pregnancy-20-weeks-or-later-because-they-can-result-low-amniotic> (Accessed

July 8, 2024)

35) Ito S: Opioids in Breast Milk: Pharmacokinetic Principles and Clinical Implications. J Clin Pharmacol, 58: S151-S163, 2018. [PMID: 30248201]

36) Wittels B, et al.: Exogenous opioids in human breast milk and acute neonatal neurobehavior: a preliminary study. Anesthesiology, 73: 864-869, 1990. [PMID: 2240676]

37) Olkkola KT, et al.: Kinetics and dynamics of postoperative intravenous morphine in children. Clin Pharmacol Ther, 44: 128-136, 1988. [PMID: 3135138]

38) Koren C, et al.: Postoperative morphine infusion in newborn infants: assessment of disposition characteristics and safety. J Pediatr, 107: 963-967, 1985. [PMID: 4067757]

39) Marx CM, et al.: Oxycodone excretion in human milk in the puerperium. Drug Intell Clin Pharm, 20: 474, 1986.

40) Edwards JE, et al.: Hydromorphone transfer into breast milk after intranasal administration. Pharmacotherapy, 23: 153-158, 2003. [PMID: 12587803]

41) Nitsun M, et al.: Pharmacokinetics of midazolam, propofol, and fentanyl transfer to human breast milk. Clin Pharmacol Ther, 79: 549-557, 2006. [PMID: 16765143]

42) Madej TH, et al.: Comparison of epidural fentanyl with sufentanil. Analgesia and side effects after a single bolus dose during elective caesarean section. Anaesthesia, 42: 1156-1161, 1987. [PMID: 2963561]

43) Steer PL, et al.: Concentration of fentanyl in colostrum after an analgesic dose. Can J Anaesth, 39: 231-235, 1992. [PMID: 1551153]

44) Cohen RS: Fentanyl transdermal analgesia during pregnancy and lactation. J Hum Lact, 25: 359-361, 2009. [PMID: 19286842]

45) アルチバ静注用 添付文書, 2024 年 6 月改訂 (第 1 版).

46) Freeborn SF, et al.: Saliva and blood pethidine concentrations in the mother and the newborn baby. Br J Obstet Gynaecol, 87: 966-969, 1980. [PMID: 7437369]

47) Al-Tamimi Y, et al.: Estimation of infant dose and exposure to pethidine and norpethidine via breast milk following patient-controlled epidural pethidine for analgesia post caesarean delivery. Int J Obstet Anesth, 20: 128-134, 2011. [PMID: 21398109]

48) Wojnar-Horton RE, et al.: Methadone distribution and excretion into breast milk of clients in a methadone maintenance programme. Br J Clin Pharmacol, 44: 543-547, 1997. [PMID: 9431829]

49) Blinick G, et al.: Methadone assays in pregnant women and progeny. Am J Obstet Gynecol, 121: 617-621, 1975. [PMID: 1115163]

50) Bogen DL, et al.: Estimated infant exposure to enantiomer-specific methadone levels in breastmilk. Breastfeed Med, 6: 377-384, 2011. [PMID: 21348770]

51) Marquet P, et al.: Buprenorphine withdrawal syndrome in a newborn. Clin Pharmacol Ther, 62: 569-571, 1997. [PMID: 9390114]

52) Lindemalm S, et al.: Transfer of buprenorphine into breast milk and calculation of infant drug dose. J Hum Lact, 25: 199-205, 2009. [PMID: 19136395]

53) Ilett KF, et al.: Estimated dose exposure of the neonate to buprenorphine and its metabolite norbuprenorphine via breastmilk during maternal buprenorphine substitution treatment. Breastfeed Med, 7: 269-274, 2012. [PMID: 22011128]

54) Ilett KF, et al.: Use of a sparse sampling study design to assess transfer of tramadol and its O-desmethyl metabolite into transitional breast milk. Br J Clin Pharmacol, 65: 661-666, 2008. [PMID: 18294329]

55) U.S. Food and Drug Administration (FDA): FDA Drug Safety Communication: FDA restricts use of prescription codeine pain and cough medicines and tramadol pain medicines in children; recommends against use in breastfeeding women. April 2017. Available at < https://www.fda.gov/drugs/drug-safety-and-availability/fda-drug-safety-communication-fda-restricts-use-prescription-codeine-pain-and-cough-medicines-and> (Accessed July 8, 2024)

56) Lockwood PA, et al.: The Pharmacokinetics of Pregabalin in Breast Milk, Plasma, and Urine of Healthy Postpartum Women. J Hum Lact, 32: NP1-NP8, 2016. [PMID: 26961752]

57) Gallego H, et al.: Raynaud phenomenon of the nipple successfully treated with nifedipine and gabapentin. Cutis, 105: E22-E23, 2020. [PMID: 32717000]

58) Ohman I, et al.: Pharmacokinetics of gabapentin during delivery, in the neonatal period, and lactation: does a fetal accumulation occur during pregnancy? Epilepsia, 46: 1621-1624, 2005. [PMID: 16190933]

12 / アレルギー疾患治療薬

医薬品	添付文書情報（巻頭参照）		総合評価（巻頭参照）	
	妊娠	授乳	妊娠	授乳
第一世代ヒスタミン H₁ 受容体拮抗薬				
ジフェンヒドラミン　diphenhydramine ◆レスタミンコーワ	有益性	添文1	使用可	使用可
クレマスチン　clemastine ◆タベジール	有益性	添文1	使用可	使用可
クロルフェニラミン　chlorpheniramine ◆アレルギン，ポララミン	有益性	添文3	使用可	使用可
プロメタジン　promethazine ◆ピレチア，ヒベルナ	有益性	添文3	使用可	使用可
アリメマジン　alimemazine ◆アリメジン	有益性	添文3	使用可	使用可
シプロヘプタジン　cyproheptadine ◆ペリアクチン	有益性	添文3	使用可	使用可
第二世代ヒスタミン H₁ 受容体拮抗薬				
ケトチフェン　ketotifen ◆ザジテン	有益性	添文3	使用可	使用可
アゼラスチン　azelastine ◆アゼプチン	有益性	添文3	使用可	使用可
メキタジン　mequitazine ◆ゼスラン，ニポラジン	有益性	添文3	使用可	使用可
フェキソフェナジン　fexofenadine ◆アレグラ	有益性	添文3	使用可	使用可
フェキソフェナジン・プソイドエフェドリン fexofenadine・pseudoephedrine ◆ディレグラ	有益性	添文1	使用可	使用可
エピナスチン　epinastine ◆アレジオン	有益性	添文3	使用可	使用可
エバスチン　ebastine ◆エバステル	有益性	添文3	使用可	使用可
セチリジン　cetirizine ◆ジルテック	有益性	添文3	使用可	使用可
レボセチリジン　levocetirizine ◆ザイザル	有益性	添文3	使用可	使用可

医薬品	添付文書情報（巻頭参照）		総合評価（巻頭参照）	
	妊娠	授乳	妊娠	授乳
第二世代ヒスタミン H_1 受容体拮抗薬				
ベポタスチン　bepotastine ◆ **タリオン**	有益性	添文③	使用可	使用可
エメダスチン　emedastine ◆ **レミカット**	有益性	添文③	使用可	使用可
オロパタジン　olopatadine ◆ **アレロック**	有益性	添文③	使用可	使用可
ロラタジン　loratadine ◆ **クラリチン**	有益性	添文③	使用可	使用可
デスロラタジン　desloratadine ◆ **デザレックス**	有益性	添文③	使用可	使用可
ビラスチン　bilastine ◆ **ビラノア**	有益性	添文③	使用可	使用可
ルパタジン　rupatadine ◆ **ルパフィン**	有益性	添文①	使用可	使用可
メディエーター遊離抑制薬				
クロモグリク酸ナトリウム　sodium cromoglicate ◆ **インタール**	有益性	——	使用可	使用可
トラニラスト　tranilast ◆ **リザベン**	禁忌	添文③	本文参照	使用可
イブジラスト　ibudilast ◆ **ケタス**	有益性	添文③	使用可	使用可
ロイコトリエン受容体拮抗薬				
プランルカスト　pranlukast ◆ **オノン**	有益性	添文③	使用可	使用可
モンテルカスト　montelukast ◆ **シングレア，キプレス**	有益性	添文③	使用可	使用可
トロンボキサン A_2 阻害薬：トロンボキサン A_2 合成阻害薬				
オザグレル　ozagrel ◆ **ドメナン**	有益性	添文③	使用可	使用可
トロンボキサン A_2 阻害薬：トロンボキサン A_2 受容体拮抗薬				
セラトロダスト　seratrodast ◆ **ブロニカ**	有益性	添文③	使用可	使用可
ラマトロバン　ramatroban ◆ **ラマトロバン**	有益性	添文③	使用可	使用可
Th2 サイトカイン阻害薬				
スプラタスト　suplatast ◆ **アイピーディ**	有益性	添文③	使用可	使用可

❋ 妊娠計画期

　第一世代ヒスタミンH$_1$受容体拮抗薬は古くから使われている薬であるため，妊娠期の使用に関する安全性情報も多い．しかしながら，第二世代に比し，鎮静作用や抗コリン作用も大きいため，第二世代のほうが使用しやすいという特徴がある．ただし，第一世代を使用している挙児希望症例に対し，妊娠計画期にあえて第二世代に切り替える必要性は低い．

❋ 妊娠期　胎児へ与える影響および使い方

❶ 第一世代ヒスタミンH$_1$受容体拮抗薬

　抗ヒスタミン薬全般に関する疫学研究として，抗ヒスタミン薬と先天異常の関連について24の疫学研究を分析したメタアナリシスがある．この研究では，妊娠初期に抗ヒスタミン薬を服用した20万例以上の妊婦において先天異常の増加は認めなかった[1]．妊娠初期に抗ヒスタミン薬を使用した17,266例において，先天異常の増加はなかったとする報告もある[2]．

❷ 第二世代ヒスタミンH$_1$受容体拮抗薬

＊ セチリジン塩酸塩

　妊娠初期に抗ヒスタミン薬を使用した例における児への影響をみた前方視的研究において，セチリジン曝露例は917例あり，先天異常発生率の増加は認められなかった[2]．196例のセチリジン曝露妊娠の前方視的コホート研究においても同様に，先天異常発生率は増加しなかった[3]．また，セチリジンはヒドロキシジンの活性代謝物であり，妊娠中のヒドロキシジン使用に関するデータも参考となる．妊娠中にヒドロキシジンを使用した995例をまとめた研究において，先天異常の発生率は増加していない[4]．

＊ レボセチリジン塩酸塩

　レボセチリジンは，ラセミ体であるセチリジンの (R) -エナンチオマーであるため，妊娠中の使用による胎児への影響について，セチリジンの情報を外挿することが可能であると考えられる．

＊ ロラタジン

　ロラタジンを使用した1,769例（多くは妊娠初期）より出生した児における先天異常は3.4%であり，人口集団での発生率3.2%と比較して有意差はなかった[2]．しかしながら，1,769例中7例に尿道下裂を認め，通常の2倍の発生率であったことから因果関係が懸念された．その後，同グループが2002～2004年のデータを解析し，ロラタジン曝露妊娠例より出生した児1,911例のうち尿道下裂がみられたのは2例（予測値4例）で

あり，関連は否定的であると報告している[5]．

　また，イスラエルの催奇形性物質情報サービスの報告においても，210例の妊婦がロラタジンに曝露していたが，929例の非曝露女性と比して大奇形の発生率に差はみられなかった[6]．この報告における先天異常の発生例に尿道下裂はみられなかった．

＊ デスロラタジン

　デスロラタジンは，ロラタジンの活性代謝物であるため，妊娠中の使用による胎児への影響について，ロラタジンの情報を外挿することが可能であると考えられる．

＊ その他の第二世代ヒスタミン H_1 受容体拮抗薬

　疫学研究はないが，同効薬にてリスクが否定的であり使用可能と考えられる．

❸ メディエーター遊離抑制薬

＊ クロモグリク酸ナトリウム

　妊娠初期に吸入，点鼻，点眼でクロモグリク酸を使用した151例において，児に先天異常の増加はみられなかった[7]．妊娠経過を通じてクロモグリク酸を使用していた喘息患者の児296例においても，先天異常の増加は認めなかった[8]．

＊ トラニラスト

　疫学研究はない．マウスに大量投与した実験で骨格異常例の増加を認めたがラット，ウサギで異常は認めなかった．使用経験から判断すると臨床上必要な例では妊娠中の使用は可能である．

❹ ロイコトリエン受容体拮抗薬

　わが国における，虎の門病院と妊娠と薬情報センターの統合データベースを用いた前方視的コホート研究では，妊娠第1三半期にロイコトリエン受容体拮抗薬（LTRA）への曝露があった妊婦231例（モンテルカスト n＝122；プランルカスト n＝106；両方 n＝3）の出生児の転帰を対照群と比較した[9]．LTRA群における先天異常の発生率は1.9％であった．多変量ロジスティック回帰分析の結果，LTRAへの曝露は先天大異常の危険因子ではなかった（調整オッズ比0.78 ［95％ CI：0.23-2.05］）．また，デンマークのレジストリデータを利用した横断的観察研究において，最終月経開始日の3ヵ月前から妊娠初期までにモンテルカストを処方された群（モンテルカスト群）と，この期間に喘息薬を処方されていない妊娠例（対照群）での先天異常の発生頻度が比較された．モンテルカスト群での発生頻度は4.2％，対照群では2.9％であり有意差はみられなかった（調整オッズ比1.4 ［95％ CI：0.9-2.3］）[10]．

　カナダやイタリアなど6ヵ国の催奇形性物質情報サービスの共同前方視的コホート研究によると，妊娠初期で登録された180例のモンテルカスト曝露妊娠のうち160例が生産（うち3例は双胎），20例が自然流産，2例が人工中絶であった[11]．先天異常は1例のみであり，ベースラインリスクを超える頻度ではなかった．

❺ トロンボキサン A$_2$ 阻害薬

　疫学研究はないが，明らかなリスクを示す報告もみられない．妊娠中の積極的な使用を勧める根拠はないが使用可能である．

❻ Th2 サイトカイン阻害薬

　疫学研究はないが，明らかなリスクを示す報告もみられない．妊娠中の積極的な使用を勧める根拠はないが使用可能である．

関連情報　アレルギー疾患治療薬の禁忌

　アレルギー疾患治療薬の中で胎児へのリスクが示されている薬剤はない．

　しかしながら，4種類の薬剤が妊娠禁忌となっている．ヒドロキシジンのリスクはないとする疫学研究があるにもかかわらず，口蓋裂ならびに離脱症状の症例報告を基に米国で禁忌になったことから，2006年にわが国においても禁忌に変更された．オキサトミド，トラニスト，ペミロラストは大量投与された一部の動物に骨格異常や胎児発育不全が認められたため妊婦禁忌とされている（当該領域では妊婦にも使用できる薬剤が多いなか，妊婦禁忌となっているこれら4薬剤をあえて使用する必要はないであろう）．

✽ 授乳期　乳汁中への移行および使い方

　アレルギー疾患治療薬のなかで，RIDの情報があるものを表に示す．情報はないが，類薬も同等と考えられる．

❶ 第一世代ヒスタミン H$_1$ 受容体拮抗薬

　クレマスチン1 mgを1日2回内服していた女性において，10週齢の児に傾眠，哺乳拒否，易刺激性，高音啼泣がみられた．クレマスチン投与20時間における母体乳汁，血漿薬物濃度はそれぞれ5〜10 μg/L，20 μg/Lであった[12]．

❷ 第二世代ヒスタミン H$_1$ 受容体拮抗薬

　6例の女性でロラタジン40 mgを単回経口投与した後の乳汁中への分泌をみた研究において，2時間後に平均ピーク乳汁中濃度29.2（20.4〜39）μg/Lを呈した[13]．さらに，5.3時間後に，代謝物であるデスロラタジンの平均ピーク乳汁中濃度16（9〜29.6）μg/Lとなった．通常の1日投与量の4倍に相当する40 mgを内服すると，ロラタジンとデスロラタジンは，4 kgの乳児において，RIDは0.46％になると推測された．

表　抗ヒスタミン薬，抗アレルギー薬の RID

分 類	医薬品	RID（%）	主たる論文
第一世代ヒスタミン H_1 受容体拮抗薬	ジフェンヒドラミン	0.7 〜 1.4	Riv Ital Ginecol, 34: 147-157, 1951
	クレマスチン	5.2	Lancet, 1: 914-915, 1982
第二世代ヒスタミン H_1 受容体拮抗薬	フェキソフェナジン	0.5 〜 0.7	Clini Pharmacol Ther, 57: 398-402, 1995
	ロラタジン	0.46 〜 1.1	J Clin Pharmacol, 28: 234-239, 1988
	デスロラタジン	0.03	Pharmaceutical manufacturer prescribing information, 2010
ロイコトリエン受容体拮抗薬	モンテルカスト	0.68	Breastfeeding Medicine, 12: 54-57, 2017

❸　メディエーター遊離抑制薬

　授乳に関する情報はない．上市されてから年数が経つものの，乳児に有害事象が生じたとの報告はなく，授乳中の母体への投与は問題ないと考えられる．

❹　ロイコトリエン受容体拮抗薬

　モンテルカスト 1 日 10 mg を内服中の 7 例の母親において，投与前と投与後 12 時間の間に 6 回母乳サンプルを採取した報告がある[14]．乳汁中濃度のピークの平均は，内服後 4 時間で，平均母乳中濃度は 9.74 ng/mL であった．全体の平均乳汁中濃度は 5.3 ng/mL であり，RID は 0.68％になると推測された．

❺　トロンボキサン A_2 阻害薬

　授乳に関する情報はない．

❻　Th2 サイトカイン阻害薬

　授乳に関する情報はない．

❼　使い方

　第一世代抗ヒスタミン薬の用量が多い，あるいは連用する場合には，乳児への影響を注意深く観察することが望ましい[15]．授乳が確立する前には抗ヒスタミン薬によりプロラクチン分泌が低下し，乳汁分泌低下をきたす可能性があるため注意が必要である[15]．

　第二世代については，乳汁中濃度が低いことおよび鎮静作用が少ないことから，授乳中の使用により乳児に有害事象が生じるとは考えにくい．

　抗ヒスタミン薬,抗アレルギー薬の授乳に関する情報は多くない（表）．しかしながら，薬効を考慮すると，たとえ乳汁中に移行したとしても，児に対して臨床的に意味のある影響を及ぼすことは考えにくいと思われる．

（後藤美賀子）

文献

1) Seto A, et al.: Pregnancy outcome following first trimester exposure to antihistamines: meta-analysis. Am J Perinatol, 14: 119-124, 1997. [PMID: 9259911]

2) Källén B: Use of antihistamine drugs in early pregnancy and delivery outcome. J Matern Fetal Neonatal Med, 11: 146-152, 2002. [PMID: 12380668]

3) Weber-Schoendorfer C, et al.: The safety of cetirizine during pregnancy. A prospective observational cohort study. Reprod Toxicol, 26: 19-23, 2008. [PMID: 18571373]

4) Schatz M, et al.: Antihistamines and pregnancy. Ann Allergy Asthma Immunol, 78: 157-159, 1997. [PMID: 9048523]

5) Källén B, et al.: No increased risk of infant hypospadias after maternal use of loratadine in early pregnancy. Int J Med Sci, 3: 106-107, 2006. [PMID: 16761079]

6) Diav-Citrin O, et al.: Pregnancy outcome after gestational exposure to loratadine or antihistamines: a prospective controlled cohort study. J Allergy Clin Immunol, 111: 1239-1243, 2003. [PMID: 12789223]

7) Schatz M, et al.: The safety of asthma and allergy medications during pregnancy. J Allergy Clin Immunol, 100: 301-306, 1997. [PMID: 9314340]

8) Wilson J: Utilisation du cromoglycate de sodium au cours de la grossesse. Résultats sur 296 femmes asthmatiques. Acta Therapeutica, 8: 45-51, 1982.

9) Hatakeyama S, et al.: The safety of pranlukast and montelukast during the first trimester of pregnancy: A prospective, two-centered cohort study in Japan. Congenit Anom (Kyoto), 62: 161-168, 2022. [PMID: 35538631]

10) Cavero-Carbonell C, et al.: Fetal Exposure to Montelukast and Congenital Anomalies: A Population Based Study in Denmark. Birth Defects Res, 109: 452-459, 2017. [PMID: 28398707]

11) Sarkar M, et al.: Montelukast use during pregnancy: a multicentre, prospective, comparative study of infant outcomes. Eur J Clin Pharmacol, 65: 1259-1264, 2009. [PMID: 19707749]

12) Kok TH, et al.: Drowsiness due to clemastine transmitted in breast milk. Lancet, 1: 914-915, 1982. [PMID: 6122135]

13) Hilbert J, et al.: Excretion of loratadine in human breast milk. J Clin Pharmacol, 28: 234-239, 1988. [PMID: 2966185]

14) Datta P, et al.: Transfer of Montelukast into Human Milk During Lactation. Breastfeed Med, 12: 54-57, 2017. [PMID: 28002678]

15) Ito S, et al.: Prospective follow-up of adverse reactions in breast-fed infants exposed to maternal medication. Am J Obstet Gynecol, 168: 1393-1399, 1993. [PMID: 8498418]

13 ／ 抗リウマチ薬

医薬品	添付文書情報（巻頭参照）		総合評価（巻頭参照）	
	妊娠	授乳	妊娠	授乳
従来型合成抗リウマチ薬（csDMARDs）				
メトトレキサート　methotrexate ◆ リウマトレックス，メトジェクト	禁忌	禁忌	使用不可	本文参照
金チオリンゴ酸ナトリウム sodium aurothiomalate ◆ シオゾール	禁忌	禁忌	本文参照	本文参照
ブシラミン　bucillamine ◆ リマチル	有益性	添文③	本文参照	本文参照
サラゾスルファピリジン salazosulfapyridine ◆ アザルフィジン	有益性	添文①	使用可	使用可
レフルノミド　leflunomide ◆ アラバ	禁忌	禁忌	使用不可	情報なし
タクロリムス　tacrolimus ◆ プログラフ	有益性	添文②	使用可	使用可
イグラチモド　iguratimod ◆ ケアラム	禁忌	添文③	使用不可	情報なし
分子標的型合成抗リウマチ薬（tsDMARDs）				
トファシチニブ　tofacitinib ◆ ゼルヤンツ	禁忌	添文②	本文参照	本文参照
ウパダシチニブ　upadacitinib ◆ リンヴォック	禁忌	添文②	本文参照	情報なし
バリシチニブ　baricitinib ◆ オルミエント	禁忌	添文②	本文参照	情報なし
フィルゴチニブ　filgotinib ◆ ジセレカ	禁忌	添文②	本文参照	情報なし
ペフィシチニブ　peficitinib ◆ スマイラフ	禁忌	添文②	本文参照	情報なし
生物学的抗リウマチ薬（bDMARDs）				
インフリキシマブ　infliximab ◆ レミケード	有益性	添文③	使用可	使用可

	添付文書情報（巻頭参照）		総合評価（巻頭参照）	
医薬品	妊娠	授乳	妊娠	授乳
生物学的抗リウマチ薬（bDMARDs）				
アダリムマブ　adalimumab ◆ **ヒュミラ**	有益性	添文3	使用可	使用可
エタネルセプト　etanercept ◆ **エンブレル**	有益性	添文3	使用可	使用可
ゴリムマブ　golimumab ◆ **シンポニー**	有益性	添文3	使用可	使用可
セルトリズマブ　certolizumab ◆ **シムジア**	有益性	添文3	使用可	使用可
オゾラリズマブ　ozoralizumab ◆ **ナノゾラ**	有益性	添文3	使用可	使用可
トシリズマブ　tocilizumab ◆ **アクテムラ**	有益性	添文3	使用可	使用可
サリルマブ　sarilumab ◆ **ケブザラ**	有益性	添文3	使用可	使用可
アバタセプト　abatacept ◆ **オレンシア**	有益性	添文3	使用可	使用可

✿ 妊娠計画期

❶ 従来型合成抗リウマチ薬（csDMARDs）

　メトトレキサート（MTX）は後述のように流産率，大奇形発生率の上昇が指摘されており妊娠前に中止すべきである．日本リウマチ学会『関節リウマチ診療ガイドライン2024改訂』では投与終了後1月経周期は妊娠を避けることが推奨されている．

❷ 分子標的型合成抗リウマチ薬（tsDMARDs）

　tsDMARDs（JAK阻害薬）は後述のように動物の生殖発生毒性試験において催奇形性を指摘されていること，無毒性量とヒト最大用量における曝露量比に基づき算出される安全域が10倍未満と小さいことから妊娠中の使用は避けるべきと考えられる．妊娠前に他剤への変更を行う．

❸ 生物学的抗リウマチ薬（bDMARDs）

　bDMARDsはMTXが使用できない状況で病勢をコントロールするために有用な選択肢となる．各薬剤の情報については後述するが，現時点ではTNF阻害薬はリスクを上昇させないと考えられ継続が可能である．

✻ 妊娠期 胎児へ与える影響および使い方

妊娠初期

❶ 従来型合成抗リウマチ薬（csDMARDs）

＊ メトトレキサート

メトトレキサート（MTX）は流産リスクを上昇させる．また主に人工流産やがん治療目的で投与された症例での報告で，器官形成期の使用によりMTX胎芽病と称される先天異常発生率の上昇が指摘されている．先天異常の特徴は頭蓋骨の早期癒合による顔面を含めた形態異常や骨格異常である．妊娠8〜10週が危険期，10 mg/週以上が臨界用量との報告があるが[1,2]，7.5 mg/週でのMTX胎芽病に似た先天異常発生の報告が1例ある[3]．

低用量での使用に関して2014年に北米催奇形性情報サービス（OTIS）と欧州催奇形性情報サービス（ENTIS）の合同前方視的コホート研究の結果が発表された．自然流産率は，対照群17.5%に対し妊娠初期に曝露された症例188例では42.5%，大奇形発生率は対照群2.9%に対し6.6%と，ともに有意な増加が示されたが，大奇形のなかにMTX胎芽病はみられなかった．曝露群での人工妊娠中絶は対照群より高率であった[4]．

＊ 注射金製剤（金チオリンゴ酸ナトリウム）

疫学情報は気管支喘息に対し本剤を投与した69例の検討[5]に限られるが，古くから使用されてきた薬剤であり先天異常のリスクを上昇させるとは考えにくい．妊娠中期以降も継続して使用する場合の児への長期的な影響については不明である．

＊ ブシラミン

妊娠中使用に関する疫学研究の報告はないが，長年の使用経験において有害事象の報告はない．

＊ サラゾスルファピリジン

複数の疫学研究があり児の先天異常発生のリスク増加は示されていない[6]．本剤は葉酸の吸収を抑制するが，本剤の子宮内曝露により神経管閉鎖障害が増えたという報告はなく，妊娠を考える一般女性における葉酸摂取（400 μg/日）で問題ないと考えられる．

＊ レフルノミド

OTISによる前方視的コホート研究で，妊娠第1三半期にレフルノミドを使用した関節リウマチ女性64人（95.3%はコレスチラミン投与）において大奇形発生率の上昇はなかったとする報告がある[7]が，情報が限られており現時点では避けるべきである．本剤と活性代謝物の排出半減期が約2週間と長いため，妊娠前にはコレスチラミンを用いた薬物除去法を行うよう添付文書に記載されている．

＊ タクロリムス水和物

タクロリムスについては，4章「8. 免疫抑制薬」（p.171）を参照されたい．

＊ イグラチモド

新しい非ステロイド性抗炎症薬（NSAIDs）の創薬研究課程で開発され2012年6月に承認された薬剤である．国外では発売されておらず，ヒトにおける妊娠期使用に関する情報はない．ラットの器官形成期投与試験で，4 mg/kg以上で早期胎児死亡率の増加および骨化遅延，20 mg/kg以上で生存胎児体重の減少，骨格変異および内臓異常（心臓・大血管異常）の増加がみられ，催奇形性が認められている[8]．

❷ 分子標的型合成抗リウマチ薬（tsDMARDs）

以下のtsDMARDsは，いずれも臨床用量に近い薬剤量を投与された動物で催奇形性がみられたため，妊婦禁忌となっている．ヒトでの経験例を以下に記す．

＊ トファシチニブクエン酸塩

臨床試験中に妊娠した74例（全例妊娠第1三半期に曝露．潰瘍性大腸炎11例，関節リウマチ39例，乾癬20例，乾癬性関節炎4例を含む）の転帰についての報告があり，健常児出産37例，自然流産12例，人工妊娠中絶13例，先天異常1例，追跡中・調査不能11例であった[9]．薬剤に関連したリスク上昇は認められていないが，データが少なく安全性の評価はできない．

＊ バリシチニブ

臨床試験中の妊娠例45例（第1三半期曝露40例；関節リウマチ25例，アトピー性皮膚炎12例，円形脱毛症8例）の転帰についての報告では生児出産18例，自然流産10例，人工妊娠中絶7例，妊娠継続中3例，追跡不能7例で，生産例で先天異常は報告されていない[10]．また，妊娠前から妊娠17週まで使用した関節リウマチ女性患者が健常な児を出産したとの症例報告が1報ある[11]．

＊ ウパダシチニブ

臨床試験中の妊娠例80例（関節リウマチ34例，アトピー性皮膚炎23例，炎症性腸疾患16例，乾癬性関節炎6例，X線基準を満たさない体軸性脊椎関節炎1例）について，平均子宮内曝露期間5週3日，転帰は生児出産54%，自然流産24%，人工妊娠中絶21%，子宮外妊娠1%で，先天異常は心房中隔欠損症の35週の1例であったと報告されている[12]．

＊ ペフィシチニブ

現時点でヒトにおけるデータはない．

＊ フィルゴチニブ

炎症性腸疾患におけるJAK阻害薬の妊娠期使用のシステマティックレビューのなかで，臨床試験中の妊娠例50例について，生児出産21例，自然流産10例，人工妊娠中絶9例，追跡不能10例で，生産児のうち先天異常はファロー四徴症の1例であったと記述されている[13]．

❸ 生物学的抗リウマチ薬（bDMARDs）：TNF α阻害薬

代表的な疫学情報として，ENTISによる前方視的多施設コホート研究がある[14]．妊

娠初期にTNF α阻害薬を投与された495例と非投与の対照群1,532例において，先天異常発生率は対照群1.5%に対し投与群5.0%，オッズ比2.2［95% CI：1.0-4.8］であった．特定の異常が認められないこと，対照群における発生率が一般の発生率を下回ることから選択バイアスが指摘されている．薬剤別ではインフリキシマブ7/156例（4.5%），アダリムマブ9/150例（6%），エタネルセプト6/111例（5.4%）でいずれも特定の異常は認められていない．

　抗体製剤（生物学的製剤）は，高分子タンパクであり，器官形成期に移行するとは考えられず，催奇形性のリスクはないと推察される．

＊ インフリキシマブ，アダリムマブ

　インフリキシマブでは1,000例以上，アダリムマブでもOTISのレジストリによる前方視的コホート[15]などに代表される複数の疫学研究から500例以上の妊娠転帰データがあり，先天異常と流産の発生リスクを増加させないと考えられる．インフリキシマブ，アダリムマブについては，4章「31. 炎症性腸疾患治療薬」（p.373）も参照されたい．

＊ エタネルセプト

　エタネルセプトについては2017年に炎症性関節炎疾患または乾癬の症例でエタネルセプトを投与された337例と，非投与の健常対照群を比較した後方視的コホート研究[16]で先天異常発生率や流産率の上昇は認められなかった．

＊ ゴリムマブ

　ゴリムマブはENTISのコホート[14]のなかでは3例のみであり，ほかの報告を合わせてもデータが限られる．

＊ セルトリズマブ ペゴル

　セルトリズマブ ペゴルは製薬会社による528妊娠の前方視的な調査において，生産459例（85.3%），自然流産47例（8.9%），妊娠第1三半期に曝露があった367例のうち，先天異常は家族歴が疑われる多指症を含む5例（1.3%）と報告され，リスクの上昇は認められなかった[17]．

＊ オゾラリズマブ

　オゾラリズマブの妊娠中使用に関する報告はない．

❹ 生物学的抗リウマチ薬（bDMARDs）：IL-6 受容体拮抗薬

　抗体製剤（生物学的製剤）は，高分子タンパクであり，器官形成期に移行するとは考えられず，催奇形性のリスクはないと推察される．

＊ トシリズマブ

　トシリズマブに関する主な報告として，妊娠初期に曝露のあった50例の後方視的調査で自然流産9例，生産36例で先天異常なしとする報告[18]や，曝露妊娠180例の前方視的調査で生産109例中，先天異常5例（4.5%）で特定の奇形はみられなかったとする報告[19]がある．必要な場合は使用が容認される．

＊ サリルマブ

妊娠中継続投与し健康な児を出産した症例報告が1報ある[20]．情報は乏しいがトシリズマブと同様の薬理作用，IgG1構造であることから必要な場合は使用が容認される．

❺ 生物学的抗リウマチ薬（bDMARDs）：T細胞共刺激シグナル阻害薬

抗体製剤（生物学的製剤）は，高分子タンパクであり，器官形成期に移行するとは考えられず，催奇形性のリスクはないと推察される．

＊ アバタセプト

現時点では製薬会社に報告された妊娠結果のデータに限られる．151例中，自然流産40例，生産86例で胎児の先天異常は7例（8.1%）で特定の異常は認められなかった[21]．必要な場合は使用が容認される．

妊娠中・後期

❶ 従来型合成抗リウマチ薬（csDMARDs）

＊ イグラチモド

前述のようにNSAIDsの性質をもつことから組織選択的COX-2阻害作用，プロスタグランジン産生抑制作用があるが，それらの作用はインドメタシンの約1/60，1/10と弱いものとされる[22]．しかし妊娠後期ラットへの投与試験で3 mg/kg以上で胎児動脈管に対する収縮作用が認められており[8]，妊娠中・後期の使用は避ける．

❷ 生物学的抗リウマチ薬（bDMARDs）

妊娠中期以降，母体のIgGは胎児側の合胞体栄養膜細胞にneonatal Fc receptor（FcRn）を介して能動的に取り込まれる．IgG構造をもつインフリキシマブ，アダリムマブは，出生時の児の血中濃度は母体血中濃度より高いこと，インフリキシマブは産後数ヵ月にわたって児の血清から検出されることが報告されている．しかし，実際に妊娠後期まで使用された症例で児に有害事象を生じたとする報告はなく，病状から治療の継続が必要な症例では妊娠後期までの継続が可能と考えられる．インフリキシマブ，アダリムマブについては，4章「31. 炎症性腸疾患治療薬」（p.375）での解説も参照されたい．

エタネルセプト，セルトリズマブ ペゴルは製剤特有の構造から妊娠後期の胎盤通過が少ない[23,24]．

トシリズマブの胎児移行については，最近分娩時の臍帯血中濃度や胎児血清中濃度を測定した報告が3件あるが，母体血清中濃度と比較し胎児血清中濃度が低かったとする報告[25,26]と78%であったとする報告がある[27]．

アバタセプトの胎児移行に関するデータはない．

オゾラリズマブはカニクイザルにおいて胎児への移行が認められている[28]がヒトでのデータはない．

妊娠後半期に生物学的製剤に子宮内曝露された出生児への生ワクチン接種については，4章「31. 炎症性腸疾患治療薬」関連情報（p.376）での解説も参照されたい．

✳ 授乳期 乳汁中への移行および使い方

❶ 従来型合成抗リウマチ薬（csDMARDs）

　MTXでは，絨毛がんに対し22.5 mg（15 mg/m²）を連日経口投与された症例の母乳濃度を測定した報告がある．乳汁中濃度は初回投与の2時間後から検出され緩やかに上昇し10時間後にピークとなったが，その濃度は2.3 µg/Lと低く，投与後12時間で母乳中に分泌される総量はわずか0.32 µgと算出されている[29]．関節リウマチにおける週1回低用量投与では，母乳への分泌はわずかで乳児への影響は小さい可能性があるが，現時点では臨床経験が限られるため母乳哺育との両立は推奨されない．

　サラゾスルファピリジンは，代謝産物であるスルファピリジン，メサラジンともに乳汁への移行はわずかであることがわかっており，母乳哺育との両立が可能である．児に血性下痢を生じた症例報告があるが[30]，その後追随する報告はなく，授乳を中止する理由にはならないと考えられる．

　ブシラミンは，母乳中濃度に関するデータはないが，長年の使用経験において有害事象の報告はない．

　金の乳汁移行はわずかだが，詳細な研究はない．専門家の意見も多様で評価が難しい．

　レフルノミドは母乳中濃度に関する情報がなく治療中の母乳哺育は推奨されない．

❷ 分子標的型合成抗リウマチ薬（tsDMARDs）

　トファシチニブについて10 mg1日2回内服中の女性の母乳濃度を測定した報告では内服後1〜5.5時間で最高濃度に達し，それに基づくRIDは3.4％と比較的低かった[31]．しかし，JAK阻害薬の乳児への影響は不明な点が多く，現時点では授乳を控えるべきとの意見がある．ほかの薬剤についてはデータがない．

❸ 生物学的抗リウマチ薬（bDMARDs）

　bDMARDsは分子量が大きく乳汁中にはほとんど分泌されず，分泌されても乳児の経口摂取における生体利用率は非常に低いと考えられるため，授乳は可能と考えられる．

　インフリキシマブ，エタネルセプト，アダリムマブ，ゴリムマブ，セルトリズマブ ペゴル，トシリズマブ，アバタセプトは母乳中濃度が測定されており，いずれの薬剤も非常に微量または検出感度以下であることが示されている[23,32-34]．

　インフリキシマブ，エタネルセプト，アダリムマブ[35]，セルトリズマブ ペゴル[36]，トシリズマブでは母乳哺育中の児の血清中濃度も測定されている．測定日が分娩の時期に近い症例では児の血清中濃度が検出されるケースもあり[37]，妊娠中の胎盤からの移行

によると考えられたが，母乳を介した移行のみを評価可能と考える時期に測定した場合には，検出感度以下であった．

（高井千夏）

📕 文献

1） Feldkamp M, et al.: Clinical teratology counseling and consultation case report: low dose methotrexate exposure in the early weeks of pregnancy. Teratology, 47: 533-539, 1993. [PMID: 8367826]

2） Donnenfeld AE, et al.: Methotrexate exposure prior to and during pregnancy. Teratology, 49: 79-81, 1994. [PMID: 8016747]

3） Martin MC, et al.: Methotrexate embryopathy after exposure to low weekly doses in early pregnancy. Reprod Toxicol, 43: 26-29, 2014. [PMID: 24513926]

4） Weber-Schoendorfer C, et al.: Pregnancy outcome after methotrexate treatment for rheumatic disease prior to or during early pregnancy: a prospective multicenter cohort study. Arthritis Rheumatol, 66: 1101-1110, 2014. [PMID: 24470106]

5） Miyamoto T, et al.: Gold therapy in bronchial asthma with special emphasis upon blood level of gold and its teratogenicity (author's transl). Nihon Naika Gakkai Zasshi, 63: 1190-1197, 1974. [PMID: 4215854]

6） Nielsen OH, et al.: Pregnancy in ulcerative colitis. Scand J Gastroenterol, 18: 735-742, 1983. [PMID: 6669937]

7） Chambers CD, et al.: Birth outcomes in women who have taken leflunomide during pregnancy. Arthritis Rheum, 62: 1494-1503, 2010. [PMID: 20131283]

8） ケアラム錠25mg 医薬品インタビューフォーム，2023年1月改訂（第8版）.

9） Mahadevan U, et al.: Outcomes of Pregnancies With Maternal/Paternal Exposure in the Tofacitinib Safety Databases for Ulcerative Colitis. Inflamm Bowel Dis, 24: 2494-2500, 2018. [PMID: 29982686]

10） Bergamini B, et al.: Pregnancy outcomes in patients exposed to baricitinib in clinical trials and during postmarketing surveillance. Br J Dermatol, 189: 767-769, 2023. [PMID: 37595142]

11） Costanzo G, et al.: Baricitinib exposure during pregnancy in rheumatoid arthritis. Ther Adv Musculoskelet Dis, 12: 1759720X19899296, 2020. [PMID: 32071617]

12） Mahadevan U, et al.: Pregnancy Outcomes in Patients Treated with Upadacitinib: Analysis of Data from Clinical Trials and Postmarketing Reports. Drug Saf, 47: 1039-1049, 2024. [PMID: 39008024]

13） Monfared N, et al.: Reproductive Safety Issues of Novel Small Molecules for the Treatment of Inflammatory Bowel Disease: A Systematic Review. J Clin Med, 13: 34, 2023. [PMID: 38202041]

14） Weber-Schoendorfer C, et al.: Pregnancy outcome after TNF-alpha inhibitor therapy during the first trimester: a prospective multicentre cohort study. Br J Clin Pharmacol, 80: 727-739, 2015. [PMID: 25808588]

15） Burmester GR, et al.: Adalimumab long-term safety: infections, vaccination response and pregnancy outcomes in patients with rheumatoid arthritis. Ann Rheum Dis, 76: 414-417, 2017. [PMID: 27338778]

16） Carman WJ, et al.: Pregnancy and infant outcomes including major congenital malformations among women with chronic inflammatory arthritis or psoriasis, with and without etanercept use. Pharmacoepidemiol Drug Saf, 26: 1109-1118, 2017. [PMID: 28758274]

17） Clowse MEB, et al.: Pregnancy Outcomes After Exposure to Certolizumab Pegol: Updated Results From a Pharmacovigilance Safety Database. Arthritis Rheumatol, 70: 1399-1407, 2018. [PMID: 29623679]

18） Nakajima K, et al.: Pregnancy outcomes after exposure to tocilizumab: A retrospective analysis of 61 patients in Japan. Mod Rheumatol, 26: 667-671, 2016. [PMID: 26873562]

19） Hoeltzenbein M, et al.: Tocilizumab use in pregnancy: Analysis of a global safety database including data from clinical trials and post-marketing data. Semin Arthritis Rheum, 46: 238-245, 2016. [PMID: 27346577]

20） Mizutani S, et al.: A Woman with Rheumatoid Arthritis Who Successfully Delivered a Healthy Child with Continuous Administration of Sarilumab Throughout Pregnancy. Intern Med, 62: 633-636, 2023. [PMID: 35871593]

21） Kumar M, et al.: Pregnancy outcomes following exposure to abatacept during pregnancy. Semin Arthritis Rheum, 45: 351-356, 2015. [PMID: 26210783]

22） Tanaka K, et al.: T-614, a novel antirheumatic drug, inhibits both the activity and induction of cyclooxygenase-2 (COX-2) in cultured fibroblasts.

Jpn J Pharmacol, 67: 305-314, 1995. [PMID: 7650864]

23) Murashima A, et al.: Etanercept during pregnancy and lactation in a patient with rheumatoid arthritis: drug levels in maternal serum, cord blood, breast milk and the infant's serum. Ann Rheum Dis, 68: 1793-1794, 2009. [PMID: 19822717]

24) Mariette X, et al.: Lack of placental transfer of certolizumab pegol during pregnancy: results from CRIB, a prospective, postmarketing, pharmacokinetic study. Ann Rheum Dis, 77: 228-233, 2018. [PMID: 29030361]

25) Saito J, et al.: Tocilizumab during pregnancy and lactation: drug levels in maternal serum, cord blood, breast milk and infant serum. Rheumatology (Oxford), 58: 1505-1507, 2019. [PMID: 30945743]

26) Moriyama M, et al.: Unexpectedly lower proportion of placental transferred tocilizumab relative to whole immunoglobulin G: a case report. Scand J Rheumatol. 49: 165-166, 2020. [PMID: 31436129]

27) Tada Y, et al.: Placental transfer of tocilizumab in a patient with rheumatoid arthritis. Rheumatology (Oxford), 58: 1694-1695, 2019. [PMID: 31329987]

28) ナノゾラ皮下注 30mg シリンジ / オートインジェクター 医薬品インタビューフォーム，2024 年 1 月改訂 (第 8 版).

29) Johns DG, et al.: Secretion of methotrexate into human milk. Am J Obstet Gynecol, 112: 978-980, 1972. [PMID: 5042796]

30) Branski D, et al.: Bloody diarrhea--a possible complication of sulfasalazine transferred through human breast milk. J Pediatr Gastroenterol Nutr, 5: 316-317, 1986. [PMID: 2870147]

31) Julsgaard M, et al.: Tofacitinib concentrations in plasma and breastmilk of a lactating woman with ulcerative colitis. Lancet Gastroenterol Hepatol, 8: 695-697, 2023. [PMID: 37269871]

32) Matro R, et al.: Exposure Concentrations of Infants Breastfed by Women Receiving Biologic Therapies for Inflammatory Bowel Diseases and Effects of Breastfeeding on Infections and Development. Gastroenterology, 155: 696-704, 2018. [PMID: 29857090]

33) Saito J, et al.: Tocilizumab concentrations in maternal serum and breast milk during breastfeeding and a safety assessment in infants: a case study. Rheumatology (Oxford), 57: 1499-1501, 2018. [PMID: 29635528]

34) Saito J, et al.: Abatacept concentrations in maternal serum and breast milk during breastfeeding and an infant safety assessment: a case study. Rheumatology (Oxford), 58: 1692-1694, 2019. [PMID: 31323087]

35) Julsgaard M, et al.: Adalimumab levels in an infant. J Crohns Colitis, 7: 597-598, 2013. [PMID: 23102835]

36) Mahadevan U, et al.: Placental transfer of anti-tumor necrosis factor agents in pregnant patients with inflammatory bowel disease. Clin Gastroenterol Hepatol, 11: 286-292; quiz e24, 2013. [PMID: 23200982]

37) Vasiliauskas EA, et al.: Case report: evidence for transplacental transfer of maternally administered infliximab to the newborn. Clin Gastroenterol Hepatol, 4: 1255-1258, 2006. [PMID: 17045211]

14 / 糖尿病治療薬

医薬品	添付文書情報（巻頭参照）		総合評価（巻頭参照）	
	妊娠	授乳	妊娠	授乳
速効型インスリン製剤				
インスリン ヒト insulin human ◆ ノボリン R, ヒューマリン R	＊1	＊1	使用可	使用可
超速効型インスリン製剤				
インスリン リスプロ insulin lispro ◆ ヒューマログ, ルムジェブ	＊1	＊1	使用可	使用可
インスリン アスパルト insulin aspart ◆ ノボラピッド, フィアスプ	＊1	＊1	使用可	使用可
インスリン グルリジン insulin glulisine ◆ アピドラ	有益性	＊1	使用可	使用可
中間型インスリン製剤				
ヒトイソフェン インスリン insulin human ◆ ノボリン N, ヒューマリン N	＊1	＊1	使用可	使用可
持効型溶解インスリン製剤				
インスリン グラルギン insulin glargine ◆ ランタス	有益性	＊1	使用可	使用可
インスリン グラルギン （バイオシミラー） insulin glargine biosimilar ◆ インスリングラルギン BS	有益性	＊1	使用可	使用可
インスリン デテミル insulin detemir ◆ レベミル	＊1	＊1	使用可	使用可
インスリン デグルデク insulin degludec ◆ トレシーバ	＊1	＊1	使用可	使用可
ビグアナイド薬				
メトホルミン metformin ◆ グリコラン, メトグルコ	禁忌	添文3	本文参照	使用可
ミトコンドリア機能改善薬				
イメグリミン imeglimin ◆ ツイミーグ	＊2	添文3	情報なし	情報なし
チアゾリジン誘導体				
ピオグリタゾン pioglitazone ◆ アクトス	禁忌	添文3	本文参照	本文参照

＊1：用量に留意し投与量を調整
＊2：妊娠または妊娠の可能性がある女性はインスリン製剤を使用すること

医薬品	添付文書情報（巻頭参照）		総合評価（巻頭参照）	
	妊娠	授乳	妊娠	授乳
スルホニルウレア薬				
グリベンクラミド　glibenclamide ◆ **オイグルコン**	禁忌	添文③	本文参照	使用可
グリクラジド　gliclazide ◆ **グリミクロン**	禁忌	添文③	本文参照	情報なし
グリメピリド　glimepiride ◆ **アマリール**	禁忌	添文③	本文参照	情報なし
速効型インスリン分泌促進薬				
ナテグリニド　nateglinide ◆ **ファスティック，スターシス**	禁忌	添文③	情報なし	情報なし
ミチグリニド　mitiglinide ◆ **グルファスト**	禁忌	添文③	情報なし	情報なし
レパグリニド　repaglinide ◆ **シュアポスト**	禁忌	添文③	本文参照	情報なし
α - グルコシダーゼ阻害薬				
ボグリボース　voglibose ◆ **ベイスン**	有益性	添文③	使用可	使用可
アカルボース　acarbose ◆ **アカルボース**	禁忌	添文③	使用可	使用可
ミグリトール　miglitol ◆ **セイブル**	禁忌	添文③	本文参照	使用可
SGLT2 阻害薬				
イプラグリフロジン　ipragliflozin ◆ **スーグラ**	＊2	添文②	情報なし	情報なし
ダパグリフロジン　dapagliflozin ◆ **フォシーガ**	＊2	添文②	本文参照	情報なし
エンパグリフロジン　empagliflozin ◆ **ジャディアンス**	＊2	添文②	本文参照	情報なし
ルセオグリフロジン　luseogliflozin ◆ **ルセフィ**	＊2	添文②	情報なし	情報なし
トホグリフロジン　tofogliflozin ◆ **デベルザ**	＊2	添文②	情報なし	情報なし
カナグリフロジン　canagliflozin ◆ **カナグル**	＊2	添文②	情報なし	情報なし
DPP-4 阻害薬				
シタグリプチン　sitagliptin ◆ **ジャヌビア，グラクティブ**	有益性	添文③	本文参照	情報なし
ビルダグリプチン　vildagliptin ◆ **エクア**	有益性	添文③	本文参照	情報なし

＊2：妊娠または妊娠の可能性がある女性はインスリン製剤を使用すること

医薬品	添付文書情報（巻頭参照）		総合評価（巻頭参照）	
	妊娠	授乳	妊娠	授乳
DPP-4 阻害薬				
アログリプチン　alogliptin ◆**ネシーナ**	有益性	添文③	情報なし	情報なし
リナグリプチン　linagliptin ◆**トラゼンタ**	有益性	添文③	情報なし	情報なし
テネリグリプチン　teneligliptin ◆**テネリア**	有益性	添文③	情報なし	情報なし
アナグリプチン　anagliptin ◆**スイニー**	有益性	添文③	情報なし	情報なし
サキサグリプチン　saxagliptin ◆**オングリザ**	有益性	添文③	情報なし	情報なし
トレラグリプチン　trelagliptin ◆**ザファテック**	有益性	添文③	情報なし	情報なし
オマリグリプチン　omarigliptin ◆**マリゼブ**	有益性	添文③	情報なし	情報なし
GLP-1 受容体作動薬				
リラグルチド　liraglutide ◆**ビクトーザ**	＊2	添文③	本文参照	本文参照
エキセナチド　exenatide ◆**バイエッタ**	＊2	添文③	本文参照	本文参照
リキシセナチド　lixisenatide ◆**リキスミア**	＊2	添文③	情報なし	本文参照
デュラグルチド　dulaglutide ◆**トルリシティ**	＊2	添文③	本文参照	本文参照
セマグルチド　semaglutide ◆**オゼンピック，リベルサス**	＊2	添文③	本文参照	本文参照
GIP/GLP-1 受容体作動薬				
チルゼパチド　tirzepatide ◆**マンジャロ**	＊2	添文③	情報なし	本文参照

＊2：妊娠または妊娠の可能性がある女性はインスリン製剤を使用すること

❊ 妊娠計画期

　糖代謝異常合併妊娠は正常妊娠に比べ，さまざまな周産期合併症のリスクが高い．妊娠前から妊娠初期の高血糖は流産や先天異常のリスクを高めるため，妊娠前は「問題となる低血糖を避けつつHbA1cを6.5%未満に保つ」ことを目標とした厳格な血糖管理を行うことが望ましい[1]．

　妊娠中の使用の安全性が確立されている血糖降下薬は基本的にインスリン製剤のみであり，妊娠前からインスリン製剤を用いた血糖管理を行うことが推奨されている[1]．しかし，インスリン治療は体重増加を引き起こし[2]，妊娠前の肥満は周産期合併症のリスクを上昇させる[3,4]．そのため，特に肥満2型糖尿病患者においては，インスリン治療のみで血糖管理を行うことが躊躇されることがある．詳細は後述するが，いくつかのメタアナリシスで妊娠初期のメトホルミン内服により流産や先天異常が増えないことが報告されており，妊娠が判明するまではインスリン治療にメトホルミンを併用し，妊娠判明後インスリン治療のみに切り替えるのも一案である[5]．インスリン，メトホルミン，一部のスルホニルウレア（SU）薬以外の血糖降下薬については，妊娠中使用の安全性に関する情報が乏しく，妊娠計画中には使用しないことが望ましい．予定外の妊娠であって，インスリン以外の血糖降下薬を使用していた場合は，妊娠が判明した時点で直ちに中止する．

　また，進行した糖尿病網膜症は妊娠中に進行するリスクがある[6]．不安定な糖尿病網膜症に対しては硝子体手術や汎網膜光凝固術などで安定化させたのちに妊娠を計画する．糖尿病腎症がある場合は妊娠高血圧症候群，早産，母体の腎機能悪化，胎児発育不全のリスクが高く[7,8]，妊娠前に十分なインフォームドコンセントが必要である．糖尿病腎症の進行抑制のためにレニン-アンジオテンシン系（RAS）阻害薬を使用せざるを得ない場合がある．RAS阻害薬の催奇形性については，妊娠初期の使用で先天異常のリスクが増加する報告[9]と関連しないとする報告[10]があるが，現時点では否定的な見解が強い．RAS阻害薬の妊娠中期以降の使用に伴う胎児毒性は明らかであるため，妊娠判明後は直ちに中止する必要がある．

　以上のように，糖尿病をもつ女性が妊娠を希望する場合，厳格な血糖管理，妊娠に適した血糖降下薬の選択，妊娠前の糖尿病合併症の評価が重要である．

❊ 妊娠期　胎児に与える影響および使い方

　妊娠中の血糖管理目標は妊娠前よりもさらに厳格で，「HbA1c 6.0 〜 6.5%未満，空腹時血糖値 95 mg/dL未満（食後1時間血糖値 140 mg/dL未満），食後2時間血糖値 120 mg/dL未満」が目標とされる[1]．この管理目標値は国によって異なり，例えば米国

糖尿病学会ではHbA1c 6.0%未満（低血糖により達成困難なら7.0%未満）を目標としている[11].

　妊娠週数が進むにつれて，血中のプロゲステロンやプロラクチン，胎盤性ラクトゲンといったインスリン拮抗ホルモンの濃度が上昇し[12]，それに伴い非妊娠時に比べて食後血糖が上昇する[13]．特に妊娠後期はこの傾向が著明で，食後血糖の管理にはしばしば難渋する．糖尿病合併妊娠の多くは食事・運動療法のみでは血糖管理目標が達成できず，薬物療法が必要となることが多い．

　多くの国で妊娠中の薬物治療の第一選択はインスリンとしており，わが国では妊娠中はインスリン以外の血糖降下薬の使用は推奨されない．一方で，米国[11]，カナダ[14]，英国[15]など一部の国では，インスリンを第一選択としつつも，ビグアナイド薬やSU薬の使用が許容されている．近年，50,000人以上の2型糖尿病合併妊娠を対象とした，SU薬，DPP-4阻害薬，GLP-1受容体作動薬，SGLT2阻害薬の妊娠初期の使用による先天異常発症リスクを検討した大規模観察研究の結果が報告された[16]．いずれの薬剤もインスリン（メトホルミン併用を含む）に比べて先天異常のリスクを上昇させないという結果であったが，血糖管理状況を評価できていないなどの限界があり，今後さらなる検討が必要である．

　インスリン製剤は効果発現時間と作用時間の違いにより，超速効型，速効型，中間型，持効型に分類される．また，2つの成分を配合した混合型製剤（中間型＋超速効型または速効型），配合溶解製剤（持効型＋超速効型）もある．妊娠中は厳格な血糖管理が必要であり，混合型／配合型製剤の使用は推奨されていない．インスリンは胎盤を通過しない[17-19]が，抗インスリン抗体(IgG)との複合体は胎盤を通過する[20]ことが知られている．

❶ 速効型インスリン製剤

＊ インスリン ヒト（ヒトインスリン）

　ヒトインスリンは生体内のインスリンホルモンと同一であり，妊娠中の使用に関しての安全性は確立されている．

❷ 超速効型インスリン製剤

　速効型インスリン製剤は食事摂取の30〜45分前に皮下注射する必要があるが，超速効型インスリン製剤はその効果発現の速さから食直前の皮下注射が可能であり，患者のQOL向上に寄与している．また，食後高血糖の改善がより容易で，妊娠中の厳格な血糖管理に有用である．ルムジェブ（インスリン リスプロにトレプロスチニルおよびクエン酸ナトリウムを添加），フィアスプ（インスリン アスパルトにニコチン酸アミドを添加）はヒューマログ，ノボラピッドよりもさらに作用発現が速く，必要時は食直後の投与も可能である．

　超速効型インスリン製剤は，遺伝子工学を用いてヒトインスリンのアミノ酸配列を調整したインスリンアナログ製剤であり，ヒトインスリンと比較して安全性と有効性を検

討した報告が多い.

* インスリン リスプロ

1型糖尿病妊婦を対象にインスリン リスプロとヒトインスリンを比較した4つの観察研究のメタアナリシスがある. HbA1c, 出生週数, 出生体重, 糖尿病性ケトアシドーシス, 妊娠高血圧症候群, 流産, 帝王切開, 早産, 巨大児, small for gestational age (SGA), 死産, 胎児・新生児死亡率, 新生児低血糖, 先天異常などの周産期合併症の頻度は両群で差がなかったが, インスリン リスプロで large for gestational age (LGA) の頻度が有意に高かった[21].

1型・2型糖尿病妊婦, 妊娠糖尿病患者を対象とし, インスリン リスプロとヒトインスリンを比較した9つの観察研究を用いたメタアナリシスにおいては, 新生児低血糖, 先天異常, NICU入院, 帝王切開, 新生児呼吸窮迫症候群, 死産, 巨大児, 早産, 子癇前症, 妊娠高血圧症候群の頻度に差はなかった. インスリン リスプロで母体の重症低血糖および新生児黄疸が少なかった一方で, 出生体重は重く LGA の頻度が高かった[22]. 1型糖尿病妊婦, 妊娠糖尿病患者を対象にインスリン アスパルト, インスリン リスプロ, インスリン グルリジンとヒトインスリンを比較したメタアナリシスにおいても, インスリン リスプロの妊娠中の使用に関して, 有効性と安全性が示されており, 糖代謝異常妊婦の治療にも有用であると考えられる[23].

ただし, ルムジェブ (商品名) に関しては妊娠中の使用報告はない. 添加されているトレプロスチニルは生殖発生毒性試験の結果からは妊娠中の使用に関するリスクは低いと考えられるが, 胎盤移行の有無は不明で, 母体低血圧を起こし胎盤血流の低下と胎児低酸素症をきたす潜在的なリスクが指摘されている[24].

* インスリン アスパルト

1型糖尿病妊婦322例を対象に, 中間型インスリン製剤併用下でインスリン アスパルトとヒトインスリンを比較したランダム化比較試験 (RCT) が実施された. インスリン アスパルトはヒトインスリンと比較して, 低血糖のリスクが有意に低く, 同等の血糖コントロールが達成できており[25], 先天異常の発症率は変わらず, 胎児死亡や早産の頻度は少ない傾向が認められた[26].

妊娠糖尿病患者27例を対象にインスリン アスパルトとヒトインスリンを比較した RCT においても, インスリン アスパルトのほうが食後血糖をより効果的に低下させると報告された. さらに両群ともに重症低血糖の頻度は低く, 臍帯血中のインスリン抗体はわずかで, 有意差を認めなかった[27].

1型・2型糖尿病妊婦, 妊娠糖尿病患者を対象とした6つの RCT のメタアナリシスにおいても, 帝王切開率や巨大児の頻度はインスリン アスパルトとヒトインスリンで同程度であった[22].

1型糖尿病妊婦, 妊娠糖尿病患者を対象にインスリン アスパルト, インスリン リスプロとヒトインスリンを比較したメタアナリシスにおいても, インスリン アスパルトは妊娠中の使用に関して, ヒトインスリンに劣らない有効性と安全性が示されている[23].

以上のことから，インスリン アスパルト（商品名：ノボラピッド）は糖代謝異常妊婦においても有用かつ安全に使用できると考えられる．

フィアスプの添加剤であるニコチン酸アミド[28]，安定剤であるL-アルギニンは，ともに安全性がよく知られている．203例の1型・2型糖尿病妊婦を対象として，フィアスプとノボラピッドを比較したRCT（CopenFast Trial）が実施され，母体の体重増加，HbA1c値，早産，帝王切開率，児の出生体重，LGA・SGAの発症率，新生児低血糖，黄疸，新生児呼吸窮迫症候群，NICU入院は両群に差はないと報告された[29,30]．妊娠中の使用において，フィアスプはノボラピッドと同等の安全性があると考えられる．

＊ インスリン グルリジン

市販後調査では，妊娠中にインスリン グルリジンを使用した303例のうち，生児分娩116例，流産12例，子宮内胎児死亡（28週以降）2例，人工妊娠中絶3例，転帰不明170例，先天異常6例（そのうち5例は生存）で，インスリン グルリジンと妊娠合併症や先天異常のリスク上昇との関連は示唆されなかった[31]．

❸ 中間型インスリン製剤

＊ ヒトイソフェン インスリン水性懸濁液

中間型インスリンは，ヒトインスリンに硫酸プロタミンを添加したものである．硫酸プロタミンの妊娠中の影響に関するデータはないが，一般的に安全性は確立されていると考えてよい．

❹ 持効型溶解インスリン製剤

持効型製剤は中間型製剤に比べて効果のピークがほとんどなく，安定して効果が持続するため，血糖コントロールをより改善し，低血糖の頻度が低くなるといわれる．

＊ インスリン グラルギン

インスリン グラルギンはIGF-1受容体への結合性が強く[32]増殖作用もあることから，巨大児や糖尿病網膜症増悪，発がんの可能性[33]などについて危惧されてきた．

妊娠前からインスリン グラルギンを使用していた1型糖尿病妊婦107例の後方視的解析がある．症例の約半数は妊娠初期にグラルギンを中止し，残りはグラルギンを継続した．先天異常の頻度は従来の治療を行った糖尿病合併妊婦と変わらず，血糖コントロール，出生体重，巨大児，新生児合併症はグラルギンを初期に中止した症例と継続して使用した症例で同等であった[34]．

1型糖尿病妊婦を対象にした後方視的症例対照試験において，グラルギン使用症例と中間型インスリン使用症例で母体合併症（糖尿病網膜症・腎症，重症低血糖，ケトーシス，妊娠高血圧症候群）の頻度，血糖コントロール，インスリン必要量，LGAの頻度に差はなかった[35]．

中間型インスリン使用者と比較した8観察研究702例の糖尿病合併妊婦・妊娠糖尿病患者におけるメタアナリシスでも，母体体重増加，血糖コントロール，妊娠高血圧症候

群，子癇前症，帝王切開率，早産，LGA，巨大児，先天異常，新生児低血糖・黄疸，NICU入院，新生児呼吸窮迫症候群などのリスクは変わらなかった[36]．

結論として妊娠期の使用は安全と考えられる．

＊ インスリン グラルギン（バイオシミラー）

インスリン グラルギンBSは，日本で初めて発売されたインスリン グラルギンのバイオ後発品（バイオシミラー）である．妊娠時の使用報告はない．

＊ インスリン デテミル

インスリン デテミルはIGF-1受容体への結合性がグラルギンに比してかなり低い[37]ことから，安全性が高いと考えられている．

310例の1型糖尿病妊婦を対象としたインスリン デテミルとヒトイソフェン インスリンのランダム化比較試験において，インスリン デテミルはヒトイソフェン インスリンに比較して母体の血糖コントロール，低血糖の頻度，LGAや新生児低血糖の頻度などの周産期アウトカムについて非劣性であることが証明され，さらに空腹時血糖はより低いことが報告された[38]．1,457例の1型・2型糖尿病妊婦における前方視的コホート研究では，インスリン デテミルはHbA1c値，低血糖の頻度，子癇前症，死産，先天異常，周産期・新生児死亡などのリスクについてほかの基礎インスリンと差がなかった[39]．192例の妊娠糖尿病患者を対象とした後方視的研究において，インスリン デテミルはヒトイソフェン インスリンに比較して，母体の分娩前のHbA1cは有意に低く，体重増加，早産，帝王切開率，出生体重などの周産期アウトカムは差がなく，安全性，有効性は同等であると報告された[40]．

＊ インスリン デグルデク

2018年に妊娠前から妊娠初期にインスリン デグルデクを使用した2症例の報告があり，先天異常は認められなかった[41]．その後，225例の1型糖尿病妊婦を対象としたRCTで，インスリン デグルデクはインスリン デテミルに比較して母体のアウトカム（血糖コントロール，重症低血糖，体重増加，帝王切開率など），児のアウトカム（流産，死産，先天異常，早産，LGA・SGA率，新生児低血糖など）が同等・非劣性であることが報告された（EXPECT study）[42]．

❺ 混合型インスリン製剤

個々の薬剤において妊娠中の使用に関して安全性が示されており，使用可能と考えられるが，実際に使用した報告は少ない．

＊ インスリン アスパルト二相性製剤

320例の妊娠糖尿病患者を対象としたRCTでアスパルト30ミックスとヒトインスリン30ミックス製剤で血糖コントロール，母体体重増加，帝王切開率，巨大児率，新生児合併症に有意差はなかったと報告されている[43]．

＊ インスリン リスプロ混合製剤

妊娠中の使用に関する報告はない．

* ヒト二相性イソフェン インスリン

93例の糖尿病妊婦を対象に混合型インスリン製剤を使用した症例と自己でインスリンを混合した症例を比較し，前者で帝王切開率が有意に少なく，巨大児が少ない傾向で，血糖コントロールに差はなく，安全で効果的であったという報告が1つある[44]．

❻ ビグアナイド薬

* メトホルミン塩酸塩

多囊胞性卵巣症候群による排卵障害に対してメトホルミンを用いることで，流産率や早産率が低下することが報告されている[45-49]．わが国においても2022年9月にメトグルコの薬剤添付文書の効能・効果に多囊胞性卵巣症候群が追記された（ただし，肥満，耐糖能異常，インスリン抵抗性のいずれかを呈する患者が対象で，排卵または採卵までに内服を中止する必要がある）．今後，使用症例が増えることが予想される．

メトホルミンは胎盤を通過する[50-53]ため，胎児への影響が危惧され，これまでに多くの検討が行われてきた．妊娠初期の内服による催奇形性への関与は否定されている[54-57]．また，妊娠糖尿病患者や2型糖尿病合併妊娠において，妊娠中のメトホルミン治療はインスリン治療に比べて母体の体重増加量が少なく[58-65]，妊娠高血圧症候群[58-61,64-66]，新生児低血糖[58,60,62-65]，NICU入院[60,64,65]，巨大児[64]，LGAの頻度が低い[58-60,64-67]といった，メトホルミンの有益性を示す報告が多数ある．一方で，メトホルミンで早産が増加するという報告[58,61,62,66]（ただし，増加しないという報告[59,60,63]もある）や，SGAの頻度が増加するという報告[64,65,68]もある．

2020年，インスリン治療中の2型糖尿病合併妊娠502例を対象に，メトホルミン2,000 mg上乗せ群とプラセボ上乗せ群の周産期アウトカムを比較した多施設共同RCT（Mity trial）の結果が発表された[68]．メトホルミン群はプラセボ群に比べて血糖管理が良好で，必要インスリン量が少なく，母体体重増加量が少なく，帝王切開率や巨大児の頻度が低く，メトホルミンの有益性を示す結果であった．一方で，メトホルミン群で有意にSGAの頻度が高いという懸念事項も報告された．

メトホルミンを使用した母体から出生した児のフォローに関する報告がいくつかある[69-71]．2019年のシステマティックレビュー＆メタアナリシス[71]では，妊娠糖尿病患者を対象とした28のスタディ（3,976人）を解析し，メトホルミン使用母体から産まれた児はインスリン使用母体から産まれた児に比べ出生体重が軽いにもかかわらず，1歳半～2歳時点の体重が重く，5～9歳時点のBMIが高く，内臓脂肪が多いと報告されている[71]．

こうした背景があり，欧米ではメトホルミンの妊娠中使用を可能としている地域もある[11,15,72]一方で，慎重な意見[73]もある．現状，わが国ではメトホルミンの妊娠中の使用は基本的に認められていないが，今後使用可能になったとしても対象症例は慎重に選別する必要があると思われる．

❼ ミトコンドリア機能改善薬

＊ イメグリミン

新薬であり妊娠中の使用に関する情報はない．

❽ チアゾリジン誘導体

＊ ピオグリタゾン

妊娠初期にピオグリタゾンを使用し，特に問題がなかったとする症例報告が1報ある[74]．

国内未承認薬であるrosiglitazoneはヒトにおける胎盤通過性がある[53,75] ことが確認されている．また，妊娠初期に使用した数例の症例報告で健常児が出生したとの報告がある[76-79]．

❾ スルホニルウレア薬

＊ グリベンクラミド（グリブリド）

以前はグリブリドの胎盤通過性は低いといわれていた[80] が，より感度が高いアッセイを用いた報告により臍帯血中のグリブリド濃度は母体血中濃度の約50～70％と非常に高いことが示された[81,82]．

妊娠初期の使用により先天異常は増えないと報告されている[54,83]．

妊娠糖尿病患者の治療においてグリブリドとインスリンで周産期アウトカムに差がないと報告された[84,85] ことにより，米国で2000年から2011年にかけて妊娠糖尿病患者への処方割合が飛躍的に増加（7.4％から64.5％）した[86]．しかし，その後の研究において，グリブリドはメトホルミンやインスリンに比べて巨大児[87] やLGA[88-91]，新生児低血糖[88-90]，NICU入院率[87,88]，光線療法[92]，妊娠高血圧腎症[92] のリスクが高く，また母体の低血糖の頻度が高くなり[93]，妊娠中の体重増加量が多くなる[93,94] と報告された．

＊ グリクラジド

妊娠中にグリクラジドを使用した症例108例とメトホルミンを使用した症例108例を比較し，先天異常の頻度，児体重，新生児低血糖，母体の入院率に差はなかったという報告がある[95]．また，妊娠初期に使用し児に問題がなかったとする症例報告がある[96,97]．

＊ グリメピリド

妊娠20週までグリメピリド，メトホルミン，RAS阻害薬を使用しており羊水過小症を発症したが，薬剤の中止や入院管理により正期産に至った症例報告がある[98]．

❿ 速効型インスリン分泌促進薬

＊ ナテグリニド

妊娠初期に使用した報告が2例あり，1例は特に異常はなかったが，もう1例は児に囊胞腎を認めた[99]．

＊ ミチグリニド

妊娠中の使用に関する情報はない.

＊ レパグリニド

妊娠初期に使用した報告が複数あり，特に問題はなかったとされている[100,101]. 胎盤灌流実験で母体から胎児への移行は少ないと報告されている[102].

⓫ α-グルコシダーゼ阻害薬

＊ ボグリボース

ボグリボースは体内に吸収されない薬剤で，次のような情報があるため，妊娠中の使用も容認されると考えられる.

妊娠22週までボグリボース，メトホルミン，lercanidipine（Ca拮抗薬），ビソプロロールを使用していたが，母児ともに合併症なく出産したという症例報告がある[103].

＊ アカルボース

アカルボースは体内に吸収されない薬剤で，次のような情報があるため，妊娠中の使用も容認されると考えられる.

妊娠糖尿病患者を対象とした前方視的オープンラベル試験でアカルボースとインスリンで血糖管理に差はなく，新生児合併症，母体合併症，先天異常の頻度にも差はなかったと報告されている（ただしアカルボース群の6%でインスリン治療を要した）[104]. また現在，妊娠糖尿病患者に対してアカルボースとインスリンの効果を比較する前方視的多施設共同試験（ACARB-GDM-a phase III）が進行中である.

＊ ミグリトール

ミグリトールは体内に吸収される薬剤であり，妊娠中の使用に関する情報はないことから，妊婦には使用しない.

⓬ SGLT2阻害薬

＊ ダパグリフロジン

腎血管性高血圧に伴う腎不全合併妊娠に，妊娠初期から分娩（38週）までダパグリフロジンを使用し，健康な児を出生したという症例報告がある[105].

＊ エンパグリフロジン

妊娠5週まで使用していた2型糖尿病症例[106]，妊娠前から分娩後まで使用していた糖原病Ⅰb型症例[107]において，先天異常などの合併症はなかったと報告されている.

＊ その他

妊娠中の使用に関する情報はない.

⓭ DPP-4阻害薬

＊ シタグリプチン

2017年に報告されたRCTでは，妊娠中期に妊娠糖尿病と診断された患者をシタグリ

プチン群とプラセボ群に割り付けて16週間内服した結果，シタグリプチン群で空腹時血糖の低下とインスリン抵抗性の改善を報告しているが，周産期アウトカムについては触れられていない[108].

* ビルダグリプチン

妊娠中に意図せずビルダグリプチンを使用した68例をまとめた報告があり，38例は特に異常がなく分娩に至り，9例は早産，15例は自然流産，3例は人工妊娠中絶，3例は先天異常が認められた[109].

* その他

妊娠中の使用に関する情報はない.

⓮ GLP-1受容体作動薬

近年，欧米や中国において，肥満合併多嚢胞性卵巣症候群患者の治療選択肢の一つとしてGLP-1受容体作動薬が注目されている[110-114]. 8つのRCTのメタアナリシスでは，メトホルミンに比較して妊孕性の改善効果が高いと報告されている[113]. しかし，いずれのGLP-1受容体作動薬においても妊娠中使用の安全性は十分に確認されていない.

わが国では2023年3月にセマグルチド（商品名：ウゴービ）が肥満症の治療薬として保険適応となり，2024年2月より発売された. 2型糖尿病患者には各種GLP-1受容体作動薬が使用可能であり，その体重減少効果や血糖低下作用から，特に肥満症例に対して処方する機会が多い.

近年，妊娠初期にGLP-1受容体作動薬を使用した糖尿病患者における先天異常の発症リスクを解析した前方視的研究の結果が発表された. 妊娠初期にGLP-1受容体作動薬を使用した症例は，GLP-1受容体作動薬以外の糖尿病薬を使用した症例や，糖尿病はないが過体重・肥満のある症例と比較して，先天異常，流産，死産のリスクに差がないと報告された[115]. ただし，HbA1cなどの血糖管理指標を考慮できていないこと，サンプルサイズが小さいこと，GLP-1受容体作動薬の種類による検討ができていないといった限界がある. 下記には個々のGLP-1受容体作動薬について，これまでの報告をまとめている.

* リラグルチド

リラグルチドの妊娠中使用に関する報告は2例あり，いずれも2型糖尿病合併妊娠である. 1例目は，妊娠13週までリラグルチドを使用していたが，妊娠37週で生児を分娩し，新生児低血糖以外には特に問題はなかった[116]. 2例目は妊娠前からリラグルチドを使用しており，妊娠判明後も使用継続し，妊娠39週に健康な児を分娩した[117].

肥満多嚢胞性卵巣症候群患者の治療においてメトホルミン単剤群とメトホルミンにリラグルチドを上乗せした群の妊娠率などを比較したRCTにおいて，リラグルチド中止後4週間で妊娠を可能としているが，自然流産の頻度は両群で差がなかった[118]. 残念ながら，妊娠後期以降のアウトカム（死産や先天異常の有無，分娩週数など）については言及されていない.

＊ エキセナチド

ヒト胎盤灌流試験において，胎盤通過性はごくわずかであると報告されている[119]．肥満多嚢胞性卵巣症候群患者に妊孕性改善を目的としてメトホルミンもしくはエキセナチドを用いたRCTがあり，エキセナチド投与からwash out期間を置かずに妊娠を可能としているが，特に有害事象は認められなかったと報告している[120,121]．妊娠中期までエキセナチドを使用し，児に心房中隔欠損症がみられたという症例報告がある[122]．同じ症例が妊娠初期までエキセナチドを使用して分娩しているが，その際は児に異常はなかったと報告されている．

＊ リキシセナチド

単剤での妊娠中の使用に関する情報はない．

＊ デュラグルチド

予定外の妊娠のために妊娠初期にデュラグルチドを使用していた報告が8例あり，そのうち2例は人工妊娠中絶を選択している．残り6例は出産し，先天異常などの有害事象は認めなかった[123]．

＊ セマグルチド

多嚢胞性卵巣症候群のためにセマグルチドを使用し，妊娠3週4日まで継続していたが，児に明らかな先天異常を認めなかったとする症例報告がある[124]．半減期が長いため，少なくとも妊娠の2ヵ月前には中止が望ましいとされている[125]．

⑮ GIP/GLP-1 受容体作動薬

＊ チルゼパチド

妊娠中の使用に関する情報はない．日本人（主に男性）のデータで投与中止後から5週間後まで血中に検出されたとの報告がある[126]．半減期が長いため，最終使用から1ヵ月間の避妊が推奨されている．

✳ 授乳期　乳汁中への移行および使い方

授乳期の糖尿病治療における第一選択薬は，妊娠中と同じくインスリンである．日本ではインスリン以外の糖尿病薬の使用は推奨されない[1]．一方で，英国ではメトホルミン[15]，オーストラリアではメトホルミン，グリベンクラミド[72]が授乳中に使用可能とされている．

❶ インスリン製剤

ヒトインスリンは母乳へ移行するが少量であり，児の腸管で消化されるために吸収されず，授乳中の使用に問題はなく，インスリンアナログ製剤も同様に問題ないと考えられている[19,127]．産後は妊娠中のインスリン拮抗ホルモンの影響が消失するためにイン

スリン必要量が著明に減少する．妊娠糖尿病患者において，産後は基本的にインスリン治療が中止される．糖尿病合併妊娠においてはインスリンが継続される場合があるが，母乳哺育中は低血糖のリスクがあり，慎重にインスリン量の調整を行う必要がある．

＊ インスリン リスプロ

授乳中の使用に関する報告はない．ルムジェブの添加剤であるトレプロスチニルは，肺高血圧の治療として持続皮下投与する場合，その分子量の小ささから乳汁中に移行する可能性がある．トレプロスチニルは頭痛，悪心・嘔吐，不安感などの副作用が起こりうるため，母乳哺育中の乳児の状態を注意深く観察すべきとされている[24]．ただし，インスリンの添加剤として使用した場合に，乳児にどういった影響を与えるかはわかっていない．

＊ インスリン アスパルト

フィアスプの添加剤のニコチン酸アミドは，元来乳汁中に存在し，その濃度は食事摂取量に比例することが知られている[28]．フィアスプとノボラピッドを比較したRCT（CopenFast Trial）において，産後1ヵ月，3ヵ月の児の体重増加量や入院日数，母体の重症低血糖の頻度に差はないと報告された[29]．

❷ ビグアナイド薬

＊ メトホルミン塩酸塩

母乳中のメトホルミン濃度は低く，児は母体の体重調整量のおおむね0.5%未満しか曝露されないと報告されている[52,128-131]．また，メトホルミン内服母体から授乳されている児の血中メトホルミン濃度は非常に低く[128,129]，血糖や成長発達にも問題がなかったと報告されている[128,130-132]．ただし，児を長期間フォローアップしたデータはない．

❸ ミトコンドリア機能改善薬

＊ イメグリミン

授乳中の使用に関する情報はない．

❹ チアゾリジン誘導体

＊ ピオグリタゾン

ピオグリタゾンを授乳中に使用したデータはない．ピオグリタゾンは血清中で99%以上がタンパクと結合するため，理論上は臨床的に問題となる量が乳汁中に分泌されることはないと考えられる[133]．

❺ スルホニルウレア薬

少数例の報告であるが，グリベンクラミド内服中の母体の乳汁中，児の血中のグリベンクラミド濃度は非常に低いとされている[134]．また，グリブリド5 mg内服中の母体から授乳をされた児の血糖が正常だったという報告がある[135]．その他のSU薬の授乳中の

使用に関するデータはない.

❻ 速効型インスリン分泌促進薬

いずれの速効型インスリン分泌促進薬についても授乳中の使用に関するデータはない.

❼ α - グルコシダーゼ阻害薬

いずれのα-グルコシダーゼ阻害薬についても授乳中の使用に関するデータはないが, 吸収率が低いために, 乳汁を通して児に移行し, 臨床的に問題となる可能性は低いと考えられる[136,137].

❽ SGLT2 阻害薬

いずれのSGLT2阻害薬も授乳中に使用したデータはない. ダパグリフロジン, カナグリフロジン, エンパグリフロジンについては, 製薬会社が理論上児の腎臓の発達に悪影響を及ぼす可能性があるために使用は避けるべきとしている[138-140].

❾ DPP-4 阻害薬

いずれのDPP-4阻害薬も授乳中に使用したデータはない.

❿ GLP-1 受容体作動薬

いずれのGLP-1受容体作動薬も分子量が大きいため, 乳汁中に分泌される量はごくわずかである. また分泌されたとしても児の消化管で分解されるため, 児にはほとんど吸収されないと考えられる[141-144]. ただし, 授乳中に使用したデータはなく, 安全性は確立されていない.

⓫ GIP/GLP-1 受容体作動薬

＊ チルゼパチド

分子量が大きいため, 乳汁中に分泌される量はごくわずかである. また分泌されたとしても児の消化管で分解されるため, 児にはほとんど吸収されないと考えられる[145]. ただし, 授乳中に使用したデータはなく, 安全性は確立されていない.

(藤川　慧, 和栗雅子)

文献

1) 日本糖尿病学会：糖尿病診療ガイドライン 2024. pp.355-393, 南江堂 , 2024.

2) Russell-Jones D, et al.: Insulin-associated weight gain in diabetes -causes, effects and coping strategies. Diabetes Obes Metab, 9: 799-812, 2007. [PMID: 17924864]

3) Catalano PM, et al.: Obesity and pregnancy: mechanisms of short term and long term adverse consequences for mother and child. BMJ, 356: j1, 2017. [PMID: 28179267]

4) Aune D, et al.: Maternal body mass index and the risk of fetal death, stillbirth, and infant death: a systematic review and meta-analysis. JAMA, 311: 1536-1546, 2014. [PMID: 24737366]

5) 日本産科婦人科学会ほか編：産婦人科診療ガイドライン 産科編 2023. pp.72-74, 日本産科婦人科学会 , 2023.

6) Chandrasekaran PR, et al.: Diabetic retinopathy in pregnancy - A review. Indian J Ophthal, 69: 3015-3025, 2021. [PMID: 34708737]

7) Bramham K: Diabetic Nephropathy and Pregnancy. Semin Nephrol, 37: 362-369, 2017. [PMID: 28711075]

8) Ringholm L, et al.: Diabetic Nephropathy in Women With Preexisting Diabetes: From Pregnancy Planning to Breastfeeding. Curr Diab Rep, 16: 12, 2016. [PMID: 26803648]

9) Buawangpong N, et al.: Adverse pregnancy outcomes associated with first-trimester exposure to angiotensin-converting enzyme inhibitors or angiotensin II receptor blockers: A systematic review and meta-analysis. Pharmacol Res Perspect, 8: e00644, 2020. [PMID: 32815286]

10) Bateman BT, et al.: Angiotensin-Converting Enzyme Inhibitors and the Risk of Congenital Malformations. Obstet Gynecol, 129: 174-184, 2017. [PMID: 27926639]

11) American Diabetes Association Professional Practice Committee: 15. Management of Diabetes in Pregnancy: Standards of Care in Diabetes—2024. Diabetes Care, 47: S282-S294, 2024. [PMID: 38078583]

12) Nadal A, et al.: The role of oestrogens in the adaptation of islets to insulin resistance. J Physiol, 587: 5031-5037, 2009. [PMID: 19687125]

13) Hadden DR, et al.: Normal and abnormal maternal metabolism during pregnancy. Semin Fetal Neonatal Med, 14: 66-71, 2009. [PMID: 18986856]

14) Berger H, et al.: Diabetes in Pregnancy. J Obstet Gynaecol Can, 38: 667-679.e1, 2016. [PMID: 27591352]

15) National Institue for Health and Care Excellence. Diabetes in pregnancy: management from preconception to the postnatal period. 2015

16) Cesta CE , et al. : Safety of GLP-1 Receptor Agonists and Other Second-Line Antidiabetics in Early Pregnancy. JAMA Intern Med, 184: 144-152, 2024. [PMID: 38079178]

17) Buse MG, et al.: The role of the human placenta in the transfer and metabolism of insulin. J Clin Invest, 41: 29-41, 1962. [PMID: 13875117]

18) Schardein JL: Chemically Induced Birth Defects 3rd ed, CRC Press, 2000.

19) Briggs GG, et al.: Drugs in pregnancy and lactation, 12th ed., pp.667-674, Wolters Kluwer, 2022.

20) Menon RK, et al.: Transplacental passage of insulin in pregnant women with insulin-dependent diabetes mellitus. Its role in fetal macrosomia. N Engl J Med, 323: 309-315, 1990. [PMID: 2195347]

21) González Blanco C, et al.: Glycemic control and pregnancy outcomes in women with type 1 diabetes mellitus using lispro versus regular insulin: a systematic review and meta-analysis. Diabetes Technol Ther, 13: 907-911, 2011. [PMID: 21714679]

22) Lv S, et al.: Safety of insulin analogs during pregnancy: a meta-analysis. Arch Gynecol Obstet. 292: 749-756, 2015. [PMID: 25855052]

23) Nørgaard K, et al.: Efficacy and Safety of Rapid-Acting Insulin Analogs in Special Populations with Type 1 Diabetes or Gestational Diabetes: Systematic Review and Meta-Analysis. Diabetes Ther, 9: 891-917, 2018. [PMID: 29623593]

24) Briggs GG, et al.: Drugs in pregnancy and lactation, 12th ed., pp.1312-1313, Wolters Kluwer, 2022.

25) Mathiesen ER, et al.: Maternal glycemic control and hypoglycemia in type 1 diabetic pregnancy: A randomized trial of insulin aspart versus human insulin in 322 pregnant women. Diabetes Care, 30: 771-776, 2007. [PMID: 17392539]

26) Hod M, et al.: Fetal and perinatal outcomes in type 1 diabetes pregnancy: a randomized study comparing insulin aspart with human insulin in 322 subjects. Am J Obstet Gynecol, 198: 186.e1-186.e7, 2008. [PMID: 17905174]

27) Pettitt DJ, et al.: Efficacy, safety and lack of immunogenicity of insulin aspart compared with regular human insulin for women with gestational diabetes mellitus. Diabet Med, 24: 1129-1135, 2007. [PMID: 17888133]

28) Briggs GG, et al.: Drugs in pregnancy and lactation, 12th ed., pp.921-922, Wolters Kluwer, 2022.

29) Nørgaard SK, et al.: CopenFast trial: Faster-acting insulin Fiasp versus insulin NovoRapid in the treatment of women with type 1 or type 2 diabetes during pregnancy and lactation - a randomised controlled trial. BMJ Open, 11: e045650, 2021. [PMID: 33837106]

30) Nørgaard SK, et al.: Faster-acting insulin aspart versus insulin aspart in the treatment of type 1 or type 2 diabetes during pregnancy and post-

delivery (CopenFast): an open-label, single-centre, randomised controlled trial. Lancet Diabetes Endocrinol, 11: 811-821, 2023. [PMID: 37804858]

31) Doder Z, et al.: Insulin Glulisine in Pregnancy - Experience from Clinical Trials and Post-marketing Surveillance. Eur Endocrinol, 11: 17-20, 2015. [PMID: 29632561]

32) Kurtzhals P, et al.: Correlations of receptor binding and metabolic and mitogenic potencies of insulin analogs designed for clinical use. Diabetes, 49: 999-1005, 2000. [PMID: 10866053]

33) Sciacca L, et al.: Long-acting insulin analogs and cancer. Nut Metab Cardiovasc Dis, 28: 436-443, 2018. [PMID: 29609864]

34) Di Cianni G, et al.: Perinatal outcomes associated with the use of glargine during pregnancy. Diabet Med, 25: 993-996, 2008. [PMID: 18959615]

35) Imbergamo MP, et al.: Use of glargine in pregnant women with type 1 diabetes mellitus: a case-control study. Clin Ther, 30: 1476-1484, 2008. [PMID: 18803989]

36) Lepercq J, et al.: Meta-Analysis of Maternal and Neonatal Outcomes Associated with the Use of Insulin Glargine versus NPH Insulin during Pregnancy. Obstet Gynecol Int, 2012: 649070, 2012. [PMID: 22685467]

37) Hansen BF, et al.: Molecular characterisation of long-acting insulin analogues in comparison with human insulin, IGF-1 and insulin X10. PLoS One, 7: e34274, 2012. [PMID: 22590494]

38) Hod M, et al.: A randomized trial comparing perinatal outcomes using insulin detemir or neutral protamine Hagedorn in type 1 diabetes. J Matern Fetal Neonatal Med, 27: 7-13, 2014. [PMID: 23617228]

39) Mathiesen ER, et al.: Risk of Major Congenital Malformations or Perinatal or Neonatal Death With Insulin Detemir Versus Other Basal Insulins in Pregnant Women With Preexisting Diabetes: The Real-World EVOLVE Study. Diabetes Care, 44: 2069-2077, 2021. [PMID: 34330786]

40) Kazakou P, et al.: Comparison of treatment with insulin detemir and NPH in women with gestational diabetes mellitus: glycemic control and pregnancy outcomes. A retrospective study. Hormones (Athens), 22: 695-701, 2023. [PMID: 37775682]

41) Milluzzo A, et al.: Insulin degludec in the first trimester of pregnancy: Report of two cases. J Diabetes Investig, 9: 629-631, 2018. [PMID: 28767190]

42) Mathiesen ER, et al.: Insulin degludec versus insulin detemir, both in combination with insulin aspart, in the treatment of pregnant women with type 1 diabetes (EXPECT): an open label, multinational, randomised, controlled, non-inferiority trial. Lancet Diabetes Endocrinol, 11: 86-95, 2023. [PMID: 36623517]

43) Balaji V, et al.: Premixed insulin aspart 30 (BIAsp

30) versus premixed human insulin 30 (BHI 30) in gestational diabetes mellitus: a randomized open-label controlled study. Gynecol Endocrinol, 28: 529-532, 2012. [PMID: 22468861]

44) Schuster MW, et al.: Comparison of insulin regimens and administration modalities in pregnancy complicated by diabetes. J Miss State Med Assoc, 39: 51-55, 1998. [PMID: 9476446]

45) Bordewijk EM, et al.: Metformin during ovulation induction with gonadotrophins followed by timed intercourse or intrauterine insemination for subfertility associated with polycystic ovary syndrome. Cochrane Database of Syst Rev, 1: CD009090, 2017. [PMID: 28118681]

46) Sharpe A, et al.: Metformin for ovulation induction (excluding gonadotrophins) in women with polycystic ovary syndrome. Cochrane Database Syst Rev, 12: CD013505, 2019. [PMID: 31845767]

47) Wang R, et al.: Treatment strategies for women with WHO group II anovulation: systematic review and network meta-analysis. BMJ, 356: j138, 2017. [PMID: 28143834]

48) Morley LC, et al.: Insulin-sensitising drugs (metformin, rosiglitazone, pioglitazone, D-chiro-inositol) for women with polycystic ovary syndrome, oligo amenorrhoea and subfertility. Cochrane Database Syst Rev, 11: CD003053, 2017. [PMID: 29183107]

49) Tan X, et al.: Effect of metformin treatment during pregnancy on women with PCOS: a systematic review and meta-analysis. Clin Invest Med, 39: E120-E131, 2016. [PMID: 27619399]

50) Glueck CJ, et al.: Continuing metformin throughout pregnancy in women with polycystic ovary syndrome appears to safely reduce first-trimester spontaneous abortion: a pilot study. Fertil Steril, 75: 46-52, 2001. [PMID: 11163815]

51) Vanky E, et al.: Placental passage of metformin in women with polycystic ovary syndrome. Fertil Steril, 83: 1575-1578, 2005. [PMID: 15866611]

52) Eyal S, et al.: Pharmacokinetics of metformin during pregnancy. Drug Metab Dispos, 38: 833-840, 2010. [PMID: 20118196]

53) Hemauer SJ, et al.: Role of human placental apical membrane transporters in the efflux of glyburide, rosiglitazone, and metformin. Am J Obstet Gynecol, 202: 383.e1-383.e7, 2010. [PMID: 20350646]

54) Ekpebegh CO, et al.: A 10-year retrospective analysis of pregnancy outcome in pregestational Type 2 diabetes: comparison of insulin and oral glucose-lowering agents. Diabet Med, 24: 253-258, 2007. [PMID: 17305787]

55) Gilbert C, et al.: Pregnancy outcome after first-trimester exposure to metformin: a meta-analysis. Fertil Steril, 86: 658-663, 2006. [PMID: 16879826]

56) Hawthorne G: Metformin use and diabetic pregnancy - has its time come?. Diabet Med, 23:

223-227, 2006. [PMID: 16492202]

57） Kjerpeseth LJ, et al.: Metformin Versus Insulin and Risk of Major Congenital Malformations in Pregnancies With Type 2 Diabetes: A Nordic Register-Based Cohort Study. Diabetes Care, 46: 1556-1564, 2023. [PMID: 37343541]

58） Balsells M, et al.: Glibenclamide, metformin, and insulin for the treatment of gestational diabetes: A systematic review and meta-analysis. BMJ, 350: h102, 2015. [PMID: 25609400]

59） Zhao LP, et al.: Metformin versus insulin for gestational diabetes mellitus: a meta-analysis. Br J Clin Pharmacol, 80: 1224-1234, 2015. [PMID: 25925501]

60） Li G, et al.: Effect comparison of metformin with insulin treatment for gestational diabetes: a meta-analysis based on RCTs. Arch Gynecol Obstet, 292: 111-120, 2015. [PMID: 25547060]

61） Gui J, et al.: Metformin vs insulin in the management of gestational diabetes: a meta-analysis. PLoS One, 8: e64585, 2013. [PMID: 23724063]

62） Su DF, et al.: Metformin vs insulin in the management of gestational diabetes: a systematic review and meta-analysis. Diabetes Res Clin Pract, 104: 353-357, 2014. [PMID: 24768511]

63） Kitwitee P, et al.: Metformin for the treatment of gestational diabetes: An updated meta-analysis. Diabetes Res Clin Pract, 109: 521-532, 2015. [PMID: 26117686]

64） He K, et al.: The efficacy and safety of metformin alone or as an add-on therapy to insulin in pregnancy with GDM or T2DM: A systematic review and meta-analysis of 21 randomized controlled trials. J Clin Pharm Ther, 47: 168-177, 2022. [PMID: 34363237]

65） Ainuddin JA, et al.: Metformin treatment in type 2 diabetes in pregnancy: an active controlled, parallel-group, randomized, open label study in patients with type 2 diabetes in pregnancy. J Diabetes Res, 2015: 325851, 2015. [PMID: 25874236]

66） Poolsup N, et al.: Efficacy and safety of oral antidiabetic drugs in comparison to insulin in treating gestational diabetes mellitus: a meta-analysis. PLoS One, 9: e109985, 2014. [PMID: 25302493]

67） Gui J, et al.: Metformin vs insulin in the management of gestational diabetes: a meta-analysis. PLoS One, 8: e64585, 2013. [PMID: 23724063]

68） Feig DS, et al.: Metformin in women with type 2 diabetes in pregnancy (MiTy): a multicentre, international, randomised, placebo-controlled trial. Lancet Diabetes Endocrinol, 8: 834-844, 2020. [PMID: 32946820]

69） Hanem LGE, et al.: Metformin Use in PCOS Pregnancies Increases the Risk of Offspring Overweight at 4 Years of Age: Follow-Up of Two RCTs. J Clin Endocrinol Metab, 103: 1612-1621,

2018. [PMID: 29490031]

70） Hanem LGE, et al.: Intrauterine metformin exposure and offspring cardiometabolic risk factors (PedMet study): a 5–10 year follow-up of the PregMet randomised controlled trial. Lancet Child Adolesc Health, 3: 166-174, 2019. [PMID: 30704873]

71） Tarry-Adkins JL, et al.: Neonatal, infant, and childhood growth following metformin versus insulin treatment for gestational diabetes: A systematic review and meta-analysis. PLoS Med, 16: e1002848, 2019. [PMID: 31386659]

72） Rudland VL, et al.: ADIPS 2020 guideline for pre-existing diabetes and pregnancy. Aust N Z J Obstet Gynaecol, 60: E18-E52, 2020. [PMID: 33200400]

73） Barbour LA, et al.: A cautionary response to SMFM statement: pharmacological treatment of gestational diabetes. Am J Obstet Gynecol, 219: 367.e1-367.e7, 2018. [PMID: 29959933]

74） Sarkar S, et al.: A Unique case report of successful pregnancy and delivery after being treated with pioglitazone and glimepiride (in first three months). Int J Pregn & Chi Birth, 7: 80-81, 2021.

75） Chan LY, et al.: Placental transfer of rosiglitazone in the first trimester of human pregnancy. Fertil Steril, 83: 955-958, 2005. [PMID: 15820806]

76） Haddad GF, et al.: Case series of rosiglitazone used during the first trimester of pregnancy. Reprod Toxicol, 26: 183-184, 2008. [PMID: 18762242]

77） Choi JS, et al.: Exposure to rosiglitazone and fluoxetine in the first trimester of pregnancy. Diabetes Care, 29: 2176, 2006. [PMID: 16936175]

78） Yaris F, et al.: Normal pregnancy outcome following inadvertent exposure to rosiglitazone, gliclazide, and atorvastatin in a diabetic and hypertensive woman. Reprod Toxicol, 18: 619-621, 2004. [PMID: 15135857]

79） Kalyoncu NI, et al.: A case of rosiglitazone exposure in the second trimester of pregnancy. Reprod Toxicol, 19: 563-564, 2005. [PMID: 15749272]

80） Elliott BD, et al.: Insignificant transfer of glyburide occurs across the human placenta. Am J Obstet Gynecol, 165: 807-812, 1991. [PMID: 1951536]

81） Hebert MF, et al.: Are we optimizing gestational diabetes treatment with glyburide the pharmacologic basis for better clinical practice. Clin Pharmacol Ther, 85: 607-614, 2009. [PMID: 19295505]

82） Malek R, et al.: Pharmacokinetics, efficacy and safety of glyburide for treatment of gestational diabetes mellitus. Expert Opin Drug Metab Toxicol, 12: 691-699, 2016. [PMID: 27163280]

83） Shepherd M, et al.: Management of sulfonylurea-treated monogenic diabetes in pregnancy:

implications of placental glibenclamide transfer. Diabet Med, 34: 1332-1339, 2017. [PMID: 28556992]

84) Langer O, et al.: A comparison of glyburide and insulin in women with gestational diabetes mellitus. N Engl J Med, 343: 1134-1138, 2000. [PMID: 11036118]

85) Langer O, et al.: Insulin and glyburide therapy: dosage, severity level of gestational diabetes, and pregnancy outcome. Am J Obstet Gynecol, 192: 134-139, 2005. [PMID: 15672015]

86) Camelo Castillo W, et al.: Trends in glyburide compared with insulin use for gestational diabetes treatment in the United States, 2000-2011. Obstet Gynecol, 123: 1177-1184, 2014. [PMID: 24807336]

87) Cheng YW, et al.: Treatment of gestational diabetes mellitus: glyburide compared to subcutaneous insulin therapy and associated perinatal outcomes. J Matern Fetal Neonatal Med, 25: 379-384, 2012. [PMID: 21631239]

88) Camelo Castillo W, et al.: Association of Adverse Pregnancy Outcomes With Glyburide vs Insulin in Women With Gestational Diabetes. JAMA Pediatr, 169: 452-458, 2015. [PMID: 25822253]

89) Bertini AM, et al.: Perinatal outcomes and the use of oral hypoglycemic agents. J Perinat Med, 33: 519-523, 2005. [PMID: 16318615]

90) Song R, et al.: Comparison of glyburide and insulin in the management of gestational diabetes: A meta-analysi. PLoS One, 12: e0182488, 2017. [PMID: 28771572]

91) Ravid D, et al.: Insulin Detemir Versus Glibenclamide in Gestational Diabetes Mellitus: A Retrospective Cohort Study. Isr Med Assoc J, 25: 398-401, 2023. [PMID: 37381932]

92) Jacobson GF, et al.: Comparison of glyburide and insulin for the management of gestational diabetes in a large managed care organization. Am J Obstet Gynecol, 193: 118-124, 2005. [PMID: 16021069]

93) Koren R, et al.: Insulin detemir versus glyburide in women with gestational diabetes mellitus. Gynecol Endocrinol, 32: 916-919, 2016. [PMID: 27597308]

94) Oliveira MM, et al.: Metformin versus glyburide in treatment and control of gestational diabetes mellitus: a systematic review with meta-analysis. Einstein (Sao Paulo), 20: eRW6155, 2022. [PMID: 35195193]

95) Kelty E, et al.: Maternal and Neonatal Health Outcomes Associated with the Use of Gliclazide and Metformin for the Treatment of Diabetes in Pregnancy: A Record Linkage Study. Diabetes Technol Ther, 22: 96-102, 2020. [PMID: 31621408]

96) Yaris F, et al.: Normal pregnancy outcome following inadvertent exposure to rosiglitazone, gliclazide, and atorvastatin in a diabetic and hypertensive woman. Reprod Toxicol, 18: 619-621, 2004. [PMID: 15135857]

97) Kolagasi O, et al.: Normal pregnancy and healthy child after continued exposure to gliclazide and ramipril during pregnancy. Ann Pharmacother, 43: 147-149, 2009. [PMID: 19109210]

98) Kwak DW, et al.: A Case of Term Delivery with Diagnosis of Severe Oligohydramnios after Exposure to Glimepiride, Metformin and Antihypertensive agents Including Angiotensin Receptor Antagonist up to Approximately 20 Weeks of Pregnancy. Korean J Perinatol, 24: 95-100, 2013.

99) Twaites B, et al.: Safety of nateglinide as used in general practice in England: results of a prescription-event monitoring study, 44: 233-239, 2007. [PMID: 17874223]

100) Mollar-Puchades MA, et al.: Use of repaglinide on a pregnant woman during embryogenesis. Diabetes Obes Metab, 9: 146-147, 2007. [PMID: 17199735]

101) Napoli A, et al.: Use of repaglinide during the first weeks of pregnancy in two type 2 diabetic women. Diabetes Care, 29: 2326-2327, 2006. [PMID: 17003317]

102) Tertti K, et al.: Transfer of repaglinide in the dually perfused human placenta and the role of organic anion transporting polypeptides (OATPs). Eur J Pharm Sci, 44: 181-186, 2011. [PMID: 21782017]

103) Kim YU, et al.: A Pregnant Woman with Type 2 Diabetes Unintentionally Exposed to Metformin and Voglibose until the Second Trimester of Pregnancy: A Case Report. J Korean Diabetes, 17: 277-281, 2016.

104) Jayasingh S Sr, et al.: Comparison of Fetomaternal Outcomes in Patients With Gestational Diabetes Mellitus Treated With Insulin Versus Acarbose: Results of a Prospective, Open Label, Controlled Study. Cureus, 12: e12283, 2020. [PMID: 33403188]

105) Salem MM, et al.: Dapagliflozin in a non-diabetic pregnant ckd lady an evidence for the safety of sglt2 inhibitors during pregnancy. J Kidney Treat Diagn, 3: 8-9, 2020.

106) Formoso G, et al.: Empagliflozin, metformin and insulin degludec, during pregnancy: a case report. Acta Diabetol, 55: 759-761, 2018. [PMID: 29594399]

107) Grünert SC, et al.: Two successful pregnancies and first use of empagliflozin during pregnancy in glycogen storage disease type Ib. JIMD Rep, 63: 303-308, 2022. [PMID: 35822091]

108) Sun X, et al.: Sitagliptin down-regulates retinol-binding protein 4 and reduces insulin resistance in gestational diabetes mellitus: a randomized and double-blind trial. Metab Brain Dis, 32: 773-778, 2017. [PMID: 28213841]

109) Mathieu C, et al.: Pregnancy outcomes after unintentional exposure to vildagliptin. in the 24th World Diabetes Congress, Abu Dhabi,

UAE, Dec. 2017.

110) Nylander M, et al.: Effects of liraglutide on ovarian dysfunction in polycystic ovary syndrome: a randomized clinical trial. Reprod Biomed Online, 35: 121-127, 2017. [PMID: 28479118]

111) Niafar M, et al.: A systematic review of GLP-1 agonists on the metabolic syndrome in women with polycystic ovaries. Arch Gynecol Obstet, 293: 509-515, 2016. [PMID: 26660657]

112) Rasmussen CB, et al.: The Effect of Liraglutide on Weight Loss in Women with Polycystic Ovary Syndrome: An Observational Study. Front Endocrinol (Lausanne), 5: 140, 2014. [PMID: 25221543]

113) Han Y, et al.: GLP-1 receptor agonists versus metformin in PCOS: a systematic review and meta-analysis. Reprod Biomed Online, 39: 332-342, 2019. [PMID: 31229399]

114) Elkind-Hirsch K, et al.: Comparison of single and combined treatment with exenatide and metformin on menstrual cyclicity in overweight women with polycystic ovary syndrome. J Clin Endocrinol Metab, 93: 2670-2678, 2008. [PMID: 18460557]

115) Dao K, et al.: Use of GLP1 receptor agonists in early pregnancy and reproductive safety: a multicentre, observational, prospective cohort study based on the databases of six Teratology Information Services. BMJ Open, 14: e083550, 2024. [PMID: 38663923]

116) Greco D: Normal pregnancy outcome after first-trimester exposure to liraglutide in a woman with Type 2 diabetes. Diabet Med, 32: e29-e30, 2015. [PMID: 25683470]

117) Ivanišević M, et al.: Pregnancy outcome and liraglutide levels in serum and umbilical vein blood of a woman with type 2 diabetes. A case report. Gynaecol Perinatol, 27: 70-72, 2018.

118) Salamun V, et al.: Liraglutide increases IVF pregnancy rates in obese PCOS women with poor response to first-line reproductive treatments: a pilot randomized study. Eur J Endocrinol, 179: 1-11, 2018. [PMID: 29703793]

119) Hiles RA, et al.: Ex vivo human placental transfer of the peptides pramlintide and exenatide (synthetic exendin-4). Hum Exp Toxicol, 22: 623-628, 2003. [PMID: 14992323]

120) Liu X, et al.: Efficacy of exenatide on weight loss, metabolic parameters and pregnancy in overweight/obese polycystic ovary syndrome. Clin Endocrinol (Oxf), 87: 767-774, 2017. [PMID: 28834553]

121) Li R, et al.: Effect of metformin and exenatide on pregnancy rate and pregnancy outcomes in overweight or obese infertility PCOS women: long-term follow-up of an RCT. Arch Gynecol Obstet, 306: 1711-1721, 2022. [PMID: 35829765]

122) Doğan ŞE, et al.: Case Series: Exposure to Glucagon-like Peptide-1 Receptor Agonist in the First Trimester of Pregnancy in Two Siblings. Endocr Metab Immune Disord Drug Targets, 2023 Nov 2. Online ahead of print. [PMID: 37937565]

123) Burlina S, et al.: A case report on use of dulaglutide during the first weeks of pregnancy in woman affected by type 2 diabetes mellitus. Acta Diabetol, 60: 137-138, 2023. [PMID: 36136154]

124) Skov K, et al.: Semaglutide and pregnancy. Int J Gynaecol Obstet, 163: 699-700, 2023. [PMID: 37688299]

125) Nuako A, et al.: Pharmacologic Treatment of Obesity in Reproductive Aged Women. Curr Obstet Gynecol Rep, 12: 138-146, 2023. [PMID: 37427372]

126) Furihata K, et al.: A phase 1 multiple-ascending dose study of tirzepatide in Japanese participants with type 2 diabetes. Diabetes Obes Metab, 24: 239-246, 2022. [PMID: 34647404]

127) Whitmore TJ, et al.: Analysis of insulin in human breast milk in mothers with type 1 and type 2 diabetes mellitus. Int J Endocrinol, 2012: 296368, 2012. [PMID: 22500167]

128) Hale TW, et al.: Transfer of metformin into human milk. Diabetologia, 45: 1509-1514, 2002. [PMID: 12436333]

129) Hale T, et al.: Transfer of metformin into human milk. Adv Exp Med Biol, 554: 435-436, 2004. [PMID: 15384618]

130) Gardiner SJ, et al.: Transfer of metformin into human milk. Clin Pharmacol Ther, 73: 71-77, 2003. [PMID: 12545145]

131) Briggs GG, et al.: Excretion of metformin into breast milk and the effect on nursing infants. Obstet Gynecol, 105: 1437-1441, 2005. [PMID: 15932841]

132) Glueck CJ, et al.: Growth, motor, and social development in breast-and formula-fed infants of metformin-treated women with polycystic ovary syndrome. J Pediatr, 148: 628-632, 2006. [PMID: 16737874]

133) Pioglitazone. Drugs and Lactation Database (LactMed). Available at: 〈https://www.ncbi.nlm.nih.gov/books/NBK501067/〉（Accessed October 5, 2023）

134) Myngheer N, et al.: Fetal macrosomia and neonatal hyperinsulinemic hypoglycemia associated with transplacental transfer of sulfonylurea in a mother with KCNJ11 -related neonatal diabetes. Diabetes Care, 37: 3333-3335, 2014. [PMID: 25231897]

135) Feig DS, et al.: Transfer of Glyburide and Glipizide Into Breast Milk, 2005. Available at: 〈http://diabetesjournals.org/care/article-pdf/28/8/1851/567531/1851.pdf〉（Accessed October 5, 2023）

136) Acarbose. Drugs and Lactation Database

(LactMed). Available at : 〈https://www.ncbi.nlm.nih.gov/books/NBK500559/〉（Accessed October 5, 2023）

137）Miglitol. Drugs and Lactation Database (LactMed). Available at : 〈https://www.ncbi.nlm.nih.gov/books/NBK501278/〉（Accessed October 5, 2023）

138）Dapagliflozin. Drugs and Lactation Database (LactMed). Available at : 〈https://www.ncbi.nlm.nih.gov/books/NBK500971/〉（Accessed October 5, 2023）

139）Canagliflozin. Drugs and Lactation Database (LactMed). Available at : 〈https://www.ncbi.nlm.nih.gov/books/NBK500623/〉（Accessed October 5, 2023）

140）Empagliflozin. Drugs and Lactation Database (LactMed). Available at : 〈https://www.ncbi.nlm.nih.gov/books/NBK500972/〉（Accessed October 5, 2023）

141）Liraglutide. Drugs and Lactation Database

(LactMed). Available at : 〈https://www.ncbi.nlm.nih.gov/books/NBK500977/〉（Accessed October 5, 2023）

142）Exenatide. Drugs and Lactation Database (LactMed). Available at : 〈https://www.ncbi.nlm.nih.gov/books/NBK500978/〉（Accessed October 5, 2023）

143）Dulaglutide. Drugs and Lactation Database (LactMed). Available at : 〈https://www.ncbi.nlm.nih.gov/books/NBK500979/〉（Accessed October 5, 2023）

144）Semaglutide. Drugs and Lactation Database (LactMed).Available at : 〈https://www.ncbi.nlm.nih.gov/books/NBK500980/〉（Accessed October 5, 2023）

145）Tirzepatide. Drugs and Lactation Database (LactMed). Available at : 〈https://www.ncbi.nlm.nih.gov/books/NBK581488/〉（Accessed October 5, 2023）

15 ／ 脂質異常症治療薬

医薬品	添付文書情報（巻頭参照）		総合評価（巻頭参照）	
	妊娠	授乳	妊娠	授乳
スタチン系薬剤（HMG-CoA 還元酵素阻害薬）				
プラバスタチン　pravastatin ◆メバロチン	禁忌	禁忌	本文参照	本文参照
シンバスタチン　simvastatin ◆リポバス	禁忌	禁忌	本文参照	本文参照
フルバスタチン　fluvastatin ◆ローコール	禁忌	禁忌	本文参照	本文参照
アトルバスタチン　atorvastatin ◆リピトール	禁忌	禁忌	本文参照	本文参照
ピタバスタチン　pitavastatin ◆リバロ	禁忌	禁忌	本文参照	本文参照
ロスバスタチン　rosuvastatin ◆クレストール	禁忌	禁忌	本文参照	本文参照
PCSK9 阻害薬				
エボロクマブ　evolocumab ◆レパーサ	有益性*	添文3*	本文参照	使用可
MTP 阻害薬				
ロミタピド　lomitapide ◆ジャクスタピッド	禁忌	添文3	使用不可	使用不可
レジン（陰イオン交換樹脂）				
コレスチラミン　colestyramine ◆クエストラン	有益性	添文3	本文参照	使用可
コレスチミド　colestimide ◆コレバイン	—	—	本文参照	使用可
小腸コレステロールトランスポーター阻害薬				
エゼチミブ　ezetimibe ◆ゼチーア	有益性	添文3	本文参照	情報なし

＊：HMG-CoA 還元酵素阻害薬と併用する場合は，投与しないこと．

	添付文書情報（巻頭参照）		総合評価（巻頭参照）	
医薬品	妊娠	授乳	妊娠	授乳
フィブラート系薬剤				
ベザフィブラート　bezafibrate ◆ベザトール	禁忌	添文3	使用不可	使用不可
フェノフィブラート　fenofibrate ◆リピディル，トライコア	禁忌	禁忌	使用不可	使用不可
プロブコール				
プロブコール　probucol ◆シンレスタール，ロレルコ	禁忌	添文3	本文参照	使用不可
ニコチン酸系薬剤				
トコフェロール　tocopherol ◆ユベラ N	有益性	添文3	使用可	使用可
多価不飽和脂肪酸				
イコサペント酸エチル　ethyl icosapentate ◆エパデール	有益性	添文3	使用可	使用可
オメガ -3 脂肪酸エチル　omega-3-acid ethyl esters ◆ロトリガ	有益性	添文3	使用可	使用可

✺ 妊娠計画期

　脂質異常症は動脈硬化の危険因子である．冠動脈疾患またはアテローム血栓性脳梗塞の有無により一次予防なのか二次予防なのか，また糖尿病や慢性腎臓病，末梢動脈疾患の有無などから予測される10年間の動脈硬化性疾患発症リスクが異なる．リスクの程度により，脂質管理目標値が異なる．食事療法・運動療法などの生活習慣改善で目標値に達しない場合には薬物治療が考慮される．妊娠期には使用できる治療選択肢が限られるため，医療者と患者の間で，妊娠した際の治療薬の対応を妊娠計画期より共有しておくプレコンセプションケアが肝要と考えられる．

✺ 妊娠期　胎児へ与える影響および使い方

　重症の家族性高コレステロール血症でない限り，若い女性の薬物治療は控えるべきと考えられる．また，妊娠中にコレステロール値を下げる治療を中止しても，長期の脂質異常症の治療には影響しないと考えられるので，基本的には妊娠中に脂質異常症治療薬を使用することは推奨されない．

❶　スタチン系薬剤（HMG-CoA 還元酵素阻害薬）

　2004年のFDAの報告で，妊娠第1三半期にスタチン系薬剤（以下スタチン）に曝露した妊婦178例のうち，流産・中絶を除外した52例について，20例に奇形の報告があり，スタチン系薬剤，特に脂溶性のスタチン（アトルバスタチン，ロバスタチン〔日本未承認〕，シンバスタチン）と催奇形性との関連性が報告された[1]．しかしながら，その後の報告では催奇形性は否定的である．

　製薬会社のデータベースをもとに前向きに調査した225例（シンバスタチン191例，ロバスタチン34例）のうち154例が生産に至り，そのうち6例（3.8%）に先天奇形が認められ，一般的な発生率との差は認められなかった[2]．

　また，Motherisk[*1]プログラムからの前方視的コホート研究の報告では，スタチンを内服して妊娠，出産した64人の妊婦と，内服していない64人の妊婦の出産結果を比較検討した結果，奇形率，流産率，生産率などについては有意差を認めず，催奇形性は非常に低いと結論づけられている[3]．

　さらに，欧州催奇形性情報サービス（ENTIS）11施設の前方視的コホート研究で，妊娠第1三半期スタチン曝露妊娠249例（シンバスタチン124例，アトルバスタチン67例，プラバスタチン32例，ロスバスタチン18例，フルバスタチン7例，セリバスタチン1例）と，催奇形性物質曝露のない対照群249例を比較したところ，大奇形発生率に有意差はみられなかった[4]．

　米国の公的医療保険制度における研究では，妊娠第1三半期のスタチン曝露群1,152例（アトルバスタチン538例，シンバスタチン319例，ロバスタチン132例，プラバスタチン75例，フルバスタチン47例，ロスバスタチン44例）と，非曝露群885,844例を比較した．先天異常はスタチン曝露群で73例（6.3%），非曝露群では31,416例（3.6%）に認められた（リスク比1.79［95% CI：1.43-2.23]）が，交絡因子を調整したあとは先天異常発生の増加との関連はみられなかった（リスク比1.07［95% CI：0.85-1.37]）[5]．

　米国の南カリフォルニア地方での薬局処方データベースを用いた研究では，妊娠第1三半期にスタチン曝露があったのは280例（プラバスタチン8例，アトルバスタチン28例，ロバスタチン104例，シンバスタチン140例）と非曝露群で379,238妊娠を比較した．心室中隔欠損はスタチン曝露群で12例（4.3%），非曝露群で1,790例（0.7%）に認められ，スタチン曝露群で有意に高かった（調整オッズ比3.3［95% CI：1.8-6.0], $p < 0.001$）．プロペンシティスコアで調整したあとも有意に高かった（調整オッズ比4.7［95% CI：2.0-10.8], $p < 0.001$）[6]．

　9つの観察研究のメタアナライシスでは，妊娠中のスタチン使用は死産（オッズ比1.30［95% CI：0.56-3.0], $p=0.54$）と人工妊娠中絶（オッズ比2.08［95% CI：0.81-5.36], $p=0.129$），選択的中絶（オッズ比1.37［95% CI：0.68-2.76], $p=0.378$）との関連は認め

---

　*1　Motherisk は 2019 年 4 月に閉鎖.

なかったが，自然流産はスタチン使用により増加していた（オッズ比1.36 ［95% CI：1.10-1.68］，p=0.004）[7]．また台湾のNational Health Insurance Research Databaseを使用した後方視的コホート研究では，妊娠中のスタチン曝露群と4,690人の非曝露群を比較した結果，催奇形性の有意な上昇は認められなかったが（リスク比1.24 ［95% CI：0.81-1.90］母親の年齢および併存疾患調整後），低出生体重児（リスク比1.51 ［95% CI：1.05-2.16］）および早産（リスク比1.99 ［95% CI：1.46-2.71］）のリスクはスタチン曝露群で有意に高かった[8]．

❷ PCSK9 阻害薬

抗体製剤（生物学的製剤）は，高分子タンパクであり，器官形成期に移行するとは考えられず，催奇形性のリスクはないと推察される．しかしながら，エボロクマブは胎盤移行することが予測されるため，妊娠中の継続使用に関する安全性評価は今後の課題である．現在のところ妊娠中使用例の報告がない．

❸ MTP 阻害薬

ロミタピドは現在のところ妊娠中使用例の報告がないが，動物実験（ラット）ではヒトでの臨床曝露量と同等以下の曝露量で催奇形性が認められている．

❹ レジン（陰イオン交換樹脂）

レジンであるコレスチラミンに関しては，米国ミシガン州メディケイド受給者での検討で，妊娠第1三半期に母親がコレスチラミンを処方されていた例では，奇形は1例も認めなかったと報告されているが[9]，ビタミンK欠乏による水頭症を伴う硬膜下血腫，肝腫大，両側胸水を認めた副作用が1例報告されていた[10]．体内に吸収されないので胎児毒性はないと考えられるが，脂溶性ビタミンの欠乏と，それに伴う母体や児の出血傾向に注意を要する．

❺ 小腸コレステロールトランスポーター阻害薬

エゼチミブは現在のところ妊婦使用例の報告はないが，動物実験でリスクが示されていないこと，小腸における胆汁性および食事性コレステロール吸収の選択的阻害を作用機序とすることから必要があれば使用可能と考えられる．

❻ フィブラート系薬剤

フィブラート系薬剤は現在のところ妊娠中使用例での有害事象の報告はない．

❼ プロブコール

プロブコールを妊婦に使用した報告[9]はほとんどない．唯一あるのは米国ミシガン州の公的保険加入者のサーベイランス研究で，その研究では本剤に曝露した児13人すべ

てに先天異常を認めなかった.

❽ ニコチン酸系薬剤

　ニコチン酸系薬剤はビタミンであり有害な報告もないことから，使用できる可能性があると考えられる.

❾ 多価不飽和脂肪酸

　多価不飽和脂肪酸製剤は魚油であり有害な報告もないことから，使用可と考えられる.

✤ 授乳期　乳汁中への移行および使い方

❶ スタチン（HMG-CoA 還元酵素阻害薬）

　プラバスタチン20 mgを2.5日間内服した授乳婦11人の血清と母乳中の濃度を測定したところ，母乳中濃度3.9 μg/L，代謝物が2.1 μg/Lであり，RIDは1.4%であった[11].以上より，母乳移行率は低いと考えられるが，ヒトでの授乳中における使用データはなく，児の脂質代謝に影響する可能性もあることから，授乳中の使用は推奨されない.

❷ PCSK9 阻害薬

　エボロクマブについてヒトでの授乳中におけるデータはない.抗体製剤（生物学的製剤）のような高分子のタンパク製剤は乳汁への分泌が極めて低く，母乳哺育児の曝露レベルが臨床的に問題になることはない.このため，Lactmedでは，実測値が報告されていない薬剤でも授乳を続けてよいとする見解が多い.

❸ MTP 阻害薬

　ヒトでの授乳中におけるデータはない.児の脂質代謝に影響する可能性もあることから授乳中の使用は推奨されない.

❹ レジン（陰イオン交換樹脂）

　レジンは消化管より吸収されないため母乳には移行しないと考えられ，授乳中の使用は可能であると考えられる.

❺ 小腸コレステロールトランスポーター阻害薬

　エゼチミブも吸収は少ないと考えられるが，ヒトでの授乳中における使用データは少ない.

❻ フィブラート系薬剤

フィブラート系薬剤に関しても，ヒトでの授乳中における使用データはなく，児の脂質代謝に影響する可能性もあることから授乳中の使用は推奨されない．

❼ プロブコール

プロブコールに関してもフィブラート系薬剤と同じく，ヒトでの授乳中における使用データはない．そのため，児の脂質代謝に影響する可能性もあることから授乳中の使用は推奨されない．

❽ ニコチン酸系薬剤

前述のようにニコチン酸系薬剤はビタミン剤なので，授乳中の使用は問題ないと考えられる．

❾ 多価不飽和脂肪酸

多価不飽和脂肪酸製剤に関しても，ヒトでの授乳中の使用データはない．しかし，魚介類など通常の食物成分であり，母乳にも含まれているため，授乳に差し支えないと考えられる．

（三戸麻子）

📕 文献

1) Edison RJ, et al.: Central nervous system and limb anomalies in case reports of first-trimester statin exposure. N Engl J Med, 350: 1579-1582, 2004. [PMID: 15071140]
2) Pollack PS: Pregnancy outcomes after maternal exposure to simvastatin and lovastatin. Birth Defects Res A Clin Mol Teratol, 73: 888-896, 2005. [PMID: 16163683]
3) Taguchi N, et al.: Prenatal exposure to HMG-CoA reductase inhibitors: effects on fetal and neonatal outcomes. Reprod Toxicol, 26: 175-177, 2008. [PMID: 18640262]
4) Winterfeld U, et al.: Pregnancy outcome following maternal exposure to statins: a multicentre prospective study. BJOG, 120: 463-471, 2013. [PMID: 23194157]
5) Bateman BT, et al.: Statins and congenital malformations: cohort study. BMJ, 350: h1035, 2015. [PMID: 25784688]
6) Lee MA, et al.: Statin exposure during first trimester of pregnancy is associated with fetal ventricular septal defect. Int J Cardiol, 269: 111-113, 2018. [PMID: 29996977]
7) Vahedian-Azimi A, et al.: Asystematic review and meta-analysis on the effects of statins on pregnancy outcomes. Atherosclerosis, 336: 1-11, 2021. [PMID: 34601188]
8) Chang JC, et al.: Perinatal Outcomes After Statin Exposure During Pregnancy. JAMA Netw Open, 4: e2141321, 2021. [PMID: 34967881]
9) Rosa F: Anti-cholesterol agent pregnancy exposure outcomes. (abstract) Reprod Toxicol, 8: 445-446, 1994.
10) Sadler LC, et al.: Severe fetal intracranial haemorrhage during treatment with cholestyramine for intrahepatic cholestasis of pregnancy. Br J Obstet Gynaecol, 102: 169-170, 1995. [PMID: 7756215]
11) Pan H, et al.: Excretion of pravastatin, an HMG CoA reductase inhibitor, in breast milk of lactating women（Abstract）. J Clin Pharmacol, 28: 942, 1988.

16 / 痛風・高尿酸血症治療薬

医薬品	添付文書情報（巻頭参照）		総合評価（巻頭参照）	
	妊娠	授乳	妊娠	授乳
痛風発作予防薬				
コルヒチン colchicine ◆コルヒチン	禁忌*	添文③	使用可	本文参照
尿酸排泄促進薬				
プロベネシド probenecid ◆ベネシッド	有益性	添文③	本文参照	使用可
ベンズブロマロン benzbromarone ◆ユリノーム	禁忌	添文③	情報なし	情報なし
ドチヌラド dotinurad ◆ユリス	有益性	添文③	情報なし	情報なし
尿酸生成抑制薬				
アロプリノール allopurinol ◆ザイロリック	有益性	添文③	本文参照	使用可
フェブキソスタット febuxostat ◆フェブリク	有益性	添文③	情報なし	情報なし

＊：家族性地中海熱に対しては有益性投与.

✤ 妊娠計画期

　高尿酸血症は，尿酸沈着症の病因であり，性別・年齢を問わず血清尿酸値が7.0 mg/dLを超えるものと定義されている．一般的に，男性と比較すると女性の血清尿酸値は低いことが多い.

❶ 痛風発作予防薬

　コルヒチンは，痛風発作予防の特効薬とされてきた薬剤であるが，近年はベーチェット病，家族性地中海熱などの治療に用いられる．微小管生成を阻害することによって，細胞有糸分裂（分裂中期）に影響することから，父親の曝露による胎児異常が心配され，医薬品インタビューフォームでは，「子供を持とうと計画している夫婦に対して，夫婦いずれかのコルヒチンの内服は，妊娠成立3ヵ月前から中止することが勧められる」と

されているが，疫学研究報告はない．痛風発作時にまず用いられるのはNSAIDsである．また，家族性地中海熱は，コルヒチンの内服が治療の中心である．NSAIDsに関しては4章「10．解熱鎮痛薬，抗炎症薬」（p.185）を参照されたい．

妊娠期　胎児へ与える影響および使い方

❶ 痛風発作予防薬

＊ コルヒチン

現在までに妊娠中のコルヒチン使用についての疫学研究は行われておらず，ヒトにおける明らかな催奇形性や染色体異常増加の報告はない．家族性地中海熱の女性における妊娠期使用のケースシリーズに以下のような報告がある．

① イスラエルの催奇形性情報サービスによる前方視的観察コホート研究で，238例のコルヒチン曝露妊娠と催奇形性のない物質に曝露した964例の妊娠を追跡したところ，先天大奇形発生率は同等であった[1]．

② 家族性地中海熱の女性548人の過去の妊娠調査において，出生前検査（すべての妊娠で施行）で6例の染色体異常が報告されたが，ほかの先天異常の頻度は高くなかった[2]．

③ 家族性地中海熱の女性116人における225例の妊娠のうち，20代の2人の母親の児がダウン症候群であったが，胎児奇形の増加は認められなかった[3]．

以上より，現時点では母親のコルヒチン使用によって先天異常または染色体異常の発生率が有意に増加する証拠はないが，ヒトで利用できるデータが限られていること，動物で催奇形性がみられることから，妊娠中の使用は慎重でなければならない．

欧米では家族性地中海熱の患者に対し，妊娠中にコルヒチンを使用することがあるが，羊水穿刺，核型分析が必要かどうかについては意見が分かれている．

痛風発作の際には鎮痛薬で対応できることから，痛風発作予防としてのコルヒチン投与は推奨されない．

❷ 尿酸排泄促進薬

＊ プロベネシド

妊娠可能な年齢の女性における使用が少ないため，妊娠期使用についての報告はほとんどないが，米国ミシガン州メディケイド受給者での検討では，妊娠第1三半期に母親がプロベネシドを処方されていた339例のうち17例（5.0％）に大奇形発生を認めたが，一般集団での予測値14例（4.1％）と比較して有意に多いわけではなく，また特定の奇形との関連も認められなかった[4]．また少数例の報告としては，淋疾のために妊娠第1三半期にアモキシシリンとプロベネシドによる治療を受けた約20人の女性において，奇形発生率の増加は認められなかった[5]．

しかしながら，現時点では十分な情報がないため，妊娠期使用の安全性についての結論を出すことはできない．

* ベンズブロマロン，ドチヌラド

ヒトでの妊娠期使用に関する研究はほとんどなく，十分な情報がないので，妊娠期使用の安全性について結論を出すことはできない．

❸ 尿酸生成抑制薬

* アロプリノール

妊娠第1三半期にアロプリノールに曝露した31例を前方視的に追跡した結果，自然流産2例，人工妊娠中絶2例，生産27例という報告がある．大奇形がみられたのは生産27例のうち1例で，アロプリノールを全妊娠期間服用しており，奇形の内容は小眼球症，口唇口蓋裂，腎低形成，耳介低位，聴覚障害，両側停留精巣，小陰茎であった[6]．

全妊娠期間アロプリノールを服用した症例で，児に横隔膜ヘルニア，片方の小耳症と外耳道欠損，小顎症，小眼球症，視神経低形成，脳梁低形成，単側腎無形成，肺無形成，口唇口蓋裂がみられたとの症例報告がある[7]．

上記の報告でみられた奇形は，ミコフェノール酸モフェチルによって起こるとされる奇形と類似しており，アロプリノールとミコフェノール酸モフェチルはどちらもプリン生合成を阻害する薬剤であるため，薬剤と奇形が関連する可能性がある．

また，痛風のために全妊娠期間中にアロプリノール300 mg/日を使用していた女性の妊娠転帰は正常で，児も健常であったとの報告がある[8]．さらに，糖原病I型（von Gierke病）のため妊娠第1三半期にアロプリノール300 mg/日を使用していた女性が，健常児を出産したと報告されている[9]．子癇前症治療のために妊娠第2・3三半期にアロプリノールを使用した研究では，新生児に副作用は認められなかった[10]．

現時点では情報が少ないため，妊娠第1三半期のアロプリノール使用は推奨されない．

* フェブキソスタット

ヒトでの妊娠期使用に関する疫学研究はほとんどなく，現時点では十分な情報がないので，妊娠期使用の安全性について結論を出すことはできない．

❹ 使い方

痛風・高尿酸血症治療薬については，いずれも妊娠中の使用に関して十分な情報がないため，妊娠期間中はできる範囲でこれらの使用を避ける．また，これらを内服しながらの不測の妊娠については，妊娠継続を断念する根拠はない．

✲ 授乳期　乳汁中への移行および使い方

❶ 痛風発作予防薬

＊ コルヒチン

　家族性地中海熱のため妊娠中から授乳中にかけてコルヒチンを継続して内服した報告より，コルヒチンは母乳へ移行するが，1.5 mg/日までであればRIDは10％以下であり，内服12時間後以降は最小限になるとされている[11]．また，コルヒチンを内服した母親の母乳哺育で育った児37人（双胎を1組含む）に，薬剤と関連すると考えられる成長障害は認められていない[12]．

　しかしながら，痛風発作の際には鎮痛薬で対応できることから，コルヒチンの授乳中の使用は推奨されない．

❷ 尿酸排泄促進薬

＊ プロベネシド

　限られたデータしかないが，2 g/日までのプロベネシド内服による母乳への移行は少量であり，生後2ヵ月以降の児であれば副作用はないであろう[13]．

＊ ベンズブロマロン，ドチヌラド

　授乳に関する十分な情報はない．

❸ 尿酸生成抑制薬

＊ アロプリノール

　限られたデータしかないが，300 mg/日のアロプリノール内服による母乳への移行量は，アロプリノール自体のRIDは5％程度と少ないものの，代謝活性物のオキシプリノールでみるとアロプリノール換算の治療量に匹敵すると報告されている．実際に，母乳哺育児の血中濃度はアロプリノールが検出限界以下に対し，オキシプリノールは母親の血中濃度の33〜48％であったが，児に副作用はみられなかったと報告されている[14]．そのため，母体のアロプリノール内服は断乳する理由にはならないが，児のアレルギー反応や総血球数算定（CBC）数などに注意が必要である．

＊ フェブキソスタット

　授乳に関する十分な情報はない．

（三戸麻子）

◆ 文献

1) Diav-Citrin O, et al.: Pregnancy outcome after in utero exposure to colchicine. Am J Obstet Gynecol, 203: 144. e1-144. e6, 2010. [PMID: 20579964]

2) Berkenstadt M, et al.: Chromosomal abnormalities and birth defects among couples with colchicine treated familial Mediterranean fever. Am J Obstet Gynecol, 193: 1513-1516, 2005. [PMID: 16202748]

3) Rabinovitch O, et al.: Colchicine treatment in conception and pregnancy: two hundred thirty-one pregnancies in patients with Familial Mediterranean fever. Am J Reprod Immunol, 28: 245-246, 1992. [PMID: 1285892]

4) Rosa F: Personal Communication, FDA, 1993. Cited in: Briggs GG, et al.: Drugs in Pregnancy and Lactation: A Reference Guide to Fetal and Neonatal Risk, 11th ed., pp.1205-1206, Wolters Kluwer, 2017.

5) Cavenee MR, et al.: Treatment of gonorrhea in pregnancy. Obstet Gynecol, 81: 33-38, 1993. [PMID: 8416458]

6) Hoeltzenbein M, et al.: Allopurinol Use during Pregnancy-Outcome of 31 Prospectively Ascertained Cases and a Phenotype Possibly Indicative for Teratogenicity. PLoS One, 8: e66637, 2013. [PMID: 23840514]

7) Kozenko M, et al.: Potential teratogenic effects of allopurinol: a case report. Am J Med Genet A, 155A: 2247-2252, 2011. [PMID: 21815259]

8) Coddington CC, et al.: Gouty nephropathy and pregnancy. Am J Obstet Gynecol, 133: 107-108, 1979. [PMID: 760527]

9) Farber M, et al.: Pregnancy and von Gierke's disease. Obstet Gynecol, 47: 226-228, 1976. [PMID: 1061911]

10) Gülmezolu AM, et al.: Antioxidants in the treatment of severe pre-eclampsia: an explanatory randomised controlled trial. Br J Obstet Gynaecol, 104: 689-696, 1997. [PMID: 9197872]

11) Milunsky JM: Breast-feeding during colchicine therapy for familial Mediterranean fever. J Pediatr, 119: 164, 1991. [PMID: 2066854]

12) Herscovicj T, et al.: Colchicine use during breastfeeding. Breastfeed Me, 10: 92-95, 2015. [PMID: 25646562]

13) Ilett KF, et al.: Transfer of probenecid and cephalexin into breast milk. Ann Pharmacother, 40: 986-989, 2006. [PMID: 16551765]

14) Kamilli I, et al.: Allopurinol and oxypurinol in human breast milk. Clin Investig, 71: 161-164, 1993. [PMID: 8461629]

17 ／ 女性ホルモン製剤

医薬品	添付文書情報（巻頭参照）		総合評価（巻頭参照）	
	妊娠	授乳	妊娠	授乳
卵胞ホルモン（エストロゲン）薬				
結合型エストロゲン　conjugated estrogens ◆ **プレマリン**	禁忌	添文3	本文参照	本文参照
エストラジオール　estradiol ◆ **エストラーナ**（外用）	禁忌*1	禁忌	本文参照	本文参照
エストラジオール　estradiol ◆ **ジュリナ**	禁忌*2	禁忌	本文参照	本文参照
エストリオール　estriol ◆ **エストリール**	禁忌	添文3	本文参照	本文参照
黄体ホルモン（プロゲステロン）薬				
ジドロゲステロン　dydrogesterone ◆ **デュファストン**	—	添文3	本文参照	本文参照
メドロキシプロゲステロン　（低用量） medroxyprogesterone ◆ **プロベラ，ヒスロン**	*3	添文2	本文参照	本文参照
メドロキシプロゲステロン　（高用量） medroxyprogesterone ◆ **ヒスロン**	禁忌	添文2	本文参照	本文参照
クロルマジノン　chlormadinone ◆ **ルトラール**	—	添文3	本文参照	本文参照
ノルエチステロン　norethisterone ◆ **ノアルテン**	禁忌	添文3	本文参照	本文参照
プロゲステロン　progesterone ◆ **エフメノ**（経口）	—	添文3	本文参照	本文参照
プロゲステロン　progesterone ◆ **プロゲホルモン**（注射）	禁忌*4	添文3	本文参照	本文参照
プロゲステロン　progesterone ◆ **ルティナス，ウトロゲスタン，ワンクリノン，ルテウム**（腟用）	—	添文3	本文参照	本文参照

＊1：次の適応のみ禁忌：更年期障害・卵巣欠落症状に伴う症状，閉経後骨粗鬆症，性腺機能低下症，性腺摘出又は原発性卵巣不全による低エストロゲン症，生殖補助医療における調節卵巣刺激の開始時期の調整．
＊2：次の適応のみ禁忌：更年期障害・卵巣欠落症状に伴う症状，閉経後骨粗鬆症，生殖補助医療における調節卵巣刺激の開始時期の調整．
＊3：大量または長期投与を避ける．
＊4：次の適応のみ禁忌：無月経，月経困難症，機能性子宮出血，黄体機能不全による不妊症．

	添付文書情報（巻頭参照）		総合評価（巻頭参照）	
医薬品	妊娠	授乳	妊娠	授乳
卵胞・黄体ホルモン薬				
エチニルエストラジオール・ノルゲストレル norgestrel ◆プラノバール	禁忌	添文③	本文参照	本文参照
エチニルエストラジオール・ノルエチステロン ethinylestradiol・norethisterone ◆ルナベル，フリウェル	禁忌	禁忌	本文参照	本文参照
エチニルエストラジオール・ドロスピレノン ethinylestradiol・drospirenone ◆ヤーズ	禁忌	禁忌	本文参照	本文参照
経口避妊薬（低用量ピル）				
エチニルエストラジオール・ノルエチステロン ethinylestradiol・norethisterone ◆シンフェーズ	禁忌	禁忌	本文参照	使用可
エチニルエストラジオール・レボノルゲストレル ethinylestradiol・levonorgestrel ◆アンジュ，トリキュラー	禁忌	禁忌	本文参照	使用可
エチニルエストラジオール・デソゲストレル ethinylestradiol・desogestrel ◆マーベロン	禁忌	禁忌	本文参照	使用可
緊急避妊薬				
レボノルゲストレル levonorgestrel ◆ノルレボ	禁忌	添文②	本文参照	使用可
子宮内黄体ホルモン放出システム				
レボノルゲストレル levonorgestrel ◆ミレーナ	禁忌	添文③	本文参照	使用可
子宮内膜症治療薬				
ダナゾール danazol ◆ボンゾール	禁忌	禁忌	使用不可	情報なし
ジエノゲスト dienogest ◆ディナゲスト	禁忌	添文②	本文参照	使用可

　女性ホルモン製剤を分類すると，卵胞ホルモン（エストロゲン）薬，黄体ホルモン（プロゲステロン）薬，卵胞ホルモンと黄体ホルモンの合剤（EP合剤）がある．

　卵胞ホルモンには天然のエストロゲンであるエストロン（E1），エストラジオール（E2），エストリオール（E3），および同様の生物学的活性を有する多くの合成エストロゲンがある．エストラジオールは，卵胞発育に伴い特徴的な分泌パターンを示し，妊娠中は胎盤性エストロゲンの一部として大量分泌される．

　黄体ホルモンは卵巣の黄体から分泌されるホルモンで，妊娠の成立や維持に重要な働きを担っており，同様の働きをもつ物質をプロゲストーゲンまたはゲスターゲンと総称

する.

　歴史的には，合成エストロゲン製剤であるジエチルスチルベストロール（diethyl-stilbestrol）に子宮内曝露を受けた児の生殖器異常や，成長後の女性における腟腺腫などの報告があり，その後製造中止となったことが知られている．1940 ～ 1971年に，約600万人の母親とその胎児が，流産，早産，子宮内胎児死亡などを予防する目的で，ジエチルスチルベストロールに曝露された[1-4]．日本ではこの薬は発売されていない．なお，その後の疫学研究では，ジエチルスチルベストロールが流早産などを予防できないということが証明されている[5,6]．

❋ 妊娠計画期

　妊娠可能年齢の女性が使用する可能性が高い女性ホルモン製剤としては，月経移動に用いるEP合剤，経口避妊薬（EP合剤），緊急避妊薬，黄体機能不全治療のための黄体ホルモン薬などがある．

　妊娠に気づかず妊娠初期に女性ホルモン製剤を使用して，妊娠や胎児への影響を心配する症例はわりと多い．経口避妊薬を服用中に妊娠した場合には，本人が妊娠の可能性をまったく考えないことが多く，妊娠に気づくのが遅れることがままある．次の月経開始を遅らせるために予定月経開始日の3日前からEP合剤を服用したが，実はすでに妊娠していたという女性も多い．

　不妊治療における女性ホルモン製剤使用に関しては，1章「4．不妊治療」（p.27）を参照されたい．

❋ 妊娠期　胎児へ与える影響および使い方

❶ 卵胞ホルモン薬

　生殖補助医療のホルモン補充を除いて，妊娠中には使用されない．

　エストラジオール製剤はほかの薬剤と一緒に用いられることが多く，ヒトでの疫学研究報告は限られているが，少なくとも3つの研究で妊娠中のエストロゲン使用は先天異常発生率を増加させないとしている[7,8]．ヒトでは妊娠中期～後期のエストラジオール子宮内曝露と，児の生殖器系の異常との関連を示した報告はない．

❷ 黄体ホルモン薬

　黄体ホルモン薬の効能には，切迫流早産，習慣流早産が含まれており，妊娠中に使用される可能性がある．

　多くの合成黄体ホルモン薬には弱い男性ホルモン作用があるため，妊娠9週以降の使

用については女児生殖器の男性化の懸念がもたれ，多くの疫学研究が行われてきた．

　プロゲステロンまたはプロゲスチンの妊婦への投与を調査したいくつかの大規模な研究では，女性仮性半陰陽，またはあらゆる先天異常との間に関連は認められなかった[8-13]．

　合成黄体ホルモン薬であるメドロキシプロゲステロンについての前向き研究では，生殖器異常を含む先天異常発生率の増加は認められなかった[9,12,14,15]．また，合成黄体ホルモン薬であるジドロゲステロンについて，1977〜2005年に報告された文献をまとめたレビューでも，異常との関連はないであろうとしている[16]．

❸　卵胞・黄体ホルモン薬，経口避妊薬

　1960〜1970年代に性腺への生物学的影響による胎児への影響について問題提起され，卵胞・黄体ホルモン混合経口避妊薬でもそれについて多くの研究が行われている．

　経口避妊薬の初期の文献的報告では，胎児の奇形発生との関連について意見が分かれており，関連があるとする報告では，脊椎（vertebrae；V），肛門（anus；A），心血管（cardiovascular tree；C），気管（trachea；T），食道（esophagus；E），腎臓（renal system；R），体肢芽（limb buns；L）の多発奇形症候群であるVACTERL症候群との関連を報告している[17]．しかし，これらの報告は研究の方法論に問題があり，後に発表されたレビューで関連は否定されている[18]．また，胎児の生殖器異常の可能性が考えられていたが，2つのメタアナリシスでは妊娠第1三半期の性ホルモン曝露と有意な関連はないとされている[19,20]．

❹　緊急避妊薬

　合成黄体ホルモンであるレボノルゲストレル製剤は緊急避妊薬として使用されるが，妊娠が成立した場合，胎児への影響はないと考えられる．

❺　子宮内黄体ホルモン放出システム，子宮内膜症治療薬

　ジエノゲストを含む合成黄体ホルモン薬については前述を参照のこと．ダナゾールの妊娠中の使用に関する情報はないが外性器の男性化の懸念がある．

✽　授乳期　乳汁中への移行および使い方

　母親が服用した卵胞ホルモン・黄体ホルモン薬が母乳中に移行する量は，非常に少ない[21,22]が，母乳の分泌量への影響を考慮する必要がある．かつては母乳産生抑制目的で，高用量エストロゲンが使用されていた[23]．また，エチニルエストラジオールを含む経口避妊薬による母乳産生の抑制も報告されている[24]．1日30 μg以上のエチニルエストラジオールにより乳汁分泌抑制が起こるとされる[25]．

一方，授乳婦へのEP合剤投与によって母乳成分の組成が変化することはない[26,27]．
ダナゾールに関する情報はない．

● 使い方

産後の卵胞ホルモン・黄体ホルモン混合経口避妊薬の使用については，産褥期の女性は静脈血栓塞栓症を発症するリスクが高いことを考慮する必要がある．

『OC・LEPガイドライン2020年度版』[28]には「授乳婦は，分娩後6か月以降に服用を開始する．非授乳婦は，他に静脈血栓塞栓症の危険因子が無い場合は産後21日以降に，他に静脈血栓塞栓症の危険因子がある場合は分娩後42日以降に，服用を開始する」と記載されている．これはWHOの経口避妊薬使用に関する医学的適用基準（WHOMEC）[29]に従うもので，授乳婦の使用開始時期が非授乳婦よりも遅く設定されているのは乳児への影響の懸念からではなく，授乳をしていると排卵の再開が遅くなるため，産後6ヵ月までは混合経口避妊薬使用による静脈血栓塞栓症発症リスクがベネフィットを上回ると判断されたからである．

なお，米国のガイドライン（避妊使用に関する米国医療適格基準）では，授乳をする女性が混合ホルモン避妊薬を使用するべきではない期間は分娩後3週間（ほかに静脈血栓塞栓症のリスク要因を有する場合は4〜6週間）とされている[30]．また，混合ホルモン避妊薬に含まれる卵胞ホルモンが母乳の分泌を抑制するため，産後4週間は使用を推奨しないとしている．

授乳中の緊急避妊薬使用については，レボノルゲストレルを服用した71人の女性のコホート研究において，服用後乳汁分泌は減少せず，75%の母親は服用後8時間以内に授乳を再開したが，乳児に有害作用は認められなかったとの報告があり[31]，緊急避妊薬服用後の授乳中止は推奨されていない．

（渡邉央美）

🔖 文献

1) Stenchever MA, et al.: Possible relationship between in utero diethylstilbestrol exposure and male fertility. Am J Obstet Gynecol, 140: 186-193, 1981. [PMID: 7234914]

2) Herbst AL: Diethylstilbestrol and other sex hormones during pregnancy. Obstet Gynecol, 58: 35-40, 1981. [PMID: 7031540]

3) Nordqvist SR, et al.: Teratogenic effects of intrauterine exposure to DES in female offspring. Compr Ther, 5: 69-74, 1979. [PMID: 487745]

4) Robboy SJ, et al.: Information for physicians. Prenatal diethylstilbestrol（DES）exposure: recommendations of the Diethylstilbestrol-Adenosis（DESAD）Project for the identification and management of exposed individuals. NIH Publication No. 81-2049, 1981.

5) Stillman RJ: In utero exposure to diethylstilbestrol: adverse effects on the reproductive tract and reproductive performance and male and female offspring. Am J Obstet Gynecol, 142: 905-921, 1982. [PMID: 6121486]

6) Vessey MP, et al.: A randomized double-blind controlled trial of the value of stilboestrol therapy in pregnancy: long-term follow-up of mothers and their offspring. Br J Obstet Gynaecol, 90: 1007-1017, 1983. [PMID: 6357269]

7) Kullander S, et al.: A prospective study of drugs and pregnancy. 3. Hormones. Acta Obstet

Gynecol Scand, 55: 221-224, 1976. [PMID: 936986]

8) Michaelis J, et al.: Prospective study of suspected associations between certain drugs administered during early pregnancy and congenital malformations. Teratology, 27: 57-64, 1983. [PMID: 6845218]

9) Heinonen OP, et al.: Birth Defects and Drugs in Pregnancy. Publishing Sciences Group, 1977.

10) Heinonen OP, et al.: Cardiovascular birth defects and antenatal exposure to female sex hormones. N Engl J Med, 296: 67-70, 1977. [PMID: 830309]

11) Resseguie LJ, et al.: Congenital malformations among offspring exposed in utero to progestins, Olmsted County, Minnesota, 1936-1974. Fertil Steril, 43: 514-519, 1985. [PMID: 3987922]

12) Katz Z, et al.: Teratogenicity of progestogens given during the first trimester of pregnancy. Obstet Gynecol, 65: 775-780, 1985. [PMID: 3158848]

13) Varma TR, et al.: Evaluation of the use of Proluton-Depot（hydroxyprogesterone hexanoate）in early pregnancy. Int J Gynaecol Obstet, 20: 13-17, 1982. [PMID: 6126401]

14) Yovich JL, et al.: Medroxyprogesterone acetate therapy in early pregnancy has no apparent fetal effects. Teratology, 38: 135-144, 1988. [PMID: 3175947]

15) Pardthaisong T, et al.: Steroid contraceptive use and pregnancy outcome. Teratology, 38: 51-58, 1988. [PMID: 2845595]

16) Queisser-Luft A: Dydrogesterone use during pregnancy: overview of birth defects reported since 1977. Early Hum Dev, 85: 375-377, 2009. [PMID: 19193503]

17) Briggs GG, et al.: Drugs in Pregnancy and Lactation, 12th ed., Wolters Kluwer, 2022.

18) Department of Medical and Public Affairs. Population Reports. George Washington University Medical Center, 2: A2951, 1975.

19) Bracken MB: Oral contraception and congenital malformations in offspring: a review and meta-analysis of the prospective studies. Obstet Gynecol, 76: 552-557, 1990. [PMID: 2143279]

20) Raman-Wilms L, et al.: Fetal genital effects of first-trimester sex hormone exposure: a meta-analysis. Obstet Gynecol, 85: 141-149, 1995. [PMID: 7800312]

21) Nilsson S, et al.: D-Norgestrel concentrations in maternal plasma, milk, and child plasma during administration of oral contraceptives to nursing women. Am J Obstet Gynecol, 129: 178-184, 1977. [PMID: 900181]

22) Betrabet SS, et al.: ICMR Task Force Study on hormonal contraception. Biological activity of ethinyl estradiol present in the breast milk. Contraception, 34: 169-175, 1986. [PMID: 3780231]

23) Louviere RL, et al.: Evaluation of Deladumone OB in the suppression of postpartum lactation. Am J Obstet Gynecol, 121: 641-642, 1975. [PMID: 1090174]

24) Piya-Anant M, et al.: The combined oral contraceptive pill versus bromocriptine to suppress lactation in puerperium: a randomized double blind study. J Med Assoc Thai, 87: 670-673, 2004. [PMID: 15279347]

25) Tankeyoon M, et al.: Effects of hormonal contraceptives on milk volume and infant growth. WHO Special Programme of Research, Development and Research Training in Human Reproduction Task force on oral contraceptives. Contraception, 30: 505-522, 1984. [PMID: 6241559]

26) Lönnerdal B, et al.: Effect of oral contraceptives on composition and volume of breast milk. Am J Clin Nutr, 33: 816-824, 1980. [PMID: 7361700]

27) Costa TH, et al.: Concentration of fat, protein, lactose and energy in milk of mothers using hormonal contraceptives. Ann Trop Paediatr, 12: 203-209, 1992. [PMID: 1381897]

28) 日本産科婦人科学会　編集・監修：OC・LEP ガイドライン 2020 年度版，日本産科婦人科学会，2021.

29) World Health Organization: Medical eligibility criteria for contraceptive use. 5th ed., WHO, 2015.

30) Curtis KM, et al.: U.S. Selected Practice Recommendations for Contraceptive Use, 2016. MMWR Recomm Rep, 65: 1-66, 2016. [PMID: 27467319]

31) Polakow-Farkash S, et al.: Levonorgestrel used for emergency contraception during lactation-a prospective observational cohort study on maternal and infant safety. J Matern Fetal Neonatal Med, 26: 219-221, 2013. [PMID: 22928541]

18 / 甲状腺疾患治療薬

医薬品	添付文書情報（巻頭参照）		総合評価（巻頭参照）	
	妊娠	授乳	妊娠	授乳
甲状腺ホルモン製剤				
レボチロキシン　levothyroxine, LT_4 ◆ **チラーヂン**	有益性	添文③	使用可	使用可
リオチロニン　liothyronine, LT_3 ◆ **チロナミン**	有益性	添文③	使用可	使用可
抗甲状腺薬				
チアマゾール　thiamazole（MMI） ◆ **メルカゾール**	有益性*	添文①	本文参照	使用可
プロピルチオウラシル　propylthiouracil （PTU） ◆ **チウラジール，プロパジール**	有益性*	添文③	本文参照	使用可
無機ヨウ素				
ヨウ化カリウム　potassium iodide ◆ **ヨウ化カリウム**	有益性	添文①	本文参照	本文参照
ヨウ素レシチン　lecithin-bound iodine ◆ **ヨウレチン**	有益性	添文③	本文参照	本文参照
放射性ヨウ素（治療用）				
ヨウ化ナトリウム（^{131}I）　sodium iodide ◆ **ヨウ化ナトリウム（^{131}I）カプセル**	有益性	添文①	使用不可	使用不可
ヨウ化ナトリウム（^{123}I）　sodium iodide ◆ **ヨードカプセル -123**	有益性	添文③	使用不可	使用不可

＊：定期的に甲状腺機能検査を実施し，甲状腺機能を適切に維持するよう投与量を調節すること.

✴ 妊娠計画期

❶ 甲状腺ホルモン製剤

　甲状腺機能低下症の治療に甲状腺ホルモン製剤が使用される．甲状腺ホルモン製剤には
レボチロキシン（LT$_4$）とリオチロニン（LT$_3$）があるが，半減期が約1週間と長く1日1回
の内服で血中濃度を維持しやすいこと，体内で脱ヨウ素化され活性型のリオチロニン（T$_3$）
になることから，一般にLT$_4$が用いられる[1]．妊娠希望の甲状腺機能低下症の女性で甲状
腺ホルモン製剤を投与する場合，甲状腺刺激ホルモン（thyroid stimulating hormone；TSH）
が基準値下限から2.5 mIU/Lの間になるようにLT$_4$量を調節することが推奨されている[2,3]．

❷ 抗甲状腺薬

　わが国では抗甲状腺薬はチアマゾール（MMI）とプロピルチオウラシル（PTU）が使
用される．妊娠初期のMMI内服はMMI関連奇形症候群との関連が指摘されている[4-7]．
非妊娠時は，バセドウ病の薬物療法として，PTUの重症肝障害や抗好中球細胞質抗体
関連血管炎症候群などの重篤な副作用や，効果発現，アドヒアランスの面でMMIが第
一選択である．妊娠前はこれらのMMIの利益とMMIの催奇形性という害とのバラン
スで個々の患者の背景を考慮して薬物選択を行う[8]．MMIを内服しながらの妊娠を計
画する患者には，妊娠をなるべく早期（可能であれば妊娠5週0日以前）に確認したうえ
でMMIを中止する必要があることを患者に伝えておく．

❸ 無機ヨウ素

　無機ヨウ素は甲状腺ホルモンの原料であるが，大量投与により甲状腺ホルモンの合成
と放出が抑制される．無機ヨウ素薬は抗甲状腺薬と併用する場合や，重篤な副作用のた
め抗甲状腺薬が使用できない場合に単独で使用することがある．通常は10〜14日でエ
スケープ現象を起こし効果がなくなるといわれるが，バセドウ病の場合は長期に継続す
る場合が多い．軽症のバセドウ病では低用量の無機ヨウ素薬単独治療が選択されること
がある[8]．

❹ 放射性ヨウ素（治療用）

　ヨウ化ナトリウム（^{131}I）は主に甲状腺機能亢進症や甲状腺がんの放射性ヨウ素内用療
法に用いられる．ヨウ化ナトリウム（^{123}I）は甲状腺シンチグラフィによる甲状腺疾患の
診断および甲状腺摂取率による甲状腺機能の検査に用いられる．過去の放射性ヨウ素内
用療法の生殖腺や催奇形性への影響はまず考える必要はない．放射性ヨウ素内用療法後
の避妊期間についてはさまざまな指針で言及があるが，2019年に発表された日本のガイ
ドラインでは，放射線被曝の観点や治療後の甲状腺機能の安定化までの期間の観点から，
^{131}I内用療法後6ヵ月を過ぎてから挙児計画を許可するのが合理的であるとしている[8]．

✳ 妊娠期　胎児に与える影響および使い方

　妊娠中の母体の甲状腺機能亢進症は心不全，甲状腺クリーゼ，流産，早産，妊娠高血圧症候群，子宮内胎児死亡，低出生体重児，児の一過性甲状腺機能低下，母体の甲状腺機能低下症は流産，早産，子癇，低出生体重児，児の知能低下などの原因となるため，妊娠中の甲状腺疾患の管理は重要である[1]．

妊娠初期

❶　甲状腺ホルモン製剤

　甲状腺ホルモン製剤には催奇形性はないと考えられる．

　甲状腺機能低下症の LT_4 による補充療法の際には妊娠初期から甲状腺ホルモン補充量の増加が必要となることが多い[9,10]．2017年発表の米国甲状腺学会のガイドラインでは，妊娠中，TSHを妊娠時期特異的な基準値上限の半分以下の値または2.5 mIU/L未満に保つことが推奨されている[2]．妊娠中は頻回に甲状腺機能をモニターして，必要であれば用量を調整する．

❷　抗甲状腺薬

　器官形成期のMMIの子宮内曝露とMMI関連奇形症候群との関連が指摘されていることから，妊娠5週0日から妊娠9週6日までのMMI曝露は極力避けるべきと考えられる．MMI内服中に妊娠が判明した場合，妊娠9週6日までであればMMIを速やかに中止し，患者の状態に応じて休薬またはPTUや無機ヨウ素薬に変更する[8]．妊娠初期から安全域となる妊娠15週6日を過ぎてもPTUや無機ヨウ素薬で甲状腺機能がコントロールできない場合は，副作用などでMMIを使用できない場合を除いてMMIへの変更を検討する．

＊ チアマゾール

　器官形成期のMMIの子宮内曝露と頭皮欠損，臍帯ヘルニア，臍腸管遺残，気管食道瘻，食道閉鎖，後鼻孔閉鎖などの組み合わせを示すMMI関連奇形症候群との関連が明らかにされている[4-7]．

＊ プロピルチオウラシル

　デンマークの研究でPTUの使用で先天異常の確率が高まる可能性が指摘されたが[11]，日本における報告では妊娠第1三半期のPTU投与群とコントロール群で先天異常発生率に有意差はなかった[12]．

❸　無機ヨウ素

　無機ヨウ素薬による催奇形性の報告はない[13]．『バセドウ病ガイドライン2019』では

妊娠初期の無機ヨウ素薬は MMI（や PTU）の代替薬として使用が可能とされている[8].

❹ 放射性ヨウ素（治療用）

　放射性ヨウ素内用療法は妊娠中禁忌である．子宮内の胎児被曝が 100 mGy 以下では放射線被曝による流産，先天異常，知能低下，がんのリスクは明らかではなく，人工妊娠中絶を勧める医学的根拠はない．100 mGy を超える場合は個々の事例に則し妊娠の時期と被曝量を考慮して対応を検討する[8]．診断用の核種については 4 章「51．造影剤，放射性医薬品」での解説（p.560）も参照されたい．

妊娠中・後期

❶ 甲状腺ホルモン製剤

　2017 年の米国甲状腺学会のガイドラインでは，TSH を妊娠時期特異的な基準値の下半分または 2.5 mIU/L 未満を目標としてコントロールすることが推奨されている[2]．一方で治療前 TSH2.5 〜 4.0 mIU/L の妊婦に対する甲状腺ホルモン補充により早産や妊娠高血圧症候群が増加する可能性を示唆する報告があり[14]，この程度の TSH 値の妊婦に対する甲状腺ホルモン補充には注意が必要な可能性がある．

❷ 抗甲状腺薬

　胎児では妊娠 18 〜 20 週頃より視床下部下垂体甲状腺系のフィードバックがほぼ完成することから，同時期以降，胎盤を通じた抗甲状腺薬移行により胎児甲状腺機能低下症や胎児甲状腺腫が生じる．バセドウ病の原因である抗 TSH レセプター抗体も同様に胎盤を通過するため，母体の FT_4 値が非妊娠時における基準値の上限付近に維持できるように抗甲状腺薬を投与することで，胎児の甲状腺機能をほぼ正常に維持することができる[15]．母体の甲状腺ホルモンは一部のみしか胎児に移行しないことから，妊娠中のバセドウ病に対する抗甲状腺薬と甲状腺ホルモン製剤の併用療法は，胎児甲状腺機能低下症の原因となるため通常は行わない[8].

❸ 無機ヨウ素

　無機ヨウ素薬は大量投与の場合，胎児甲状腺腫や胎児の甲状腺機能低下症を生じると以前からいわれているが，バセドウ病の治療に用いた際の胎児の甲状腺機能を抑制する作用は，抗甲状腺薬より弱いとの報告があり[16]，副作用がまれで速効性があることから，軽症の場合は 1 日 10 〜 25 mg のヨウ化カリウムを投与して様子をみることがある．

❹ 放射性ヨウ素（治療用）

　放射性ヨウ素内用療法は妊娠中禁忌である．妊娠 10 週以降では胎児甲状腺への ^{131}I の取り込みにより児が永続的甲状腺機能低下症となる可能性を考慮する[8].

✽ 授乳期　乳汁中への移行および使い方

❶ 甲状腺ホルモン製剤

LT$_3$に関しては乳児の甲状腺機能に影響を与える量のLT$_3$が母乳に移行する可能性を指摘する報告があるものの，LT$_3$内服を理由に授乳を中止する必要はないとされている[17]．LT$_4$は少量が母乳に移行するものの，児の甲状腺機能には影響ないとされている[18]．甲状腺機能低下症の女性が授乳を行う場合はLT$_4$内服が推奨される[2,17,18]．

❷ 抗甲状腺薬

MMIのMP比は1，RIDは2.5〜13.7%である．PTUはそれぞれ0.1，〜1.3%であり，乳汁移行性の面では授乳中はPTUの選択が好まれる[8]．

しかしながら30 mg/日以下のMMI内服や，300〜750 mg/日の高用量のPTUを内服している授乳中の母親の児においても甲状腺機能への影響が少ないことが報告されており[19-21]，母体への投与量がMMI10 mg/日以下またはPTU300 mg/日以下であれば児への甲状腺機能への影響を考えることなく授乳でき，それ以上の量の抗甲状腺薬内服中の授乳は，児の甲状腺機能を定期的にチェックすれば可能と考えられる[8]．授乳による抗甲状腺薬の移行による乳児の副作用の報告として，PTUでは重症肝障害の報告がある[22]．

❸ 無機ヨウ素

授乳中の乳腺上皮細胞にはヨードトランスポーターの発現があることから，母体に無機ヨウ素薬を投与すると乳汁中に高濃度のヨウ素が分泌される．授乳中に母親が海藻スープなどにより過剰量のヨウ素を摂取することで母乳中のヨウ素濃度が上昇し，母乳哺育児に一過性の甲状腺機能低下症を引き起こしたとの報告がある[23-25]．日本の報告では，23例の母体が授乳中にヨウ化カリウム中央値50 mg/日（10〜100 mg/日）で加療されたところ，母乳中の無機ヨウ素濃度は中央値15,050 mg/Lと非常に高値であり，26児中1児にTSH12.3 IU/Lの潜在性甲状腺機能低下症を認めた[26]．その後の同じグループからの報告では，81例の母体が授乳中にヨウ化カリウム中央値50 mg/日（4〜100 mg/日）で加療されたところ，100児中12児に潜在性甲状腺機能低下症を認め，うち7例は授乳を中止することなくTSHが正常化し，3児はヨウ化カリウム中止または授乳中止でTSHが正常化した（2児は不明）[27]．乳児期の甲状腺機能低下症が児の精神運動発達に非可逆的な影響を及ぼすことを考慮すると，授乳中のバセドウ病治療量の無機ヨウ素薬の投与は，児に甲状腺機能低下症を生じる可能性があり，可能な限り避けることが強く推奨される．母体に抗甲状腺薬が使用できず母親が母乳哺育を希望する場合には，必ず児の甲状腺機能のチェックを定期的に行う．

❹ 放射性ヨウ素（治療用）

　母体に放射性ヨウ素を投与すると乳汁中に高濃度のヨウ素が分泌されるため，授乳中の放射性ヨウ素内用療法は禁忌である．診断用の核種については4章「51. 造影剤，放射性医薬品」での解説（p.562）も参照されたい．

（小林佐紀子）

🔖 文献

1) Braverman LE, et al.: Werner & Ingbar's the Thyroid a fundamental and clinical text 11th edition. Wolters Kluwer, 2021.

2) Alexander EK, et al.: 2017 Guidelines of the American Thyroid Association for the Diagnosis and Management of Thyroid Disease During Pregnancy and the Postpartum. Thyroid, 27:315-389, 2017. [PMID: 28056690]

3) Poppe K, et al.: 2021 European Thyroid Association Guideline on Thyroid Disorders prior to and during Assisted Reproduction. Eur Thyroid J, 9:281-295, 2021. [PMID: 33718252]

4) Yoshihara A, et al.: Treatment of graves' disease with antithyroid drugs in the first trimester of pregnancy and the prevalence of congenital malformation. J Clin Endocrinol Metab, 97:2396-2403, 2012. [PMID: 22547422]

5) Laurberg P, et al.: Therapy of endocrine disease: antithyroid drug use in early pregnancy and birth defects: time windows of relative safety and high risk? Eur J Endocrinol, 171:R13-20, 2014. [PMID: 24662319]

6) Song R, et al.: Effects of methimazole and propylthiouracil exposure during pregnancy on the risk of neonatal congenital malformations: A meta-analysis. PLoS One, 12:e0180108, 2017. [PMID: 28671971]

7) 荒田尚子：Pregnancy Outcomes of Exposure to Methimazole（POEM）Study からわかったこと．日本甲状腺学会雑誌，8: 5-5, 2017.

8) 日本甲状腺学会 編：バセドウ病ガイドライン2019. 南江堂，2019.

9) Mandel SJ, et al.: Increased need for thyroxine during pregnancy in women with primary hypothyroidism. N Engl J Med, 323:91-96, 1990. [PMID: 2359428]

10) Yassa L, et al.: Thyroid hormone early adjustment in pregnancy (the THERAPY) trial. J Clin Endocrinol Metab, 95:3234-3241, 2010. [PMID: 20463094]

11) Andersen SL, et al.: Birth defects after early pregnancy use of antithyroid drugs: a Danish nationwide study. J Clin Endocrinol Metab, 98:4373-4381, 2013. [PMID: 24151287]

12) Yoshihara A, et al.: Exposure to Propylthiouracil in the First Trimester of Pregnancy and Birth Defects: A Study at a Single Institution. J Endocr Soc, 5:bvaa204, 2021. [PMID: 33506163]

13) Yoshihara A, et al.: Substituting Potassium Iodide for Methimazole as the Treatment for Graves' Disease During the First Trimester May Reduce the Incidence of Congenital Anomalies: A Retrospective Study at a Single Medical Institution in Japan. Thyroid, 25: 1155-1161, 2015. [PMID: 26222916]

14) Maraka S, et al.: Thyroid hormone treatment among pregnant women with subclinical hypothyroidism: US national assessment. BMJ, 356:i6865, 2017. [PMID: 28122781]

15) Momotani N, et al.: Antithyroid drug therapy for Graves' disease during pregnancy. Optimal regimen for fetal thyroid status. N Engl J Med, 315:24-28, 1986. [PMID: 2423874]

16) Momotani N, et al.: Effects of iodine on thyroid status of fetus versus mother in treatment of Graves' disease complicated by pregnancy. J Clin Endocrinol Metab, 75:738-744, 1992. [PMID: 1517362]

17) Liothyronine.Drugs and Lactation Database (LactMed®), Available at: 〈https://www.ncbi.nlm.nih.gov/books/NBK501004/〉(Accessed September 29, 2023)

18) Levothyroxine.Drugs and Lactation Database (LactMed®), Available at: 〈https://www.ncbi.nlm.nih.gov/books/NBK501003/〉(Accessed September 29, 2023)

19) Azizi F, et al.: Thyroid function and intellectual development of infants nursed by mothers taking methimazole. J Clin Endocrinol Metab, 85:3233-3238, 2000. [PMID: 10999814]

20) Azizi F, et al.: Thyroid function in breast-fed infants whose mothers take high doses of methimazole. J Endocrinol Invest, 25:493-496, 2002. [PMID: 12109618]

21) Momotani N, et al.: Thyroid function in wholly breast-feeding infants whose mothers take high doses of propylthiouracil. Clin Endocrinol (Oxf), 53:177-181, 2000. [PMID: 10931098]

22) Hayashida CY, et al.: Neonatal hepatitis and lymphocyte sensitization by placental transfer of

propylthiouracil. J Endocrinol Invest, 13:937-941, 1990. [PMID: 2090674]

23) Chung HR, et al.: Subclinical hypothyroidism in Korean preterm infants associated with high levels of iodine in breast milk. J Clin Endocrinol Metab, 94:4444-4447, 2009. [PMID: 19808851]

24) Emder PJ, et al.: Iodine-induced neonatal hypothyroidism secondary to maternal seaweed consumption: A common practice in some Asian cultures to promote breast milk supply. J Paediatr Child Health, 47:750-752, 2011.[PMID: 21276114]

25) Hamby T, et al.: Maternal iodine excess: An uncommon cause of acquired neonatal hypothyroidism. J Pediatr Endocrinol Metab, 31:1061-1064, 2018. [PMID: 30052521]

26) Hamada K, et al.: Effects of Inorganic Iodine Therapy Administered to Lactating Mothers With Graves Disease on Infant Thyroid Function. J Endocr Soc, 1:1293-1300, 2017.[PMID: 29264454]

27) Hamada K, et al.: Thyroid Function of Infants Breastfed by Mothers with Graves Disease Treated with Inorganic Iodine: A Study of 100 Cases. J Endocr Soc, 5:bvaa187, 2020.[PMID: 33381674]

19 ／ 骨・カルシウム代謝薬

医薬品	添付文書情報（巻頭参照）		総合評価（巻頭参照）	
	妊娠	授乳	妊娠	授乳
活性型ビタミン D₃ 製剤				
アルファカルシドール　alfacalcidol ◆ ワンアルファ，アルファロール	有益性	添文3	使用可	本文参照
エルデカルシトール　eldecalcitol ◆ エディロール	禁忌	禁忌	本文参照	本文参照
カルシトリオール　calcitriol ◆ ロカルトロール	有益性	添文3	使用可	本文参照
ファレカルシトリオール　falecalcitriol ◆ ホーネル，フルスタン	有益性	添文3	使用可	本文参照
マキサカルシトール　maxacalcitol ◆ オキサロール	有益性	添文3	使用可	本文参照
カルシウム受容体作動薬				
シナカルセト　cinacalcet ◆ レグパラ	有益性	添文3	情報なし	使用可
ビスホスホネート製剤				
エチドロン酸二ナトリウム　etidronate disodium ◆ ダイドロネル（経口）	禁忌	添文3	本文参照	使用可
パミドロン酸二ナトリウム　pamidronate disodium ◆ パミドロン酸二ナトリウム（注射）	有益性	添文3	本文参照	使用可
アレンドロン酸ナトリウム　alendronate sodium ◆ フォサマック，ボナロン（注射 / 経口）	有益性	添文3	本文参照	使用可
リセドロン酸ナトリウム　risedronate sodium ◆ ベネット，アクトネル（経口）	禁忌	添文3	本文参照	使用可
イバンドロン酸ナトリウム　ibandronate sodium ◆ ボンビバ（注射 / 経口）	禁忌	添文3	本文参照	使用可
ゾレドロン酸　zoledronic acide ◆ ゾメタ，リクラスト（注射）	禁忌	添文3	本文参照	使用可
ミノドロン酸　minodronic acid ◆ ボノテオ，リカルボン（経口）	禁忌	添文3	本文参照	使用可

医薬品	添付文書情報（巻頭参照）		総合評価（巻頭参照）	
	妊娠	授乳	妊娠	授乳
カルシトニン製剤				
エルカトニン　elcatonin ◆ **エルシトニン**	有益性	添文[3]	本文参照	使用可
ビタミン K₂ 製剤				
メナテトレノン　menatetrenone ◆ **グラケー**	有益性	添文[3]	使用可	使用可
抗 RANKL モノクローナル抗体				
デノスマブ　denosumab ◆ **ランマーク，プラリア**	禁忌	添文[3]	本文参照	使用可
ヒト化抗スクレロスチンモノクローナル抗体				
ロモソズマブ　romosozumab ◆ **イベニティ**	有益性	添文[3]	本文参照	使用可
副甲状腺ホルモン製剤				
テリパラチド　teriparatide ◆ **フォルテオ**	禁忌	禁忌	本文参照	使用可
テリパラチド酢酸塩　teriparatide ◆ **テリボン**	禁忌	添文[3]	本文参照	使用可
カルシウム製剤				
乳酸カルシウム　calcium lactate ◆ **乳酸カルシウム**	——	——	使用可	使用可

�֎ 妊娠計画期

　妊娠を計画していることを理由に，必要な薬剤の使用を控える必要はない．

✖ 妊娠期　胎児へ与える影響および使い方

妊娠初期

❶ 活性型ビタミン D₃ 製剤

　エルデカルシトールやカルシトリオール，高用量のビタミンDは動物試験で催奇形性があることが示されているが，ヒトにおいて催奇形性を示す報告はない．副甲状腺機能低下症のためにビタミンDの治療（平均107,000 units/日）を受けている15人の母親から生まれた児27人において，出生時と16歳までの追跡調査で異常は認められなかった[1]．また，ほかの報告でも，副甲状腺機能低下症のためカルシトリオールを使用して

いた女性10人のうち，妊娠転帰の報告があった8例では異常は認められなかった[2]．現時点でビタミンDは，直接的に先天異常の発生リスクに関連しないと考えられている．

❷ カルシウム受容体作動薬

シナカルセトは動物試験で催奇形性は認められていない．情報は症例報告に限られるため，安全性について評価することができない．分娩に近い時期の使用において，新生児に低カルシウム血症が報告されている[3,4]．

❸ ビスホスホネート製剤

ビスホスホネート製剤は動物試験で催奇形性は認められていない．

受胎前3ヵ月以内か妊娠第1三半期にビスホスホネートを使用した21例（アレンドロン酸12例，エチドロン酸5例，リセドロン酸2例，パミドロン酸2例）の転帰を調査した研究において，生産18例，自然流産2例，人工妊娠中絶1例であった．先天異常はApert症候群1例のみで，常染色体顕性の遺伝性疾患であるため本剤との因果関係はないものと考えられている[5]．また，妊娠初期にアレンドロン酸を使用していた妊婦24人においては，先天異常の発生は認められていない[6]．妊娠前6週以内または妊娠中に，自己免疫疾患がありグルココルチコイド誘発性骨粗鬆症治療または予防目的でビスホスホネートを使用した23例（リセドロン酸15例，アレンドロン酸6例，エチドロン酸1例，不明1例）の妊娠転帰は，生産16例，自然流産1例，人工妊娠中絶6例であった．先天異常は生産16例中1例（在胎週数26週，早産に伴う動脈管開存，鼠径ヘルニア，耳音響放射反応なし）にみられた．骨疾患に対しビスホスホネートを使用した13例〔アレンドロン酸9例，エチドロン酸1例，リセドロン酸1例，パミドロン酸2例，イバンドロン酸1例（併用例1例あり）〕の妊娠転帰は，生産8例，自然流産2例，人工妊娠中絶3例で，生産例では先天異常はみられなかった[7]．

上記のように妊娠中の使用に関する情報は限られており，安全性に関する結論を出すことは現時点ではできない．妊娠中の積極的な使用は推奨されていない．しかし，グルココルチコイド使用中の女性においては，治療上の有益性がリスクを上回ると考えられており，妊娠判明までは使用されることがある．

❹ カルシトニン製剤

エルカトニンは動物試験で催奇形性は認められていないが，ヒトでの妊娠中の使用に関する情報がない．状況に応じて使用は容認される．

❺ ビタミン K₂ 製剤

動物試験においてメナテトレノンの催奇形性は認められていない．また，ヒトにおいてビタミンKによる催奇形性は一般的には知られておらず，治療量による使用は問題ないと考えられる．しかし，ヒトでの妊娠中の使用に関する情報がない．

❻ 抗 RANKL モノクローナル抗体

デノスマブの生殖発生毒性試験では，サルにおいて（本剤50 mg/kg/4週皮下投与），死産の増加，出生児の分娩後死亡の増加，骨・歯の異常，末梢リンパ節の欠損が認められている．ヒトにおいて疫学研究は行われていない．現時点では，ヒトでの情報が十分にないため，妊娠中の使用を推奨することはできない．

胎盤通過性に関しては，測定した報告はないが，デノスマブは，ヒト型IgG2モノクローナル抗体製剤であることから，胎盤通過性はあると考えられる．

❼ ヒト化抗スクレロスチンモノクローナル抗体

ロモソズマブの生殖発生毒性試験では，ラットに外表および骨格異常（合指症や多指症を含む）が認められたと報告されているが，曝露量などを考慮すると，ロモソズマブを妊婦に投与した際に指の異常を誘発するリスクは低いと評価されている[8]．ヒトでの情報がないため，他の選択肢がない場合のみの使用に限られると考えられる．

❽ 副甲状腺ホルモン製剤

動物試験では種により影響が異なる．マウス，ラットでは催奇形性は認められていないが，ウサギにおいては低用量でも毒性が強く発現するとともに，胎児毒性（胚死亡）が認められている．ヒトでの妊娠中の使用に関する情報がなく，リスクの評価を行うことができないため，現時点での妊娠中の積極的な使用は推奨されない．

❾ カルシウム製剤

妊娠中の使用は，血清カルシウム値が正常に保たれていれば問題ないと考えられる．

妊娠中期・後期

❶ 活性型ビタミン D_3 製剤

活性型ビタミン D_3 製剤は，通常量の使用に関しては母体の血清カルシウム値が正常であれば，胎児に悪影響が及ぶ可能性は低いと考えられる．しかし，ビタミンD抵抗性くる病に対して，高用量のカルシトリオール投与を受けた妊婦から生まれた児の臍帯血カルシトリオール値を測定したところ高値を示し，出生後2日間高カルシウム血症であったが，その後の発達は正常であったとの報告があるため[9]，高用量の使用については注意が必要な可能性がある．

❷ ビスホスホネート製剤

ビスホスホネート製剤は，新生児のカルシウム値に注意が必要と考えられる．パミドロン酸の使用に関しては，転移性乳がんのために妊娠28週時に90 mgを使用し，妊娠29週時に出産した女性において，児の出生時血中カルシウム濃度は高値を示したが，

生後9日までに正常域となったとの報告がある[10]．また，乳がん骨転移のために妊娠34週時に30 mgのパミドロン酸を使用し，妊娠36週時に出産した女性において，児は低カルシウム血症であったが，5日以内に正常範囲となったとの報告もある[11]．

その他の薬剤に関しては，妊娠中期・後期の使用に関する情報はない．

> **使い方**
>
> 妊娠初期の骨・カルシウム代謝薬の第一選択薬は，カルシウム製剤と考えられる．その他の薬剤に関しては，ヒトでの妊娠中の使用に関する情報が不十分であることから積極的な使用は推奨されない．しかし，本薬剤使用中の偶発的な妊娠に対しては，妊娠を中断する根拠はないと考えられる．

✱ 授乳期　乳汁中への移行および使い方

❶ 活性型ビタミン D₃ 製剤

活性型ビタミン D_3 製剤の授乳期の情報は少ない．授乳期のビタミン D 全般の使用に関する情報は，推奨1日摂取量400 IUの約10倍量を摂取した例において，乳汁中や乳児血漿中の 25（OH）D 濃度の増加が報告されている[12]．また，高用量のビタミン D_2 を摂取した例において，乳汁中濃度が上昇し，哺乳した乳児に高カルシウム血症がみられたとの報告がある[13]．

一般的にビタミン D の乳汁中への移行は少量であるため，通常用量であれば臨床的に問題にならないと考えられるが，高用量を使用する場合は乳児の血清カルシウム濃度をチェックするなど注意が必要である．

❷ カルシウム受容体作動薬

シナカルセトのヒトでの乳汁中への移行に関する情報はない．経口での吸収率が低いこと，タンパク結合率が高いことから，乳汁中への移行量は少ないと考えられる．

❸ ビスホスホネート製剤

ビスホスホネート製剤のヒトでの乳汁中への移行に関して情報があるのは，パミドロン酸のみである．パミドロン酸に関しては，パミドロン酸30 mg静脈内投与後，0〜24時間，25〜48時間の乳汁中のパミドロン酸濃度は検出感度以下（94 μg/L）であったとの報告がある[14]．

一般的にビスホスホネート製剤は，カルシウムとの結合性が高いため経口での吸収率が低く，児の摂取する量は限定されると考えられる．

❹ カルシトニン製剤

　カルシトニン製剤のヒトでの乳汁中への移行に関する情報はない．しかし，カルシトニンは37個のアミノ酸で構成されているため，乳汁中への移行はほとんどないものと考えられる．また，もともと経口での吸収率が低いことから，児の摂取する量は限定されると考えられる．

❺ ビタミン K$_2$ 製剤

　メナテトレノンのヒトでの乳汁中への移行に関する情報はないが，乳児への悪影響も報告されていない．

❻ 抗 RANKL モノクローナル抗体

　デノスマブの乳汁中への移行についての情報はない．分子量は約148,000と大きいため，乳汁中への移行は限られると考えられる．また，モノクローナル抗体製剤のため，乳児が母乳を介して少量摂取しても，経口での生体利用率は大変低いと考えられる．

❼ ヒト化抗スクレロスチンモノクローナル抗体

　ロモソズマブの乳汁中への移行についての情報はない．分子量は約149,000と大きいため，乳汁中への移行は限られると考えられる．また，モノクローナル抗体製剤のため，乳児が母乳を介して少量摂取しても，経口での生体利用率は大変低いと考えられる．

❽ 副甲状腺ホルモン製剤

　テリパラチドのヒトでの乳汁中への移行に関する情報はない．しかし，テリパラチドは34個のアミノ酸で構成されているため，乳汁中への移行はほとんどないものと考えられる．また，もともと経口での吸収率が低いことから，児の摂取する量は限定されると考えられる．

❾ カルシウム製剤

　カルシウム製剤の授乳期の使用は，母親の血清カルシウム値が正常に保たれていれば問題ないと考えられる．

使い方

　授乳期の骨・カルシウム代謝薬の使用にあたっては，ヒトでの授乳中の使用に関する情報が少ないため，薬剤投与時は，児の様子を注意深く観察する必要がある．活性型ビタミン D$_3$ 製剤は，母児ともに血清カルシウム濃度に注意しながら授乳中の使用は可能と考えられる．ビスホスホネート製剤のパミドロン酸は，乳汁中への移行がほとんどないため授乳中でも使用可能と考えられる．

（八鍬奈穂）

◆ 文献

1) Goodenday LS, et al.: No risk from vitamin D in pregnancy. Ann Intern Med, 75: 807-808, 1971. [PMID: 5122174]

2) Callies F, et al.: Management of hypoparathyroidism during pregnancy--report of twelve cases. Eur J of Endocrinol, 139: 284-289, 1998. [PMID: 9758437]

3) Nadarasa K, et al.: Endocrinol Diabetes Metab Case Rep. 2014: 140056, 2014. [PMID: 25298882]

4) Gonzalo García I, et al.: Primary hyperparathyroidism in pregnancy treated with cinacalcet: a case report. J Obstet Gynaecol, 38:132-134, 2018. [PMID: 28760052]

5) Levy S, et al.: Pregnancy outcome following in utero exposure to bisphosphonates. Bone, 44: 428-430, 2009. [PMID: PMID: 19059370]

6) Ornoy A, et al.: The outcome of pregnancy following pre-pregnancy or early pregnancy alendronate treatment. Reprod Toxicol, 22: 578-579, 2006. [PMID: 16996245]

7) Sokal A, et al.: Pregnancy and newborn outcomes after exposure to bisphosphonates: a case-control study. Osteoporos Int, 30:221-229, 2019. [PMID: 30171300]

8) イベニティ皮下注 105 mg シリンジ：審査報告書, 平成 30 年 11 月 15 日.

9) Marx SJ, et al.: Normal intrauterine development of the fetus of a woman receiving extraordinarily high doses of 1,25-dihydroxyvitamin D3. J Clin Endocrinol Metab, 51: 1138-1142, 1980. [PMID: 6893458]

10) Illidge TM, et al.: Malignant hypercalcaemia in pregnancy and antenatal administration of intravenous pamidronate. Clin Oncol（R Coll Radiol）, 8: 257-258, 1996. [PMID: 8871006]

11) Dunlop DJ, et al.: Antenatal administration of aminopropylidene diphosphonate. Ann Rheum Dis, 49: 955, 1990. [PMID: 2256749]

12) Hollis BW, et al.: Vitamin D requirements during lactation: high-dose maternal supplementation as therapy to prevent hypovitaminosis D for both the mother and the nursing infant. Am J Clin Nutr, 80: 1752S-1758S, 2004. [PMID: 15585800]

13) Greer FR, et al.: High concentrations of vitamin D2 in human milk associated with pharmacologic doses of vitamin D2. J Pediatr, 105: 61-64, 1984. [PMID: 6610738]

14) Siminoski K, et al.: Intravenous pamidronate for treatment of reflux sympathetic dystrophy during breastfeeding. J Bone Miner Res, 15: 2052-2055, 2000. [PMID: 11028460]

20 / 造血薬

医薬品	添付文書情報（巻頭参照）		総合評価（巻頭参照）	
	妊娠	授乳	妊娠	授乳
徐放鉄剤				
乾燥硫酸鉄　dried ferrous sulfate ◆**フェロ・グラデュメット**	—	—	使用可	使用可
有機鉄剤				
溶性ピロリン酸第二鉄　ferric pyrophosphate, soluble ◆**インクレミン**（経口）	—	—	使用可	使用可
フマル酸第一鉄　ferrous fumarate ◆**フェルム**（経口）	—	—	使用可	使用可
クエン酸第一鉄ナトリウム　sodium ferrous citrate ◆**フェロミア**（経口）	—	—	使用可	使用可
含糖酸化鉄　saccharated ferric oxide ◆**フェジン**（注射）	有益性	添文③	使用可	使用可
カルボキシマルトース第二鉄　ferric carboxymaltose ◆**フェインジェクト**（注射）	有益性	添文③	使用可	使用可
デルイソマルトース第二鉄　ferric derisomaltose ◆**モノヴァー**（注射）	有益性	添文③	使用可	使用可
赤血球造血刺激因子（ESA）製剤				
エポエチン アルファ　epoetin alfa ◆**エスポー**	有益性	添文③	本文参照	使用可
エポエチン ベータ　epoetin beta ◆**エポジン**	有益性	添文③	本文参照	使用可
ダルベポエチン アルファ　darbepoetin alfa ◆**ネスプ**	有益性	添文③	本文参照	使用可
エポエチン ベータ ペゴル　epoetin beta pegol ◆**ミルセラ**	有益性	添文③	本文参照	使用可
HIF-PH 阻害薬				
ロキサデュスタット　roxadustat ◆**エベレンゾ**	禁忌	添文①*1	情報なし	情報なし

＊1：投与中および最終投与後 28 日間まで授乳を避けさせる.

	添付文書情報（巻頭参照）		総合評価（巻頭参照）	
医薬品	妊娠	授乳	妊娠	授乳
HIF-PH 阻害薬				
ダプロデュスタット　daprodustat ◆ダーブロック	有益性	添文3	情報なし	情報なし
バダデュスタット　vadadustat ◆バフセオ	有益性	添文2	情報なし	情報なし
エナロデュスタット　enarodustat ◆エナロイ	禁忌	添文1*2	情報なし	情報なし
モリデュスタット　molidustat ◆マスーレッド	禁忌	添文3	情報なし	情報なし
G-CSF 製剤				
フィルグラスチム　filgrastim ◆グラン	有益性	添文3	本文参照	本文参照
レノグラスチム　lenograstim ◆ノイトロジン	有益性	添文3	本文参照	本文参照
ペグフィルグラスチム　pegfilgrastim ◆ジーラスタ	有益性	添文3	本文参照	本文参照
造血幹細胞動員促進薬				
プレリキサホル　plerixafor ◆モゾビル	禁忌	添文3	情報なし	情報なし
ウサギ免疫グロブリン				
抗ヒト胸腺細胞ウサギ免疫グロブリン ◆サイモグロブリン	禁忌	添文3	本文参照	情報なし
結核製剤				
結核菌熱水抽出物 ◆アンサー	有益性	添文3	情報なし	情報なし
白血球減少症治療薬				
アデニン　adenine ◆ロイコン	有益性	添文3	本文参照	使用可
L-システイン　L-cysteine ◆ハイチオール	——	——	使用可	使用可
セファランチン　cepharanthin ◆セファランチン	有益性	添文3	本文参照	情報なし
トロンボポエチン受容体作用薬				
エルトロンボパグ　eltrombopag ◆レボレード	有益性	添文3	本文参照	本文参照
ロミプロスチム　romiplostim ◆ロミプレート	有益性	添文3	本文参照	本文参照
ルストロンボパグ　lusutrombopag ◆ムルプレタ	有益性	添文3	本文参照	本文参照

＊2：投与中および最終投与後 4 日間は授乳を避けさせる.

医薬品	添付文書情報（巻頭参照）		総合評価（巻頭参照）	
	妊娠	授乳	妊娠	授乳
抗補体（C5）モノクローナル抗体				
エクリズマブ eculizumab ◆ ソリリス	有益性	添文3	使用可	使用可
ラブリズマブ ravulizumab ◆ ユルトミリス	有益性	添文3	使用可	使用可
抗補体（C1s）モノクローナル抗体				
スチムリマブ sutimlimab ◆ エジャイモ	有益性	添文3	本文参照	使用可

🌼 妊娠計画期

妊娠計画期に考慮すべき事項はない．

🌼 妊娠期 　胎児へ与える影響および使い方

　妊娠中の鉄必要量は増加するため，妊娠中は鉄欠乏性貧血となりやすい．妊娠中の鉄欠乏性貧血の扱いについて，NICEガイドラインではHb値を妊娠初期11.0 g/dL，妊娠中・後期10.5 g/dL，産褥期10.0 g/dL未満と定義している．妊娠中の鉄欠乏性貧血は低出生体重児，早産，周産期死亡のリスク上昇との関連が指摘され[1]，鉄欠乏性貧血の治療に鉄剤投与が実施される．

❶ 徐放鉄剤
妊娠期使用に関する情報はない．

❷ 有機鉄剤
＊ 経口鉄剤
　鉄剤の推奨された量以上の摂取については催奇形性の報告はない．過度の鉄摂取による催奇形性についてはいくつかの研究で否定されている．メタアナリシスで血中鉄濃度のピークが400 µg/dLを超えると中毒症状や流産，早産，母体死亡との有意な相関がみられたと報告されている．胎児の予後については胎児自身に対する直接的な毒性作用よりも，母親に対する毒性があった時期と重症度に相関したと報告される[2]．以上より，通常量の服用であれば胎児への悪影響はないと考えられる．

＊ **注射用鉄剤**

　ラットおよびウサギを用いた生殖発生毒性試験において過量投与で胎児の奇形が報告されているが，母動物における鉄過剰に伴う毒性の二次的影響と考えられている．また，ラットで胎盤通過性が報告されている．国内において，妊娠または妊娠している可能性のある女性を対象とした臨床試験は実施されていない．妊娠中は鉄の濃度を測定しながら過剰にならないよう治療を検討することが望ましいと考えられる．

❸　赤血球造血刺激因子（ESA）製剤

　妊娠中にエリスロポエチン製剤を投与された慢性腎不全の女性から生まれた乳児の症例報告が30例以上あるが，現在までには先天異常と関連づけた報告はない．重大な催奇形性リスクはない可能性があるがデータが少ないため結論を出すことはできない．

❹　HIF-PH 阻害薬

　腎性貧血の治療に使用される．ヒトの妊娠中の使用についての情報はない．

❺　G-CSF 製剤

　妊娠中の使用についての疫学研究は行われていない．

　フィルグラスチムについては妊娠初期に使用した複数の症例報告では，本剤と先天異常と関連づけた報告はない．妊娠30週未満の早産児の予後改善目的使用に関する研究[3,4]で，フィルグラスチムの胎児移行性と胎児における生物活性が示され，児の予後改善を示唆する結果が得られており，母児ともに有害事象はみられなかった．情報が十分ではないため安全性についての結論は出すことができない．ほかの治療が選択できない場合には使用可能と考えられる．

❻　造血幹細胞動員促進薬

　妊娠期の使用に関する情報はない．

❼　ウサギ免疫グロブリン

　再生不良性貧血に使用される免疫抑制薬である．一般にIgGは胎盤を通過することが知られており，本剤は異種IgGであるがヒト胎盤を通過する可能性があると考えられる．腎移植後の急性拒絶反応に対して妊娠中期に使用した2例の女性については，妊娠32週，37週に出産し児に先天異常や明らかな異常が認められなかった．妊娠時の使用に関する疫学研究はなく，情報が少ないため十分な評価ができない．

❽　結核製剤

　放射線療法の白血球減少に用いられる薬剤だが，妊娠中の使用に関する情報はない．

❾ 白血球減少症治療薬

放射線療法の白血球減少などに用いられる．アデニン，セファランチンの情報はないが，分子量からは胎盤移行性はあると考えられる．妊娠時の使用について情報がないため十分な評価は困難であり，代替薬のない場合の使用に限定される．

❿ トロンボポエチン受容体作用薬

妊娠中のロミプロスチム使用により，胎児の血小板数が増加する可能性がある．妊娠中の使用についての疫学研究はなく，慢性特発性血小板減少性紫斑病（ITP）女性への投与についての症例報告が数例あるのみである．現時点では妊娠時の使用の安全性について十分な評価は困難であり，代替薬のない場合の使用に限定される．

ルストロンボパグ，エルトロンボパグの妊娠中の使用に関する疫学研究はなく，現時点では安全性について評価することはできない．

⓫ 抗補体（C5）モノクローナル抗体

視神経脊髄炎や発作性夜間ヘモグロビン尿症などに適応がある．抗体製剤（生物学的製剤）は，高分子タンパクであり，器官形成期に移行するとは考えられず，催奇形性のリスクはないと推察される．

エクリズマブを妊娠初期に使用した21例での報告[5-14]では，先天異常は認められていないが，情報が限られている．母体への治療のメリットが考慮される適応があれば，リスクをはるかに上回ると考えられ，投与を検討すべきである．エクリズマブは胎盤通過性があると考えられたが，臍帯血濃度を測定した8例の報告では，いずれも低値もしくは検出感度以下であった．妊娠中期以降の使用については，胎盤通過性は低く，胎児，新生児への副作用の報告がないことから児に重大な影響を及ぼす可能性は低いと考えられる．

ラブリズマブの妊娠中の使用に関する疫学研究はなく，現時点では胎児毒性について評価することはできない．

⓬ 抗補体（Cis）モノクローナル抗体

寒冷凝集素症の治療に用いられる．妊娠中の使用についての情報はないが，抗体製剤（生物学的製剤）は，高分子タンパクであり，器官形成期に移行するとは考えられず，催奇形性のリスクはないと推察される．

✳ 授乳期　乳汁中への移行および使い方

　分娩関連の出血で産褥期に貧血治療を要する症例は少なくない．注射製剤での治療の選択肢も多様である．治療の意義が大きく適切に治療を行うために授乳中の情報提供を求められた場合には適切な対応が望まれる．

❶ 徐放鉄剤

　授乳婦への投与に関する情報はない．

❷ 有機鉄剤

＊ 経口鉄剤

　鉄は母乳の成分の一つでありさまざまな形態の鉄に関する研究から，投与後に母乳レベルが大きく上昇することはない[15,16]．

　平均母乳中の鉄濃度は産後1週間目1 mg/Lであるが次第に減少し産後3〜6ヵ月になると0.1〜0.3 mg/Lになると報告されている[17-20]．経口治療量の範囲の服用は問題ないと考えられ，適切な貧血治療が望まれる．

＊ 注射用鉄剤

　カルボキシマルトース第二鉄（商品名：フェインジェクト）では国内において，授乳婦を対象とした臨床試験を実施していない．カルボキシマルトース鉄の静脈内投与は，鉄欠乏性貧血の母親の母乳鉄を増加させたが，これらの母親の母乳で育てられた新生児には，重篤な副作用はなかった[21]．カルボキシマルトース第二鉄は授乳中の母親にも使用できる．

　デルイソマルトース第二鉄（旧イソマルトシド鉄，商品名：モノヴァー）では静脈内投与後3日目に母乳中の鉄が増加するが正常範囲内であり，投与7日後までには，母乳中の鉄濃度は経口鉄剤を服用している母親と同程度であったと報告される[22]．そのため，授乳中の母親にも使用可能と考えられる．

❸ 赤血球造血刺激因子（ESA）製剤

　エポエチン，ダルベポエチンは母乳移行に関する情報がないが，分子量が約60,000と大きいため乳児が経口摂取しても吸収されない可能性が高い．また直接エリスロポエチンを摂取した症例[23,24]でも吸収がわずかであることが確認されており，母乳哺育児に悪影響を及ぼす可能性はきわめて低いと考えられる．

❹ HIF-PH 阻害薬

　授乳婦への投与に関する情報はない．

❺ G-CSF 製剤

フィルグラスチムの母乳中への排泄または母乳哺育児への影響は，十分に研究されていないが，授乳中にレノグラスチムを使用したケースレポート[25,26]で母乳中への移行が確認されており影響が否定できない．代替治療がない場合に使用が検討される．フィルグラスチムは新生児にも投与されており，経口吸収されることはないため，乳汁中に排泄されるフィルグラスチムが母乳哺育児に悪影響を及ぼす可能性は低い．フィルグラスチムの皮下注射を受けた授乳中女性の報告[27]ではG-CSF製剤は12時間後に初めて乳汁中で検出され，22時間後にピークを示し，43時間で徐々に低下し，70時間で検出不可能となったと報告されている．フィルグラスチムと類似のG-CSF製剤であるレノグラスチムは母乳中への排泄が乏しく，注射後3日までは検出されないという報告[28,29]もある．

ペグフィルグラスチムに関する授乳中の情報はないが本薬は分子量が大きいため乳児の影響は低いと考えられる．

❻ 造血幹細胞動員促進薬

授乳婦への投与に関する情報はない．

❼ ウサギ免疫グロブリン

授乳婦への投与に関する情報はない．

❽ 結核製剤

授乳婦への投与に関する情報はない．

❾ 白血球減少症治療薬

アデニンやシステインは体内で生成される内因性物質であり母乳への移行を特に問題にする必要はないと考えられる．

セファランチンは植物由来だが母乳排泄の情報はない．

❿ トロンボポエチン受容体作用薬

ロミプロスチムは症例報告において母乳中に低レベルで検出され，その乳児の血清中により低レベルで検出された．その乳児は軽度の血小板減少症で授乳中止後も持続したが，ほかの医学的合併症はなかった[30]．別の母親と乳児からの情報[31]では，母親がロミプロスチムを投与しても短期的な副作用は認められなかった．より多くのデータの蓄積まで特に新生児や早産児への授乳中は注意深くモニターしながら使用すべきである．

エルトロンボパグの授乳中の情報はほとんどない．乳汁中に移行する可能性があり，薬剤の半減期（21〜32時間）から考えると，薬剤は最後の投与から8日後に母親から排出されると考えられる．乳児の血小板レベルの上昇を誘発する可能性があるため注意

が必要である．

ルストロンボパグの授乳婦への投与に関する情報はない．

⓫　抗補体（C5）モノクローナル抗体

エクリズマブを投与しながら授乳した症例報告は複数認めるが，いずれも母乳中に薬剤は検出されていない．エクリズマブは大きなタンパク質分子（分子量148,000）であるため，乳児による吸収はおそらく最小限である．母親の治療中に母乳で育てられた乳児において，エクリズマブに起因する副作用は報告されていない．以上により，エクリズマブ投与中での授乳は可能であると考える．潜在的リスクとされる髄膜炎菌感染症や，成人に観察される最も一般的な副作用である頭痛，鼻咽頭炎，背部痛，嘔気，疲労，および咳について乳児を観察するのがより安心である．

授乳中のラブリズマブの使用に関する情報は得られていない．ラブリズマブは分子量の大きなタンパク質分子（分子量148,000）であり，吸収される可能性は低いため，投与中の授乳は可能であると考える．

⓬　抗補体（Cis）モノクローナル抗体

授乳中のスチムリマブの臨床使用に関する情報はない．スチムリマブは分子量147,000と大きなタンパク質分子であるため，乳汁中に含まれる量は非常に少ないと考えられる．また，乳児の消化管で部分的に破壊される可能性が高く，乳児による吸収はきわめて低い．これらより投与中の授乳は可能であると考える．

（鈴木　朋）

文献

1) James AH: Iron Deficiency Anemia in Pregnancy. Obstet Gynecol, 138: 663-674, 2021. [PMID: 34623079]

2) Tran T, et al.: Intentional iron overdose in pregnancy--management and outcome. J Emerg Med, 18: 225-228, 2000. [PMID: 10699527]

3) Calhoun DA, et al.: Transplacental passage of recombinant human granulocyte colony-stimulating factor in women with an imminent preterm delivery. Am J Obstet Gynecol, 174: 1306-1311, 1996. [PMID: 8623861]

4) Calhoun DA, et al.: A randomized pilot trial of administration of granulocyte colony-stimulating factor to women before preterm delivery. Am J Obstet Gynecol, 179: 766-771, 1998. [PMID: 9757987]

5) Danilov AV, et al.: Paroxysmal nocturnal hemoglobinuria (PNH) and pregnancy in the era of eculizumab. Leuk Res, 33: e4-e5, 2009. [PMID: 18952283]

6) Kelly R, et al.: The management of pregnancy in paroxysmal nocturnal haemoglobinuria on long term eculizumab. Br J Haematol, 149: 446-450, 2010. [PMID: 20151973]

7) Marasca R, et al.: Pregnancy in PNH: another eculizumab baby. Br J Haematol, 150: 707-708, 2010. [PMID: 20553271]

8) Ishihara T, et al.: [B-cell lymphoma developing de novo hepatitis B after salvage therapies including rituximab through seroconversion of surface antibody]. Rinsho Ketsueki, 55: 2283-2287, 2014. [PMID: 25501408]

9) Sharma R, et al.: Successful pregnancy outcome in paroxysmal nocturnal hemoglobinuria (PNH) following escalated eculizumab dosing to control breakthrough hemolysis. Leuk Res Rep, 4: 36-38, 2015. [PMID: 26052501]

10) Patriquin C, et al.: Increased eculizumab

requirements during pregnancy in a patient with paroxysmal nocturnal hemoglobinuria: case report and review of the literature. Clin Case Rep, 3: 88-91, 2015. [PMID: 25767703]

11) Miyasaka N, et al.: Pregnancy outcomes of patients with paroxysmal nocturnal hemoglobinuria treated with eculizumab: a Japanese experience and updated review. Int J Hematol, 103: 703-712, 2016. [PMID: 26857155]

12) Ardissino G, et al.: Eculizumab for atypical hemolytic uremic syndrome in pregnancy. Obstet Gynecol, 122: 487-489, 2013. [PMID: 23884270]

13) Andries G, et al.: Atypical hemolytic uremic syndrome in first trimester pregnancy successfully treated with eculizumab. Exp Hematol Oncol, 6: 4, 2017. [PMID: 28101432]

14) Gustavsen A, et al.: Effect on mother and child of eculizumab given before caesarean section in a patient with severe antiphospholipid syndrome: A case report. Medicine (Baltimore), 96: e6338, 2017. [PMID: 28296762]

15) Ferric Citrate. Drugs and Lactation Database (LactMed). Available at: ⟨https://www.ncbi.nlm.nih.gov/books/NBK500936/⟩ (Accessed January 18, 2024)

16) Iron Salts. Drugs and Lactation Database (LactMed). Available at: ⟨https://www.ncbi.nlm.nih.gov/books/NBK575923/⟩ (Accessed January 18, 2024)

17) Silvestre MD, et al.: A study of factors that may influence the determination of copper, iron, and zinc in human milk during sampling and in sample individuals. Biol Trace Elem Res, 76: 217-227, 2000. [PMID: 11049220]

18) Lönnerdal B: Iron and breastmilk. In: Stekel A, ed. Iron nutrition in infancy and childhood. Raven Press, 95-117,1984.

19) Dorea JG: Iron and copper in human milk. Nutrition, 16: 209-220, 2000. [PMID: 10705077]

20) Trinta VO, et al.: Total metal content and chemical speciation analysis of iron, copper, zinc and iodine in human breast milk using high-performance liquid chromatography separation and inductively coupled plasma mass spectrometry detection. Food Chem, 326: 126978, 2020. [PMID: 32413760]

21) Ferric Carboxymaltose. Drugs and Lactation Database (LactMed). Available at: ⟨https://www.ncbi.nlm.nih.gov/books/NBK500621/⟩ (Accessed January 18, 2024)

22) Ferric Derisomaltose. Drugs and Lactation Database (LactMed). Available at: ⟨https://www.ncbi.nlm.nih.gov/books/NBK500897/⟩ (Accessed January 18, 2024)

23) Hale TW: Erythropoietin. HalesMeds. com. Available at: ⟨https://www.halesmeds.com⟩ (Accessed January 18, 2024)

24) Omar OM, et al.: Effect of enteral erythropoietin on feeding-related complications in preterm newborns: A pilot randomized controlled study. Arab J Gastroenterol, 21: 37-42, 2020. [PMID: 32241699]

25) Hale TW: Filgrastim. HalesMeds. com. Available at: ⟨https://www.halesmeds.com⟩ (Accessed January 18, 2024)

26) Shibata H, et al.: Excretion of granulocyte colony-stimulating factor into human breast milk. Acta Haematol, 110: 200-201, 2003. [PMID: 14663166]

27) Kaida K, et al.: Kinetics of granulocyte colony-stimulating factor in the human milk of a nursing donor receiving treatment for mobilization of the peripheral blood stem cells. Acta Haematol, 118: 176-177, 2007. [PMID: 17914246]

28) Filgrastim. Drugs and Lactation Database (LactMed). Available at: ⟨https://www.ncbi.nlm.nih.gov/books/NBK501373/⟩ (Accessed January 18, 2024)

29) Pessach I, et al.: Granulocyte-colony stimulating factor for hematopoietic stem cell donation from healthy female donors during pregnancy and lactation: what do we know? Hum Reprod Update, 19: 259-267, 2013. [PMID: 23287427]

30) Labrecque AA, et al.: Romiplostim drug presence in pregnancy and lactation. Blood, 141: 2537-2540, 2023. [PMID: 36848631]

31) Romiplostim. Drugs and Lactation Database (LactMed). Available at: ⟨https://www.ncbi.nlm.nih.gov/books/NBK565974/⟩ (Accessed January 18, 2024)

32) Hale TW: Monoclonal antibody. HalesMeds. com. Available at: ⟨https://www.halesmeds.com⟩ (Accessed January 18, 2024)

33) Matro R, et al.: Exposure Concentrations of Infants Breastfed by Women Receiving Biologic Therapies for Inflammatory Bowel Diseases and Effects of Breastfeeding on Infections and Development. Gastroenterology, 155: 696-704, 2018. [PMID: 29857090]

34) LaHue SC, et al.: Transfer of monoclonal antibodies into breastmilk in neurologic and non-neurologic diseases. Neurol Neuroimmunol Neuroinflamm, 7: e769, 2020. [PMID: 32461351]

21 止血薬

	添付文書情報（巻頭参照）		総合評価（巻頭参照）	
医薬品	妊娠	授乳	妊娠	授乳
血管強化薬				
カルバゾクロム　carbazochrome ◆**アドナ**	有益性	添文3	使用可	情報なし
抗プラスミン薬				
トラネキサム酸　tranexamic acid ◆**トランサミン**	有益性	添文3	使用可	使用可
静脈瘤硬化療法薬				
モノエタノールアミン　monoethanolamine ◆**オルダミン**	有益性	添文3	情報なし	情報なし
ポリドカノール　polidocanol ◆**エトキシスクレロール，ポリドカスクレロール**	禁忌* （妊娠 3 ヵ月以内）	添文3	本文参照	使用可
ダビガトラン特異的中和薬				
イダルシズマブ　idarucizumab ◆**プリズバインド**	有益性	添文3	使用可	使用可
直接作用型第 Xa 因子阻害薬中和薬				
アンデキサネット アルファ　andexanet alfa ◆**オンデキサ**	有益性	添文3	使用可	情報なし
ヘパリン拮抗薬				
プロタミン　protamine ◆**プロタミン硫酸塩**	有益性	添文3	使用可	使用可

＊：妊娠 3 ヵ月以内の妊婦を除き有益性投与.

妊娠計画期

妊娠計画期に考慮する内容はない.

妊娠期　胎児へ与える影響および使い方

❶ 血管強化薬

カルバゾクロムにおける妊娠時使用についての疫学研究報告はないが，妊娠初期の止血で投与された症例は多いと考えられる．胎児や妊娠への悪影響についての報告はない．

❷ 抗プラスミン薬

トラネキサム酸の妊娠初期の使用についての疫学的研究はないが，動物でもヒトでも，妊娠中のトラネキサム酸使用に起因する胎児や新生児への悪影響は報告されていない．トラネキサム酸は胎盤を通過するが，血管壁におけるプラスミノーゲン活性化因子に影響を与えないことが報告されている．また，妊娠中の使用による血栓形成について検討された報告において血栓形成性を示す結果は認めていない[1]．

✶ 分娩時の使用

多施設共同国際RCT研究[2]で分娩後異常出血に対してのトラネキサム酸投与の有効性が示され，産科危機的出血への対応フローチャートにも記載されている．妊娠中に抗凝固療法を要する症例の分娩時の止血薬使用も必要に応じて行われている．

❸ 静脈瘤硬化療法薬

ヒトでの妊娠中の報告は限定しており少数のケースレポートをみても使用時期は妊娠中期以降の報告が多く，妊娠初期の使用については情報が不十分であり，胎児へのリスクを評価することができない．

✶ ポリドカノール

妊娠中期に内視鏡的にポリドカノールを血管内に注入して静脈瘤出血の治療を受けた女性の乳児に副作用は認められなかった[3]．また，先天性嚢胞性肺腺腫様奇形児2人のポリドカノールによる胎児治療の報告でも，乳児に治療に関連した明らかな副作用は認められなかったと報告されている[4]．

❹ ダビガトラン特異的中和薬

生命を脅かす出血や止血困難な出血の治療に用いられる薬であるが，妊娠中の使用についての情報はない．抗体製剤（生物学的製剤）は，高分子タンパクであり，器官形成期に移行するとは考えられず，催奇形性のリスクはないと推察される．

❺ 直接作用型第Ｘa因子阻害薬中和薬

直接作用型第Ｘa因子阻害薬投与中の患者における生命を脅かす出血の治療に用いられるが，妊娠中の使用についての情報はない．

❻　ヘパリン拮抗薬

　プロタミンがヒトの胎盤を通過するかどうかは不明であり，さらに本剤の妊娠中の使用についての情報はない．しかし，使用が必要な状況では母体のベネフィットがリスクを大きく上回ると考えられる．

✳　授乳期　乳汁中への移行および使い方

❶　血管強化薬

　授乳中の使用についての情報はない．

❷　抗プラスミン薬

　これまでの報告から，母乳中のトラネキサム酸の量は少ないと考えられており，また，授乳中に母がトラネキサム酸を使用した場合でも乳児への悪影響は報告されていない．そのため，授乳中のトラネキサム酸の服用は授乳を中止する理由にはならない．授乳中にトラネキサム酸を服用した母親21人と授乳中にアモキシシリンを服用した母親42人との比較において，薬物の副作用の可能性，神経発達，一般的な健康状態は両群間に統計的に有意な差が認められなかった[5]．また多施設共同ランダム化二重盲検試験で分娩後出血の女性へのトラネキサム酸投与（静脈内1g）とプラセボの使用との比較がなされたが，母乳で育てられた乳児で乳児死亡に両群差は認められず，血栓塞栓イベントも報告がなかった[2]．

❸　静脈瘤硬化療法薬

　低レベルの全身血中濃度および分子量（約600）から，ポリドカノールはヒト母乳中に排泄される可能性がある．授乳中のポリドカノールの使用についての報告を認めないため，結論は出せないが，作用が局所的であるため治療の乳児への影響は大きくないと考えられる．

❹　ダビガトラン特異的中和薬

　授乳中のイダルシズマブの使用についての情報はないため，今後より多くの報告が望まれる．一方で，イダルシズマブは分子量約48,000と大きなタンパク質分子であり，母乳中に含まれる量は非常に少ないと推察されるため[6]，授乳中の使用について許容されると考えられる．

❺　直接作用型第Ｘa因子阻害薬中和薬

　授乳中の使用についての情報はない．

❻ ヘパリン拮抗薬

　ヒトの授乳期におけるプロタミンの使用について記述した報告はないが，ヘパリンと併用されているケースがあると推察される．授乳中の有害事象についての報告もなされておらず，授乳中の使用は許容されると考える．

（鈴木　朋）

📕 文献

1) Lindoff C, et al.: Treatment with tranexamic acid during pregnancy, and the risk of thrombo-embolic complications. Thromb Haemost, 70: 238-240, 1993. [PMID: 8236125]
2) Shakur H, et al.: Effect of early tranexamic acid administration on mortality, hysterectomy, and other morbidities in women with post-partum haemorrhage（WOMAN）: an international, randomised, double-blind, placebo-controlled trial. Lancet, 389: 2105-2116, 2017. [PMID: 28456509]
3) Pötzi R, et al.: Endoscopic sclerotherapy of esophageal varices during pregnancy—case report. Z Gastroenterol, 29: 246-247, 1991. [PMID: 1950034]
4) Bermúdez C, et al.: Percutaneous fetal sclerotherapy for congenital cystic adenomatoid malformation of the lung. Fetal Diagn Ther, 24: 237-240, 2008. [PMID: 18753764]
5) Gilad O, et al.: Outcome following tranexamic acid exposure during breastfeeding. Breastfeed Med, 9: 407-410, 2014. [PMID: 25025926]
6) Idarucizumab：Drugs and Lactation Database(LactMed®) Available at:〈https://www.ncbi.nlm.nih.gov/books/NBK500755/〉(Accessed October 10, 2024)

22 / 抗血栓薬

医薬品	添付文書情報（巻頭参照）		総合評価（巻頭参照）	
	妊娠	授乳	妊娠	授乳
抗凝固薬：ヘパリン				
ヘパリンナトリウム　heparin sodium ◆ヘパフィルド，ヘパフラッシュ	有益性	—	使用可	使用可
ヘパリンカルシウム　heparin calcium ◆ヘパリンカルシウム	有益性	—	使用可	使用可
ダルテパリン　dalteparin ◆フラグミン	禁忌	添文3	使用可	使用可
パルナパリン　parnaparin ◆ローヘパ	禁忌	添文3	使用可	使用可
エノキサパリン　enoxaparin ◆クレキサン	有益性	添文3	使用可	使用可
抗凝固薬：ヘパリノイド				
ダナパロイド　danaparoid ◆オルガラン	有益性	添文3	使用可	使用可
抗凝固薬：合成Ｘa阻害薬				
フォンダパリヌクス　fondaparinux ◆アリクストラ	有益性	添文3	本文参照	使用可
抗凝固薬：DOAC（経口直接Ｘa阻害薬）				
アピキサバン　apixaban ◆エリキュース	有益性	添文2	情報なし	本文参照
エドキサバン　edoxaban ◆リクシアナ	有益性	添文3	情報なし	本文参照
リバーロキサバン　rivaroxaban ◆イグザレルト	禁忌	添文2	本文参照	本文参照
抗凝固薬：DOAC（経口直接トロンビン阻害薬）				
ダビガトラン　dabigatran ◆プラザキサ	有益性	添文3	情報なし	本文参照
抗凝固薬：クマリン系薬（ビタミンK拮抗薬）				
ワルファリン　warfarin ◆ワーファリン	禁忌	添文1	本文参照	使用可

医薬品	添付文書情報（巻頭参照）		総合評価（巻頭参照）	
	妊娠	授乳	妊娠	授乳
抗凝固薬：抗トロンビン薬				
アルガトロバン　argatroban ◆スロンノン，ノバスタン	有益性*1	添文3	情報なし	本文参照
抗血小板薬：P2Y12 阻害薬				
チクロピジン　ticlopidine ◆パナルジン	有益性	添文3	本文参照	情報なし
クロピドグレル　clopidogrel ◆プラビックス	有益性	添文3	本文参照	本文参照
プラスグレル　prasugrel ◆エフィエント	有益性	添文3	本文参照	本文参照
チカグレロル　ticagrelor ◆ブリリンタ	有益性	添文2	本文参照	本文参照
抗血小板薬：その他				
シロスタゾール　cilostazol ◆プレタール	禁忌	添文3	情報なし	情報なし
イコサペント酸エチル　ethyl icosapentate ◆エパデール	有益性	添文3	使用可	使用可
ベラプロスト　beraprost ◆ドルナー，プロサイリン，ケアロード， ベラサス	禁忌	添文3	情報なし	情報なし
サルポグレラート　sarpogrelate ◆アンプラーグ	禁忌	添文3	情報なし	情報なし
アスピリン　aspirin ◆バイアスピリン	禁忌*2 （予定日 12 週以内）	添文1	使用可	使用可
血栓溶解薬：ウロキナーゼ				
ウロキナーゼ　urokinase ◆ウロナーゼ	有益性	——	使用可	使用可
血栓溶解薬：t-PA				
アルテプラーゼ　alteplase ◆アクチバシン，グルトパ	有益性	——	使用可	使用可
モンテプラーゼ　monteplase ◆クリアクター	検討	——	使用可	使用可
抗体血栓性末梢循環改善薬				
バトロキソビン　batroxobin ◆デフィブラーゼ	有益性	添文3	情報なし	情報なし

＊1：流早産・分娩直後等性器出血を伴う妊産婦には投与しないこと．
＊2：出産予定日 12 週以内の妊婦を除き有益性投与．

医薬品	添付文書情報（巻頭参照）		総合評価（巻頭参照）	
	妊娠	授乳	妊娠	授乳
プロテインC				
乾燥濃縮ヒト活性化プロテインC ◆ **アナクト**	有益性	添文3	情報なし	情報なし
その他				
トロンボモデュリン アルファ thrombomodulin alfa ◆ **リコモジュリン**	禁忌*3	添文3	本文参照	情報なし
カプラシズマブ caplacizumab ◆ **カブリビ**	有益性	添文3	本文参照	情報なし

＊3：産科領域のDIC患者に対しては有益性投与.

✢ 妊娠計画期

　母体合併症のため非妊娠時から抗凝固療法が必要なケースがある．ワルファリンカリウムは催奇形性が報告されている薬であり，添付文書でも妊婦または妊娠している可能性がある女性には禁忌とされる．しかしながら，人工弁置換術後の妊娠で，ヘパリンでは抗凝固療法が困難な場合にはインフォームドコンセントを受けて使用されることも検討される．非妊娠時に抗凝固療法を実施しているケースでは,主治医と相談のうえ妊娠・授乳を踏まえた治療の計画ができるとよい．

✢ 妊娠期　胎児へ与える影響および使い方

　既往歴に血栓症がある症例など，妊娠初期から断続的に抗凝固療法が必要となる症例がある．治療が必要な症例への適切な情報提供が望まれる．ヘパリン起因性血小板減少症にも留意する．

❶ ヘパリン

　妊娠中の使用と先天奇形発生を関連づける報告はない．分子量が5,000〜20,000と大きく胎盤を通過しないと考えられている．エノキサパリン，ダルテパリンともに妊娠中に安全に使用できたという報告が複数ある．

❷ ヘパリノイド

　ダナパロイドを妊娠初期含めて使用した83例（91妊娠）での報告がある[1]．現時点の情報からは妊娠中の使用は未分画ヘパリンと比較して胎児や新生児のリスクが増加する

可能性は低いと考えられる．

❸ 合成Ⅹa阻害薬

ヒトの妊娠中にフォンダパリヌクスを使用しても胚や胎児に害がなかったという報告があり，4つのレビューにおいて妊娠中でも安全に使用できると記載されている．妊娠中の使用に関する報告はいくつかあるが症例数は少ないため，ほかの代替薬で治療が困難な場合に限定して妊娠中の使用が検討される．

❹ DOAC（経口直接Ⅹa阻害薬）

＊ アピキサバン

妊娠中の使用に関する報告はないが，*in vitro* の研究で胎盤通過性が示されている．ヒトでの情報がなく，深部静脈血栓症や肺塞栓症には適応外である．これらの治療にはヘパリンが選択される．

＊ エドキサバントシル酸塩水和物

妊娠中の使用についての疫学研究はなく，情報が限られるため，ほかの代替薬で治療が困難な場合にのみ使用が検討される．

＊ リバーロキサバン

症例報告があるものの情報が限られており，添付文書では，妊婦または妊娠している可能性のある女性への投与は禁忌となっている．リバーロキサバンの適応症で選択される治療法である場合は妊娠を理由に使用を差し控えるべきではないが，代替薬での治療が困難な場合にのみ治療を検討すべきである．

❺ DOAC（経口直接トロンビン阻害薬）

ヒトでの妊娠中の使用に関する疫学研究や症例報告がないため，妊娠中の使用を積極的に推奨することはできない．ほかの代替薬での治療が困難な場合にのみ使用が検討される．

❻ クマリン系薬（ビタミンK拮抗薬）

妊娠第1三半期のワルファリン服用により胎児ワルファリン症候群が生じることが多くの疫学研究や症例報告で示されている．この症候群は主に軟骨の発育不全による鼻の低形成，点状軟骨異形成症が含まれ，子宮内胎児発育不全，精神発達遅滞（中枢神経障害による），眼球異常，聴覚障害などもあげられ，発生率は不明である．用量について妊娠初期に5 mg/日より多い量のワルファリンを使用した母親の児は5 mg/日以下服用の母親の児と比較して胎児異常の頻度が高かったとの報告がある[2]．低用量でも胎児ワルファリン症候群が認められたという報告もある．これらより，原則として妊娠第1三半期と分娩の前にはヘパリンに切り替えることが推奨されている[3]．しかしながら，薬剤置換による母体血栓形成のリスクもあり，心臓機械弁置換術後の場合など，母体のリ

スクが大きいためワルファリンの使用を考慮することがある．

　また，妊娠第2・3三半期にワルファリンを投与すると，脳出血など胎児に重篤な出血性障害を起こす危険性があるため，通常は推奨されない．添付文書には「妊婦又は妊娠している可能性のある女性には投与しないこと．本剤は胎盤を通過し，点状軟骨異栄養症等の軟骨形成不全，神経系の異常，胎児の出血傾向に伴う死亡の報告がある．また，分娩時に母体の異常出血があらわれることがある」と記載されている．

❼　抗トロンビン薬

　ヘパリン起因性血小板減少症に使用されることがある．ヒトでの妊娠経験は，アルガトロバンが妊娠第2三半期と第3三半期にそれぞれ使用された3件の症例報告に限られている[4-6]．薬剤に曝露した3人の乳児には，出血などの薬物誘発毒性は観察されなかったが，現時点では情報が限定しており，妊娠中の使用はほかに安全に使用できる薬剤がない場合に限定される．

❽　P2Y$_{12}$阻害薬

＊　チクロピジン塩酸塩

　チクロピジンの妊娠中の使用についての疫学研究は行われていない．妊娠中使用の症例報告が複数あるが，使用症例が少ないため，安全性についての結論を出すことはできない．理論的には，チクロピジンは好中球減少症／顆粒球減少症，血栓性血小板減少性紫斑病，再生不良性貧血などを引き起こすリスクがあり，胎盤を通過した場合，母体だけでなく胎児や新生児にもリスクがある．一方で，生命に関わる重大な疾患に用いられる薬剤であるため，治療上の有益性が大きく，妊娠中でもほかの薬剤での対応が困難な場合などに限り，使用を検討するべき薬剤であると考えられる．

＊　クロピドグレル硫酸塩

　虚血性心疾患に使用される．クロピドグレルの妊娠中の使用についての疫学研究は行われていない．使用症例が少ないため，安全性についての結論を出すことはできないが，生命に関わる重大な疾患に用いられる薬剤で治療上の有益性が大きいため，妊娠中でも必要に応じて使用するべき薬剤である．分娩や手術時の出血が多くなる可能性があるため，注意が必要である．

＊　プラスグレル塩酸塩

　プラスグレルについての疫学研究は行われていない．妊娠全期間使用した症例報告では母児共に妊娠中の異常は報告されておらず，児において先天異常はなかったと報告されている[7]．情報が限られているため安全性についての結論は出すことができない．命に関わる重大な疾患に用いられる薬剤で治療上の有益性が大きい場合には妊娠中にも必要に応じて使用するべき薬剤である．分娩や手術時の出血が多くなる可能性があるため注意が必要である．添付文書には「本剤による血小板凝集抑制が問題となるような手術の場合には14日以上前に投与を中止することが望ましい」との記載がある．

* **チカグレロル**

チカグレロルの妊娠中の使用についての疫学研究は行われていないため，安全性についての結論を出すことはできないが，生命に関わる重大な疾患に用いられる薬剤で治療上の有益性が大きいため，妊娠中でも必要に応じて使用するべき薬剤である．

❾ その他の抗血小板薬

アスピリンの妊娠初期での使用と先天異常を関連づける報告はなく，通常量の使用は問題ないと考えられる．アスピリンについては，4章「10. 解熱鎮痛薬，抗炎症薬」(p.190)での解説も参照されたい．

シロスタゾール，ベラプロスト，サルポグレラートは妊娠中の使用に関する疫学研究が行われておらず，現時点では情報が少ないため，ほかの代替薬で治療困難な場合以外は妊娠中の使用を推奨することはできない．

❿ ウロキナーゼ

ウロキナーゼの妊娠中の使用に関する疫学研究は行われていない．妊娠第1三半期に投与された2症例ではいずれも先天異常はみられなかった．そのほかに，妊娠中に心筋梗塞，肺梗塞，心臓人工弁血栓の治療目的で投与し，健常児を出産した報告が複数ある．

妊娠中・後期の使用に関連し，可能性がある合併症として胎盤剥離と出血があり，妊娠3ヵ月の胎盤後血腫と分娩時の輸血，ドレナージが1例報告されている．

生命に関わる重大な疾患に用いられる薬剤であり，治療上の有益性が大きく，妊娠中にも必要に応じて使用を検討する．

⓫ t-PA

虚血性脳血管障害急性期や，急性心筋梗塞における血栓溶解に使用される．妊娠中のアルテプラーゼの使用報告では，胎児への重大なリスクは示唆されてはいない．約64,000と高分子量であるため，アルテプラーゼが胚に移行することはないと考えられている．母体の状態がこの治療を必要とする場合には，妊娠中でも使用できると思われる．

⓬ 抗体血栓性末梢循環改善薬

妊娠中の使用に関する情報はない．

⓭ プロテインC

妊娠中の使用に関する情報はない．

⓮ その他

トロンボモデュリン アルファおよびカプラシズマブについての妊娠中の使用に関す

る研究は行われていない．現時点では情報がないため妊娠中の使用は代替薬がない場合の使用に限定される．

☀ 授乳期　乳汁中への移行および使い方

❶　ヘパリン，ヘパリノイド

　ヘパリンは5,000〜20,000と分子量が大きいため母乳中に排出されない．ダルテパリンを授乳中に使用した症例の検討から，授乳中の乳児に臨床的に関連した影響を及ぼす可能性はきわめて低いと考えられる．エノキサパリンについても授乳中の報告はないが，分子量の大きさから授乳中の使用の乳児へのリスクは低い．

　ヘパリノイドの母乳分泌についての報告はないが，これは体内組織の通常構成成分の多糖体を含む総称であり，また，母乳にも生理的に含まれているため，授乳に問題があるとは考えられない．

❸　合成Ⅹa阻害薬

　授乳中のフォンダパリヌクスの乳児への移行に関するデータはないが，分子量が約1,728であり，乳汁中に移行する可能性はきわめて低く，授乳中でも使用可能と考えられている．

❹　DOAC（経口直接Ⅹa阻害薬）

＊ リバーロキサバン

　リバーロキサバンは分子量約436，半減期5〜9時間である．リバーロキサバンを服用する授乳中の母親の報告によると，乳汁中のリバーロキサバン濃度はかなり低く，RIDは4％，母乳からの用量は，小児患者に直接投与される用量よりも100倍以上低かったとされる．授乳中使用の安全性の評価にはさらなる研究が必要である．

＊ エドキサバントシル酸塩水和物，アピキサバン

　エドキサバンは分子量が738，血漿タンパク結合率約55％，半減期10〜14時間，アピキサバンは分子量約460，血漿タンパク結合率約87％，半減期が約12時間である．いずれもヒトの授乳に関する報告はない．

❺　DOAC（経口直接トロンビン阻害薬）

　ダビガトランは分子量628，血漿タンパク結合率約35％，半減期12〜17時間であり母乳中への移行が示唆されるが，ヒトの授乳期の使用に関する報告はない．一方で経口バイオアベイラビリティは低い（約6.5％）という報告もある．母乳哺育の乳児ではそこまでリスクが高くない可能性があるが，さらなる情報の蓄積が必要である．

❻ クマリン系薬（ビタミンK拮抗薬）

ワルファリンは母体血中では血漿タンパク結合率が高い（99%）ため，乳汁中にはほとんど分泌されない．乳汁中への分泌量は投与量にある程度依存する．授乳中に服用している症例の検討でいずれも乳汁サンプル中に検出されておらず，母乳哺育児に有害事象は発生しなかった．授乳中のワルファリン服用は，満期の母乳哺育児に重大なリスクをもたらさないと考えられている．

❼ 抗トロンビン薬

授乳期におけるアルガトロバンの使用について記述した研究は認めない．薬理学的に母乳中に排出されると考えられ，ヒトでのデータが得られるまで授乳の使用は代替治療が困難な場合に検討される．

❽ P2Y$_{12}$ 阻害薬

＊ チクロピジン塩酸塩

授乳中の使用に関する情報はない．

＊ クロピドグレル硫酸塩

授乳中のクロピドグレル使用についての報告は認めない．血小板凝集を不可逆的に阻害するため，乳汁中に存在すれば乳児の血小板機能を長期間阻害する可能性があり，母乳のメリットよりもリスクが上回ると考えられる．

＊ プラスグレル塩酸塩

プラスグレルの母乳中への移行に関する研究はない．プラスグレルのプロドラッグは血漿中に検出されないが，活性代謝物は分子量が約374程度と推測され，また半減期が7時間程度と長いことから母乳への移行が考えられる．しかし，アルブミンとの結合率は約98%と高く，移行量は制限されると考えられる．プラスグレルは不可逆的な血小板凝集抑制作用を示し，乳児の血小板機能を長期間阻害する可能性があるため授乳中の使用には注意が必要である．ワルファリンと併用すると出血時間が延長することも報告されている．

＊ チカグレロル

チカグレロルも授乳中の使用に関する報告がない薬剤である．親薬物の分子量（約523）および親薬物の半減期（7時間）とそのほぼ等価な代謝物（9時間）の中程度の長さから，母乳中に排泄されることが示唆されるが，血漿タンパク結合率が高い（99%以上）ため，曝露は制限されると考えられる．このように母乳中への排出が指摘されているため，本剤を使用する場合は，出血や呼吸困難といった成人に観察される一般的な副作用について乳児をモニターすることが望ましい．

❾ その他の抗血小板薬

イコサペント酸エチルはエイコサペンタエン酸（EPA）から作られた成分であり，EPA

とドコサヘキサエン酸（DHA）はヒトの母乳中によく含まれる脂質であることから，授乳中の治療範囲内の用量であれば，乳児に悪影響を及ぼす可能性は高くないと考えられる．

　アセチルサリチル酸の低用量でのCOX-1阻害作用は血小板凝集の減少につながる．高用量では，抗炎症作用，鎮痛作用，解熱作用も発現する．アスピリンはサリチル酸に速やかに代謝される．母親にきわめて高用量が投与された場合，乳児にわずかな出血が生じる可能性がある．低用量での使用において母乳を介しての乳児への悪影響は報告されていない．以上より，低用量としての使用はリスクが低いと考えるが，高用量での使用は代替薬での治療が困難な場合にのみ検討される．

❿　ウロキナーゼ

　授乳中のウロキナーゼ使用に関する報告は認めないが，半減期が非常に短く，母乳栄養児がリスクを受ける可能性は少ないと考えられる．

⓫　t-PA

　アルテプラーゼは，一般に組織型プラスミノーゲン活性化因子（t-PA）として知られる血栓溶解薬で血栓中のフィブリンに結合し，プラスミノーゲンをプラスミンに変換し，血栓を破壊する．かなりの量の内因性t-PAが自然に乳汁中に分泌され，乳管の開存性を維持するのに役立っている．授乳中のアルテプラーゼに関する報告は認めないが，性質および半減期が非常に短いことから，母乳栄養児がリスクを受ける可能性は少ないと考えられる．

⓬　抗体血栓性末梢循環改善薬

　授乳中の使用に関する情報はない．

⓭　プロテインC

　授乳中の使用に関する情報はない．

⓮　その他

　授乳中の使用に関する情報はない．

（鈴木　朋）

文献

1) Magnani HN: An analysis of clinical outcomes of 91 pregnancies in 83 women treated with danaparoid（Orgaran）. Thromb Res, 125: 297-302, 2010. [PMID: 19656552]

2) Vitale N, et al.: Dose-dependent fetal complications of warfarin in pregnant women with mechanical heart valves. J Am Coll Cardiol, 33: 1637-1641, 1999. [PMID: 10334435]

3) Briggs GG, et al.: Drugs in Pregnancy and Lactation, 11th ed., Wolters Kluwer, 2017.

4) Taniguchi S, et al.: Emergency pulmonary embolectomy during the second trimester of pregnancy: report of a case. Surg Today, 38:59-61, 2008. [PMID: 18085366]

5) Young SK, et al.: Successful use of argatroban during the third trimester of pregnancy: case report and review of the literature. Pharmacotherapy, 28:1531-1536, 2008. [PMID: 19025434]

6) Ekbatani A, et al.: Anticoagulation with argatroban in a parturient with heparin-induced thrombocytopenia. Int J Obstet Anesth, 19:82-117, 2010. [PMID: 19625181]

7) Tello-Montoliu A, et al.: Successful pregnancy and delivery on prasugrel treatment: considerations for the use of dual antiplatelet therapy during pregnancy in clinical practice. J Thromb Thrombolysis, 36:348-351, 2013. [PMID: 23143651]

23 ／ 降圧薬

医薬品	添付文書情報（巻頭参照）		総合評価（巻頭参照）	
	妊娠	授乳	妊娠	授乳
アンジオテンシン変換酵素（ACE）阻害薬				
カプトプリル　captopril ◆ **カプトリル**	禁忌	添文3	使用不可	使用可
エナラプリル　enalapril ◆ **レニベース**	禁忌	添文3	使用不可	使用可
ペリンドプリルエルブミン　perindopril erbumine ◆ **コバシル**	禁忌	添文3	使用不可	使用可
リシノプリル　lisinopril ◆ **ロンゲス**	禁忌	添文3	使用不可	使用可
アラセプリル　alacepril ◆ **セタプリル**	禁忌	添文3	使用不可	使用可
デラプリル　delapril ◆ **アデカット**	禁忌	添文3	使用不可	使用可
ベナゼプリル　benazepril ◆ **チバセン**	禁忌	添文2	使用不可	使用可
イミダプリル　imidapril ◆ **タナトリル**	禁忌	添文3	使用不可	使用可
テモカプリル　temocapril ◆ **エースコール**	禁忌	添文3	使用不可	使用可
トランドラプリル　trandolapril ◆ **オドリック**	禁忌	添文3	使用不可	使用可
アンジオテンシンII 受容体拮抗薬（ARB）				
ロサルタン　losartan ◆ **ニューロタン**	禁忌	添文2	使用不可	使用可
カンデサルタン　candesartan ◆ **ブロプレス**	禁忌	添文2	使用不可	使用可
バルサルタン　valsartan ◆ **ディオバン**	禁忌	添文2	使用不可	使用可
テルミサルタン　telmisartan ◆ **ミカルディス**	禁忌	添文2	使用不可	使用可

医薬品	添付文書情報（巻頭参照）		総合評価（巻頭参照）	
	妊娠	授乳	妊娠	授乳
アンジオテンシンII 受容体拮抗薬（ARB）				
オルメサルタン メドキソミル　olmesartan medoxomil ◆**オルメテック**	禁忌	添文[2]	使用不可	使用可
イルベサルタン　irbesartan ◆**イルベタン，アバプロ**	禁忌	添文[2]	使用不可	使用可
アジルサルタン　azilsartan ◆**アジルバ**	禁忌	添文[2]	使用不可	使用可
直接的レニン阻害薬				
アリスキレン　aliskiren ◆**ラジレス**	禁忌	添文[3]	使用不可	使用可
ミネラルコルチコイド受容体拮抗薬				
スピロノラクトン　spironolactone ◆**アルダクトン**	有益性	添文[3]	本文参照	使用可
エプレレノン　eplerenone ◆**セララ**	有益性	添文[3]	情報なし	使用可
エサキセレノン　esaxerenone ◆**ミネブロ**	有益性	添文[3]	情報なし	使用可
Ca 拮抗薬：ジヒドロピリジン系				
アムロジピン　amlodipine ◆**アムロジン，ノルバスク**	有益性	添文[3]	使用可	使用可
ニフェジピン　nifedipine ◆**アダラート，セパミット**	有益性	添文[2]	使用可	使用可
ニトレンジピン　nitrendipine ◆**バイロテンシン**	禁忌	添文[3]	使用可	使用可
ニカルジピン　nicardipine ◆**ペルジピン**（経口）	禁忌	添文[3]	使用可	使用可
ニカルジピン　nicardipine ◆**ペルジピン**（注射）	有益性	添文[3]	使用可	使用可
ニルバジピン　nilvadipine ◆**ニバジール**	禁忌	添文[3]	使用可	使用可
アゼルニジピン　azelnidipine ◆**カルブロック**	禁忌	添文[3]	使用可	使用可
マニジピン　manidipine ◆**カルスロット**	禁忌	添文[3]	使用可	使用可
エホニジピン　efonidipine ◆**ランデル**	禁忌	添文[3]	使用可	使用可
シルニジピン　cilnidipine ◆**アテレック**	禁忌	添文[3]	使用可	使用可

医薬品	添付文書情報（巻頭参照）		総合評価（巻頭参照）	
	妊娠	授乳	妊娠	授乳
Ca 拮抗薬：ジヒドロピリジン系				
ベニジピン benidipine ◆**コニール**	禁忌	添文③	使用可	使用可
フェロジピン felodipine ◆**スプレンジール**	禁忌	添文③	使用可	使用可
バルニジピン barnidipine ◆**ヒポカ**	禁忌	添文③	使用可	使用可
Ca 拮抗薬：ベンゾチアゼピン系				
ジルチアゼム diltiazem ◆**ヘルベッサー**	禁忌	添文③	使用可	使用可
β遮断薬				
アテノロール atenolol ◆**テノーミン**	有益性	添文④	本文参照	本文参照
メトプロロール metoprolol ◆**ロプレソール，セロケン**	禁忌	添文③	本文参照	使用可
ビソプロロール bisoprolol ◆**メインテート**	有益性	添文③	本文参照	使用可
セリプロロール celiprolol ◆**セレクトール**	禁忌	添文②	本文参照	使用可
ベタキソロール betaxolol ◆**ケルロング**	禁忌	添文③	本文参照	使用可
ニプラジロール nipradilol ◆**ハイパジール**	禁忌	添文①	本文参照	使用可
プロプラノロール propranolol ◆**インデラル**	有益性	添文③	本文参照	使用可
ナドロール nadolol ◆**ナディック**	禁忌	添文①	本文参照	使用可
カルテオロール carteolol ◆**ミケラン**	禁忌	添文③	本文参照	使用可
ピンドロール pindolol ◆**カルビスケン**	禁忌	添文③	本文参照	使用可
αβ遮断薬				
ラベタロール labetalol ◆**トランデート**	有益性	添文③	使用可	使用可
カルベジロール carvedilol ◆**アーチスト**	有益性	添文③	使用可	使用可
アモスラロール amosulalol ◆**ローガン**	禁忌	添文③	情報なし	使用可
アロチノロール arotinolol ◆**アロチノロール**	禁忌	添文②	情報なし	使用可

		添付文書情報（巻頭参照）		総合評価（巻頭参照）	
医薬品		妊娠	授乳	妊娠	授乳
αβ遮断薬					
ベバントロール bevantolol ◆**カルバン**		禁忌	添文③	情報なし	使用可
α遮断薬					
ドキサゾシン doxazosin ◆**カルデナリン**		有益性	添文③	情報なし	使用可
ブナゾシン bunazosin ◆**デタントール**		有益性	添文③	情報なし	使用可
テラゾシン terazosin ◆**バソメット**		有益性	添文②	情報なし	使用可
プラゾシン prazosin ◆**ミニプレス**		有益性	添文③	情報なし	使用可
ウラピジル urapidil ◆**エブランチル**		有益性	添文③	情報なし	使用可
中枢性交感神経抑制薬					
メチルドパ methyldopa ◆**アルドメット**		有益性	添文③	使用可	使用可
血管拡張薬					
ヒドララジン hydralazine ◆**アプレゾリン**		有益性	添文③	使用可	使用可

❋ 妊娠計画期

　高血圧治療の目的は，高血圧の持続によってもたらされる脳心血管病の発症・進展・再発の抑制とともに，それらによる死亡やQOLの低下を抑制することである．降圧治療には，生活習慣の修正を含む非薬物療法と薬物療法がある．妊娠年齢女性の高血圧では，二次性高血圧も多い．家庭血圧を含め，血圧値の評価とともに，二次性高血圧のルールアウトや予後影響因子（危険因子，臓器障害／動脈硬化）の評価を行う．

　日本高血圧学会『高血圧治療ガイドライン2019』では，Ca拮抗薬，アンジオテンシンⅡ受容体拮抗薬（ARB），アンジオテンシン変換酵素（ACE）阻害薬，少量の利尿薬，β遮断薬を主要降圧薬とし，積極的な適応や禁忌もしくは慎重投与となる病態や合併症の有無に応じて，適切な降圧薬を選択するとしている．積極的適応がない場合の高血圧に対して最初に投与すべき降圧薬（第一選択薬）は，Ca拮抗薬，ARB，ACE阻害薬，利尿薬のなかから選択するとされているが，レニン・アンジオテンシン系阻害薬は胎児毒性が明らかであるため，妊娠期間中の投与は原則禁忌であることに留意する．

妊娠期 胎児へ与える影響および使い方

❶ アンジオテンシン変換酵素（ACE）阻害薬

ヒトにおける妊娠期の使用についてはデータが限られている．ACE阻害薬とARBの妊娠初期の使用と母児転帰を解析したメタアナリシスでは，ACE阻害薬またはARBに曝露された妊娠6,234例，ほかの経口降圧薬に曝露された妊娠4,104例，曝露されなかった妊娠1,872,733例を報告した研究を解析し，ACE阻害薬またはARBに曝露された群では，降圧薬に曝露されなかった群と比較して，形態異常（オッズ比1.82［95% CI：1.42-2.34］），心血管の形態異常（オッズ比2.50［95% CI:1.62-3.87］），死産（オッズ比1.75［95% CI：1.21-2.53］）のリスクが高かった[1]．これらの薬剤が形態異常と関連しなかったという報告も多くあり，現時点ではこれらの薬剤の妊娠初期の使用による形態異常との関連を結論づけることは困難である．

また，ACE阻害薬の妊娠中期以降の使用による胎児毒性は明らかである．

腎臓の輸入細動脈の壁に存在する傍糸球体細胞からレニンが分泌されると，血液中のアンジオテンシノーゲンからアンジオテンシンIが生成される．アンジオテンシンIはACEによってアンジオテンシンIIに変換される．アンジオテンシンIIは，血圧を上昇させるために2つの主要なメカニズムをもつ．一つは全身の動脈を収縮させることであり，もう一つは副腎皮質からのアルドステロン分泌を促進し，循環血液量を増加させることである．

したがって胎盤を通じてACE阻害薬が胎児に移行すると，低血圧および腎血流の減少が引き起こされる可能性がある．これにより，胎児の腎臓に障害が生じ，無尿を引き起こすことがある．無尿に伴う羊水過少は子宮内での胎児の成長に影響を与え，肺低形成，四肢拘縮，頭蓋顔面変形などが生じる可能性があり，胎児発育不全（fetal growth restriction；FGR）や胎児死亡に至ることもありうる[2,3]．妊娠中期以降の使用では，明らかな胎児毒性を認める[4]．

❷ アンジオテンシンII受容体拮抗薬（ARB）

ARBの妊娠中期以降の使用による胎児毒性は明らかである（1. アンジオテンシン変換酵素阻害薬参照）．

ARBのオルメサルタンを全妊娠期間にわたり使用していた3例の妊娠では，胎児の羊水推定量が減少し，出生時に無尿となり，出生後数日で死亡した[5,6]．ARBの曝露例で乏羊水症を呈した20例の妊娠のうち，薬剤を中止しても児の腎機能は不良であったとする報告もある[7]．

❸ 直接的レニン阻害薬

直接的レニン阻害薬であるアリスキレンを，妊娠中に使用した報告はない．レニン・アンジオテンシン系阻害薬であるアリスキレンは，ACE阻害薬やARBと同様，胎児に悪影響を及ぼす可能性が高いため，妊娠中に使用すべきではない．

❹ ミネラルコルチコイド受容体拮抗薬

＊ スピロノラクトン

妊娠期使用に関する疫学研究はない．これまでヒトにおいて催奇形性を示唆する報告はないが，動物実験では抗アンドロゲン作用による雄胎仔の雌性化を認めており，妊娠初期の使用は推奨されない．妊娠中期以降の児への影響については明らかではない．

＊ エプレレノン

選択的アルドステロン受容体拮抗薬であるエプレレノンでは，ヒトにおける妊娠期の使用についてはわずかな症例報告がある程度である．

＊ エサキセレノン

ヒトにおける妊娠期の使用についてはデータがない．

❺ Ca 拮抗薬

Ca拮抗薬全体を検討した研究として，欧州催奇形性情報サービス（ENTIS）による多施設研究の報告がある．妊娠第1三半期にCa拮抗薬に曝露した299例（アムロジピン38例，ニフェジピン76例，ニカルジピン18例，ジルチアゼム41例，ベラパミル62例，ほか海外で発売されているCa拮抗薬，重複使用例も含む）と催奇形性のある物質に曝露していない対照群との比較を行ったところ明らかな先天異常の増加はみられなかった[8]．早産，低出生体重が多い傾向にあったが，原疾患の影響があることが考察されている．

＊ アムロジピンベシル酸塩

日本での多施設研究では，高血圧妊婦の生産児において，先天異常発生率はそれぞれアムロジピン曝露群2/48（4.2%），ほかの降圧薬曝露群3/54（5.6%），非曝露群6/129（4.7%）であった．アムロジピン曝露群と他降圧薬群との比較ではオッズ比0.74［95% CI：0.12-4.62］，非曝露群との比較ではオッズ比0.89［95% CI：0.17-4.58］で，いずれも有意差はみられなかった[9]．

2022年12月，わが国における添付文書で妊娠全期間における妊婦禁忌が外され，妊娠期間中に使用できるようになった．

＊ ニフェジピン

ヒトにおいては妊娠第1三半期の使用による先天異常の発生率は増加しなかった[8,10]ことが示されている．また，妊娠第2三半期以降の使用において母児に有害事象が起こったという有意な報告もない．2022年12月，わが国における添付文書で妊娠20週未満の使用における妊婦禁忌が外され（妊娠20週以降はすでに外されている），妊娠期間中に安全に使用できるようになった．

＊ ニカルジピン塩酸塩

ニカルジピンの妊娠初期の使用に関する疫学研究は行われていない.

＊ ジルチアゼム塩酸塩

ジルチアゼムの妊娠初期の使用に関する疫学研究は行われていない.

＊ その他

その他のCa拮抗薬については，妊娠中の使用に関する疫学研究はないが，前述のCa拮抗薬と同様に安全に使用可と考えられる.

❻ 利尿薬

利尿薬については4章「27．利尿薬」（p.327）を参照されたい.

❼ β遮断薬

2018年に報告された北欧5ヵ国の健康レジストリと米国のメディケイドデータベースを用いた研究では，傾向スコアを用いて潜在的な交絡因子を調整し，心奇形・口唇口蓋裂・中枢神経系の奇形を評価した. 北欧コホートでは3,577例，米国コホートでは14,900例の高血圧妊娠女性のうち，それぞれ682例（19.1%），1,668例（11.2%）が妊娠初期にβ遮断薬に曝露されていた. β遮断薬による奇形全体の相対リスク（1,000人当たり，ノルウェーと米国それぞれ）は，1.07［95% CI：0.89-1.30］と3.0［95% CI：－6.6-12.6］であった. 心奇形は1.12［95% CI：0.83-1.51］と2.1［95% CI：－4.3-8.4］，口唇口蓋裂は1.97［95% CI：0.74-5.25］と1.0［95% CI：－0.9-3.0］，中枢神経系の奇形（米国のみ）は1.37［95% CI：0.58-3.25］，リスク差は1.0［95%CI：－2.0-4.0］であった[11].

また，米国のメディケイドに加入していた女性より出生した児に関する2,292,116例の妊娠コホートを用い，妊娠中の母体のβ遮断薬曝露と新生児の低血糖および徐脈のリスクを検討した報告において，分娩時にβ遮断薬に曝露された妊娠は10,585例（0.5%）であった. 新生児低血糖はβ遮断薬曝露群で4.3%，非曝露群で1.2%であった. 新生児徐脈は曝露群で1.6%，非曝露群で0.5%であった. 曝露群における新生児低血糖と徐脈は，それぞれ調整オッズ比1.68［95% CI：1.50-1.89］および調整オッズ比1.29［95% CI：1.07-1.55］とリスク増加を認めた[12]. したがって，分娩に近い時期までβ遮断薬を使用していた症例では，生後24〜48時間程度は低血糖，徐脈，低血圧などの徴候が新生児に認められないか注意を要する. ほかにもβ遮断薬はFGR[13]やsmall for gestational age[14]との関連が指摘されており，代替薬がない場合を除いては妊娠中の積極的な使用は推奨されない.

＊ アテノロール

アテノロールの妊娠初期の使用と先天異常の因果関係を解析するに耐えうる疫学研究は行われていない. 妊娠中の使用と児の低出生体重との関連が指摘されている[15-17].

* ビソプロロール

ビソプロロールを妊娠第1三半期に使用した339例の報告では，対照群と比較して催奇形性の増加は認められなかった[18]．また同報告では，妊娠第1三半期のみの曝露例に比し，分娩前の少なくとも2週間前まで継続した例では児の出生体重が少なかった．ビソプロロール5例を含むβ遮断薬45例と疾患コントロールを比較したわが国の報告[13]では，β遮断薬群ではFGRが多かったが，本剤使用の5例において先天異常やFGRはみられなかった．2024年3月，わが国における添付文書で妊娠全期間における妊婦禁忌が外され，妊娠期間中に使用できるようになった．

* その他

その他のβ遮断薬については，妊娠期使用に関する疫学研究はない．

❽ αβ遮断薬

* ラベタロール塩酸塩

重症尿道下裂を有する児の母5,129人を調査した症例対象研究において妊娠初期の使用と尿道下裂との関連が認められた．調整オッズ比2.0［95% CI：1.11-3.69］との結果であったが，多重比較の調整を行った結果，統計学的に有意ではなかった[19]．

* カルベジロール

カルベジロール9例を含むβ遮断薬を妊娠初期に使用した母親の児798例の報告[20]では，心奇形の発生率の上昇がみられたが，ほかの降圧薬においても同様の結果であった．妊娠第2三半期以降の使用では，カルベジロール使用13例，β遮断薬（αβ遮断薬を除く）使用45例と疾患コントロールを比較し，β遮断薬群ではFGRに関して有意差を認めたが，カルベジロール使用例においてFGRは1例で，有意差は認めなかった（先天異常はみられなかった）[11]．2024年3月，わが国における添付文書で妊娠全期間における妊婦禁忌が外され，妊娠期間中に使用できるようになった．

* その他

その他のαβ遮断薬については妊娠期の使用に関する疫学研究はない．

❾ α遮断薬

妊娠期使用に関する疫学研究はない．

❿ 中枢性交感神経抑制薬

* メチルドパ水和物

メチルドパ（αメチルドパ）は妊娠中の降圧薬として安全に使用でき，頻用されている．ドイツの連邦医薬品医療機器研究所（BfArM）に報告された，メチルドパに妊娠第1三半期に曝露された261例と慢性高血圧症のない526例の比較では，曝露群に先天異常の発生率の有意な増加は認められなかった（3.7% vs 2.5%；調整オッズ比1.24［95% CI：0.4-4.0]）[21]．この報告では，曝露群に自然流産と早産が多くみられたが，高血圧との関

連が疑われている.

　胎盤通過性があり児の血清濃度は母体と同等とされているが，これまでに胎児毒性との関連を示唆する報告はない．出生後7.5年の追跡調査でも児への悪影響が認められなかった[22].

⓫　血管拡張薬

＊ ヒドララジン塩酸塩

　ヒドララジンの妊娠初期の使用に関する疫学研究は行われていない．ヒドララジンは妊娠中に降圧薬として頻用されていた薬剤であるが，現在のところ先天異常との関連を示唆する報告はない．また胎盤通過性はあるものの，胎児毒性を示唆する有力な報告はない．しかし経口薬の降圧効果は乏しい[25] ことから，長期投与薬としては主要降圧薬からは外れている[26].

> **関連情報**　**妊娠中の血圧管理と降圧薬の使い方**
>
> 　日本妊娠高血圧学会による『妊娠高血圧症候群の診療指針2021-Best Practice Guide』では，妊娠期に使用できる降圧薬として，経口降圧薬ではメチルドパ，ラベタロール，ニフェジピンが推奨されている．ACE阻害薬，ARB，直接的レニン阻害薬のレニン・アンジオテンシン系阻害薬は妊娠期間中の使用は禁忌である．
>
> 　妊娠高血圧症候群の病型によって，降圧開始基準は異なっている現状だが，少なくとも160/110 mmHg以上の重症域の高血圧では速やかに降圧されることが推奨されている．高血圧合併妊娠においては，近年相次いで報告された大規模疫学研究の結果より妊娠期間中は140/90 mmHg未満に血圧コントロールすることで母児転帰の改善が期待される[27,28].分娩時などに急激に血圧上昇を認めた場合など，高血圧緊急症の発症に注意してニカルジピンや，子癇発作予防のために硫酸マグネシウムの投与を開始する.

✳ 授乳期　乳汁中への移行および使い方

　降圧薬に関しては，産後の血圧管理において母乳栄養と両立できると考えられる．アテノロールは，RIDが比較的高いので他剤を優先する[29].

（三戸麻子）

◆ 文献

1) Fu J, et al.: Increased risk of major congenital malformations in early pregnancy use of angiotensin-converting-enzyme inhibitors and angiotensin-receptor-blockers: a meta-analysis. Diabetes Metab Res Rev, 37: e3453, 2021. [PMID: 33779043]

2) Shotan A, et al.: Risks of angiotensin-converting enzyme inhibition during pregnancy: experimental and clinical evidence, potential mechanisms, and recommendations for use. Am J Med, 96: 451-456, 1994. [PMID: 8192177]

3) Barr M Jr: Teratogen update: angiotensin-converting enzyme inhibitors. Teratology, 50: 399-409, 1994. [PMID: 7778045]

4) Bullo M, et al.: Pregnancy outcome following exposure to angiotensin-converting enzyme inhibitors or angiotensin receptor antagonists: a systematic review. Hypertension, 60: 444-450, 2012. [PMID: 22753220]

5) Hünseler C, et al.: Angiotensin II receptor blocker induced fetopathy: 7 cases. Klin Padiatr, 223: 10-14, 2011. [PMID: 21271514]

6) Gang MH, et al.: Secondary renal tubular dysgenesis in a newborn exposed to angiotensin II receptor antagonist during gestation. Clin Exp Pediat, 64: 136-138, 2021. [PMID: 32718150]

7) Spaggiari E, et al.: Prognosis and outcome of pregnancies exposed to renin-angiotensin system blockers. Prenat Diagn, 32: 1071-1076, 2012. [PMID: 22903358]

8) Weber-Schoendorfer C, et al.: The safety of calcium channel blockers during pregnancy: a prospective, multicenter, observational study. Reprod Toxicol, 26: 24-30, 2008. [PMID: 18585452]

9) Mito A, et al.: Safety of Amlodipine in Early Pregnancy. J Am Heart Assoc, 8: e012093, 2019. [PMID: 31345083]

10) Magee LA, et al.: The safety of calcium channel blockers in human pregnancy: a prospective, multicenter cohort study. Am J Obstet Gynecol, 174: 823-828, 1996. [PMID: 8633650]

11) Bateman BT, et al.: β -Blocker Use in Pregnancy and the Risk for Congenital Malformations: An International Cohort Study. Ann Intern Med, 169: 665-673, 2018. [PMID: 30326014]

12) Bateman BT, et al.: Late Pregnancy β Blocker Exposure and Risks of Neonatal Hypoglycemia and Bradycardia. Pediatrics, 138: e20160731, 2016. [PMID: 27577580]

13) Tanaka K, et al.: Beta-Blockers and Fetal Growth Restriction in Pregnant Women With Cardiovascular Disease. Circ J, 80: 2221-2226, 2016. [PMID: 27593227]

14) Duan L, et al.: Beta-blocker subtypes and risk of low birth weight in newborns. J Clin Hypertens (Greenwich), 20: 1603-1609, 2018. [PMID: 30267456]

15) Lydakis C, et al.: Atenolol and fetal growth in pregnancies complicated by hypertension. Am J Hypertens, 12: 541-547, 1999. [PMID: 10371362]

16) Lip GY, et al.: Effect of atenolol on birth weight. Am J Cardiol, 79: 1436-1438, 1997. [PMID: 9165181]

17) Easterling TR, et al.: Prevention of preeclampsia: a randomized trial of atenolol in hyperdynamic patients before onset of hypertension. Obstet Gynecol, 93: 725-733, 1999. [PMID: 10912975]

18) Hoeltzenbein M, et al.: Pregnancy outcome after first trimester exposure to bisoprolol: an observational cohort study. J Hypertens, 36: 2109-2117, 2018. [PMID: 29985206]

19) Van Zutphen AR, et al.: Maternal hypertension, medication use, and hypospadias in the National Birth Defects Prevention Study. Obstet Gynecol, 123: 309-317, 2014. [PMID: 24402588]

20) Lennestål R, et al.: Maternal use of antihypertensive drugs in early pregnancy and delivery outcome, notably the presence of congenital heart defects in the infants. Eur J Clin Pharmacol, 65: 615-625, 2009. [PMID: 19198819]

21) Hoeltzenbein M, et al.: Pregnancy Outcome After First Trimester Use of Methyldopa: A Prospective Cohort Study. Hypertension, 70: 201-208, 2017. [PMID: 28533329]

22) Cockburn J, et al.: Final report of study on hypertension during pregnancy: the effects of specific treatment on the growth and development of the children. Lancet, 1: 647-649, 1982. [PMID: 6121965]

23) Boutroy MJ, et al.: Clonidine: placental transfer and neonatal adaption. Early Hum Dev, 17: 275-286, 1988. [PMID: 3208682]

24) Huisjes HJ, et al.: Is clonidine a behavioural teratogen in the human? Early Hum Dev, 14: 43-48, 1986. [PMID: 3732118]

25) Magee LA, et al.: Labetalol for hypertension in pregnancy. Expert Opin Drug Saf, 14: 453-461, 2015. [PMID: 25692529]

26) Magee LA, et al.: Hydralazine for treatment of severe hypertension in pregnancy: meta-analysis. BMJ, 327: 955-960, 2003. [PMID: 14576246]

27) Magee LA, et al.: Less-tight versus tight control of hypertension in pregnancy. N Engl J Med, 372: 2367-2368, 2015. [PMID: 26061848]

28) Tita AT, et al.: Treatment for Mild Chronic Hypertension during Pregnancy. N Engl J Med, 386: 1781-1792, 2022. [PMID: 35363951]

29) Eyal S, et al.: Atenolol pharmacokinetics and excretion in breast milk during the first 6 to 8 months postpartum. J Clin Pharmacol, 50: 1301-1309, 2010. [PMID: 20145263]

参考文献

・日本高血圧学会高血圧治療ガイドライン作成委員会 編:高血圧治療ガイドライン 2019. 日本高血圧学会, 2019.

・日本妊娠高血圧学会 編：妊娠高血圧症候群の診療指針 2021-Best Practice Guide. メジカルビュー, 2021.

24 / 抗不整脈薬

医薬品	添付文書情報（巻頭参照）		総合評価（巻頭参照）	
	妊娠	授乳	妊娠	授乳
Ia群（Naチャネル遮断薬）				
プロカインアミド　procainamide ◆ **アミサリン**	有益性	添文3	使用可	使用可
ジソピラミド　disopyramide ◆ **リスモダン**	有益性	添文3	本文参照	使用可
シベンゾリン　cibenzoline ◆ **シベノール**	有益性	添文3	本文参照	本文参照
Ib群（Naチャネル遮断薬）				
リドカイン　lidocaine ◆ **キシロカイン**	有益性*	添文3	使用可	使用可
メキシレチン　mexiletine ◆ **メキシチール**	有益性	添文3	使用可	使用可
アプリンジン　aprindine ◆ **アスペノン**	禁忌	添文3	使用不可	本文参照
Ic群（Naチャネル遮断薬）				
フレカイニド　flecainide ◆ **タンボコール**	禁忌	添文3	使用可	使用可
ピルシカイニド　pilsicainide ◆ **サンリズム**	有益性	添文3	本文参照	使用可
プロパフェノン　propafenone ◆ **プロノン**	有益性	添文3	情報なし	使用可
III群（Kチャネル遮断薬）				
アミオダロン　amiodarone ◆ **アンカロン**	有益性	添文1	本文参照	本文参照
ソタロール　sotalol ◆ **ソタコール**	有益性	添文1	本文参照	本文参照
ニフェカラント　nifekalant ◆ **シンビット**	有益性	添文3	本文参照	本文参照
IV群（Ca拮抗薬）				
ベラパミル　verapamil ◆ **ワソラン**	禁忌	添文3	使用可	使用可

*：〈硬膜外麻酔〉妊娠後期の患者には，投与量の減量を考慮する．〈伝達麻酔〉傍頸管ブロックにより胎児の徐脈を起こすおそれがある．

医薬品	添付文書情報（巻頭参照）		総合評価（巻頭参照）	
	妊娠	授乳	妊娠	授乳
IV群（Ca 拮抗薬）				
ジルチアゼム diltiazem ◆ヘルベッサー	禁忌	添文3	使用可	使用可
ベプリジル bepridil ◆ベプリコール	禁忌	添文3	情報なし	本文参照
その他				
ジゴキシン digoxin ◆ジゴシン	有益性	添文3	使用可	使用可
アデノシン三リン酸二ナトリウム adenosine triphosphate disodium ◆ATP，アデホス	有益性	添文3	使用可	使用可
アトロピン atropine ◆アトロピン	有益性	添文2	使用可	使用可

　不整脈のなかで，動悸，めまい，失神など自覚症状を伴うもの，血行動態・予後に影響するものについては治療介入が行われるが，不整脈の種類および背景となる器質的心疾患，心不全の状況によって個々の患者に最適な薬物療法，あるいはカテーテルアブレーション，ペースメーカー，植込み型除細動器などの非薬物療法が選択される．

　抗不整脈薬はほとんどが20 〜 30年前あるいはそれ以前に開発されたもので妊産婦，授乳婦への使用について大きく変わるものはないが，一部の薬剤はわが国で使用されるものの諸外国では使用されないものがあり，そのような薬剤でのエビデンスは乏しい．

❀ 妊娠計画期

　妊娠前に不整脈既往をもつ患者では，周産期にも再発しやすいといわれている．カテーテルアブレーションや植込み型除細動器の適応症例では，妊娠前の施行が好ましい．

❀ 妊娠期　胎児へ与える影響および使い方

　妊娠期の女性では循環血液量の増大や内分泌・自律神経学的変化により不整脈が誘発されやすく，悪化しやすい．妊娠中の不整脈に対する治療の多くは非妊娠時の治療に準じているが，胎児への影響を考慮した薬剤選択が求められる．

❶ Ⅰa群（Naチャネル遮断薬）

＊ プロカインアミド塩酸塩

妊娠第2・3三半期の胎児心不整脈の治療として母親に投与されている[1]．また，米国のガイドラインにおいて妊婦の上室性頻拍の急性期治療に対しプロカインアミドの静脈内投与は妥当であろうとの記載があり，使用は容認できると考える[2]．

＊ ジソピラミド

動物実験やヒトでの使用において先天異常を生じさせたとの報告はない．しかし子宮収縮を生じさせるとの報告や妊娠第3三半期の使用時に早産や胎盤早期剥離が生じた報告があり，特に妊娠第3三半期での使用は注意を要する[3,4]．

＊ シベンゾリンコハク酸塩

妊娠30週時に投与した症例が報告されているが，詳細は不明である[5]．

類似の同種同効薬が存在するため，他剤を考慮することを推奨する．

❷ Ⅰb群（Naチャネル遮断薬）

＊ リドカイン

妊娠第1三半期に局所麻酔薬としてリドカインを使用した293例と妊娠中いずれかの時期に投与された947例において先天異常の頻度は増加しなかったと報告されている[6]．

また，妊娠18週で心停止した妊婦の蘇生にリドカインが使用された例では，その後38週で正常な児を出産し，17ヵ月時点での神経発達においても正常であったが，成長は10パーセンタイル以下であった[6]．

本剤の催奇形性リスクはベースラインリスクを上回らないと考える．

＊ メキシレチン塩酸塩

妊娠中にメキシレチンを使用した症例報告はいくつかあるが，いずれも児には影響がなかったとされている．しかし疫学的研究はなく，症例報告のみである点に留意すべきである[7-9]．

＊ アプリンジン塩酸塩

妊婦に投与された報告例はないが，動物実験においてラットの胎児の発育抑制やウサギの生存胎児数の減少および胎児死亡数の増加が確認されており，他剤使用が推奨される[10,11]．

❸ Ⅰc群（Naチャネル遮断薬）

＊ フレカイニド酢酸塩

妊娠第2・3三半期における胎児の上室性頻脈性不整脈の治療に母体へ投与されることがある[12,13]．また，妊娠第1三半期から出産まで使用し児に影響がなかったとの報告など，妊婦に対する使用報告はいくつかあるが，いずれも催奇形性を示唆するものはない[14]．

欧米のガイドラインにおいて妊婦への使用は考慮されるとあり，状況により使用は容

認できると考えられる[15,16].

* ピルシカイニド塩酸塩水和物

日本で開発された薬剤であり，使用は日本でのエビデンスに限られる．製薬会社の使用成績調査において妊娠20週の妊婦への使用が報告されている．副作用はなく，追跡調査の結果，出産後は母子ともに正常であった．しかしながら情報が限られているため他剤での対応が望ましい[17].

* プロパフェノン塩酸塩

妊娠第3三半期にプロパフェノン900 mg/日を開始した妊婦が2例報告されているが，いずれも児には影響がなかった[18,19].

動物実験ではラットおよびウサギの胎児あるいは出生児に対して催奇形性が疑われる影響は認められていないが[20]，ヒトでの妊娠第1三半期の使用報告はなく，催奇形性の影響がないと断言するには情報が限られる．

❹ II群（β遮断薬）

β遮断薬については，4章「23．降圧薬」（p.301）を参照されたい．

❺ III群（K チャネル遮断薬）

* アミオダロン塩酸塩

アミオダロンを使用した母親から出生した児に先天異常（心室中隔欠損症や先天性眼振，小顎症など）が報告されているが，先天異常発生リスクを増加させた結果とは断定できない[21].

また，児の神経学的障害（学習障害や運動発達遅滞）が報告されているが[22]，児の長期追跡調査に関する情報は非常に限られており神経発達への影響を結論づけることは困難である．

アミオダロンには200 mg中に約75 mgと多量のヨードが含まれており，妊娠中の使用により胎児および新生児に甲状腺機能障害が生じた例が報告されている[23].

妊娠中の使用は母体が非常にリスクの高い不整脈を有し，他剤が無効や禁忌であり，やむを得ず使用する場合に限定されると考えられる．また胎児の甲状腺のモニタリングや出生後の児の神経学的な評価を定期的に行うことが推奨される．

* ソタロール塩酸塩

妊娠期間中を通してソタロール160 mgを使用した母親から出生した児に顔面異形・小頭症・食道狭窄・不整脈がみられた例が報告されている[24]．一方で正常児を出産された報告もあり[25,26]，先の報告の所見が薬剤による影響とは断定できない．なお，本剤は胎児の上室性頻拍の治療として妊娠期に経胎盤的に投与されることがある[27].

海外では妊娠中の上室性頻拍や心房細動，心房粗動において他剤無効時の選択肢の一つと考えられている[28].

治療量のソタロールが重大な催奇形性リスクをもたらす可能性は低いが，リスクがな

いと言い切るにはデータが不十分である.

＊ ニフェカラント塩酸塩

わが国をはじめとし，限られた国でのみ使用されている．アミオダロン静注用よりも先にニフェカラントがわが国で上市され頻用されたが，現在では心室細動，心室頻拍の急性期治療で時折使用される状況にある．慢性期には内服のソタロール，アミオダロンなどに置換される．妊産婦に対するエビデンスはない.

❻ Ⅳ群（Ca 拮抗薬）

＊ ベラパミル塩酸塩

カナダの多施設コホート研究では，妊娠第1三半期にCa拮抗薬を使用した妊婦78例（41%がベラパミルを使用）の出生児は非曝露群の出生児と比較し先天異常のリスク上昇はみられなかった[29].

また欧州催奇形性情報サービス（ENTIS）の調査では，妊娠第1三半期にCa拮抗薬を使用した妊婦299例（うちベラパミル使用は62例）の転帰を前方視的調査した結果，催奇形性リスクは示唆されなかった[30].

海外のガイドラインでは妊娠中も安全に使用できる薬剤と考えられている[28].

＊ ジルチアゼム塩酸塩

動物で催奇形性が認められているが，小規模のコホート研究において妊娠第1三半期に使用しても催奇形性リスクは示唆されなかった[29,30]．情報は限られるがリスクは高くないと考えられる.

＊ ベプリジル塩酸塩水和物

疫学研究や症例報告はない．また臨床現場での使用はわが国に限定されているものと思われる.

❼ その他

＊ ジゴキシン

ジゴキシンについては，4章「25．心不全治療薬」（p.317）を参照されたい.

＊ アデノシン三リン酸二ナトリウム水和物

33例の妊婦（第1三半期3例，第2三半期8例，第3三半期22例）にアデノシンを使用した報告では，児に先天異常はみられなかった[31].

妊娠初期の使用に関する情報は限られているが，半減期が10秒未満と非常に短い点や，生体内においても広く分布している物質である点などから胎児リスクは低いと考えられる．なお，海外では主に妊娠第2・3三半期の妊婦における発作性上室頻拍の薬物療法の第一選択として使用されている[15].

＊ アトロピン硫酸塩水和物

いくつかの疫学調査では先天異常発生率の明らかな増加は認められていない[6].

情報は限られているが，児に害があるというエビデンスはなく，本剤が必要な場合に

おいては使用は許容されると考える.

✻ 授乳期　乳汁中への移行および使い方

❶ Ⅰa群（Na チャネル遮断薬）

＊ プロカインアミド塩酸塩

　母乳への移行性は少なく，影響はないものと推定される．米国小児科学会でも本剤は授乳可能な薬剤に分類している[32]．一方，実臨床でプロカインアミドを選択される場面はきわめて限られている．

＊ ジソピラミド

　200 mg を 1 日 3 回内服している母親から授乳された児の血中濃度は母体血中濃度の約 12.5％であり，副作用は認められなかった[33]．そのほか，児の血中からは検出されなかったとの報告もあり[34]，母乳哺育との両立は問題ないと考える．

＊ シベンゾリンコハク酸塩

　エビデンスが非常に限られており，妊婦への投与と同様，他剤で対応できるならばそれが望ましい[35]．

❷ Ⅰb群（Na チャネル遮断薬）

＊ リドカイン

　母乳中のリドカイン濃度は血漿中濃度の約 40％で RID は 0.5 〜 3.1％と低く，児への影響は少ないと考えられている[36,37]．

＊ メキシレチン塩酸塩

　1 日 600 mg（わが国での承認用量 450 mg）内服の母親から授乳されていた 2 人の児のRID はそれぞれ 2.8％と 2.6％であり，児に副作用はみられなかった[38]．母乳哺育との両立は問題ないと推定される．

＊ アプリンジン塩酸塩

　わが国で開発された薬剤である．症例報告や疫学研究はない．タンパク結合率 94 〜97％と高いが半減期は 8 〜 16 時間とやや長い．十分な情報がないため他剤を選択することが望ましい[39]．

❸ Ⅰc群（Na チャネル遮断薬）

＊ フレカイニド酢酸塩

　妊娠中と産後にフレカイニドを 1 回 87.3 mg 1 日 2 回服用した母親から母乳のみで哺育された児の生後約 6 ヵ月（毎週測定）までの心電図はすべて正常であった．児の血中から薬剤は検出されず，RID は 5.6％と算出された[40]．
　また，フレカイニドを服用している 8 例の母親（1 日投与量の中央値 150 mg）から授乳

を受けた児の追跡調査では，児の血中濃度は検出限界以下であった．生後15日目の臨床検査は正常であり，副作用が生じた児はいなかった．5ヵ月と8ヵ月間母乳で育てられた2人の児は健康で，それぞれ1歳と2歳になっても正常に発育していた[41]．

報告は限られるが，おそらく授乳可能と考えられる．

＊ ピルシカイニド塩酸塩水和物

わが国で開発された薬である．健康な授乳婦にピルシカイニド50 mgを単回投与し，採取した母乳の解析を行った結果，RIDは7％であった[42]．

＊ プロパフェノン塩酸塩

1日900 mg投与の母親の母乳中の薬剤濃度は低く，推定されるRIDは0.03％であり児への影響はないと考えられている[19]．

❷ Ⅱ群（β遮断薬）

β遮断薬については，4章「23．降圧薬」（p.303）を参照されたい．

❸ Ⅲ群（Kチャネル遮断薬）

＊ アミオダロン塩酸塩

アミオダロンは脂肪組織に多く分布されるため半減期は26～107日と非常に長い．また本剤の母乳中濃度は変動が大きく，RIDは0.54～43.1％とされている．母親の継続的な使用により児のアミオダロン濃度は蓄積されると理論的に考えられる[37]．また本剤は多量にヨードを含むため，児が甲状腺機能低下症を生じる懸念がある．

長期服用中や高用量服用している場合の授乳は推奨されないが，授乳する際には乳児の甲状腺機能についても慎重にフォローする必要がある．

＊ ソタロール塩酸塩

母乳中濃度が高く，RIDが25.5％との報告があるが[37]，1日に160～240 mg内服する母親が授乳した例では，徐脈などの児への影響はなかったと報告されている[43]．

また本剤は米国において乳児の心室性不整脈または心房細動・心房粗動に対して使用されているが，生理学に基づく薬物動態モデルでの検討では，授乳により曝露した乳児の血漿中濃度は，治療として直接投与された乳児より低い範囲になることが示唆された[44]．

エビデンスは限られるため，授乳の際は乳児の血圧や脈拍を注意深く観察することが推奨される．

＊ ニフェカラント塩酸塩

わが国をはじめとし，限られた国でのみ使用されている薬剤である．分子量441，タンパク結合率86.4～94.6％，半減期は1.1～1.5時間である．児への移行率は高くないものと推定されるが，エビデンスが限られるため本剤投与中や投与終了直後の授乳は避けることが望ましい．

❹　IV群（Ca拮抗薬）

＊ ベラパミル塩酸塩

児が母乳を介して摂取した量は母親に投与された量の0.01％未満であった．また授乳した児の血漿からは薬剤が検出されなかったと報告されている[45]．

その他の報告においても母乳への移行性は低く，児への影響は少ないと考えられる．

＊ ジルチアゼム塩酸塩

母乳を介した児の曝露は少なく，児へ影響しないとされる．米国小児科学会はジルチアゼムを授乳可能な薬剤として分類している[32]．

＊ ベプリジル塩酸塩水和物

タンパク結合率が98.74％と高く乳汁分泌は低いと考えられるが授乳の報告はなく，児への影響は不明である．海外での使用がほとんどないためエビデンスがきわめて限定的となっている[46]．

❺　その他

＊ ジゴキシン

ジゴキシンについては，4章「25. 心不全治療薬」（p.319）を参照されたい．

＊ アデノシン三リン酸ニナトリウム水和物

半減期がきわめて短く，母乳に移行するほど長く全身循環に存在することはないと考えられるため，児への影響はないと推定される．

＊ アトロピン硫酸塩水和物

母乳への移行は限られており児への影響は少ないと考えられるが，実際の授乳例の報告はない[37,47]．

（西島秀和，今井　靖）

📕 文献

1) Ito S, et al.: Drug therapy for fetal arrhythmias. Clin Perinatol, 21: 543-572, 1994. [PMID: 7982334]

2) Page RL, et al.: 2015 ACC/AHA/HRS Guideline for the Management of Adult Patients With Supraventricular Tachycardia: A Report of the American College of Cardiology/American Heart Association Task Force on Clinical Practice Guidelines and the Heart Rhythm Society. J Am Coll Cardiol, 67: e27-e115, 2016. [PMID: 26409259]

3) Tadmor OP, et al.: The effect of disopyramide on uterine contractions during pregnancy. Am J Obstet Gynecol, 162: 482-486, 1990. [PMID: 2309835]

4) Abbi M, et al.: Preterm labor and accidental hemorrhage after disopyramide therapy in pregnancy. A case report. J Reprod Med, 44: 653-655, 1999. [PMID: 10442335]

5) 藤岡大祐ほか：Ⅰa群抗不整脈薬を使用した妊娠合併閉塞性肥大型心筋症の一例. Circ J, 66：1027, 2002.

6) Briggs GG, et al.: Drugs in Pregnancy and Lactation, 12th ed., Wolters Kluwer, 2022.

7) Lownes HE, et al.: Mexiletine use in pregnancy and lactation. Am J Obstet Gynecol, 157: 446-447, 1987. [PMID: 3618696]

8) Gregg AR, et al.: Mexilitene use in pregnancy. J Perinatol, 8: 33-35, 1988. [PMID: 3236091]

9) Lee MJ, et al.: Peripartum management of patient with long QT3 after successful implantable cardioverter defibrillator device discharge resulting

in device failure: a case report. Eur Heart J Case Rep, 5: ytab487. [PMID: 34926986]

10）駒井義生ほか：MS-5075（塩酸アプリンジン）の生殖試験―経口投与時のラットにおける器官形成期投与試験―. 薬理と治療, 13：2661-2676, 1985.

11）駒井義生ほか：Aprindine Hydrochloride の安全性研究―静脈内投与時のウサギにおける器官形成期投与試験―. 薬理と治療, 15：1133-1141, 1987.

12）Jaeggi ET, et al.: Comparison of transplacental treatment of fetal supraventricular tachyarrhythmias with digoxin, flecainide, and sotalol: results of a nonrandomized multicenter study. Circulation, 124: 1747-1754, 2011. [PMID: 21931080]

13）Vigneswaran TV, et al.: Correlation of maternal flecainide concentrations and therapeutic effect in fetal supraventricular tachycardia. Heart Rhythm, 11: 2047-2053, 2014. [PMID: 25068572]

14）Chauveau S, et al.: Flecainide is a safe and effective treatment for pre-excited atrial fibrillation rapidly conducted to the ventricle in pregnant women: a case series. Eur Heart J Case Rep, 3: ytz066, 2019. [PMID: 31449645]

15）Hindricks G, et al.: 2020 ESC Guidelines for the diagnosis and management of atrial fibrillation developed in collaboration with the European Association for Cardio-Thoracic Surgery (EACTS): The Task Force for the diagnosis and management of atrial fibrillation of the European Society of Cardiology (ESC) Developed with the special contribution of the European Heart Rhythm Association (EHRA) of the ESC. Eur Heart J, 42: 373-498, 2021. [PMID: 32860505]

16）Page RL, et al.: 2015 ACC/AHA/HRS guideline for the management of adult patients with supraventricular tachycardia: A Report of the American College of Cardiology/American Heart Association Task Force on Clinical Practice Guidelines and the Heart Rhythm Society. Heart Rhythm, 13: e136-e221, 2016. [PMID: 26409100]

17）サンリズム®カプセル 25mg・50mg 医薬品インタビューフォーム, 2023 年 6 月改訂（第 14 版）.

18）Brunozzi LT, et al.: Propafenone in the treatment of chronic ventricular arrhythmias in a pregnant patient. Br J Clin Pharmacol, 26: 489-490, 1988. [PMID: 3191001]

19）Libardoni M, et al.: Transfer of propafenone and 5-OH-propafenone to foetal plasma and maternal milk. Br J Clin Pharmacol, 32: 527-528, 1991. [PMID: 1958453]

20）プロパフェノン塩酸塩 医薬品インタビューフォーム, 2024 年 3 月改訂（第 12 版）.

21）Bartalena L, et al.: Effects of amiodarone administration during pregnancy on neonatal thyroid function and subsequent neurodevelopment. J Endocrinol Invest, 24: 116-130, 2001. [PMID: 11263469]

22）Mikovic Z, et al.: Developmental delay associated with normal thyroidal function and long-term amiodarone therapy during fetal and neonatal life. Biomed Pharmacother, 64: 396-398, 2010. [PMID: 20359853]

23）Huang V, et al.: Transient neonatal hypothyroidism following a short course of maternal amiodarone therapy. J Pediatr Endocrinol Metab, 32: 631-633, 2019. [PMID: 31085747]

24）Babin JP, et al.: Possible embryofetopathy caused by beta-blocker (sotalol) taken throughout the pregnancy. Pediatrie, 40: 129-136, 1985. [PMID: 2417188]

25）Wagner X, et al.: Coadministration of flecainide acetate and sotalol during pregnancy: lack of teratogenic effects, passage across the placenta, and excretion in human breast milk. Am Heart J, 119: 700-702, 1990. [PMID: 1689933]

26）Yoshii T, et al.: Multi-modal treatment in a pregnant woman with untreated cardiac sarcoidosis complicated by cardiac dysfunction and ventricular arrhythmias: a case report and literature review. Eur Heart J Case Rep, 8: ytae108, 2024. [PMID: 38454957]

27）Shah A, et al.: Effectiveness of sotalol as first-line therapy for fetal supraventricular tachyarrhythmias. Am J Cardiol, 109: 1614-1618, 2012. [PMID: 22444730]

28）Regitz-Zagrosek V, et al.: 2018 ESC Guidelines for the management of cardiovascular diseases during pregnancy. Eur Heart J, 39: 3165-3241, 2018. [PMID: 30165544]

29）Magee LA, et al.: The safety of calcium channel blockers in human pregnancy: a prospective, multicenter cohort study. Am J Obstet Gynecol, 174: 823-828, 1996. [PMID: 8633650]

30）Weber-Schoendorfer C, et al.: The safety of calcium channel blockers during pregnancy: a prospective, multicenter, observational study. Reprod Toxicol, 26: 24-30, 2008. [PMID: 18585452]

31）Elkayam U, et al.: Adenosine therapy for supraventricular tachycardia during pregnancy. Am J Cardiol, 75: 521-523, 1995. [PMID: 7864004]

32）American Academy of Pediatrics Committee on Drugs: Transfer of drugs and other chemicals into human milk. Pediatrics, 108: 776-789, 2001. [PMID: 11533352]

33）Barnett DB, et al.: Disopyramide and its N-monodesalkyl metabolite in breast milk. Br J Clin Pharmacol, 14: 310-312, 1982. [PMID: 7104189]

34）MacKintosh D, et al.: Excretion of disopyramide in human breast milk. Br J Clin Pharmacol, 19: 856-857, 1985. [PMID: 4027131]

35）シベンゾリンコハク酸塩 医薬品インタビューフォーム, 2023 年 12 月改訂（第 10 版）.

36）Dryden RM, et al.: Breast milk lidocaine levels in

tumescent liposuction. Plast Reconstr Surg, 105: 2267-2268, 2000. [PMID: 10839430]

37）Hale TW: Hale's Medications & Mothers'Milk 2023. （20th ed）, Springer publishing, 2023.

38）Monfort A, et al.: Transfer of Mexiletine into Breast Milk: A Case Report. Breastfeed Med, 18: 489-493, 2023. [PMID: 37184533]

39）アプリンジン塩酸塩 医薬品インタビューフォーム, 2023 年 12 月改訂（第 3 版）.

40）van der Zande JA, et al.: Maternal, fetal, neonatal and breastmilk flecainide concentration during maternal therapy and lactation: a case report. Int Breastfeed J, 18: 21, 2023. [PMID: 37060099]

41）Pizzoglio V, et al.: Follow-up of flecainide breastfed infants. Fundam Clin Pharmacol, 37: 143-144, 2023.

42）Wakaumi M, et al.: Pilsicainide in breast milk from a mother: comparison with disopyramide and propafenone. Br J Clin Pharmacol, 59: 120-122, 2005. [PMID: 15606453]

43）Hackett LP, et al.: Excretion of sotalol in breast milk. Br J Clin Pharmacol, 29: 277-278, 1990. [PMID: 2306424]

44）Pressly MA, et al.: Informing a Comprehensive Risk Assessment of Infant Drug Exposure From Human Milk: Application of a Physiologically Based Pharmacokinetic Lactation Model for Sotalol. J Clin Pharmacol, 63: S106-S116, 2023. [PMID: 37317500]

45）Anderson P, et al.: Verapamil and norverapamil in plasma and breast milk during breast feeding. Eur J Clin Pharmacol, 31: 625-627, 1987. [PMID: 3830249]

46）ベプリコール®錠 医薬品インタビューフォーム, 2023 年 10 月改訂（第 13 版）.

47）Atropine. Drugs and Lactation Database （LactMed）. Available at〈https://www.ncbi.nlm.nih.gov/books/NBK501471/〉（Accessed July, 2024）

25 / 心不全治療薬

医薬品	添付文書情報（巻頭参照）		総合評価（巻頭参照）	
	妊娠	授乳	妊娠	授乳
強心薬：ジギタリス製剤				
ジゴキシン　digoxin ◆ ジゴシン	有益性	添文3	使用可	使用可
メチルジゴキシン　metildigoxin ◆ ラニラピッド	有益性	添文3	使用可	使用可
デスラノシド　deslanoside ◆ ジギラノゲン	有益性	添文3	使用可	情報なし
強心薬：カテコラミン				
ドパミン　dopamine ◆ イノバン	有益性	添文3	使用可	使用可
ドブタミン　dobutamine ◆ ドブトレックス	有益性	添文3	使用可	使用可
ドカルパミン　docarpamine ◆ タナドーパ	有益性	添文3	使用可	使用可
イソプレナリン　isoprenaline ◆ プロタノール	有益性	──	使用可	使用可
アドレナリン　adrenaline ◆ ボスミン	有益性	添文3	使用可	使用可
ノルアドレナリン　noradrenaline ◆ ノルアドリナリン	＊	添文3	使用可	使用可
強心薬：カテコラミン系				
デノパミン　denopamine ◆ カルグート	有益性	添文3	使用可	使用可
コルホルシンダロパート　colforsin daropate ◆ アデール	有益性	添文3	使用可	使用可
ブクラデシン　bucladesine ◆ アクトシン	──	──	使用可	使用可
強心薬：PDE3 阻害薬				
オルプリノン　olprinone ◆ コアテック	禁忌	添文3	本文参照	情報なし

＊：添付文書では禁忌とはされていないが，「投与しないこと」とされている．

	添付文書情報（巻頭参照）		総合評価（巻頭参照）	
医薬品	妊娠	授乳	妊娠	授乳
強心薬：PDE3 阻害薬				
ミルリノン milrinone ◆**ミルリーラ**	有益性	添文3	本文参照	情報なし
ピモベンダン pimobendane ◆**ピモベンダン**	有益性	添文2	本文参照	情報なし
心房性 Na 利尿ペプチド製剤				
カルペリチド carperitide ◆**ハンプ**	有益性	添文3	本文参照	情報なし
アンジオテンシン受容体ネプリライシン阻害薬（ARNI）				
サクビトリルバルサルタン sacubitril valsa-rtan ◆**エンレスト**	禁忌	添文2	使用不可	使用可
HCN チャネル阻害薬				
イバブラジン ivabradine ◆**コララン**	禁忌	添文1	本文参照	情報なし
可溶性グアニル酸シクラーゼ活性化薬				
ベルイシグアト vericiguat ◆**ベリキューボ**	有益性	添文3	本文参照	情報なし

妊娠計画期

ベネフィット・リスクを勘案すると，妊娠を計画していることを理由に医薬品の使用を躊躇する選択肢はないと考えられる．

妊娠期 胎児に与える影響および使い方

❶ ジギタリス製剤

ジゴキシンの妊娠初期使用については，数十例[1]，数百例規模[2]の研究が報告されており，先天異常との関連はみられていない．情報は限られているが，治療の有益性が優先されると考えられる．

❷ カテコラミン，カテコラミン系

アドレナリンの妊娠初期使用の数百例規模の研究において，先天異常の発生率の増加がみられたが，小奇形が多く報告されている[3]．妊娠初期にアドレナリンを使用した35例では，大奇形はみられなかった[4]．

イソプレナリンはβ刺激薬を対象とした研究において，実際にβ刺激薬を妊娠初期に使用した患者を対象とした500例規模の研究[5]や，国家レジストリを情報源とした研究[6]，医療保健データを情報源とした研究[7]において，先天異常の発生について大きなリスク上昇はみられていない．

重症な妊娠高血圧腎症による乏尿時などに血圧と腎血流維持目的で低用量のドパミンを使用した症例では，複数の報告において有害事象はみられていない[8-10]．

その他の医薬品については情報がない．カテコラミン・カテコラミン系の妊娠期の使用に関する情報は限られているが，治療の有益性が優先されると考えられる．

❸ PDE3 阻害薬

オルプリノン，ミルリノン，ピモベンダンは，情報が限られており評価が難しいが，使用に際しては，それぞれの病態・重症度に応じて適宜判断する必要がある．

❹ 心房性 Na 利尿ペプチド製剤

カルペリチドは，情報が限られており評価が難しいが，使用に際しては，それぞれの病態・重症度に応じて適宜判断する必要がある．

❺ アンジオテンシン受容体ネプリライシン阻害薬（ARNI）

サクビトリルバルサルタンは，アンジオテンシンⅡ受容体拮抗薬であるバルサルタンを含むため，妊娠判明後は速やかに中止することが必要である．添付文書に，「アンジオテンシンⅡ受容体拮抗薬並びにアンジオンシン変換酵素阻害薬で，妊娠中期～末期に投与を受けた妊婦において，母体及び胎児への影響（自然流産，胎児・新生児死亡，羊水過少症，胎児・新生児の低血圧，腎機能障害，腎不全，高カリウム血症，頭蓋の形成不全，羊水過少症によると推測される四肢の拘縮，脳，頭蓋顔面の奇形，肺の発育形成不全等）が報告されている」と記載されているとおり，悪影響が報告されているため，妊娠中の使用は添付文書どおり禁忌である．

万が一，妊娠中期以降にアンジオテンシンⅡ受容体拮抗薬を使用した場合には，超音波検査を行い羊水量や胎児発育について継続的に観察する必要がある．また新生児については，腎機能や電解質，血圧を継続的に観察する必要がある．

❻ HCN チャネル阻害薬

イバブラジンは，妊婦への投与については非臨床試験の結果から禁忌の制限が設けられている．

海外での医薬品リスク管理計画（RMP）集計（2017年4月まで）では，妊娠中曝露が42例報告されている[11]（正常出産11人，胎児発育遅延を伴う早産2人，羊膜嚢破裂のため吸引分娩による早産1人，帝王切開〔軽度先天異常があったが，報告者により本薬との因果関係は否定された〕1人，胎児ジストレスのため緊急帝王切開1人，自然流産4人，人工流産3人，

追跡不能13人，妊娠継続中6人）．

German Embryotox による情報[12] では，前向き調査38例（うち妊娠第1三半期の曝露37例）の妊娠転帰は，生産32例（大奇形1例〔心房中隔欠損と口蓋裂〕），自然流産3例，人工妊娠中絶3例であった．

❼ 可溶性グアニル酸シクラーゼ活性化薬

ベルイシグアトは，情報が限られており評価が難しいが，使用に際しては，それぞれの病態・重症度に応じて適宜判断する必要がある．

その他の医薬品については情報がないが，ARNIを除いては，治療の有益性が優先されると考えられる．

✻ 授乳期　乳汁中への移行および使い方

❶ ジギタリス製剤

ジゴキシンについては，RID は約2.3％，新生児維持量の約1％を母乳から摂取することになるとの報告がある[13]．乳児が母乳から摂取する量は少なく，乳児に悪影響を及ぼすとは考えにくい．

❷ カテコラミン，カテコラミン系

ドパミン，ドブタミン，アドレナリン，ノルアドレナリンなどのカテコラミン類は半減期が短く，経口でのバイオアベイラビリティが低いため，乳児に悪影響を及ぼすことは考えにくい．

ドパミンはプロラクチン分泌を阻害することが知られているが，授乳時の使用について情報がない．アドレナリン，ノルアドレナリンの大量投与では，血清プロラクチン濃度の低下が報告されている[14]．しかし，授乳が確立されている場合は，プロラクチンレベルは母乳産生に影響を与えない可能性がある[15]．

上記以外の医薬品については，授乳中の使用に関する情報はない．授乳の際は，医薬品の副作用を考慮し，乳児の様子を注意深く観察する必要がある．

授乳については，母親の希望や母親の疾患の状況，児の様子などを勘案し検討する必要があると考えられる．

（八鍬奈穂）

文献

1) Heinonen OP, et al.: Birth Defects and Drugs in Pregnancy, Littleton, Mass.: John Wright-PSG, pp. 441, 496, 1977.

2) Aselton P, et al.: First-trimester drug use and congenital disorders. Obstet Gynecol, 65: 451-455, 1985. [PMID: 3982720]

3) Heinonen OP,et al.: Birth Defects and Drugs in Pregnancy. Littleton, Mass.: John Wright-PSG, pp.346-347, 439, 1977.

4) Briggs GG, et al.: Drugs in Pregnancy and Lactation, 12th ed., p.443, Wolters Kluwer, 2022.

5) Schatz M, et al.: The safety of asthma and allergy medications during pregnancy. J Allergy Clin Immunol, 100: 301-306, 1997. [PMID: 9314340]

6) Garne E, et al.: Risk of congenital anomalies after exposure to asthma medication in the first trimester of pregnancy - a cohort linkage study. BJOG, 123: 1609-1618, 2016. [PMID: 27172856]

7) Eltonsy S, et al.: Risk of congenital malformations for asthmatic pregnant women using a long-acting β_2-agonist and inhaled corticosteroid combination versus higher-dose inhaled corticosteroid monotherapy. J Allergy Clin Immunol, 135: 123-130, 2015. [PMID: 25226849]

8) Gerstner G, et al.: Dopamine treatment for prevention of renal failure in patients with severe eclampsia. Clin Exp Obstet Gynecol, 7: 219-222, 1980. [PMID: 7261354]

9) Clark RB, et al.: Dopamine for the treatment of spinal hypotension during cesarean section. Anesthesiology, 53: 514-517, 1980. [PMID: 7457972]

10) Kirshon B, et al.: Effects of low-dose dopamine therapy in the oliguric patient with preeclampsia. Am J Obstet Gynecol, 159: 604-607, 1988. [PMID: 3421259]

11) 小野薬品工業株式会社コララン錠 2.5mg コララン錠 5mg コララン錠 7.5mg に関する資料（承認申請概要）.

12) Hoeltzenbein M, et al.: Ivabradine use in pregnant women-treatment indications and pregnancy outcome: an evaluation of the German Embryotox database. Eur J Clin Pharmacol, 77: 1029-1037, 2021. [PMID: 33501507]

13) Chan V, et al.: Transfer of digoxin across the placenta and into breast milk. Br J Obstet Gynaecol, 85: 605-609, 1978. [PMID: 687540]

14) Nicoletti I, et al.: Catecholamines and pituitary function. I. Effects of catecholamine synthesis inhibition and subsequent catecholamine infusion on gonadotropin and prolactin serum levels in normal cycling women and in women with hyperprolactinemic amenorrhea. Horm Res, 19: 158-170, 1984. [PMID: 6425187]

15) Bethesda. Drugs and Lactation Database (LactMed). Available at: 〈https://www.ncbi.nlm.nih.gov/books/NBK501922/〉（Accessed March 19, 2024）

26 / 血管拡張薬

医薬品	添付文書情報（巻頭参照）		総合評価（巻頭参照）	
	妊娠	授乳	妊娠	授乳
プロスタサイクリン系薬				
エポプロステノール　epoprostenol ◆フローラン	有益性	添文③	使用可	使用可
トレプロスチニル　treprostinil ◆トレプロスト	有益性	添文③	使用可	使用可
セレキシパグ　selexipag ◆ウプトラビ	有益性	添文③	本文参照	情報なし
エンドセリン受容体拮抗薬				
ボセンタン　bosentan ◆トラクリア	禁忌	添文②	使用不可	使用可
アンブリセンタン　ambrisentan ◆ヴォリブリス	禁忌	添文②	使用不可	情報なし
マシテンタン　macitentan ◆オプスミット	禁忌	添文②	使用不可	情報なし
NO-cGMP 系作動薬：PDE5 阻害薬				
シルデナフィル　sildenafil ◆レバチオ	有益性	添文②	使用可	使用可
タダラフィル　tadalafil ◆アドシルカ	有益性	添文③	使用可	使用可
NO-cGMP 系作動薬：可溶性グアニル酸シクラーゼ活性化薬				
リオシグアト　riociguat ◆アデムパス	禁忌	添文②	使用不可	本文参照

　血管拡張薬については多彩な薬剤が含まれるが，降圧薬，心不全治療薬などほかの項で記述されるものが多く，ここでは肺高血圧症に対して使用される薬剤を中心に解説する．

✤ 妊娠計画期

　従来，肺動脈性肺高血圧（pulmonary arterial hypertension；PAH）はそれ自体が予後不良の疾患であり，基本的には妊娠・出産は回避すべきとされている[1]．妊娠計画期あるいはその前から肺高血圧症の病態，臨床経過，妊娠・出産のリスクなどへの理解を含めたプレコンセプションケアがきわめて重要である．

　一方で，肺高血圧治療薬による管理が充実化する現在，肺高血圧を合併しつつもその管理が良好で妊娠・出産を迎える症例があることも事実であり[2]，その場合には，催奇形性を有するエンドセリン受容体拮抗薬と可溶性グアニル酸シクラーゼ活性化薬を回避してPDE5阻害薬とプロスタグランジン製剤・誘導体を用いての管理が行われるとの報告がある[3]．

✤ 妊娠期　胎児へ与える影響および使い方

❶ プロスタサイクリン系薬

　プロスタサイクリン自体は体内のアラキドン酸代謝における生理的産物である．

＊ エポプロステノールナトリウム

　特に重症例において使用されるエポプロステノール（持続静注：中心静脈カテーテルなどを留置し投与）は，妊娠の初期から後期にかけて多くの報告があり，薬剤に関連する胎児への影響は報告がない[4,5]が子宮筋収縮への影響を示唆する報告もある．

　妊娠後期において二次性にPAHをきたした2症例に対してエポプロステノールとPDE5阻害薬シルデナフィルを用いて管理し無事出産し，児も健康であったとされている[6]．

＊ トレプロスチニル

　トレプロスチニルは静注，皮下注のほか，最近では吸入薬も上市されている．妊娠における胎児の影響は動物での検討では問題ないとされる．特に吸入薬では投与量が静注・皮下注射に比較し投与量としては1/1,000未満であり特に胎児への影響は低い．中等症あるいは重症のPAH患者で妊娠を継続した57例について報告があり，非常に予後不良な状況で周産期に9例が死亡，出産にたどり着いた患者ではトレプロストなどが使用されていたが，胎児死亡6例で，生存児が42例であった．40例は健康，2例は先天性心疾患を合併したが心臓血管外科手術が実施され無事管理されたという[7]．

　そのほか，妊娠中・後期から導入し有効であったとする報告，重症PAH例17例のうち選択的人工中絶を受けなかった13例では帝王切開にて生児を得たと報告されている．

＊ セレキシパグ

　セレキシパグはプロスタグランジン骨格を有さない薬剤でプロスタグランジンPGI_2

受容体に直接作用する．比較的最近販売された薬剤で文献的根拠に乏しい．動物実験ではヒト最大投与量の47倍の濃度で投与したところ低体重児となったとの報告がある[8]．

妊婦および胎児への影響についてのエビデンスに乏しい．

❷　エンドセリン受容体拮抗薬

エンドセリンは日本人によって発見され研究が推進された血管作動物質である．その作用の主体をなすのはエンドセリン-1であるが，その遺伝子をノックアウトしたホモ接合体が胎生致死であり心臓流出路，大血管基部を含めた奇形を伴うことが報告されている[9]．

＊ ボセンタン

エンドセリンA（ETA），エンドセリンB（ETB）受容体の両者を遮断する．エンドセリン受容体拮抗薬ボセンタン投与によりラットではヒトの最大用量の2倍相当量の投与により，口蓋無形成，頭蓋骨・顔面骨形成異常，大動脈異常などの先天異常を生じるとの報告がある[10]．このような背景があるため妊娠中は回避すべき薬剤とされる．ボセンタンを服用している患者へは月経が遅延するなど妊娠の可能性が生じた場合にはすぐに担当医を受診するように指導すべきとされる．

＊ アンブリセンタン

ETA受容体選択的拮抗薬である．ETB受容体に内因性エンドセリンが刺激を与えるためか浮腫を生じやすいといわれる．動物実験では，アンブリセンタンはウサギで7 mg/kg/日以上，ラットで15 mg/kg/日以上の経口用量で催奇形性を示した（それぞれヒト用量の10 mg/日の1.7倍および3.5倍）．胎児への影響としては下顎や硬口蓋・軟口蓋の異常，心臓や大血管の奇形，胸腺や甲状腺の形成不全などがみられたと報告される[11]．本剤が妊婦への投与禁忌とされる所以である．

＊ マシテンタン

ボセンタンと同様，ETA，ETB受容体の両者を遮断する．動物生殖試験に基づいてマシテンタンは先天性欠損症や胎児死亡を含む胚・胎児毒性を引き起こす可能性がラット，ウサギと複数の動物種で証明されており妊娠中は禁忌である[12]．

❸　PDE5 阻害薬

＊ シルデナフィルクエン酸塩

妊娠中のシルデナフィル投与については動物実験においても催奇形性・胎児毒性は指摘されておらず，ヒトにおいて周産期予後に関する重度の母体合併症はなくまた死産率，新生児死亡率，先天異常発生率に影響しなかったとされている[6,13,14]．

また最近報告されたシステマティックレビューにおいても[15]，抽出した1,324文献から10報（対象患者計1,090人，シルデナフィル8報，タダラフィル2報）を選出し，妊娠中のシルデナフィルの使用と重大な先天異常，流産，母体または胎児の有害転帰との間に明確な関連性は認められなかったと報告されている．

＊ タダラフィル

　動物実験において催奇形性，胎児毒性の報告はない．またヒトにおいて妊娠初期の使用報告はないが，妊娠後期の胎児発育遅延などに有用であったとする報告も認められる[16]．

❹ 可溶性グアニル酸シクラーゼ活性化薬

＊ リオシグアト

　リオシグアトはPDE5阻害薬とは対照的であり，ラットでヒトの最大用量の3倍量で心奇形（心室中隔欠損）を生じたとの報告，ウサギでは5倍，15倍量で自然流産率が上昇したとされており，これら動物実験の結果に基づいて添付文書において妊婦への投与は禁忌とされている[17]．

　器官形成期の妊娠ラットにリオシグアトを経口投与すると，ヒト曝露量のそれぞれ約8倍および12倍で催奇形性および胚毒性を示した．ウサギでは，リオシグアトの経口投与は，ヒトの最大推奨用量のそれぞれ4倍および13倍の曝露量で流産および胎児毒性を引き起こしたと報告されている．そのため妊娠を想定される患者においてはPDE-5阻害薬を選択すべきと考えられる．

❋ 授乳期　乳汁中への移行および使い方

❶ プロスタサイクリン系薬

　母乳に移行して乳児に安定した状態で吸収されるとは考えにくい．

＊ エポプロステノール

　エポプロステノールは半減期も短く，文献的にも母乳哺育のメリットがあると考えればエポプロステノール投与での母乳哺育は両立しうる．薬物動態的指標についてはデータがない．

＊ トレプロスチニル

　データが非常に限定されているが母乳哺育のメリットなどから有益性が上回ると考えられるときにのみ使用する．

＊ セレキシパグ

　母乳移行性についてのデータがない．母乳哺育のメリットなどから有益性が上回ると考えられるときにのみ使用する．

❷ エンドセリン受容体拮抗薬

＊ ボセンタン

　検討は少ない状況であるが，授乳を介して児が摂取する量は少ないと考えられており，児に有害な作用を引き起こす可能性は低いと思われる[18]．

* **アンブリセンタン，マシテンタン**

授乳に関する薬物動態に関する情報は不明である．

❸ NO-cGMP 系作動薬

* **シルデナフィル，タダラフィル**

情報は限定的である．投与中は児の慎重な観察が必要である．

症例報告のデータによるとエビデンスは限られるが，母乳への移行量は少量であり，母乳で育てられた乳児に有害な影響を及ぼすとは予想されない[19]．

* **リオシグアト**

現時点では情報に乏しい．動物実験ではラットの母乳中に分泌されているとの報告がある．乳児の血圧低下を生じる懸念もあり，授乳婦は避けたほうがよいとの文献があるが授乳に関する薬物動態のデータは存在しない[20]．

関連情報 **肺高血圧症**

肺高血圧症は長年，死亡率の高い難治性疾患と認識されてきたが，2000年代に入りその病態が徐々に解明され，新しい治療法が開発され始めるとともに，患者のQOL・生命予後は飛躍的に改善した．肺高血圧症をきたす病態にはさまざまな機序があるが，ニース肺高血圧症臨床分類[21]に従い分類する．

左心不全や肺疾患によらず肺動脈に病変の主座があり肺動脈圧上昇がある肺動脈性肺高血圧（pulmonary arterial hypertension；PAH）を第1群と分類する．特発性，遺伝性によるもののほか，結合組織病・膠原病によるもの，成人先天性心疾患に合併するものなどが含まれる．鑑別すべきものとして第2群：左心性心疾患に伴うもの，第3群：肺疾患および／または低酸素血症に伴うもの，第4群：慢性血栓塞栓性肺高血圧症，第5群：詳細不明な多因子のメカニズムに伴うものがある．

肺血管拡張薬は通常第1群を対象として使用されるが，一部の治療薬（リオシグアト，セレキシパグ）は血栓塞栓症に起因する第4群：慢性血栓塞栓性肺高血圧症にも適応される．特に原因不明の特発性または遺伝性PAHに対しては治療初期から複数の治療薬（すなわちエンドセリン受容体拮抗薬，NO-cGMP系作動薬，プロスタサイクリン系薬〔あるいはプロスタグランジン受容体作動薬〕）を同時にあるいは短い間隔で追加していく形での初期併用療法（upfront combination therapy）を用い，より早期に肺動脈圧を正常に近づけることを目指す．

（今井　靖）

◆ 文献

1) Thorne S, et al.: Pregnancy and contraception in heart disease and pulmonary arterial hypertension. J Fam Plann Reprod Health Care, 32: 75-81, 2006. [PMID: 16824295]

2) Olsson KM, et al.: Pregnancy in pulmonary arterial hypertension. Eur Respir Rev, 25: 431-437, 2016. [PMID: 27903665]

3) Vaidy A, et al.: Pulmonary arterial hypertension in pregnancy. Curr Opin Cardiol, 38: 250-256, 2023. [PMID: 36811622]

4) Product Information: VELETRI® intravenous injection, epoprostenol intravenous injection. Actelion Pharmaceuticals US Inc (per FDA), South San Francisco, CA, 2020.

5) Product Information: FLOLAN intravenous injection, epoprostenol sodium intravenous injection. GlaxoSmithKline (per manufacturer), Research Triangle Park, NC, 2018.

6) Goland S, et al.: Favorable outcome of pregnancy with an elective use of epoprostenol and sildenafil in women with severe pulmonary hypertension. Cardiology, 115: 205-208, 2010. [PMID: 20173324]

7) Luo J, et al.: Pregnancy outcomes in patients with pulmonary arterial hypertension: A retrospective study. Medicine (Baltimore), 99: e20285, 2020. [PMID: 32501975]

8) Product Information: UPTRAVI® oral tablets, selexipag oral tablets. Actelion Pharmaceuticals US, Inc. (per manufacturer), South San Francisco, CA, 2015.

9) Kurihara Y, et al.: Elevated blood pressure and craniofacial abnormalities in mice deficient in endothelin-1. Nature, 368: 703-710, 1994. [PMID: 8152482]

10) ヤンセンファーマ株式会社：トラクリア錠 62.5 mg トラクリア小児用分散錠 32 mg に係る医薬品リスク管理計画書.

11) Product Information: Letairis® oral tablets, ambrisentan oral tablets. Gilead Sciences Inc (per FDA), Foster City, CA, 2018.

12) Product Information: OPSUMIT® oral tablets, macitentan oral tablets. Actelion Pharmaceuticals US Inc (per manufacturer), South San Francisco, CA, 2018.

13) Streit M, et al.: Successful pregnancy in pulmonary arterial hypertension associated with systemic lupus erythematosus: a case report. J Med Case Rep, 3: 7255, 2009. [PMID: 19830150]

14) Lacassie HJ, et al.: Management of Eisenmenger syndrome in pregnancy with sildenafil and L-arginine. Obstet Gynecol, 103: 1118-1120, 2004. [PMID: 15121629]

15) Turner JM, et al.: Phosphodiesterase-5 inhibitors in pregnancy: Systematic review and meta-analysis of maternal and perinatal safety and clinical outcomes. BJOG, 129: 1817-1831, 2022. [PMID: 35352868]

16) Product Information: ADCIRCA® oral tablets, tadalafil oral tablets. Eli Lilly and Company (per FDA), Indianapolis, IN, 2020.

17) Product Information: ADEMPAS oral tablets, riociguat oral tablets. Bayer Healthcare Pharmaceuticals Inc (per manufacturer), Whippany, NJ, 2018.

18) Bosentan. Drugs and Lactation Database (LactMed). Available at:<https://www.ncbi.nlm.nih.gov/books/NBK500618/>

19) Sildenafil. Drugs and Lactation Database (LactMed). Available at: <https://www.ncbi.nlm.nih.gov/books/NBK500617/>

20) Product Information: ADEMPAS oral tablets, riociguat oral tablets. Bayer Healthcare Pharmaceuticals Inc (per manufacturer), Whippany, NJ, 2018.

21) Simonneau G, et al.: Updated clinical classification of pulmonary hypertension. J Am Coll Cardiol, 62: D34-D41, 2013. [PMID: 24355639].

27 ╱ 利尿薬

医薬品	添付文書情報（巻頭参照）		総合評価（巻頭参照）	
	妊娠	授乳	妊娠	授乳
ループ利尿薬				
フロセミド　furosemide ♦ **ラシックス**	有益性	添文2	本文参照	使用可
アゾセミド　azosemide ♦ **ダイアート**	有益性	添文3	本文参照	本文参照
サイアザイド系利尿薬，サイアザイド類似利尿薬				
ヒドロクロロチアジド　hydrochlorothiazide ♦ **ヒドロクロロチアジド**	有益性	添文2	本文参照	使用可
トリクロルメチアジド　trichlormethiazide ♦ **フルイトラン**	有益性	添文2	本文参照	本文参照
炭酸脱水酵素阻害薬				
アセタゾラミド　acetazolamide ♦ **ダイアモックス**	有益性	添文3	本文参照	使用可
浸透圧利尿薬				
イソソルビド　isosorbide ♦ **イソバイド**	有益性	—	使用可	情報なし
D-マンニトール　D-mannitol ♦ **マンニットール，マンニット**	有益性	添文3	本文参照	情報なし
濃グリセリン　glycerin ♦ **グリセオール，グリセレブ，グリマッ** 　**ケン**	—	—	本文参照	情報なし
バソプレシン V$_2$ 受容体拮抗薬				
トルバプタン　tolvaptan ♦ **サムスカ**	禁忌	添文3	使用不可	情報なし

✤ 妊娠計画期

　妊娠を計画中という理由で，必要な医薬品による治療を避ける必要はないと考えられる．

✤ 妊娠期 　胎児へ与える影響および使い方

利尿薬に誘発された循環血液量減少によって胎盤灌流障害が起こり，胎児に悪影響を与える可能性があるため，妊娠中には利尿薬はうっ血性心不全の治療と慢性腎疾患の一部症例にのみ使われるべきであると考えられている．妊娠中の高血圧症または末梢浮腫のための使用は推奨されない．特に妊娠高血圧の場合には循環血液量が減少しているので，利尿薬は推奨されない[1]．

❶ ループ利尿薬

米国のメディケイド受給者の調査では，妊娠第1三半期にフロセミドを処方された女性から生まれた350人の乳児のうち，先天異常は18人（5.1%）に認められたとの報告がある（予想値15人）[2]．1960年代から使用されているが，現在までにフロセミドと先天異常を関連づけた報告はない．

また，新生児呼吸窮迫症候群を伴う早産の新生児にフロセミドを投与すると，動脈管開存症の発生率を増加させたとの報告がある[3,4]．

他のループ利尿薬については研究は行われていない．

❷ サイアザイド系利尿薬，サイアザイド類似利尿薬

米国のメディケイド受給者の調査では，妊娠第1三半期にヒドロクロロチアジドの処方を受けた女性から生まれた567人の児のうち，24人（4.2%）に大奇形が認められた．この発生率は一般の発生率と同様であった[5]．現在までにヒドロクロロチアジドと先天異常を関連づけた報告はない．

妊娠後半にヒドロクロロチアジドを使用した506人から生まれた新生児に血小板減少症は認められなかった[6]．

サイアザイド系利尿薬の胎児や新生児に対するリスクとしては，低血糖，血小板減少症[7]，低ナトリウム血症[8]，低カリウム血症[9]などの症例報告があるが，発生率については不明である．

他のサイアザイド系利尿薬，サイアザイド類似利尿薬については研究は行われていない．

❸ 炭酸脱水酵素阻害薬

妊娠初期にアセタゾラミドを使用した母親の児36人において，特定の先天異常のパターンはみられなかった[10]．

また，妊娠中のアセタゾラミドの使用により出生児に低カルシウム血症[11]，低マグネシウム血症[11]，代謝性アシドーシス[11,12]がみられたとの報告がある．

❹ 浸透圧利尿薬

妊娠初期にイソソルビドを処方された十数例の報告[13]では先天異常はみられていない.
D-マンニトールは1960年代，濃グリセリンについては1970年代から使用されているが，これまで有害事象の報告はない.

❺ バソプレシン V₂ 受容体拮抗薬

非臨床試験では，ウサギにおいて催奇形性の安全域は曝露量（AUC）換算で4〜8倍であることから妊婦への投与は禁忌とされている．ヒトでの情報は下記のみである.

サムスカ審査資料概要では，トルバプタン使用中に妊娠が判明した21例の転帰は，生産7例，選択的妊娠中絶5例，自然流産4例，子宮外妊娠2例，死産1例，稽留流産1例，転帰不明1例と報告されており，生産例に先天異常はみられていない.

🌱 授乳期　乳汁中への移行および使い方

利尿薬は，利尿作用により母乳分泌が減少する可能性がある．授乳中の使用に関する情報がない医薬品もあるが，医薬品の副作用を考慮し，授乳中に使用する際は乳児を注意深く観察する.

❶ ループ利尿薬

授乳中の使用による乳児への影響に関する情報はない.

フロセミド20 mg/日を使用した192例とプラセボ群との比較では，授乳について差はみられず[14]，トラセミド20 mg/日では59例中母乳分泌の減少がみられたのは1例であった[15].

❷ サイアザイド系利尿薬，サイアザイド類似利尿薬

ヒドロクロロチアジド50 mg/日を使用していた女性でのRIDは約2%と報告されている．母親の服用から2時間後，11時間後において，乳児（日齢28日）からはヒドロクロロチアジド検出はされていない（＜20 mcg/L）．また，乳児に電解質の異常もみられなかった[16].

出産後の授乳を制限するために使用されていた報告がある.

❸ 炭酸脱水酵素阻害薬

アセタゾラミド1,000 mg/日を使用した女性でのRIDは0.7%より少ないとの報告がされている[17]．乳児の血漿中濃度は母親の平均1.5%であった．乳児に副作用はみられていない．妊娠中のアセタゾラミドの使用により出生児に代謝性アシドーシスがみられた例では，授乳を継続したが症状は改善した[11,12].

❹ 浸透圧利尿薬

授乳中の使用による乳児への影響に関する情報はない.

❺ バソプレシン V$_2$ 受容体拮抗薬

授乳中の使用による乳児への影響に関する情報はない.

（八鍬奈穂）

📕 文献

1) Briggs GG, et al.: Drugs in Pregnancy and Lactation, 12th ed., Wolters Kluwer, 2022.
2) Briggs GG, et al.: FUROSEMIDEE. Drugs in Pregnancy and Lactation, 12th ed., p.559-560, Wolters Kluwer,2022.
3) Green TP, et al.: Furosemide promotes patent ductus arteriosus in premature infants with the respiratory-distress syndrome. N Engl J Med, 308: 743-748, 1983. [PMID: 6828120]
4) Cohen JI: Promotion of patent ductus arteriosus by furosemide. N Engl J Med, 309: 432, 1983. [PMID: 6877303]
5) Briggs GG, et al.: CHLOROTHIAZIDE. Drugs in Pregnancy and Lactation, 12th ed., p.231-233, Wolters Kluwer, 2022.
6) Kraus GW, et al.: Prophylactic use of hydrochlorothiazide in pregnancy. JAMA, 198: 1150-1154, 1966. [PMID: 5332983]
7) RODRIGUEZ SU, et al.: NEONATAL THROMBOCYTOPENIA ASSOCIATED WITH ANTE-PARTUM ADMINISTRATION OF THIAZIDE DRUGS. N Engl J Med, 270: 881-884, 1964. [PMID: 14110034]
8) ALTSTATT LB: TRANSPLACENTAL HYPONATREMIA IN THE NEWBORN INFANT: REPORT OF 4 CASES. J Pediatr, 66: 985-988, 1965. [PMID: 14288466]
9) Anderson GG, et al.: Chronic fetal bradycardia: possible association with hypokalemia. Obstet Gynecol, 44: 896-898, 1974. [PMID: 4437828]
10) Falardeau J, et al.: The use of acetazolamide during pregnancy in intracranial hypertension patients. J Neuroophthalmol, 33: 9-12, 2013. [PMID: 22635167]
11) Merlob P, et al.: Possible association between acetazolamide administration during pregnancy and metabolic disorders in the newborn. Eur J Obstet Gynecol Reprod Biol, 35: 85-88, 1990. [PMID: 2311821]
12) Ibrahim A, et al.: Brief report: Metabolic acidosis in newborn infants following maternal use of acetazolamide during pregnancy. J Neonatal Perinatal Med, 13: 419-425, 2020. [PMID: 31771084]
13) Briggs GG, et al.: ISOSORBIDE. Drugs in Pregnancy and Lactation, 11th ed., p.777, Wolters Kluwer, 2017.
14) Lopes Perdigao J, et al.: Furosemide for Accelerated Recovery of Blood Pressure Postpartum in women with a hypertensive disorder of pregnancy: A Randomized Controlled Trial. Hypertension, 77: 1517-1524, 2021. [PMID: 33550824]
15) Viteri OA, et al.: Torsemide for Prevention of Persistent Postpartum Hypertension in Women With Preeclampsia: A Randomized Controlled Trial. Obstet Gynecol, 132: 1185-1191, 2018. [PMID: 30303905]
16) Miller ME, et al.: Hydrochlorothiazide disposition in a mother and her breast-fed infant. J Pediatr, 101: 789-791, 1982. [PMID: 7131161]
17) Söderman P, et al.: Acetazolamide excretion into human breast milk(letter). Br J Clin Pharmacol, 17: 599-600, 1984. [PMID: 6733009]

28 / 気管支拡張薬, 気管支喘息治療薬

医薬品	添付文書情報（巻頭参照）		総合評価（巻頭参照）	
	妊娠	授乳	妊娠	授乳
β₂刺激薬：SABA				
サルブタモール salbutamol ◆ベネトリン，サルタノール	有益性	添文③	使用可	使用可 *
プロカテロール procaterol ◆メプチン	有益性	添文③	使用可	使用可 *
フェノテロール fenoterol ◆ベロテック	有益性	添文③	使用可	使用可 *
テルブタリン terbutaline ◆ブリカニール	有益性	添文③	使用可	使用可 *
β₂刺激薬：LABA				
サルメテロール salmeterol ◆セレベント	有益性	添文③	使用可	使用可 *
インダカテロール indacaterol ◆オンブレス	有益性	添文③	使用可	使用可 *
ホルモテロール formoterol ◆オーキシス	有益性	添文③	使用可	使用可 *
ツロブテロール tulobuterol ◆ホクナリン	有益性	添文③	使用可	使用可 *
クレンブテロール clenbuterol ◆スピロペント	有益性	添文③	使用可	使用可 *
β刺激薬				
アドレナリン adrenaline ◆ボスミン	有益性	添文③	使用可	使用可
エフェドリン ephedrine ◆エフェドリン	有益性	添文③	使用可	使用可
メチルエフェドリン methylephedrine ◆メチエフ	有益性	添文③	使用可	使用可
イソプレナリン isoprenaline ◆プロタノール，アスプール	有益性	——	使用可	使用可
トリメトキノール trimetoquinol ◆イノリン	有益性	添文③	使用可	使用可

＊：吸入剤としての使用を念頭に評価した.

医薬品	添付文書情報（巻頭参照）		総合評価（巻頭参照）	
	妊娠	授乳	妊娠	授乳
テオフィリン薬				
テオフィリン　theophylline ◆**テオドール，テオロング，ユニフィル，ユニコン**	有益性	添文[2]	使用可	本文参照
アミノフィリン　aminophylline ◆**ネオフィリン**	有益性	添文[2]	使用可	本文参照
ジプロフィリン　diprophylline ◆**ジプロフィリン**	有益性	——	使用可	本文参照
プロキシフィリン　proxyphylline ◆**モノフィリン**	有益性	添文[3]	使用可	情報なし
抗コリン薬：SAMA				
イプラトロピウム　ipratropium ◆**アトロベント**	有益性	添文[3]	使用可	使用可
抗コリン薬：LAMA				
チオトロピウム　tiotropium ◆**スピリーバ**	有益性	添文[3]	使用可	使用可
グリコピロニウム　glycopyrronium ◆**シーブリ**	有益性	添文[3]	使用可	使用可
アクリジニウム　aclidinium ◆**エクリラ**	有益性	添文[3]	使用可	使用可
ウメクリジニウム　umeclidinium ◆**エンクラッセ**	有益性	添文[3]	使用可	使用可
吸入グルココルチコイド（ICS）				
ブデソニド　budesonide ◆**パルミコート**	有益性	添文[3]	使用可	使用可 *
ベクロメタゾン　beclometasone ◆**キュバール**	有益性	添文[3]	使用可	使用可 *
フルチカゾンプロピオン酸　fluticasone propionate ◆**フルタイド**	有益性	添文[3]	使用可	使用可 *
フルチカゾンフランカルボン酸　fluticasone furoate ◆**アニュイティ**	有益性	添文[3]	使用可	使用可 *
シクレソニド　ciclesonide ◆**オルベスコ**	有益性	添文[3]	使用可	使用可 *
モメタゾン　mometasone ◆**アズマネックス**	有益性	添文[3]	使用可	使用可 *
配合剤				
フルチカゾンフランカルボン酸・ビランテロール ◆**レルベア**	有益性	添文[3]	使用可	使用可 *

＊：吸入剤としての使用を念頭に評価した.

医薬品	添付文書情報（巻頭参照）		総合評価（巻頭参照）	
	妊娠	授乳	妊娠	授乳
配合剤				
フルチカゾンフランカルボン酸・ビランテロール・ウメクリジニウム ◆ **テリルジー**	有益性	添文③	使用可	使用可 *
抗体製剤：抗 IgE 抗体				
オマリズマブ　omalizumab ◆ **ゾレア**	有益性	添文③	使用可	使用可
抗体製剤：抗 IL-5 抗体				
メポリズマブ　mepolizumab ◆ **ヌーカラ**	有益性	添文③	使用可	使用可
抗体製剤：抗 IL-5 受容体α鎖抗体				
ベンラリズマブ　benralizumab ◆ **ファセンラ**	有益性	添文③	使用可	使用可
抗体製剤：抗 IL-4 受容体α鎖抗体				
デュピルマブ　dupilumab ◆ **デュピクセント**	有益性	添文③	使用可	使用可
抗体製剤：ヒト抗 TSLP モノクローナル抗体				
テゼペルマブ　tezepelumab ◆ **テゼスパイア**	有益性	添文③	使用可	使用可
ロイコトリエン受容体拮抗薬（LTRA）				
プランルカスト　pranlukast ◆ **オノン**	有益性	添文③	使用可	使用可
モンテルカスト　montelukast ◆ **キプレス，シングレア**	有益性	添文③	使用可	使用可

＊：吸入剤としての使用を念頭に評価した．

❋ 妊娠計画期

　気管支喘息は妊娠可能世代の女性にも比較的よくみられる疾患で，妊娠中の女性の約5％が気管支喘息を合併する．妊娠中の気管支喘息は，早産，低出生体重，胎児発育不全，帝王切開，妊娠高血圧症候群，妊娠糖尿病などと関連することが指摘されており，母体の喘息管理が不十分な症例では周産期予後が悪くなる傾向にある[1]．したがって，妊娠前から十分にコントロールしておく必要がある．

✽ 妊娠期　胎児へ与える影響および使い方

妊娠初期

　これまでに母体への喘息薬投与により，流産率が増加したという報告はない．形態異常の関連を調査した研究は複数あり，関連性を指摘するものと否定するものまで多岐にわたる．

　1997 〜 2007年までに米国の National Birth Defects Prevention Study（NBDPS）に登録された先天性心疾患（congenital heart disease；CHD）をもつ乳児7,638例とCHDをもたない乳児8,106例を対象に，受胎前1ヵ月から妊娠3ヵ月までの間に母体が喘息薬（気管支拡張薬または抗炎症薬）を使用した症例を解析したところ，気管支拡張薬（albuterolが85.1%を占める）と肺静脈還流異常症とのあいだにのみオッズ比2.3［95% CI：1.1-4.8］のリスクが指摘されたが，それ以外のCHDと喘息薬とのあいだには有意な関連はなかった[2]．

　また，1997 〜 2011年までにNBDPSに登録された1つ以上の主要先天異常を有する28,481例と先天異常のない10,894例の対照群のうち，受胎前1ヵ月から妊娠3ヵ月までの間に母体が喘息薬を使用していたのは形態異常のある群で1,304例（4.6%），形態異常のない群で449例（4.1%）であった．それぞれの群で使用していた喘息薬の内訳は，気管支拡張薬ではサルブタモール958例（73.5%）/312例（69.5%），サルメテロール138例（10.6%）/62例（13.8%）が多く，抗炎症薬ではフルチカゾン169例（13.0%）/72例（16.0%），prednisone73例（5.6%）/22例（4.9%），モンテルカスト102例（7.8%）/40例（8.9%）が多かった．喘息薬の使用と縦線型四肢欠損症のあいだに有意なリスクが示された（オッズ比1.81［95% CI：1.27-2.58］）が，既存の論文と一致して，その他のほとんどの形態異常と喘息薬とのあいだに関連は見出されなかった[3]．

　妊娠初期の喘息悪化自体が先天異常のリスクになること[4]や，妊娠中の喘息コントロール不良が低出生体重児や早産，妊娠高血圧腎症，子宮内胎児発育不全と関連すること[5]を鑑みると，妊娠初期に喘息が悪化することによる母児への影響に比して，喘息薬使用の有益性が上回ることは明らかであり，喘息を有する女性の妊娠では適切な治療薬を継続して管理することが優先される．

❶ β刺激薬

　妊娠初期のβ刺激薬の使用に関する安全性については複数の疫学調査がある．1994 〜 2000年にかけて多施設から集められた2,123例の喘息妊婦の調査では，吸入β刺激薬を使用した1,828例と使用しなかった295例を比較し，吸入β刺激薬の使用と先天異常，妊娠高血圧症候群，早産，低出生体重児とのあいだに有意な関連は指摘されなかった[6]．カナダの大規模コホート研究によると，13,117例の喘息妊婦のうち，妊娠初期に

短時間作用型β2刺激薬（short-acting beta-agonist；SABA）に曝露した7,182例と長時間作用型β2刺激薬（long-acting beta-agonist；LABA）に曝露した165例は，非曝露群と比べて全体の先天異常の発生率は増加しないが，LABA曝露群で心奇形およびその他の不特定先天異常のリスクが増加することが示された[7]．2014年には妊娠中のβ2刺激薬の使用に関して21論文の系統的レビューが発表され，SABA，LABAともに先天異常のリスクを示唆する論文が含まれていたが，対照が非喘息女性のため，疾患の影響とβ刺激薬の影響を区別できていない，統計的検出力が低いなど，SABA，LABAの安全性について結論を出すことはできなかった[8]．Garneらは，妊娠初期に1種類以上の喘息薬に曝露した1,301例について，特定の喘息薬の使用で先天異常のリスクが上昇するかを調査しており，吸入β刺激薬と口蓋裂（オッズ比1.63［95% CI：1.05-2.52］），胃壁破裂（オッズ比1.89［95% CI：1.12-3.20］）の恐れが有意に高まることを示した[9]．また，Eltonsyらは，妊娠初期にLABAと吸入グルココルチコイド（inhaled corticosteroid；ICS）の併用療法を受けた喘息女性と高用量のICS単独療法を受けた喘息女性の主要先天異常のリスクは同等であったことを示している[10]．

　以上より，妊娠初期のβ刺激薬の安全性については議論の余地があるが，妊娠初期の喘息悪化自体が先天異常のリスクであり，妊娠中の喘息管理不良は周産期転帰の悪化につながることを踏まえると，妊娠初期のβ2刺激薬の使用は容認される．

＊ 短時間作用型β2刺激薬（SABA）

・サルブタモール硫酸塩

　妊娠初期にサルブタモール（アルブテロール）に曝露すると口蓋裂と胃壁破裂のリスクが有意に増加するという報告がある（オッズ比1.65［95% CI：1.06-2.37］）[9]．また，1997～2011年までにNBDPSに登録された1つ以上の主要先天異常を有する28,481例と先天異常のない10,894例の対照群を比較した調査では，受胎前1ヵ月から妊娠3ヵ月までの間にサルブタモール（アルブテロール）に曝露すると小脳低形成，口蓋裂，口唇裂，四肢縦隔欠損，動脈管開存症と関連があることが示された[3]．これらの検出された先天異常の発生は比較的まれであり，薬剤曝露によってリスクが増えたとしても絶対的リスクは小さく，妊娠初期の喘息増悪自体が先天異常のリスクになることを踏まえると，妊娠成立後も使用を継続することは容認される．

・プロカテロール塩酸塩水和物，フェノテロール臭化水素酸塩

　プロテカロール，フェノテロールに関する疫学研究はないが，長年の使用経験のなかでリスクを示す報告はない．

・テルブタリン硫酸塩

　1985～1992年にかけて実施された229,101人の妊婦を含む米国ミシガン州のメディケイド受給者を調査した報告では，149例で妊娠初期にテルブタリンに曝露され，うち7例（4.7%）に主要な先天異常を認めた．いずれの異常も特定の傾向を示すものではなかった[11]．情報は限られるが，薬剤と先天異常の関係を強く示唆する報告はなく，妊娠初期の使用も問題ないと判断される．

＊ 長時間作用型β₂刺激薬（LABA）

かつては，LABAを妊娠初期に使用した場合，心臓に形態異常をきたす可能性が高まったという報告があった[7]．Eltonsyらは，1990〜2010年にかけて，妊娠初期または妊娠3ヵ月までに1回以上LABA（サルメテロールまたはホルモテロール）に曝露した女性を調査し，下記の比較を行った．

① 中等症サブコホート948例：LABAに低用量ICSを併用した305例を中用量ICSのみ使用した643例と比較

② 重症サブコホート354例：LABAに中用量ICSを併用した198例と高用量ICSのみ使用した156例との比較

全体として1,302例中96例（7.4%）に先天異常がみられた．中等症サブコホートではLABA＋低用量ICSで21例（6.9%），中用量ICS単独では46例（7.2%）に，重症サブコホートでは，LABA＋中用量ICSで14例（7.1%），高用量ICS単独では15例（9.6%）でそれぞれの発生頻度は同等であった．双方のサブコホートでは心奇形が多くみられ，いずれも2〜3%であった．したがって，先天異常のリスクは，LABA＋ICS併用療法を受けた女性と中用量以上のICS単独療法を受けた女性とのあいだで有意差がないことが示された[10]．

妊娠中のLABAの使用に関する安全性を評価するには疫学調査が不十分ではあるが，喘息自体が先天異常のリスクになることや喘息の重症度が妊娠結果に影響を与える可能性も大いに考えられるため，LABAを用いた喘息管理が望ましい症例と判断される場合は，使用は容認される．

・サルメテロールキシナホ酸塩

妊娠初期にサルメテロールを使用した母親から生まれた新生児47例の転帰調査では1例の先天異常を認めたが，遺伝性疾患であるAarskog症候群（X連鎖潜性遺伝）であり，薬物曝露と関連はない[12]．

Jonesらは，1998〜2001年にかけて北米催奇形性情報サービス（OTIS）で実施された妊娠中の喘息治療薬に関する多施設前方視的コホート研究において，サルメテロールを使用した126人の妊娠転帰を調査した．90%が妊娠初期に曝露し，77%が妊娠後期まで継続していた．SABAのみを使用した91人，非喘息女性115人とを比較して，早産，妊娠高血圧腎症，正期出生時の児の平均出生体重，体長，頭囲に有意差はなく，small for gestational ageの発生率にも差がみられなかった．また，先天異常の有病率は3群ともほぼ同等で，一般集団で予測される範囲内であった．サルメテロール群で報告された先天異常は，陰嚢癒合を伴う大動脈二尖弁が1例，両側鼠径ヘルニアが1例，片側鼠径ヘルニアが3例だった．サルメテロール群の75%がグルココルチコイド吸入を併用していたが，グルココルチコイド薬の使用を加味しても，結果に有意な影響を及ぼさなかった[13]．

以上より，サルメテロールはヒトにおける主要な催奇形性物質ではないと考えられる．

・ホルモテロールフマル酸塩水和物

　英国の市販後調査では，妊娠中に使用していた34例のうち31例は妊娠初期に使用し，3例は妊娠中・後期に治療を開始し，34例中16例は分娩まで使用していた．自然流産が3例，幽門狭窄1例であり，流産や先天異常のリスクとの関連は認められなかった[14]．

・ツロブテロール塩酸塩

　妊娠中の使用に関する疫学研究はない．製薬会社からの情報によると妊娠中にホクナリンテープを使用した177例（うち20例は妊娠初期も使用）に児の形態学的異常は認められなかった．

・インダカテロールマレイン酸塩，クレンブテロール塩酸塩

　個々の薬剤についての疫学研究はないが，類薬の疫学研究や投与経路などからリスクはないと考えられる．

＊　β刺激薬

・アドレナリン

　50,282例の妊娠に関する調査で，妊娠初期にエピネフリンに曝露した189例の児に鼠径ヘルニアが増加する可能性が示された．しかしこの現象が薬剤に起因するのか母体の状態悪化によるものかについては判断できなかった[11]．また，1985〜1992年の米国ミシガン州のメディケイド受給者のサーベイランス研究では35例が妊娠初期にエピネフリンに曝露していたが，主要な先天異常は報告されていない[11]．本来この薬剤は母体の危機的状況の改善に欠かせない薬剤であり，母体優先で使用をためらわないことが重要である．

・エフェドリン塩酸塩，dl-メチルエフェドリン塩酸塩

　エフェドリンはα_1作用による血管平滑筋収縮と，β_1作用による心臓刺激，β_2作用による気管支拡張がある．メチルエフェドリンはエフェドリンに比べるとβ_2作用以外の作用が弱く，興奮や昇圧，散瞳などの副作用が少ない薬剤である．

　エフェドリンに関して，50,282例の妊娠に関する調査で，妊娠初期にエフェドリンに曝露した373例の児に主要な先天異常との関連は認めなかったが，交感神経刺激薬では鼠径ヘルニアや内反足といった小奇形を認めることがある[11]．

・イソプレナリン塩酸塩

　1985〜1992年の米国ミシガン州のメディケイド受給者のサーベイランス研究では16例の児が妊娠初期にイソプロテレノール（イソプレナリン）に曝露し，1例（6.3%）に口蓋裂を認めた[11]．

・トリメトキノール塩酸塩水和物

　個々の薬剤についての疫学研究はないが，類薬の疫学研究や投与経路などからリスクはないと考えられる．

❷ テオフィリン薬

＊ テオフィリン徐放製剤，アミノフィリン水和物

妊娠第1三半期にテオフィリンまたはアミノフィリンを使用した母親から生まれた児193例の報告では，形態異常の増加は認めなかったが，心血管系に形態異常をきたしたという報告がある[11,15,16]．また，妊娠中にテオフィリンを投与した212例，テオフィリン以外の喘息治療薬を使用した292例，喘息のない妊婦237例の妊娠経過を比較した研究では，妊娠初期にテオフィリンで治療した121例のうち3例（2.48%）に先天異常がみられたものの[17]，ベースラインリスクを上回るものではなかった．

1980 ～ 1996年にハンガリーで行われた疫学研究では，妊娠中にアミノフィリンで治療を受けた1,374例とコントロール2,284例について25の先天異常との関連を比較し，内反足や後口蓋裂との関連が示唆された[18]．

以上より，妊娠初期の使用に関して安全性を評価するには十分ではないが，妊娠初期に使用が必要な症例では児の形態異常の発生に注意する．

＊ その他

ジプロフィリン，プロキシフィリンの個々の薬剤についての疫学研究はないが，類薬の疫学研究や投与経路などからリスクはないと考えられる．

❸ 抗コリン薬

抗コリン作用により気管支を広げる効果がある．作用時間が長い抗コリン薬を長時間作用性抗コリン薬（long-acting muscarinic antagonists；LAMA）といい，チオトロピウム，グリコピロニウム，アクリジニウム，ウメクリジニウムが該当する．喘息の長期管理ではLAMAを，中等度以上の喘息発作時には短時間作用性抗コリン薬を選択する．

イプラトロピウム，チオトロピウムいずれも疫学研究はないが動物実験では明らかな催奇形性は指摘されていない．ほかの抗コリン薬については情報がない．

❹ 吸入グルココルチコイド（ICS）

1997 ～ 2005年までに報告された妊娠中の吸入グルココルチコイド（吸入ステロイド；ICS）の安全性に関する研究をメタアナリシスした結果，ICSとしてフルチカゾン，ベクロメタゾン，ブデソニド，トリアムシノロン，flunisolideが含まれていたが，ICSは主要先天異常，早産，低出生体重，妊娠高血圧症候群のいずれのリスクも増加させないことが示された[19]．カナダのケベック州で1998 ～ 2008年にかけて実施された喘息妊婦の調査では，フルチカゾン換算で125 μg/日以上のICSを吸入していると，統計学的有意差はないものの，早産，低出生体重，small for gestational ageの傾向があることが示された．ただし，喘息の重症度や妊娠中のコントロール状況，母体の喫煙歴などが関与している可能性は否定できなかった[20]．Cliftonらは，母体のICS使用による胎盤での11β-ヒドロキシステロイドデヒドロゲナーゼ2型（11β-HSD-2）活性と児の出生体重を調査しており，対象となったICSはブデソニド（18例），フルチカゾン単独（14例），

フルチカゾンとサルメテロール併用（9例）であった．ICSを使用した喘息妊婦全41例と，喘息でない対照群20例において，吸入ブデソニドの使用は対照群と比べて胎盤での11β-HSD-2活性の有意な上昇がみられたが，フルチカゾン単独およびフルチカゾンとサルメテロールの併用では11β-HSD-2活性の有意な上昇はみられなかった．つまり，吸入ブデソニドは経口プレドニゾロンと同様に胎盤で代謝されて児への移行は減衰することが推察された．出生体重に関しては，フルチカゾンとサルメテロール併用群では対照群より出生体重が少ない傾向にあり，ICS単独であれば胎児の成長や胎盤機能に影響を及ぼさないことが示された[21]．デンマークで1996〜2003年にかけて集められた喘息妊婦の調査では，妊娠中のICS使用はその児の内分泌代謝系の疾患リスクが1.62倍[95% CI：1.03-2.54]になるものの，それ以外の免疫系，感染症系疾患のリスクは上がらないことが示されている[22]．妊娠初期の母体のグルココルチコイド使用に関して2023年に報告されたメタアナリシスでは，1,901,599人が参加した9件の研究を解析しており，児の先天性心疾患の増加にはつながらないことを示している．この調査ではすべてのコルチコステロイドでオッズ比1.06[95% CI：1.00-1.13]，吸入コルチコステロイドでオッズ比1.06[95% CI：0.96-1.17]であった[23]．

　以上より，妊娠中のICSの使用は許容されるが，可能であれば胎盤通過性の低いタイプのICSを選択したり，長期的な児への影響を考慮して必要十分な使用にとどめたりするといった配慮が望ましい．

＊ ブデソニド

　1995〜1998年のスウェーデンの出生コホートを利用した調査では，妊娠初期に吸入ブデソニドを使用した2,968人の女性において，喘息治療薬を使用していない女性の妊娠と比較して，死産は増加せず，妊娠期間や児の出生時の体重や身長にも影響がなかったことが示された[24]．また，2005年1月までに報告された吸入または経鼻投与のブデソニドと妊娠転帰の関係について系統的に評価した論文では，妊娠中にブデソニドに曝露した6,600人以上の児において，先天異常やその他の胎児の有害転帰とは関連がなかった[25]．Silvermanらは2年以内に発症した軽度〜中等度の持続性喘息患者において，低用量ブデソニド使用群とプラセボ群の妊娠転帰を比較している．ブデソニド群196例のうち，流産23例（12%），先天異常3例（2%）だった．一方プラセボ群117例では流産11例（9%），先天異常4例（3%）であり，発生頻度はほぼ同等であった[26]．以上より，妊娠中のブデソニド吸入の使用は問題ないと判断される．

＊ ベクロメタゾンプロピオン酸

　吸入ベクロメタゾンの妊娠中の使用に関して，催奇形性や胎児毒性を調査した疫学研究はない．Wendelらは，妊娠中に喘息が増悪した女性105人のうち，入院を要した65人を調査し，吸入ベクロメタゾンを投与した症例では再入院率が55%低下したことを示している[27]．また，Dombrowskiらは，妊娠期間中の吸入ベクロメタゾンは経口テオフィリン投与群と比して，妊娠転帰には差はなく，むしろ副作用による投薬中止が少ないことを示している[28]．いずれの研究も，妊娠中の吸入ベクロメタゾンの使用によって

母児に有害な影響があったという記述はなく，妊娠中にベクロメタゾン吸入が必要な状況であれば使用は許容される．

＊ フルチカゾンプロピオン酸，フルチカゾンフランカルボン酸

妊娠中に吸入フルチカゾンを使用した12妊娠，13例の調査では，自然流産が1例，本人希望での中絶が2例あったが，生児10例にはいずれも先天異常は認めなかった[29]．2000～2010年にかけて英国で行われた喘息女性の妊娠調査では，同定された18,120例のうち10,770例が妊娠初期にICSを使用しており，そのうち3,311例（30.7%）がフルチカゾンプロピオン酸（FP）単独またはFPとサルメテロールの合剤（それぞれ807例，2,558例，重複54例）を使用していた．FP以外のICSを使用した症例と比して，主要先天異常の発生率は変わらず，FP単独とFP合剤との比較でも実質的な差はみられなかった[30]．

＊ シクレソニド，モメタゾンフランカルボン酸

現在のところ，吸入剤におけるシクレソニド，モメタゾンの催奇形性に関する情報はない．経鼻コルチコステロイドスプレーとして妊娠中の安全性を評価した調査では，モメタゾンと先天異常との関連は認められなかった[31]．シクレソニドについては経鼻剤においてもその安全性の情報は得られていない．

❺ 抗体製剤

抗体製剤（生物学的製剤）は，高分子タンパクであり，器官形成期に移行するとは考えられず，催奇形性のリスクはないと推察される．

＊ 抗 IgE 抗体：オマリズマブ

IgEに結合して肥満細胞や好塩基球への結合を阻害することで，下流のアレルギー反応を抑制する効果がある．気管支喘息のほか，アトピー性皮膚炎などでも使用されることがある．

2006～2017年にかけて米国で実施された前方視的コホート（The Observational Study of the Use and Safety of Xolair〔omalizumab〕during Pregnancy〔EXPECT〕）では，妊娠前8週間または妊娠中に1回以上オマリズマブに曝露された気管支喘息の女性の妊娠転帰を調査している[32]．妊娠アウトカムが報告された230人のうち，妊娠初期にオマリズマブに曝露していたのは226人（98.3%）であった．230人の女性から233例の生児（10組の双胎を含む）が得られ，8.1%に先天異常が認められた．疾患をマッチさせたオマリズマブに曝露していないケベック外部比較対象（The Quebec External Comparator Cohort；QECC）では8.9%であり，先天異常のリスクは増加しないことが示された．また，曝露群でみられた先天異常には特徴的な傾向は指摘されなかった．また，2019年にトルコで実施されたオマリズマブデータ調査に参加している9施設から集められた喘息妊婦22人，23例の乳児を調査した研究では，妊娠初期にオマリズマブに曝露していた3例が含まれ，23例の乳児にいずれも先天異常は認めなかった[33]．第二世代H_1受容体拮抗薬に抵抗性の慢性蕁麻疹患者において，オマリズマブ投与中に妊娠したまたは

妊娠中にオマリズマブを開始した29例（23例，6例）を調査したPatrunoらの報告でも児の先天異常は認めていない[34]．そのほか，妊娠初期にオマリズマブに曝露していたと推定される複数の症例報告では，児の先天異常は認めていない[35-41]．

　したがって，抗体製剤の特性ならびにこれまでの疫学研究で先天異常のリスクは示されておらず，疾患管理に必要な症例では妊娠成立後も投与を継続することが容認される．

＊ 抗 IL-5 抗体：メポリズマブ

　メポリズマブは，好酸球に発現するIL-5受容体への結合を阻害することでIL-5の作用を阻害し，好酸球の増殖を抑制する効果がある．重症の気管支喘息のほか，既存治療では効果不十分な好酸球性多発血管炎性肉芽腫症にも用いられることがある．

　現在のところメポリズマブの妊娠期使用に関する疫学研究はなく，ヒトでの使用経験も限られる．Ozdenらは妊娠初期にメポリズマブに曝露した重症喘息の女性2例について報告した．1例はメポリズマブの児への影響が不明で中絶したが，もう1例は妊娠判明と同時に休薬し，先天異常のない健康な児を正期産で出産した[42]．また，Vittorakisらの報告では，妊娠全期にわたりメポリズマブを使用して喘息管理を行った女性が妊娠40週で2,750 gの健康な児を出産している[43]．

＊ 抗 IL-5 受容体α鎖抗体：ベンラリズマブ

　ベンラリズマブは好酸球表面のIL-5受容体を特異的に阻害することで，好酸球の活性を抑制する効果がある．現在のところ，ベンラリズマブの妊娠期使用に関する疫学研究はなく，ヒトでの使用経験も限られている．ベンラリズマブを妊娠中に使用した症例報告では児に明らかな形態異常は認めていない[44,45]．

＊ 抗 IL-4 受容体α鎖抗体：デュピルマブ

　デュピルマブはヒト化IgG4型のモノクローナル抗体で，IL-4受容体αサブユニットに結合し，IL-4，IL-13の作用を阻害する．気管支喘息やアトピー性皮膚炎の治療で用いられる．妊娠中の使用に関しては，アトピー性皮膚炎での報告が多い．Escolàらは中等度から重度のアトピー性皮膚炎に対してデュピルマブを使用した11人，12妊娠（双胎1組含む）についてその転帰を調査し，妊娠・出産経過に問題があった症例はなかった[46]．またイタリアの19施設が参加した多施設後方視的コホート研究では，2018年10月から2022年9月までに出産したアトピー性皮膚炎の女性951人のうち，29人（3%）が妊娠判明時にデュピルマブを使用していた．記録された妊娠はすべて計画外妊娠であったが，全例で妊娠が報告された時点でデュピルマブを中止し，児に先天異常は認めなかった[47]．そのほか，妊娠成立後もデュピルマブを継続した症例で，児の先天異常は認めなかったという症例報告が散見される[48,49]．

　十分な疫学情報はないが，抗体製剤の特性から，疾患管理に必要な症例では妊娠中の使用も容認できる．

❻ ヒト抗 TSLP モノクローナル抗体

　ヒトでの使用経験は限られるが，抗体製剤の特性から，疾患管理に必要な症例では妊

娠中の使用も容認できる.

❼ ロイコトリエン受容体拮抗薬 (LTRA)

＊ プランルカスト水和物

　プランルカストの催奇形性を調査した疫学研究は限られている．Hatakeyama らは妊娠中にプランルカストを含む LTRA に曝露した日本人女性の妊娠転帰を調査したところ，LTRA 群 231 人（プランルカスト 106 人，モンテルカスト 122 例，両薬剤の使用 3 人）では自然流産が 5.2%，先天異常は 1.9% であり，対照群 1,821 人では自然流産 4.4%，先天異常 1.8% であった．プランルカストを含む LTRA の曝露は流産や先天異常の重大な危険因子とならないことが示された[50]．また，LTRA 群の先天異常はプランルカストでは内反足 1 例，肺動脈狭窄症 1 例，モンテルカストでは心室中隔欠損症 1 例と骨髄膜中核欠損症 1 例であり，特定のパターンは示されなかった[50]．

＊ モンテルカストナトリウム

　モンテルカストによる影響を調査した疫学調査は複数ある．当初，市販後調査にて 6 例の四肢欠損が報告されたが，その後の大規模な調査では因果関係は否定されている．Sarkar らは妊娠中にモンテルカストに曝露された女性 180 人の妊娠転帰を調査し，自然流産 20 例（11.1%），重大奇形 1 例（0.56%）であり，先天異常のベースラインリスクは増加させないことを示した[51]．また Nelsen らは，モンテルカストに曝露された母体から出生した 1,535 例の乳児を調査し，四肢欠損や四肢形成不全に類似した事象は認められず，その他の先天異常も一般集団と同等であったことを報告した[52]．1998 ～ 2003 年にかけて北米催奇形性情報サービス（OTIS）が実施した妊娠中の喘息治療薬に関する研究では，ロイコトリエン受容体拮抗薬を服用した女性 96 例（モンテルカスト 72 例，ザフィルルカスト 22 例，両者 2 例），喘息のない対象群 346 例，妊娠中 SABA のみを使用した 122 例の妊娠転帰を調査し，LTRA 群における先天異常発生が 5 例と，喘息のない対照群 0.3% と比較して有意に高かった（$p=0.007$）ことが示された．この研究では，周産期転帰に影響を及ぼしうる曝露因子がないことが比較群の組み入れ基準となったため，発生頻度が低く，一般集団と比べても低値になったと考察されている．なお LTRA 群と SABA 群では先天異常の発生に差はなく（$p=0.524$），LTRA 群で観察された先天異常に特定のパターンは示されなかった[53]．デンマークの女性を対象とした横断観察研究では，最終月経 3 ヵ月前から妊娠初期終了までに，① モンテルカストに曝露された 401 例，② モンテルカストとほかの喘息治療薬に曝露された 426 例，③ モンテルカスト以外の喘息薬の処方を受けた 24,878 例，④ 喘息治療薬の処方を受けていない 728,595 例を調査し，4 群間で先天異常の発生に差がないことを示している[54]．

　以上より，妊娠中のモンテルカストの使用は先天異常のリスクにはならないと考えられる．

妊娠中・後期

❶ 短時間作用型β₂刺激薬（SABA）

＊ サルブタモール硫酸塩

妊娠33〜39週にサルブタモールの吸入をした喘息妊婦12例の吸入後2時間以内の副作用を調査した研究では，母体の血圧・心拍数，子宮動脈・臍静脈の血流，胎児の心拍数などに影響はみられなかった[11]．しかし近年，テルブタリンをはじめとするβ₂刺激薬への胎内曝露によって児の自閉スペクトラム症のリスクが高まるという報告もあるが，それを否定し，原疾患の喘息そのものがリスクになる可能性を示唆した報告もあり今後の動向が注目される[55-57]．

現時点ではサルブタモールをはじめとするβ₂刺激薬の妊娠中の使用についてはおおむね問題ないと考えられるが，漫然とした使用は控えるべきである．

＊ プロカテロール塩酸塩水和物，フェノテロール臭化水素酸塩，テルブタリン硫酸塩

胎児毒性に関する疫学情報はない．

❷ 長時間作用型β₂刺激薬（LABA）

妊娠中・後期のLABA使用と胎児毒性に関する情報は全体的に乏しい．

Jonesらは，1998〜2001年にかけて北米催奇形性情報サービス（OTIS）で実施された妊娠中の喘息治療薬に関する多施設前方視的コホート研究において，サルメテロールを使用した126人の妊娠転帰を調査したところ，SABAのみを使用した91人，非喘息女性115人と比較して，早産，妊娠高血圧腎症，正期出生時点での児の平均出生体重，体長，頭囲に有意差はなく，small for gestational ageの発生にも差がみられなかった[13]．英国で行われたホルモテロールの市販後調査では，妊娠中に使用していた34例（31例は妊娠第1三半期も使用，3例は妊娠第2・3三半期に治療開始，34例中16例は分娩まで使用）のうち，正期産20例（うち幽門狭窄1例），妊娠31〜36週の早産5例（うち胎児心拍異常1例）であり，早産の発生率は増加しなかった[14]．Cossetteらは，ホルモテロールとサルメテロールに妊娠中曝露された症例（それぞれ162例，385例）の妊娠転帰を比較しており，両群で低出生体重児や早産の発生率に差はなく，薬剤選択の優位性は示されなかったと結論づけている[58]．

以上より，妊娠中・後期のLABA使用による児への影響を十分に判断するための情報は不足しているが，現時点では明らかな胎児毒性は示されていない．

❸ β刺激薬

＊ アドレナリン，エフェドリン塩酸塩，*dl*-メチルエフェドリン塩酸塩

いずれも胎盤を通過することがわかっているが，胎児毒性についての疫学調査はない．血管収縮作用のため，理論上は子宮動脈の循環を悪化させて児の状態を悪くする可能性があることから，使用する場合は胎児のモニタリングも慎重に行う．

* **イソプレナリン塩酸塩，トリメトキノール塩酸塩水和物**

胎児毒性については不明である．

❹ テオフィリン薬

* **テオフィリン徐放製剤，アミノフィリン水和物**

妊娠中にテオフィリンを投与した喘息妊婦212例と，テオフィリンを使用していない喘息妊婦292例，非喘息妊婦237例を比較した調査で，テオフィリン群で妊娠高血圧腎症の発症が15.6％と他群より多かったものの，前期破水，胎盤早期剥離などの増加はなく，在胎週数，出生体重，周産期死亡率についても差は認めなかった[17]．また，妊娠中にテオフィリンを投与された女性は，投与されなかった女性と比して，死産は増えなかったという報告もある[59]．喘息既往のある873例の妊婦（うち778例は妊娠中に喘息症状または治療を経験）と喘息既往のない妊婦1,333例（うち449例は未診断であるが妊娠中に喘息症状または治療を経験）を対象に調査した前方視的研究では，妊娠中の経口グルココルチコイドとテオフィリンの使用により妊娠期間がそれぞれ2.22週，1.11週短縮し，投与量が多いほど早産の可能性が高くなることが報告された[60]．テオフィリンには胎盤通過性があり，母体と臍帯の薬物血中濃度がほぼ同程度になるため，新生児に一過性頻脈や易刺激性などの症状を認めることがある．出生後は児を慎重にモニタリングする．

* **ジプロフィリン，プロキシフィリン**

現在のところ，胎児毒性に関する情報はない．

❺ 抗コリン薬

抗コリン薬の妊娠中・後期の使用に関する胎児への影響について，情報はない．

❻ 吸入グルココルチコイド（ICS）

* **ブデソニド**

1995～1998年のスウェーデンの出生コホートを利用した調査では，妊娠初期に吸入ブデソニドを使用した2,968人の女性の妊娠転帰は，喘息治療薬を使用していない女性と比較して，死産は増加せず，妊娠期間や児の出生体重についても影響はみられなかった[24]．

Gluckらは，吸入または経鼻ブデソニドの妊娠中の安全性に関する調査研究のデータをレビューしており，吸入ブデソニドに曝露された6,600人以上の児において，早産や死産の増加はみられず，出生時の体重や身長に影響を及ぼさなかった[25]．

* **ベクロメタゾンプロピオン酸**

ベクロメタゾンを含むICSの妊娠中の安全性について調査した報告では，先天異常のみならず，早産，低出生体重，妊娠高血圧症候群の発症リスクを増加させないことが示されている[19]．

＊フルチカゾンプロピオン酸，フルチカゾンフランカルボン酸

妊娠中に吸入フルチカゾンを使用した12妊娠の調査では，生児10例のうち3例（双胎1組含む）が後期早産であったが，それ以外に周産期合併症は認めていない[29]．

＊シクレソニド，モメタゾンフランカルボン酸

胎児毒性に関する疫学情報はない．

❼ 抗体製剤

オマリズマブ以外の抗体製剤はいずれも妊娠中・後期の使用による安全性の情報は十分ではない．いずれもIgG型のモノクローナル抗体であり，妊娠中期以降は胎盤を介して児に移行する可能性がある．

＊抗IgE抗体：オマリズマブ

オマリズマブはモノクローナルヒト化IgG1型の抗体製剤であるため，妊娠中期以降，胎盤を介して児に移行する可能性がある．Saitoらは，妊娠28週までオマリズマブを4週ごとに投与し，妊娠38週で出産に至った症例において，分娩1時間後の母体血中濃度に対し，臍帯血中濃度は約3倍，分娩当日の児の血清中濃度は約3.5倍に達していたことを示している[61]．これはほかの抗体製剤と同等の傾向であった．

米国で実施されたEXPECTによると，妊娠中にオマリズマブに曝露された症例では疾患をマッチさせた非曝露群と比較して，早産，低出生体重児の発生が多い傾向がみられた［早産：15.0% vs 11.3%，低出生体重児13.7% vs 9.8%］が，オマリズマブ曝露群において肥満の有病率が高いなど基礎的な危険因子の違いが影響した可能性が考えられている[32]．また，2019年にトルコで実施された喘息妊婦22人，23例の乳児の調査によると，低出生体重児が3例（13.0%），早産が5例（21.7%）であった[33]．早産の5例はいずれも妊娠中に喘息の増悪があり，経口グルココルチコイドによる治療を受けていた．したがって，オマリズマブの直接的因果関係は明らかではない．Patrunoらは，第二世代ヒスタミンH_1受容体拮抗薬に抵抗性の慢性蕁麻疹患者において，オマリズマブ投与中に妊娠したまたは妊娠中にオマリズマブを開始した29例（23例，6例）を調査し，いずれも有害な妊娠合併症は認めなかった[34]．Losappioらは慢性蕁麻疹に対してオマリズマブを使用した女性において，妊娠判明時に使用を中止したものの病状悪化のために再開し産後も継続した症例を報告しているが，児は正期で出生しており，その後児が急性蕁麻疹を発症するまでの4年間成長などに問題はみられていない[36]．一方，Hirashimaらは，抗リン脂質抗体症候群と気管支喘息，複数の流死産歴がある女性において，妊娠前半までオマリズマブを使用したが，妊娠中の喘息コントロールがつかず，26週544gの児を出産したことを報告した．児は生後2年時点で問題なく発育している[38]．この症例は喘息の増悪が妊娠転帰に影響している可能性がある．そのほか，妊娠全期にわたりオマリズマブを投与した複数の症例報告があるが，いずれも児は正期で出生し，低出生体重は認めていない[35,37,39-41]．

以上より，妊娠中のオマリズマブ使用によって早産や低出生体重のリスクがあるが，

原疾患のコントロール状況や母体背景が影響している可能性も考えられる．オマリズマブを継続しながら原疾患を十分に管理した症例では良好な妊娠転帰が得られたという報告も複数あり，疾患管理に欠かせない状況では妊娠中も投与を継続することが容認されるだろう．

＊ 抗 IL-5 抗体：メポリズマブ

Vittorakis らは，妊娠全期にわたりメポリズマブを使用して喘息管理を行った女性が，妊娠40週で2,750 gの健康な児を出産したことを報告している．母児ともに出生翌日の血液検査で好酸球数が1.5％未満と低値であった[43]．児の好酸球数が少ないことによる成長発達への影響は十分には解明されていないが，妊娠中に母体から移行した抗体の作用が薄れるまでの間，慎重に経過を見守る必要がある．

＊ 抗 IL-5 受容体α鎖抗体：ベンラリズマブ

妊娠中にベンラリズマブを使用した症例はいくつか報告がある．Naftel らは妊娠中にベンラリズマブを使用した標準治療抵抗性の重症喘息4例を報告した．3例は妊娠全期にわたりベンラリズマブを投与しているが，36週，37週，39週で健康な児を出産している．36週で出産した症例は予定された帝王切開であり，ベンラリズマブの影響ではない．残り1例は妊娠21週から開始し，39週で健康な児を出産した[45]．Manetz らは，好酸球増多症と重度の好酸球性胃腸炎に対して妊娠中もベンラリズマブを継続した女性が，妊娠38週で3,091 gの健康な児を出産したことを報告している．その後の児の発育は正常で，観察期間中にアレルギー性疾患の発症もなかった．しかし，出生時の血液検査で児の好酸球は検出感度以下と低く，生後7ヵ月までこの現象が持続し，生後1年で末梢血に好酸球が確認されるようになった[44]．なお，この母親は母乳を与えていない．メポリズマブと同様，児の好酸球数が少ないことによる成長発達への影響は十分には解明されていないが，妊娠中に母体から移行した抗体の作用が薄れるまでの間，慎重に経過を見守る必要があるだろう．

＊ 抗 IL-4 受容体α鎖抗体：デュピルマブ

中等度から重度のアトピー性皮膚炎に対してデュピルマブを使用した13例（双胎1組含む）のうち，妊娠中に薬剤の曝露があった11例において妊娠・分娩経過に問題は指摘されなかった[46]．そのほか，妊娠全期にわたりデュピルマブを継続投与した症例において，妊娠経過や出生した児に問題がなかったという報告が散見される[48,49]．一方で，妊娠中にデュピルマブを中断し，その後病状が悪化した症例が複数報告されている[62-64]．いずれも標準的な治療では管理できなかった重度のアトピー性皮膚炎が背景にあり，デュピルマブによって速やかに病状が改善していた．現時点で妊娠中のデュピルマブの使用に関して安全性を判断できる十分な疫学調査はないが，合併症妊娠を管理するうえで妊娠中に安定した病状を維持することは欠かせず，デュピルマブの継続が妥当と考えられる症例では妊娠中の使用も容認されうる．

❽ ロイコトリエン受容体拮抗薬（LTRA）

＊ プランルカスト水和物

　プランルカストによる影響を調査した疫学研究は限られている．わが国で行われた妊娠中にプランルカストを含むLTRAに曝露した231人の女性の妊娠転帰を調査した報告では，モンテルカストが122人，プランルカストが106人，両薬剤の使用が3人であったが，死産，早産，低出生体重児のリスクは上がらないことが示された[50]．この調査では，当該薬が先天異常の危険因子にならないことも示されており，妊娠中の喘息治療薬の一つとしてLTRAが安全に使用できると考えられる．

＊ モンテルカストナトリウム

　妊娠中・後期にモンテルカストを使用した影響を調査した報告は散見される．Sarkarらは妊娠中にモンテルカストに曝露した女性180人の妊娠転帰を調査し，出生体重が低く，妊娠期間が短い傾向にあることを示したが，母体の重症度が影響している可能性が示唆されている[51]．

　また，1998〜2003年に実施されたOrganization of Teratology Information Specialists Asthma Medications in Pregnancy Studyでは，LTRA（モンテルカストまたはザフィルルカスト）を服用した女性の妊娠では，SABAのみ使用した女性や喘息でない女性の妊娠と比較して，死産，妊娠糖尿病，妊娠高血圧腎症，早産，低出生体重，低アプガースコアのリスクが増加しないことを示している．LTRA使用者から出生した児の出生時体重がわずかに少ないのは，母体の喘息重症度やコントロール状況に原因があると考えられている[53]．一方，デンマークの女性を対象とした横断観察研究では，① モンテルカストが処方された401例，② モンテルカストとほかの喘息治療薬が処方された426例，③ モンテルカスト以外の喘息薬の処方を受けた24,878例，④ 喘息治療薬の処方を受けていない728,595例を調査し，モンテルカストが処方された①，② において早産，妊娠高血圧腎症，妊娠糖尿病のリスクが増加していた[54]．

　以上をまとめると，妊娠中にモンテルカストを使用した場合，出生体重の微減，早産，妊娠高血圧腎症などの妊娠合併症が起こる可能性はあるが，薬剤の直接的な影響よりも母体の喘息の重症度やコントロールが不十分であることが影響している可能性も考えられる．疾患管理に必要と判断される状況では，妊娠中の使用も容認される．

❀ 授乳期　乳汁中への移行および使い方

❶ β_2刺激薬

　β_2刺激薬の授乳期の使用に関する情報は限られる．SABAであるテルブタリンを産後に経口投与した2例の喘息患者の報告（1回5 mgを1日3回，児は生後6週と8週）では，母乳中の濃度は3.2〜3.7 µg/Lで，児が1日に経口摂取するテルブタリンは約0.4〜0.5 µg/kgと推定された．授乳後の児の血清からはテルブタリンは検出されておらず，授乳

期の使用は問題ないことが示唆された[65].

　理論上，吸入剤は経口剤よりも使用後の母体血中濃度は低くなると考えられ，乳汁中への分泌量は経口剤よりさらに少量となり，その母乳を児が経口摂取しても児の体内からは検出されない範囲にとどまることが予測される．したがって，授乳期にβ₂刺激薬を吸入で使用することは問題ない．テルブタリン以外のβ₂刺激薬の内服や貼付剤による授乳への影響はわかっていない．

❷　β刺激薬

　現在のところアドレナリン（エピネフリン）をはじめとするβ刺激薬の授乳期の使用に関する情報はない．アドレナリンは経口投与による生物学的利用率が乏しく，半減期も短いため，母乳を介した児への影響はほとんどないと考えられる．

❸　テオフィリン薬

＊ テオフィリン徐放製剤，アミノフィリン水和物

　アミノフィリンはテオフィリンの水溶性を高めた薬剤で，体内ではテオフィリンとして存在している．テオフィリンは血漿と母乳とのあいだで急速に平衡化し，母乳中の濃度がピークになるのは，即時放出型製剤の経口摂取後1～3時間，静脈内投与後は直ちに起こる．母乳中と母体血中の濃度比（MP比）は約0.7と報告されている[66]．MP比は1前後で母乳中に蓄積しないが，クリアランスがそれほど高くないためにRIDが10～20％とやや高めである．新生児，特に児に易刺激性や過敏性，睡眠障害を引き起こす可能性がある．新生児，特に早産だった場合，児の薬物排泄速度が遅く，テオフィリンの血清タンパク結合が低いことも重なって，児の体内に蓄積し副作用も出現しやすくなる．

　授乳期にテオフィリンやアミノフィリンを避ける必要はないが，母体の血清中のテオフィリン濃度を治療範囲の低いほうに維持し，静脈内投与後は2時間，即時放出型製剤の経口摂取後は4時間，授乳を避けるという対策をとることで児への影響を最小限にし，同時に，児にテオフィリンの副作用による徴候がみられないか注意して観察する．なお，乳児の血清テオフィリン濃度は興奮の要因がテオフィリンによるものか判断するのに役立つため，児に疑わしい徴候があるときは測定を検討する．なお，テオフィリンが経口徐放製剤として投与される場合は，授乳のタイミングを調整する必要はない[67].

＊ ジプロフィリン

　ジプロフィリン5 mg/kgを母体に単回投与したところ，母乳中の濃度のピークは投与してから2～4時間後であったという報告がある[68]．母乳中の濃度が比較的高く，テオフィリンに関する過去の報告も踏まえると，母乳を介して児に移行した薬剤により，乳児が易刺激性を示す可能性が予測される．投与後3～4時間授乳を避けることで母乳中の移行を最小限に抑えることができ，内服中は授乳タイミングを調整することも検討する．

＊ プロキシフィリン

プロキシフィリンの授乳に関する情報はない.

❹ 抗コリン薬

現時点では，抗コリン薬の吸入剤としての授乳に関する情報はない．吸入剤使用後の母体血中濃度は無視できるほど低く，授乳を介して児に影響することはないと考えられている．

❺ 吸入グルココルチコイド（ICS）

ICSでは，ブデソニドにおいて授乳期の使用に関する情報がある．パルミコートタービュヘイラーを1日2回（1回200 μgまたは400 μg）使用していた喘息患者8例の母乳中の濃度を測定した研究では，1回200 μgを使用していた4例で吸入後32分にピーク値168 ng/Lとなり，1回400 μgを使用していた4例では43分後に335 ng/Lとなった．児が1日に曝露される量は6.8 〜 14.2 ng/kgと計算され，経口摂取での生物学的利用率が100％と仮定すると児は母体投与量の0.3％相当を摂取すると推定された．また4例で児の授乳後の血清ブデソニド濃度を測定しているが，当該薬は検出されていない[69]．母乳中に分泌されるブデソニド量はごくわずかであることと，ブデソニドを経口投与した場合の生物学的利用率は実際のところ約9％と低いことより，児への影響は無視できる範囲と考えられる．

現時点でブデソニド以外のICSの授乳期使用に関する情報はないが，吸入剤使用後の母体血中濃度は無視できるほど低く，授乳を介して児に影響することはないと判断される．

❻ 抗体製剤

オマリズマブなど150,000前後と分子量が大きい抗体製剤は，理論上，母乳中にはほとんど分泌されず，万一分泌された少量の薬剤を児が母乳とともに経口摂取しても，高分子のタンパク質を分解・吸収できるほど児の消化管は発達していないため，乳児に影響を及ぼす可能性はないと予測される．

Saitoらは，妊娠28週までオマリズマブを4週ごとに投与し，妊娠38週で出産した症例において，分娩時および産後3日目の母体血清濃度（約3,000 ng/mL）に比して，生後4 〜 5日目にかけて採取した母乳中のオマリズマブ濃度はごくわずか（1 〜 8 ng/mL）であったことを報告している[61]．また，重症喘息に対し妊娠中から産後にかけてオマリズマブを継続した症例では，新生児に明らかな血算の異常は認めず，その後も投薬を続けながら母乳を与えているものの，生後15ヵ月までの児の成長・発育に問題はないことが示された[70]．Dekkersらは，産後2.5ヵ月からデュピルマブを再開し，母乳哺育も継続したアトピー性皮膚炎の女性において投与3日後の母乳中濃度が1.1 mg/Lと低く，同時に測定した母体血漿中濃度の1.3％にとどまることを示している[71]．ほかにも，妊娠中から産後にかけてデュピルマブを継続使用した症例が散見されるが，児への影響を

示唆する報告は今のところみられない．オマリズマブとデュピルマブ以外の抗体製剤に関しては母乳中の濃度などを測定した類似の研究はないが，上述のとおり，理論上は乳児への影響は乏しいと推定されるため，当該薬の継続が望ましい母体状況に限り，母乳哺育のメリットも鑑み，授乳と抗体製剤による喘息治療を継続することは可能と判断される．

❼ ロイコトリエン受容体拮抗薬（LTRA）

＊ プランルカスト水和物

プランルカストの授乳に関する情報はない．しかし，弱酸性の薬剤で血漿タンパク結合も高いことなどモンテルカストに類似点が多く，授乳に問題があるとは考え難い．

＊ モンテルカストナトリウム

モンテルカストについては，7人の母体が10 mgを経口摂取し，0〜12時間後までの母乳サンプルを採取した調査がある．これによると，母乳中のモンテルカストの平均濃度は5.3 ng/mLであり，RIDは0.68％と低値であった[11]．乳児への曝露量は非常に少なく，乳児の治療域を下回っているため，母乳と両立して投薬治療を継続することは可能と判断される．

（三島就子）

🔖 文献

1) Bonham CA, et al.: Asthma Outcomes and Management During Pregnancy. Chest, 153: 515-527, 2018. [PMID: 28867295]

2) Van Zutphen AR, et al.: Maternal asthma medication use during pregnancy and risk of congenital heart defects. Birth Defects Res A Clin Mol Teratol, 103: 951-961, 2015. [PMID: 26408052]

3) Howley MM, et al.: Asthma Medication Use and Risk of Birth Defects: National Birth Defects Prevention Study, 1997-2011. J Allergy Clin Immunol Pract, 8: 3490-3499. e9, 2020. [PMID: 32745701]

4) Murphy VE, et al.: The risk of congenital malformation, perinatal mortality and neonatal hospitalization among pregnant women with asthma: a systematic review and meta-analysis. BJOG, 120: 812-822, 2013. [PMID: 23530780]

5) Dombrowski MP, et al.: Asthma in pregnancy. Clin Obstet Gynecol, 53: 301-310, 2010. [PMID: 20436305]

6) Schatz M, et al.: The relationship of asthma medication use to perinatal outcomes. J Allergy Clin Immunol, 113: 1040-1045, 2004. [PMID: 15208581]

7) Eltonsy S, et al.: Beta2-agonists use during pregnancy and the risk of congenital malformations. Birth Defects Res A Clin Mol Teratol, 91: 937-947, 2011. [PMID: 21948561]

8) Eltonsy S, et al.: Beta2-agonists use during pregnancy and perinatal outcomes: a systematic review. Respir Med, 108: 9-33, 2014. [PMID: 24360293]

9) Garne E, et al.: Use of asthma medication during pregnancy and risk of specific congenital anomalies: A European case-malformed control study. J Allergy Clin Immunol, 136: 1496-1502. e7, 2015. [PMID: 26220526]

10) Eltonsy S, et al.: Risk of congenital malformations for asthmatic pregnant women using a long-acting β2-agonists and inhaled corticosteroid combination versus higher-dose inhaled corticosteroid monotherapy. J Allergy Clin Immunol, 135: 123-130, 2015. [PMID: 25226849]

11) Briggs GG, et al.: A Reference Guide to Fetal and Neonatal Risk: Drugs in Pregnancy and Lactation, 11th ed., Wolters Kluwer, 2017.

12) Wilton LV, et al.: The outcomes of pregnancy in women exposed to newly marketed drugs in

general practice in England. Br J Obstet Gynaecol, 105: 882-889, 1998. [PMID: 9746382]

13) Jones KL, et al.: Salmeterol use and pregnancy outcome: A prospective multi-center study. J Allergy Clin Immunol, 109: S156, 2002.

14) Wilton LV, et al.: A post-marketing surveillance study of formoterol（Foradil）: its use in general practice in England. Drug Saf, 25: 213-223, 2002. [PMID: 11945116]

15) Heinonen OP, et al.: Birth Defects and Drugs in Pregnancy: Maternal Drug Exposure and Congenital Malformations, pp.367-370, Publishing Sciences Group, 1977.

16) Park JM, et al.: Cardiovascular anomalies associated with prenatal exposure to theophylline. South Med J, 83: 1487-1488, 1990. [PMID: 2251542]

17) Stenius-Aarniala B, et al.: Slow-release theophylline in pregnant asthmatics. Chest, 107: 642-647, 1995. [PMID: 7874930]

18) Czeizel AE, et al.: A Possible Association between Oral Aminophylline Treatment during Prengnacy and Skeletal Congenital Abnormalities. Clin Drug Investig, 23: 803-816, 2003. [PMID: 17536894]

19) Rahimi R, et al.: Meta-analysis finds use of inhaled corticosteroids during pregnancy safe: a systematic meta-analysis review. Hum Exp Toxicol, 25: 447-452, 2006. [PMID: 16937916]

20) Cossette B, et al.: Impact of maternal use of asthma-controller therapy on perinatal outcomes. Throax, 68: 724-730, 2013. [PMID: 23585516]

21) Clifton VL, et al.: Effect of inhaled glucocorticoid treatment on placental 11beta-hydroxysteroid dehydrogenase type 2 activity and neonatal birthweight in pregnancies complicated by asthma. Aust N Z J Obstet Gynaecol, 46: 136-140, 2006. [PMID: 16638036]

22) Tegethoff M, et al.: Inhaled glucocorticoids during pregnancy and offspring pediatric diseases: a national cohort study. Am J Respir Crit Care Med, 185: 557-563, 2012. [PMID: 22198975]

23) Wei J, et al.: The risk of congenital heart defects associated with corticosteroids use during the first trimester of pregnancy: a systematic review and meta-analysis. Eur J Clin Pharmacol, 79: 1-11, 2023. [PMID: 36369382]

24) Norjavaara E, et al.: Normal Pregnancy outcomes in a population-based study including 2,968 pregnant women exposed to budesonide. J Allergy Clin Immunol, 111; 736-742, 2003. [PMID: 12704351]

25) Gluck PA, et al.: A review of pregnancy outcomes after exposure to orally inhaled or intranasal budesonide. Curr Med Res Opin, 21: 1075-1084, 2005. [PMID: 16004676]

26) Silverman M, et al.: Outcome of pregnancy in a randomized controlled study of patients with asthma exposed to budesonide. Ann Allergy Asthma Immunol, 95: 566-570, 2005. [PMID: 16400897]

27) Wendel PJ, et al.: Asthma treatment in pregnancy: a randomized controlled study. Am J Obstet Gynecol, 175: 150-154, 1996. [PMID: 8694041]

28) Dombrowski MP, et al.: Randomized trial of inhaled beclomethasone dipropionate versus theophylline for moderate asthma during pregnancy. Am J Obstet Gynecol, 190: 737-744, 2004. [PMID: 15042007]

29) Choi JS, et al.: Pregnancy outcome in women using inhaled fluticasone during pregnancy: a case series. Allergol Immunopathol（Madr）, 35: 239-242, 2007. [PMID: 18047814]

30) Charlton RA, et al.: Safety of Fluticasone Propionate Prescribed for Asthma During Pregnancy: A UK Population-Based Cohort Study. J Allergy Clin Immunol Pract, 3: 772-779. e3, 2015. [PMID: 26116951]

31) Alhussien AH, et al.: Safety of intranasal corticosteroid sprays during pregnancy: an update review. Eur Arch Otorhinolaryngol, 275: 325-333, 2018. [PMID: 29164323]

32) Namazy JA, et al.: Pregnancy outcomes in the omalizumab pregnancy registry and a disease-matched comparator cohort. J Allergy Clin Immunol, 145: 528-536. e1, 2020. [PMID: 31145939]

33) Gemicioğlu B, et al.: Country-based report: the safety of omalizumab treatment in pregnant patients with asthma. Turk J Med Sci, 51: 2516-2523, 2021. [PMID: 34174791]

34) Patruno C, et al.: Safety of omalizumab for chronic urticaria during pregnancy: a real-life study. Clin Exp Dermatol, 13: Iiad386, 2023. [PMID: 37956096]

35) Liao SL, et al.: Case Report: Omalizumab for Chronic Spontaneous Urticaria in Pregnancy. Front Immunol, 12: 652973, 2021. [PMID: 33796115]

36) Losappio LM, et al.: Omalizumab Use in Chronic Spontaneous Urticaria during Pregnancy and a Four Year's Follow-Up: A Case Report. Case Rep Dermatol, 12: 174-177, 2020. [PMID: 33173477]

37) Kupryś-Lipińska I, et al.: Omalizumab in pregnant women treated due to severe asthma: two case reports of good outcomes of pregnancies. Postepy Dermatol Alergol, 31: 104-107, 2014. [PMID: 25097476]

38) Hirashima J, et al.: A case of an asthma patient receiving omalizumab during pregnancy. Arerugi, 61: 1683-1687, 2012. [PMID: 23328225]

39) Ensina LF, et al.: Omalizumab as Third-Line Therapy for Urticaria During Pregnancy. J Investig Allergol Clin Immunol, 27: 326-327, 2017. [PMID: 29057743]

40) González-Medina M, et al.: Omalizumab use during pregnancy for chronic spontaneous urticaria（CSU）: report of two cases. J Eur Acad Dermatol Venereol, 31: e245-e246, 2017. [PMID: 27868240]

41) Ghazanfar MN, et al.: Successful and Safe Treatment of Chronic Spontaneous Urticaria with Omalizumab in a Woman during Two Consecutive Pregnancies. Case Rep Med, 2015: 368053, 2015. [PMID: 25705229]

42) Ozden G, et al.: May mepolizumab used in asthma correct subfertility? Ann Med, 53: 456-458, 2021. [PMID: 33739210]

43) Vittorakis SK, et al.: Successful and safe treatment of severe steroid depended eosinophilic asthma with mepolizumab in a woman during pregnancy. Respir Med Case Rep, 41: 101785, 2022. [PMID: 36466584]

44) Manetz S, et al.: Successful pregnancy in the setting of eosinophil depletion by benralizumab. J Allergy Clin Immunol Pract, 9: 1405-1407.e3, 2021. [PMID: 33316460]

45) Naftel J, et al.: Benralizumab treatment of severe asthma in pregnancy: A case series. J Allergy Clin Immunol Pract, 11: 2919-2921, 2023. [PMID: 37419320]

46) Escolà H, et al.: Dupilumab for atopic dermatitis during pregnancy and breastfeeding: Clinical experience in 13 patients. J Eur Acad Dermatol Venereol, 37: e1156-e1160, 2023. [PMID: 37143399]

47) Avallone G, et al.: Association between maternal dupilumab exposure and pregnancy outcomes in patients with moderate-to-severe atopic dermatitis: A nationwide retrospective cohort study. J Eur Acad Dermatol Venereol, 38: 1799-1808, 2024. [PMID: 38284131]

48) Costley M, et al.: Severe atopic dermatitis treated successfully with dupilumab throughout pregnancy. Clin Exp Dermatol, 47: 960-961, 2022. [PMID: 34856015]

49) Gracia-Darder I, et al.: Patient with atopic dermatitis, hyper IgE syndrome and ulcerative colitis, treated successfully with dupilumab during pregnancy. Dermatol Ther, 35: e15237, 2022. [PMID: 34850510]

50) Hatakeyama S, et al.: The safety of pranlukast and monelukast during the first trimester of pregnancy: A prospective, two-centered cohort study in Japan. Congenit Anom (Kyoto), 62: 161-168, 2022. [PMID: 35538631]

51) Sarkar M, et al.: Montelukast use during pregnancy: a multicenter, prospective, comparative study of infant outcomes. Eur J Clin Pharmacol, 65: 1259-1264, 2009. [PMID: 19707749]

52) Nelsen LM, et al.: Congenital malformations among infants born to women receiving montelukast, inhaled corticosteroids, and other asthma medications. J Allergy Clin Immunol, 129: 251-254. e1-6, 2012. [PMID: 22000568]

53) Bakhireva LN, et al.: Safety of leukotriene receptor antagonists in pregnancy. J Allergy Clin Immunol, 119: 618-625, 2007. [PMID: 17336611]

54) Cavero-Carbonell C, et al.: Fetal Exposure to Montelukast and Congenital Anomalies: A population Based Study in Denmark. Birth Defects Res, 109: 452-459, 2017. [PMID: 28398707]

55) Witter FR, et al.: In utero beta 2 adrenergic agonist exposure and adverse neurophysiologic and behavioral outcomes. Am J Obstet Gynecol, 201: 553-559, 2009. [PMID: 19961985]

56) Su X, et al.: Prenatal exposure to β2-adrenoreceptor agonists and the risk of autism spectrum disorders in offspring. Pharmacoepidemiol Drug Saf, 26: 812-818, 2017. [PMID: 28422339]

57) Gong T, et al.: Parental asthma and risk of autism spectrum disorder in offspring: A population and family-based case-control study. Clin Exp Allergy, 49: 883-891, 2019. [PMID: 30742718]

58) Cossette B, et al.: Relative perinatal safety of salmeterol vs formoterol and fluticasone vs budesonide use during pregnancy. Ann Allergy Asthma Immunol, 112: 459-464, 2014. [PMID: 24656659]

59) Neff RK, et al.: Maternal theophylline consumption and the risk of stillbirth. Chest, 97: 1266-1267, 1990. [PMID: 2331933]

60) Bracken MB, et al.: Asthma symptoms, severity, and drug therapy: a prospective study of effects on 2205 pregnancies. Obstet Gynecol, 102: 739-752, 2003. [PMID: 14551004]

61) Saito J, et al.: Omalizumab concentrations in pregnancy and lactation: A case study. J Allergy Clin Immunol Pract, 8: 3603-3604, 2020. [PMID: 32544544]

62) Akhtar NH, et al.: The use of dupilumab in severe atopic dermatitis during pregnancy: a case report. Allergy Asthma Clin Immunol, 18: 9, 2022. [PMID: 35115035]

63) Lobo Y, et al.: Atopic Dermatitis Treated Safely with Dupilumab during Pregnancy: A Case Report and Review of the Literature. Case Rep Dermatol, 13: 248-256, 2021. [PMID: 34177514]

64) Kage P, et al.: A case of atopic eczema treated safely with dupilumab during pregnancy and lactation. J Eur Acad Dermatol Venereol, 34: e256-e257, 2020. [PMID: 31990389]

65) Lönnerholm G, et al.: Terbutaline excretion into breast milk. Br J Clin Pharmacol, 13: 729-730, 1982. [PMID: 7082541]

66) Yurchak AM, et al.: Theophylline secretion into breast milk. Pediatrics, 57: 518-520, 1976. [PMID: 1264548]

67) Theophylline. Drugs and Lactation Database (LactMed®). Last Revision; June 20, 2022. Available at: 〈https://www.ncbi.nlm.nih.gov/books/NBK519024/〉

68) Jarboe CH, et al.: Dyphylline elimination kinetics in lactating women: blood to milk transfer. J Clin Pharmacol, 21: 405-410, 1981. [PMID: 7309903]

69) Fält A, et al.: Exposure of infants to budesonide through breast milk of asthmatic mothers. J

Allergy Clin Immunol, 120: 798-802, 2007. [PMID: 17825891]

70) Majou D, et al.: Safety of Omalizumab During Pregnancy and Breast-Feeding With Assessment of Placental Transfer: A Case Report. Allergy Asthma Immunol Res, 13: 515-516, 2021. [PMID: 33733644]

71) Dekkers C, et al.: Limited excretion of dupilumab into breastmilk: A case report. J Eur Acad Dermatol Venereol, 37: e1154-e1155, 2023. [PMID: 37143362]

29 ／ 鎮咳・去痰薬

医薬品	添付文書情報（巻頭参照）		総合評価（巻頭参照）	
	妊娠	授乳	妊娠	授乳
中枢性麻薬性鎮咳薬				
コデイン　codeine ◆ **コデインリン酸塩**	有益性	添文①	本文参照	本文参照
ジヒドロコデイン　dihydrocodeine ◆ **ジヒドロコデインリン酸塩**	有益性	添文①	本文参照	本文参照
中枢性非麻薬性鎮咳薬				
チペピジン　tipepidine ◆ **アスベリン**	有益性	添文③	使用可	情報なし
デキストロメトルファン　dextromethorphan ◆ **メジコン**	有益性	添文③	使用可	使用可
ジメモルファン　dimemorfan ◆ **アストミン**	有益性	添文③	使用可	情報なし
エプラジノン　eprazinone ◆ **レスプレン**	有益性	添文③	使用可	情報なし
クロペラスチン　cloperastine ◆ **フスタゾール**	有益性	添文③	使用可	情報なし
クロフェダノール　clofedanol ◆ **コルドリン**	有益性	添文③	使用可	情報なし
鎮咳去痰薬				
グアイフェネシン　guaifenesin ◆ **フストジル**	有益性	添文③	使用可	使用可
気道粘液溶解薬				
アセチルシステイン　acetylcysteine ◆ **ムコフィリン**	—	添文③	使用可	使用可
L- エチルシステイン　ethyl l-cysteine ◆ **チスタニン**	有益性	添文③	使用可	情報なし
ブロムヘキシン　bromhexine ◆ **ビソルボン**	有益性	添文③	使用可	情報なし
気道粘液修復薬				
L- カルボシステイン　L-carbocisteine ◆ **ムコダイン**	有益性	添文③	使用可	情報なし

医薬品	添付文書情報（巻頭参照）		総合評価（巻頭参照）	
	妊娠	授乳	妊娠	授乳
気道分泌細胞正常化薬				
フドステイン　fudosteine ◆**クリアナール，スペリア**	有益性	添文③	情報なし	情報なし
気道潤滑薬				
アンブロキソール　ambroxol ◆**ムコソルバン，ムコサール**	有益性	添文③	使用可	情報なし
界面活性剤				
チロキサポール　tyloxapol ◆**アレベール**	—	—	使用可	情報なし

❋ 妊娠計画期

妊娠計画期に考慮すべき事項はない．

❋ 妊娠期　胎児に与える影響および使い方

妊娠初期

いずれの薬剤においても，流産率が増加したという報告はない．催奇形性に関しては以下のとおりである．

❶ 中枢性麻薬性鎮咳薬

＊ コデインリン酸塩水和物，ジヒドロコデインリン酸塩

妊娠第1三半期にコデインを使用した場合の児への影響については次のような報告がある．

妊娠第1三半期に母親がコデインを使用した563人の児を調査した研究[1]や，妊娠第1三半期にアセトアミノフェン＋コデインに曝露した児328人，抱水テルピン＋コデインに曝露した100〜199人（実数の記載なし），コデイン＋グアイフェネシンに曝露した100〜199人（実数の記載なし）を調査した研究[2]，妊娠第1三半期にアセトアミノフェン＋コデインに曝露した児347人，抱水テルピン＋コデインに曝露した児144人，コデイン＋グアイフェネシンに曝露した児85人を調査した研究[3]では，いずれも先天異常の発生率は増加しなかった．また，母親が妊娠中にコデインを使用した2,666人（うち妊娠初期に曝露したのは1,693人）とオピオイドを使用しなかった65,316人を調査した研究では，両群間で先天異常の発生率に差はみられなかった[4]．

一方，1,427人の先天異常を有した児と3,001人の対照群を比較した調査では，妊娠第1三半期の麻薬性鎮痛薬（最多がコデイン）の使用によって，鼠径ヘルニア，先天性心疾患，口唇口蓋裂，股関節脱臼，その他の筋骨格系の異常と関連を認めたと報告している[5]．また，米国ミシガン州の調査では妊娠第1三半期にコデインに曝露された7,640人の児のうち375人（4.9%）に心疾患や口蓋裂などの先天異常を認めており[6]，2011年に発表されたNational Birth Defects Prevention Studyではリコールバイアスがあるものの，治療目的でオピオイドを使用した454例のうち，先天性心疾患，二分脊椎のリスクが増加することが示されている[7]．

近年さらに大きな疫学調査が報告されている．Fishmanらは妊娠13週までの間にオピオイドに曝露した3,003人（うちコデイン1,390人）とオピオイドに曝露しなかった98,583人を調査したコホート研究で，全体的な先天異常の発生率，先天性心疾患のリスクは上昇しないが，コデイン曝露群では二分脊椎のリスクが4倍高いことを報告した[8]．また，米国オンタリオ州の妊婦を調査した研究では，妊娠初期にコデインに曝露した児6,524人では，オピオイドに曝露していない群に比し，肺動脈狭窄症，先天性幽門狭窄症，強舌症のリスクが上昇していた[9]．

以上より，妊娠第1三半期のコデインの使用は全体の先天異常発生率は上昇させないものの，特定の器官に先天異常を示す可能性があり，治療上の有益性が危険性を上回ると判断されるときに限り使用することが望ましい．

なお，ジヒドロコデインは生体内で代謝され，ジヒドロモルヒネに変換されることによってモルヒネ様の作用を示す．ジヒドロコデインに関する妊娠期の情報はないが，コデインの情報をもとに検討するとよい．

❷ 中枢性非麻薬性鎮咳薬

* デキストロメトルファン臭化水素酸塩水和物

デキストロメトルファンは鎮咳作用のある薬剤として市販薬にも広く用いられている．ニワトリの胚を用いた動物実験において神経管閉鎖障害を起こすことが報告されたが，ヒトにおいてデキストロメトルファンへの曝露と先天異常の発生について因果関係はないと報告されている[10]．また，複数の研究で先天異常発生率の増加も認めていない．

* その他

デキストロメトルファン以外の中枢性非麻薬性鎮咳薬について，妊娠期使用に関する情報はほとんどない．しかし，動物実験では催奇形性の報告がないことや，古くから用いられている薬剤において，現在までに妊娠中の使用による有害事象の報告がないことを踏まえると，妊娠に対する影響はないと思われる．

❸ 鎮咳去痰薬

* グアイフェネシン

グアイフェネシンと先天異常の関連を示した情報はない．

❹ **気道粘液溶解薬**

＊ **アセチルシステイン**

アセチルシステインは去痰薬としての使用のほか，アセトアミノフェンの中毒に対する治療薬として用いられる．妊娠期のアセチルシステインに関する情報は，アセトアミノフェンの過量投与に対する治療のために投与された症例に由来している．妊娠第1三半期に曝露した症例は少ないが，現在のところ先天異常との関連は示されていない[11]．

＊ **L-エチルシステイン塩酸塩，ブロムヘキシン塩酸塩**

エチルシステイン，ブロムヘキシンは古くから広く用いられている薬剤であり，現在までに妊娠中の使用による有害事象の報告がないことを踏まえると，妊娠には影響しない可能性が高い．

❺ **気道粘液修復薬**

＊ **L-カルボシステイン**

妊娠中の使用に関する情報はない．カルボシステインのように古くから広く用いられている薬剤について，現在のところ妊娠中の使用による有害事象の報告がないことを踏まえると，妊娠には影響しない可能性が高い．

わが国の妊娠と薬情報センターおよび虎の門病院の相談症例データベースを用いた研究で，妊娠第1三半期にカルボシステインまたはアンブロキソールに曝露した妊婦と，催奇形性物質を含まない対照薬に曝露した妊婦を比較した[12]．出生児の中で先天異常がみられたのはカルボシステイン群で7/588人，対照群で26/1,525人であり，調整オッズ比0.66［95% CI：0.40-1.1］と有意な差は認められなかった．

❻ **気道分泌細胞正常化薬**

＊ **フドステイン**

妊娠中の使用に関する情報はない．

❼ **気道潤滑薬**

＊ **アンブロキソール塩酸塩**

アンブロキソールはブロムヘキシンの活性代謝物の一つである．肺サーファクタントの分泌促進作用があり，早産が予測される妊婦に投与することで新生児呼吸窮迫症候群のリスクを下げることが報告されている[13]．したがって，妊娠中の使用に関しては特に大きな支障はないと考えられる．

日本の妊娠と薬情報センターおよび虎の門病院の相談症例データベースを用いた研究で，妊娠第1三半期にカルボシステインまたはアンブロキソールに曝露した妊婦と，催奇形性物質を含まない対照薬に曝露した妊婦を比較した[12]．出生児の中で先天異常がみられたのはアンブロキソール群で7/341人，対照群で26/1,525人であり，調整オッズ比1.1［95% CI：0.18-7.2］と有意な差は認められなかった

❽ 界面活性剤

＊ チロキサポール

妊娠中の使用に関する情報はほとんどない．チロキサポールは吸入剤として用いられるが，消化管からはほとんど吸収されないことがわかっており，妊娠中の使用は問題ないと考えられる．

妊娠中・後期

❶ 中枢性麻薬性鎮咳薬

かねてより分娩時にコデインを使用したことで，新生児に呼吸抑制や振戦，強い声で泣くような易怒性，けいれんなどの離脱症状が認められ，分娩近くに使用した場合は児の状態を慎重に観察するよう注意喚起されていた．2019年にフィンランドから発表された疫学調査では，初産の妊娠経過中にオピオイドを使用した318例（95.9%がコデイン）と非使用群5,913例を比較し，オピオイド使用群は生後7日以内に児が人工呼吸器治療を要するリスクがあることが示された（3.1% vs 1.6%, $p=0.044$）[14]．この調査のオピオイド使用群は妊娠週数が進むごとにその使用量が増加しており，離脱症状のなかでも特に児の呼吸抑制に注意する必要があることが示唆される．

❷ 中枢性非麻薬性鎮咳薬

デキストロメトルファンは分子量が非常に小さいことから，胎盤を介して児に移行する可能性は十分にあるが，現在のところ妊娠中期以降の使用により児に影響があったという報告はない．

デキストロメトルファン以外の中枢性非麻薬性鎮咳薬について，妊娠中期以降の使用に関する情報はない．

❸ 鎮咳去痰薬

グアイフェネシンの妊娠中期以降の使用による児への影響は不明である．少なくとも胎児毒性を示唆する報告はない．

❹ 気道粘液溶解薬

アセチルシステインは分子量が非常に小さく，胎盤を介して児に移行することが示されている[15]．しかし，現在のところ妊娠中期以降の使用によって児に影響があったという報告はない．

❋ 授乳期　乳汁中への移行および使い方

❶ 中枢性麻薬性鎮咳薬
＊ コデインリン酸塩水和物，ジヒドロコデインリン酸塩

コデインとその活性代謝物であるモルヒネは，少量であるが母乳中に移行する．通常は問題ない量であるが，下記の点で授乳期の使用には注意が必要である．

① ultra-rapid metabolizer の場合：コデインは肝臓において CYP2D6 酵素によりモルヒネに代謝されるが，CYP2D6 の遺伝的多型のなかにコデインからモルヒネへの変換率が非常に速い ultra-rapid metabolizer と表現される集団がある．その場合コデインが通常よりも速くモルヒネに変換されて作用を及ぼすため，母体にモルヒネ中毒をきたすだけでなく，乳汁中への分泌量も増えて，児もモルヒネ中毒をきたす可能性がある．この遺伝形質の頻度は集団によって異なり，フィンランドやデンマークでは 1%，ギリシャやポルトガルでは 10%，エチオピアでは 29% と報告されている[16]．わが国での頻度は不明であるが，韓国の報告では 2.28% であった[17]．

② 児への蓄積：児は排泄能力が未熟なため，コデインやモルヒネが体内に蓄積しやすい．母親にコデインを継続して長期間投与したとき，新生児では 4 日以内にモルヒネ中毒をきたす血漿濃度に達する危険性がある[18]．

ジヒドロコデインは CYP2D6 によってジヒドロモルヒネに変換されるため，コデインと同様に ultra-rapid metabolizer の場合は注意が必要である．

❷ 中枢性非麻薬性鎮咳薬
＊ デキストロメトルファン臭化水素酸塩水和物

20 人の授乳婦にデキストロメトルファンを通常量投与した調査では，母乳中への移行はごくわずかで，RID1% 未満と推定された[19]．この調査で 1 例の乳児に全身性の紅斑性湿疹を生じたが，無治療のうちに 5 日で改善している．デキストロメトルファンおよびその活性代謝物であるデキストルファンが母乳を介して乳児に及ぼす影響については今後も症例の蓄積が必要であるが，基本的には影響は少ないと考えられる．

❸ 鎮咳去痰薬
＊ グアイフェネシン

グアイフェネシンの授乳期の使用に関する情報はないが，本剤は生後 2 ヵ月の乳児にも使用することができる薬剤である．母体にグアイフェネシンを通常量投与した場合の乳汁中への移行量は，児に通常投与する用量よりも少ないと推測され，特に生後 2 ヵ月以上の乳児であれば，母乳に含まれるグアイフェネシンによって影響を受けることはないと考えられる．

❹ 気道粘液溶解薬

* アセチルシステイン

授乳期に関する情報はない．吸入後の吸収が非常に少ないと考えられるので，基本的には授乳との両立は可能である．

* L-エチルシステイン塩酸塩，ブロムヘキシン塩酸塩

授乳期の使用に関する情報はない．

❺ 気道粘液修復薬

* L-カルボシステイン

授乳期の使用に関する情報はない．

❻ 気道分泌細胞正常化薬

* フドステイン

授乳期の使用に関する情報はない．

❼ 気道潤滑薬

* アンブロキソール塩酸塩

授乳期の使用に関する情報はない．

❽ 界面活性剤

* チロキサポール

授乳期の使用に関する情報はない．

（三島就子）

文献

1) Heinonen OP, et al.: Birth Defects and Drugs in Pregnancy: Maternal Drug Exposure and Congenital Malformations, Publishing Sciences Group, 1977.

2) Jick H, et al.: First-trimester drug use and congenital disorders. JAMA, 246: 343-346, 1981. [PMID: 7241780]

3) Aselton P, et al.: First-trimester drug use and congenital disorders. Obstet Gynecol, 65: 451-455, 1985. [PMID: 3982720]

4) Nezvalová-Henriksen K, et al.: Effects of codeine on pregnancy outcome: results from a large population-based cohort study. Eur J Clin Pharmacol, 67: 1253-1261, 2011. [PMID: 21656212]

5) Bracken MB, et al.: Exposure to prescribed drugs in pregnancy and association with congenital malformations. Obstet Gynecol, 58: 336-344, 1981. [PMID: 7266953]

6) Rosa F: personal communication, FDA, 1993. In: Briggs GG et al.: A Reference Guide to Fetal and Neonatal Risk: Drugs in Pregnancy and Lactation, 11th ed., p.332, Wolters Kluwer, 2017.

7) Broussard CS, et al.: Maternal treatment with opioid analgesics and risk for birth defects. Am J Obstet Gynecol, 204: 314. e1-11, 2011. [PMID: 21345403]

8) Fishman B, et al.: Pregnancy outcome following opioid exposure: A cohort study. PLoS One, 14: e0219061, 2019. [PMID: 31260464]

9) Bowie AC, et al.: Prescribed opioid analgesics in early pregnancy and the risk of congenital

anomalies: a population-based cohort study. CMAJ, 194: E152-E162, 2022. [PMID: 35131753]

10) Martínez-Frías ML, et al.: Epidemiologic analysis of prenatal exposure to cough medicines containing dextromethorphan: no evidence of human teratogenicity. Teratology, 63: 38-41, 2001. [PMID: 11169553]

11) McElhatton PR, et al.: Paracetamol overdose in pregnancy analysis of the outcomes of 300 cases referred to the Teratology Information Service. Reprod Toxicol, 11: 85-94, 1997. [PMID: 9138637]

12) Usuda M, et al.: Risk of major birth defects after first-trimester exposure to carbocisteine and ambroxol: A multicenter prospective cohort study using counseling data for drug safety during pregnancy. Congenit Anom (Kyoto), 64(3): 91-98, 2024. [PMID: 38445786]

13) Gonzalez Garay AG, et al.: Ambroxol for women at risk of preterm birth for preventing neonatal respiratory distress syndrome. Cochrane Database Syst Rev, 2014: CD009708, 2014. [PMID: 25361381]

14) Fältmarch S, et al.: Use of opioids during pregnancy and effects of pregnancy outcomes. Pharmacoepidemiol Drug Saf, 28: 1239-1245, 2019. [PMID: 31286617]

15) Horowitz RS, et al.: Placental transfer of N-acetylcysteine following human maternal acetaminophen toxicity. J Toxicol Clin Toxicol, 35: 447-451, 1997. [PMID: 9279300]

16) Cascorbi I: Pharmacogenetics of cytochrome P4502D6: genetic background and clinical implication. Eur J Clin Invest, 33 (Suppl 2) : 17-22, 2003. [PMID: 14641552]

17) Kim YM, et al.: Identifying drugs needing pharmacogenetic monitoring in a Korean hospital. Am J Health Syst Pharm, 64: 166-175, 2007. [PMID: 17215467]

18) Willmann S, et al.: Risk to the breast-fed neonate from codeine treatment to the mother: a quantitative mechanistic modeling study. Clin Pharmacol Ther, 86: 634-643, 2009. [PMID: 19710640]

19) Shum S, et al.: Infant Dextromethorphan and Dextrorphan Exposure via Breast Milk From Mothers Who Are CYP2D6 Extensive Metabolizers. J Clin Pharmacol, 62: 747-755, 2022. [PMID: 34889461]

30 / 上部消化管疾患治療薬

医薬品	添付文書情報（巻頭参照）		総合評価（巻頭参照）	
	妊娠	授乳	妊娠	授乳
ヒスタミン H₂ 受容体拮抗薬				
シメチジン　cimetidine ◆タガメット，カイロック	有益性	添文③	使用可	使用可
ニザチジン　nizatidine ◆アシノン	有益性	添文③	使用可	使用可
ファモチジン　famotidine ◆ガスター	有益性	添文③	使用可	使用可
ラフチジン　lafutidine ◆プロテカジン	有益性	添文③	使用可	使用可
ロキサチジン　roxatidine ◆アルタット	有益性	添文③	使用可	使用可
プロトンポンプ阻害薬（PPI）				
オメプラゾール　omeprazole ◆オメプラール，オメプラゾン	有益性	添文③	使用可	使用可
ラベプラゾール　rabeprazole ◆パリエット	有益性	添文③	使用可	使用可
ランソプラゾール　lansoprazole ◆タケプロン	有益性	添文③	使用可	使用可
エソメプラゾール　esomeprazole ◆ネキシウム	有益性	添文③	使用可	使用可
ボノプラザン　vonoprazan ◆タケキャブ	有益性	添文③	使用可	使用可
プロスタグランジン E₁ 誘導体				
ミソプロストール　misoprostol ◆サイトテック	禁忌	添文③	使用不可	使用可
四級アンモニウム塩合成抗コリン薬				
ブチルスコポラミン　scopolamine butyl-bromide ◆ブスコパン	有益性	添文③	使用可	使用可
ドパミン受容体拮抗薬				
メトクロプラミド　metoclopramide ◆プリンペラン	有益性	添文③	使用可	使用可

医薬品	添付文書情報（巻頭参照）		総合評価（巻頭参照）	
	妊娠	授乳	妊娠	授乳
ドパミン受容体拮抗薬				
ドンペリドン　domperidone ♦ **ナウゼリン**	禁忌	添文3	本文参照	使用可
イトプリド　itopride ♦ **ガナトン**	有益性	添文3	本文参照	使用可
オピアト作動薬				
トリメブチン　trimebutine ♦ **セレキノン**	──	添文3	使用可	使用可
セロトニン受容体作動薬				
モサプリド　mosapride ♦ **ガスモチン**	有益性	添文3	使用可	使用可
その他				
テプレノン　teprenone ♦ **セルベックス**	有益性	添文3	使用可	使用可
レバミピド　rebamipide ♦ **ムコスタ**	有益性	添文3	使用可	使用可
スクラルファート　sucralfate ♦ **アルサルミン**	有益性	添文3	使用可	使用可
ポラプレジンク　polaprezinc ♦ **プロマック**	有益性	添文3	使用可	使用可

✻ 妊娠計画期

　ミソプロストールは妊婦禁忌であり，代替薬も存在するため挙児希望があるミソプロストール常用例においてはあらかじめ薬剤を変更する．

✻ 妊娠期　胎児へ与える影響および使い方

❶ ヒスタミンH₂受容体拮抗薬

＊ シメチジン

　シメチジンに妊娠初期から曝露された2,000例以上の妊娠では，先天異常，早産，胎児発育異常の増加は認められなかった[1]．

＊ ニザチジン

　ニザチジンに妊娠初期に曝露があった報告は少ないが，ヒスタミンH₂受容体拮抗薬に妊娠中に曝露した553例（多くは妊娠初期）の報告においてニザチジン曝露例が15例

含まれており，対照群と比較して奇形の増加は認められなかった[2]．

＊ ファモチジン

ヒスタミンH_2受容体拮抗薬に妊娠中に曝露した553例（多くは妊娠初期）の報告においてファモチジン曝露例が75例含まれており，対照群と比較して奇形の増加は認められなかった[2]．また，母児の入院記録を含む医療記録を用いた妊娠中のヒスタミンH_2受容体拮抗薬に関する研究では，妊娠第1三半期にファモチジンを投与された878人の女性の児において，先天異常の頻度は増加しなかった[3]．

＊ ラフチジン

ラフチジンの妊娠中の使用に関する疫学研究はない．ほかのヒスタミンH_2受容体拮抗薬と同様に必要な症例では妊娠中に使用することは可能である．

＊ ロキサチジン酢酸エステル塩酸塩

ロキサチジンの妊娠中の使用に関する疫学研究はない．ほかのヒスタミンH_2受容体拮抗薬と同様に必要な症例では妊娠中に使用することは可能である．

❷ プロトンポンプ阻害薬（PPI）

PPIを数種類まとめて解析した大規模な研究がある[4]．

妊娠第1三半期にPPIに曝露された3,651人の乳児のうち118人（3.2%）が重大な先天異常と診断されたのに対し，曝露されなかった群では837,317人の乳児のうち21,867人（2.6%）であった．妊娠第1三半期におけるPPIの使用と重大な先天異常のリスクとの間に有意な関連は認められなかった（調整有病オッズ比1.10 ［95% CI：0.91-1.34］）．この論文にはオメプラゾール592例，ランソプラゾール541例，ラベプラゾール32例，エソメプラゾール439例が含まれていた[4]．

＊ ボノプラザンフマル酸塩

妊娠中の使用に関する疫学研究はない．生殖発生毒性試験においては催奇形性を認めていない．

❸ プロスタグランジンE_1誘導体

＊ ミソプロストール

ミソプロストールは人工妊娠中絶に用いられる薬剤であり，人工妊娠中絶失敗症例における報告において血管障害（薬理作用の子宮収縮作用によると考えられる）に起因する奇形が報告されている．現在までの報告では，メビウス症候群，四肢の末端横肢欠損，限局性の前頭骨と頭皮や側頭骨と頭皮の欠損，先天性多発性関節拘縮症などが報告されている[5]．

ミソプロストールに妊娠第1三半期に曝露した妊娠例の前方視的研究では，妊娠12週以前に曝露された妊娠236例における先天異常率は4%と，255例の対照群（1.8%）より高かったが，統計学的に有意ではなかった（オッズ比2.2 ［95% CI：0.6-7.7］）．ただし曝露群の奇形のうち3例（2%）は，ミソプロストール奇形のパターンに一致していた[6]．

❹ 四級アンモニウム塩合成抗コリン薬

＊ ブチルスコポラミン臭化物

　妊娠中の使用に関する疫学研究はない．生殖発生毒性試験においては催奇形性を認めていない．現在までにブチルスコポラミンの妊娠中使用による有害事象の報告はなく，通常のリスクを大きく上回ることはない可能性が高いと考えられる．

❺ ドパミン受容体拮抗薬

＊ メトクロプラミド

　わが国の前方視的コホート研究において，妊娠第1三半期にメトクロプラミドを使用した241例で大奇形は8/224（3.6％）で，催奇形性物質の曝露のない群と比較して有意差はみられなかった（調整オッズ比2.20［95％ CI：0.69-6.98］）[7]．妊娠中にメトクロプラミドを使用した309例（このうち妊娠第1三半期の使用は190例）において，先天異常の発生率の有意な増加は認められなかった[8]．

＊ ドンペリドン

　ラットにおける生殖発生毒性試験において，高用量の投与で骨格異常などがみられたことから，添付文書には妊婦，または妊娠している可能性がある女性への投与は禁忌と記載されている．しかしながら，わが国の前方視的コホート研究では，妊娠第1三半期にドンペリドンを使用した519例において先天異常は14/485例であり，催奇形性物質の曝露のない群と比較しても有意差はみられなかった（調整オッズ比1.86［95％ CI：0.73-4.70］）．妊娠に気づかず処方されたケースに対しては疫学研究の結果に基づくカウンセリングが望ましい．

＊ イトプリド塩酸塩

　イトプリドの妊娠中の使用についての疫学研究は行われていない．製薬会社が把握している妊娠中使用の72例においては，本剤と関連が疑われる児の異常は報告されていないが曝露時期などの詳細については不明である．

❻ オピアト作動薬

＊ トリメブチンマレイン酸塩

　トリメブチンの妊娠中の使用についての疫学研究は行われていない．現在までにトリメブチンの妊娠中使用による有害事象の報告はなく，通常のリスクを大きく上回ることはない可能性が高いと考えられる．

❼ セロトニン受容体作動薬

＊ モサプリドクエン酸塩水和物

　妊娠中の使用に関する疫学研究はない．生殖発生毒性試験においては催奇形性を認めていない．

❽ その他

＊ テプレノン

妊娠中の使用に関する疫学研究はない．生殖発生毒性試験においては催奇形性を認めていない．

＊ レバミピド

妊娠中の使用に関する疫学研究はない．生殖発生毒性試験においては催奇形性を認めていない．

＊ スクラルファート水和物

先天異常を有する児を出産した消化性潰瘍疾患の母親20人と，健常児を出産した消化性潰瘍疾患の母親58人において，各群5人（症例25％, 対照群8.6％）がスクラルファートを使用しておりオッズ比は3.5［95％ CI：0.5-13.8］であった[9]．現在までにスクラルファートの妊娠中使用による有害事象の報告はなく，通常のリスクを大きく上回ることはない可能性が高いと考えられる．

＊ ポラプレジンク

妊娠中の使用に関する疫学研究はない．生殖発生毒性試験においては催奇形性を認めていない．

✽ 授乳期　乳汁中への移行および使い方

❶ ヒスタミン H_2 受容体拮抗薬

ヒスタミン H_2 受容体拮抗薬の投与を受けている母の児において摂取する量はわずかであり，母乳哺育児に悪影響を及ぼすことはないと考えられる．

＊ シメチジン

母が1,200 mg/日を投与されていた完全母乳哺育の児において，1日平均1.4 mg/kgの投与量を受けることになり，RIDは1.1％と推測された[10]．

＊ ニザチジン

ニザチジンの乳汁中濃度測定を行った研究によると，ニザチジンのRIDは0.1％未満であった[9]．

＊ ファモチジン

乳汁中濃度測定を行った学会会議録によると，ファモチジンのRIDは2％未満であった[11]．

❷ プロトンポンプ阻害薬（PPI）

PPIの乳汁中濃度測定や授乳児に関する情報は少ない．PPIは小児に用いることもある薬であり，母乳哺育児に悪影響を及ぼす可能性は低いと考えられる．

* **オメプラゾール**

オメプラゾールの乳汁中濃度測定を行った研究によると，オメプラゾールのRIDは0.9%であった[12]．

❸　プロスタグランジン E$_1$ 誘導体

* **ミソプロストール**

ミソプロストール200 µg/日を服用した10例の授乳婦を対象とした研究より算出されるRIDは0.5%未満と推定された[13]．

❹　四級アンモニウム塩合成抗コリン薬

* **ブチルスコポラミン臭化物**

ブチルスコポラミンの乳汁中濃度測定や授乳児に関する情報はない．経口投与後のバイオアベイラビリティは1%未満と低いため[14]，児への移行は低いものと推定される．

❺　ドパミン受容体拮抗薬

* **メトクロプラミド**

産後8～12週目の18人の母親を対象に，母乳中へのメトクロプラミドの移行を評価した研究では，メトクロプラミドは調査したすべての乳汁中より検出され，母体血漿中よりも高い濃度であった．また，5人の新生児のうち1人の血漿からのみ検出された．1日の哺乳量に乳汁中のメトクロプラミド濃度を乗じて推定した児のメトクロプラミド曝露量は，産褥初期の5児で6～24 µg/kg/日，産褥後期の18児で1～13 µg/kg/日だった．これらは小児における推奨治療量500 µg/kg/日と比較すると少ない量であった[15]．

* **ドンペリドン**

ドンペリドン10 mgを1日3回服用する母親6人から30検体の母乳を，ドンペリドン20 mgを1日3回服用する母親5人から28検体の母乳を採取した．母乳中の薬物の平均濃度は10 mg群で0.28 mcg/L，20 mg群で0.49 mcg/Lであった．著者らは，これらの母体投与量で完全母乳栄養の乳児はそれぞれ0.04および0.07 mcg/kgの1日投与量を受けると推定した．RIDは，それぞれ0.012（0.009～0.014）%, 0.009（0.006～0.012）%であった[16]．

* **イトプリド塩酸塩**

イトプリドの乳汁中濃度測定や授乳児に関する情報はないが，薬効を考えると児への影響は考えにくい．

❻　オピアト作動薬

* **トリメブチンマレイン酸塩**

トリメブチンの乳汁中濃度測定や授乳児に関する情報はないが，薬効を考えると児への影響は考えにくい．

❼ セロトニン受容体作動薬

＊ モサプリドクエン酸塩水和物

モサプリドの乳汁中濃度測定や授乳児に関する情報はないが，薬効を考えると児への影響は考えにくい．

❽ その他

＊ テプレノン

テプレノンの乳汁中濃度測定や授乳児に関する情報はないが，薬効を考えると児への影響は考えにくい．

＊ レバミピド

レバミピドの乳汁中濃度測定や授乳児に関する情報はないが，薬効を考えると児への影響は考えにくい．

＊ スクラルファート水和物

ほとんど血中に吸収されないため母乳への移行はほぼないと考えられる．

＊ ポラプレジンク

ポラプレジンクの乳汁中濃度測定や授乳児に関する情報はないが，薬効を考えると児への影響は考えにくい．

（後藤美賀子）

🔖 文献

1) Ruigómez A, et al.: Use of cimetidine, omeprazole, and ranitidine in pregnant women and pregnancy outcomes. Am J Epidemiol, 150: 476-481, 1999. [PMID: 10472947]
2) Garbis H, et al.: Pregnancy outcome after exposure to ranitidine and other H2-blockers. A collaborative study of the European Network of Teratology Information Services. Reprod Toxicol, 19: 453-458, 2005. [PMID: 15749258]
3) Matok I, et al.: The safety of H(2)-blockers use during pregnancy. J Clin Pharmacol, 50: 81-87, 2010. [PMID: 19789371]
4) Pasternak B, et al.: Use of proton-pump inhibitors in early pregnancy and the risk of birth defects. N Engl J Med, 363: 2114-2123, 2010. [PMID: 21105793]
5) da Silva Dal Pizzol T, et al.: Prenatal exposure to misoprostol and congenital anomalies: systematic review and meta-analysis. Reprod Toxicol, 22: 666-671, 2006. [PMID: 16750609]
6) Vauzelle C, et al.: Birth defects after exposure to misoprostol in the first trimester of pregnancy: prospective follow-up study. Reprod Toxicol, 36: 98-103, 2013. [PMID: 23207166]
7) Hishinuma K, et al.:Pregnancy outcome after first trimester exposure to domperidone-An observational cohort study. J Obstet Gynaecol Res, 47: 1704-1710, 2021. [PMID: 33631840]
8) Sørensen HT, et al.: Birth outcome following maternal use of metoclopramide. The Euromap study group. Br J Clin Pharmacol, 49: 264-268, 2000. [PMID: 10718782]
9) Obermeyer BD, et al.: Secretion of nizatidine into human breast milk after single and multiple doses. Clin Pharmacol Ther, 47: 724-730, 1990. [PMID: 1972674]
10) Oo CY, et al.: Active transport of cimetidine into human milk. Clin Pharmacol Ther, 58: 548-555, 1995. [PMID: 7586949]
11) Courtney TP, et al.:EXCRETION OF FAMOTIDINE IN BREAST-MILK. Br J Clin Pharmacol, 26: 639, 1988.
12) Marshall JK, et al.: Omeprazole for refractory gastroesophageal reflux disease during pregnancy and lactation. Can J Gastroenterol, 12: 225-227, 1998. [PMID: 9582548]
13) Vogel D, et al.: Misoprostol versus methylergometrine: pharmacokinetics in human

milk. Am J Obstet Gynecol, 191: 2168-2173, 2004. [PMID: 15592308]

14) ブスコパン®錠 10mg 医薬品インタビューフォーム, 2019 年 7 月改訂 (第 6 版).

15) Kauppila A, et al.: Metoclopramide and breast feeding: transfer into milk and the newborn. Eur J Clin Pharmacol, 25: 819-823, 1983. [PMID: 6662181]

16) Wan EW, et al.: Dose-effect study of domperidone as a galactagogue in preterm mothers with insufficient milk supply, and its transfer into milk. Br J Clin Pharmacol, 66: 283-289, 2008. [PMID: 18507654]

31 / 炎症性腸疾患治療薬

医薬品	添付文書情報（巻頭参照）		総合評価（巻頭参照）	
	妊娠	授乳	妊娠	授乳
免疫調節薬				
メサラジン　mesalazine ◆ペンタサ，アサコール，リアルダ	有益性	添文3	使用可	本文参照
サラゾスルファピリジン salazosulfapyridine ◆サラゾピリン	有益性	添文1	使用可	使用可
免疫抑制薬：代謝拮抗薬				
アザチオプリン　azathioprine ◆イムラン，アザニン	有益性	添文3	使用可	使用可
メルカプトプリン　mercaptopurine ◆ロイケリン	有益性	添文3	使用可	使用可
免疫抑制薬：カルシニューリン阻害薬				
タクロリムス　tacrolimus ◆プログラフ，グラセプター	有益性	添文2	使用可	使用可
シクロスポリン　ciclosporin ◆サンディミュン，ネオーラル	有益性	添文2	使用可	使用可
免疫抑制薬：JAK 阻害薬				
トファシチニブ　tofacitinib ◆ゼルヤンツ	禁忌	添文2	本文参照	本文参照
ウパダシチニブ　upadacitinib ◆リンヴォック	禁忌	添文2	本文参照	情報なし
フィルゴチニブ　filgotinib ◆ジセレカ	禁忌	添文2	本文参照	情報なし
抗体製剤：TNF α阻害薬				
インフリキシマブ　infliximab ◆レミケード	有益性	添文3	使用可	使用可
アダリムマブ　adalimumab ◆ヒュミラ	有益性	添文3	使用可	使用可
ゴリムマブ　golimumab ◆シンポニー	有益性	添文3	使用可	使用可

医薬品	添付文書情報（巻頭参照）		総合評価（巻頭参照）	
	妊娠	授乳	妊娠	授乳
抗体製剤：$\alpha_4\beta_7$ インテグリン阻害薬				
ベドリズマブ vedolizumab ◆ **エンタイビオ**	有益性	添文③	使用可	使用可
抗体製剤：IL-12/23 阻害薬				
ウステキヌマブ ustekinumab ◆ **ステラーラ**	有益性	添文③	使用可	使用可
抗体製剤：IL-23 阻害薬				
リサンキズマブ risankizumab ◆ **スキリージ**	有益性	添文③	使用可	使用可

✳ 妊娠計画期

　炎症性腸疾患（inflammatory bowel disease；IBD）は，主として潰瘍性大腸炎（ulcerative colitis；UC）と，クローン病（Crohn's disease；CD）に大別される．いずれも比較的若年層での発症が多く，再燃や寛解を繰り返す原因不明の炎症性疾患で，わが国の患者数は年々増加傾向にある．UC，CDともに現状での根治療法はなく，病勢の広がりや重症度に応じて薬物治療が選択される．発症時や再燃時に炎症を落ち着かせる寛解導入のための治療と，寛解状態を維持するための治療に大別される[1]．IBDをもつ女性が妊娠を考える場合，病状が安定していることが望ましい．海外からの集積データによれば，IBDの疾患活動性が母体や胎児への最大のリスクになると報告されている[2]．妊娠を希望する女性には妊娠に適した薬剤調整を行うとともに，妊娠中も適切に治療を継続する必要があることを，十分に説明しておく必要がある．

❶ 男性への投与

　免疫調節薬のサラゾスルファピリジン2〜4 g/日を使用していたIBDの男性患者で，コントロール群と比較して精子の運動機能低下や精子の形態異常増加がみられたとする報告がある[3]．そのため，サラゾスルファピリジンを使用している男性が，妊娠を希望してパートナーが妊娠に至らない場合に，精液検査を受けることが勧められる．

　免疫抑制薬のアザチオプリンの医薬品添付文書改訂にあたって，非臨床試験における遺伝毒性を根拠として男性使用に関する注意喚起が追記されたが，実際には，父親がアザチオプリンもしくは6-メルカプトプリンを使用していた出生児に関するこれまでの複数のコホート研究では，先天異常発生リスクの増加などはみられていない[4-6]．

✽ 妊娠期　胎児へ与える影響および使い方

妊娠初期

❶ 免疫調節薬

＊ サラゾスルファピリジン

　妊娠中，いずれかの時期にサラゾスルファピリジンを服用した60例，100例，186例の報告では催奇形性リスクの増加は認められなかった[7-9]．また，CDで妊娠中に5-ASA（sulfasalazine〔サラゾスルファピリジンの別名〕，mesalazine，olsalazine，balsalazide）/ サラゾスルファピリジンを使用した179例の妊娠（157例は妊娠初期の曝露）では，対照群との比較で，先天異常の頻度増加は認められなかったと報告されている[10]．大規模症例対照研究でも，特定の先天異常との関連は認めなかった[11]．

　一方，スウェーデンの前方視的コホート研究では，妊娠初期に5-ASA製剤を使用した3,651妊娠（重複での使用あり）の3,721児を国民全体の対照群と比較し，わずかに先天異常発生（調整オッズ比1.37［95% CI：1.17-1.62］）；心奇形発生（調整オッズ比174［95% CI：1.37-2.22］）のリスクの上昇がみられたと報告している[11]．この研究ではスルファサラジン曝露1,342妊娠の出生児でも，同様に先天異常，心血管奇形のわずかなリスク上昇がみられているが，併用薬による影響や適応症による交絡の可能性が否定できないとされている．

　サラゾスルファピリジンは葉酸の吸収を抑制し代謝を阻害する．2000年の症例対照研究では，妊娠2ヵ月のジヒドロ葉酸還元酵素阻害薬（メトトレキサート，サラゾスルファピリジンなどが含まれる）曝露と心奇形，口唇口蓋裂発生率との関連が報告されたが，葉酸を含むマルチビタミン補充により発生は抑制された[12]．そのため，サラゾスルファピリジンを使用している女性には，一般の女性に推奨されている葉酸の摂取量400 µgよりも高用量の摂取を勧めているガイドラインもある[2,13]．

　これまでの報告では，サラゾスルファピリジンの妊娠初期の使用によって，先天異常発生リスクが有意に増加する可能性は低いと考えられる．国内外のIBDやリウマチ疾患の専門ガイドラインでは，サラゾスルファピリジンの妊娠中使用は可能とされている[2,13-16]．

＊ メサラジン

　妊娠中のメサラジン使用について，165人（そのうち146人が妊娠第1三半期の曝露）のメサラジンに曝露した妊婦と対照群を比較した研究[17]，123例の妊娠（96例が妊娠第1三半期の曝露）のメサラジンに曝露した妊婦の報告[18]，メサラジンに曝露した出生児551人の研究[17]では，いずれも催奇形性リスクの増加は認められなかった．前述（サラゾスルファピリジンの項参照）のスウェーデンの5-ASA製剤に関する前方視的コホート研究では，メサラジンを使用していた2,018妊娠の出生児を対照群と比較し，先天異常

発生，心血管奇形発生ともにわずかなリスク増加はみられているが，併用薬による影響や適応症による交絡の可能性が否定できない[11]．

これまでの報告からは，メサラジンの妊娠初期の使用によって，先天異常発生リスクが有意に増加する可能性は低いと考えられる．国内外のIBDやリウマチ疾患の専門ガイドラインでは，メサラジンの妊娠中使用は可能とされている[13-16]．

❷ 代謝拮抗薬
＊ アザチオプリン，6-メルカプトプリン

IBDを中心とした妊娠中使用に関する報告から，アザチオプリン（チオプリン製剤）の妊娠初期の使用によって，先天奇形発生や流産のリスクが有意に増加する可能性は低いと考えられている．

これらの疫学研究報告や海外での添付文書記載や疾患ガイドライン情報などに基づき，2018年にアザチオプリンの医薬品添付文書が改訂され，妊婦禁忌の記載が削除された[19,20]．詳細は4章「8．免疫抑制薬」（p.168）を参照のこと．

❸ カルシニューリン阻害薬
＊ シクロスポリン，タクロリムス水和物

カルシニューリン阻害薬については4章「8．免疫抑制薬」（p.170）を参照されたい．

❹ JAK阻害薬
＊ トファシチニブ，ウパダシチニブ，フィルゴチニブ

JAK阻害薬については4章「13．抗リウマチ薬」（p.214）を参照されたい．

❺ 抗体製剤（生物学的製剤）
＊ インフリキシマブ

製薬会社の前方視的症例調査によると，妊娠中にインフリキシマブを使用した1,850例1,875児（双胎含む）の転帰は，自然流産・子宮内死亡・異所性妊娠226例（12.1%），生産1,549児（82.6%）であった．受胎の2ヵ月前から妊娠第1三半期に曝露があった出生児1,076児の先天異常は20児（1.6%）であったと報告されている[21]．欧州催奇形性情報サービス（ENTIS）からの多施設前方視的コホート研究では，インフリキシマブ曝露156児の先天大奇形発生は7児（4.5%）であり，児の先天異常に関して，特定の傾向はみられなかった[22]．そのほか，インフリキシマブの使用例約100症例を検討した複数の報告においても同様に，先天異常発生率や流産率の増加はみられていない[23,24]．

これまでの報告から，インフリキシマブの妊娠初期の使用によって，先天異常発生や流産のリスクが有意に増加する可能性は低いと考えられる．

＊ アダリムマブ

北米催奇形性情報サービス（OTIS）からの前方視的コホートでは，アダリムマブ曝

露出生221児の先天異常発生率は, 疾患コントロール群との比較 (調整オッズ比1.10 [95% CI：0.45-2.73]), 健常コントロール群との比較 (調整オッズ比1.43 [95% CI：0.33-6.27]) のいずれにおいてもリスクの上昇はみられなかった[25]. 前述 (インフリキシマブの項参照) のENTISからの多施設前方視的コホート研究では, アダリムマブ曝露150児の先天異常発生は9児 (6.0%) であったが (流産1例, メトトレキサート曝露1例含む), 児の先天異常に関して, 特定の傾向はみられなかった[22]. 妊娠初期にアダリムマブを使用した数十症例で検討を行ったその他の複数の報告において, いずれも先天異常発生率や流産率の増加はみられていない[24,26].

これまでの報告から, アダリムマブの妊娠初期の使用によって, 先天異常発生や流産のリスクが有意に増加する可能性は低いと考えられる.

* ゴリムマブ

妊娠中のゴリムマブ使用については, これまで少数例での報告のみに限られる. 前述 (インフリキシマブの項参照) のENTISからの多施設前方視的コホート研究では, ゴリムマブ曝露児の3例で先天異常はみられなかった[22]. ほかのTNF-α阻害薬と同様の可能性はあるが, ゴリムマブの妊娠中使用経験報告が少ない.

* ベドリズマブ

ベドリズマブは$\alpha_4\beta_7$インテグリンに特異的に結合し, 消化管特異的に免疫抑制作用がみられる抗体製剤である.

欧州の多施設後方視的コホート研究で, 妊娠中のベドリズマブ使用79例 (出生64児) をTNF-α阻害薬使用186例 (出生162児), 薬剤使用のないIBD184例 (出生163児) と比較し, 自然流産率, 出生児の先天異常発生率, 出生児の体重などに差はみられなかった[27]. チェコの前方視的コホート研究では, ベドリズマブ曝露例の生産35児のうち先天異常は2児にみられ, TNF-α阻害薬曝露妊娠の対照群と比較して発生率に差はみられなかった[28]. これまでの報告から, ベドリズマブの妊娠初期の使用によって, 先天異常発生や流産のリスクが有意に増加する可能性は低いと考えられる.

* ウステキヌマブ

製薬会社の安全性データベースによるウステキヌマブの曝露妊娠681例 (92%が第1三半期曝露あり) の転帰報告では, 前方視的に調査された408妊娠例について, 生産81%, 自然流産12%, 生産児における先天異常発生率は2.9%であった[29]. 前述の, チェコの前方視的コホート研究で, ウステキヌマブ曝露例の生産43児のうち先天異常は3児にみられ, TNF-α阻害薬曝露妊娠の対照群と比較して発生率に差はみられなかった[28]. これまでの報告から, ウステキヌマブの妊娠初期の使用によって, 先天異常発生や流産のリスクが有意に増加する可能性は低いと考えられる.

* リサンキズマブ

これまでにリサンキズマブの妊娠中使用に関する疫学研究や症例報告はない.

妊娠中・後期

❶ 免疫調節薬

＊ サラゾスルファピリジン

サラゾスルファピリジンはほかのスルホンアミド系薬剤と同様，理論的にはアルブミン結合ビリルビンのビリルビンと置き換わり，遊離ビリルビンが増加することで出生児に核黄疸を引き起こす可能性が考えられる．しかし，これまでの複数の研究報告ではサラゾスルファピリジン曝露児での新生児重症黄疸の頻度増加はみられていない[30-32]．

❷ 代謝拮抗薬

＊ アザチオプリン，6-メルカプトプリン

アザチオプリンを妊娠中使用していた母親の出生児に，重篤な新生児貧血，血小板減少などの血球異常がみられたとの報告があるため，注意が必要である[33,34]．母親がチオプリン製剤の酵素活性が著しく低下する遺伝子異常（Nudix hydrolase〔NUDT〕15遺伝子多型）をもつ場合の児への影響などについて，検討が進められている．

❸ 生物学的製剤（抗体製剤）

抗体製剤は母体IgGと同様に胎盤の胎児性Fc受容体（neonatal Fc receptor）を介して胎児移行するため，分娩に近い時期まで抗体製剤を継続使用した場合，薬剤の出生児への影響が懸念される．

インフリキシマブやアダリムマブは，これまでに臍帯血中濃度を測定し，分娩時の母体血中濃度を大きく上回っていた症例があったとの報告が多数ある（1.0～2.0倍）[35-37]．また，抗体製剤は全般に薬剤消失半減期が長く，インフリキシマブ，アダリムマブは出生児の血中から4～6ヵ月と長期にわたり検出されており，インフリキシマブでは12ヵ月の時点でも検出可能な症例があったと報告されている[35-37]．

上記の報告を受け，国内外のIBDやリウマチ疾患診療ガイドラインの多くで，一時，インフリキシマブを含む抗体製剤の妊娠早期での中止が推奨された．しかし，治療中止例で症状の増悪がみられたとする報告の増加や，抗体製剤自体の妊娠中使用における安全性情報の蓄積により，現在は多くのガイドラインが，疾患治療の必要性を十分に勘案しながら，妊娠全期間で抗体製剤での治療を継続することを許容している[38-44]．

ウステキヌマブ，ベドリズマブについても胎児移行に関する報告がなされており，製剤ごとに移行率は異なる[45-47]．また，主にリウマチ疾患で使用されるエタネルセプトやセルトリズマブペゴルについては，製剤特有の構造のため，胎児移行は少なかったと報告されている[48,49]．

妊娠第3三半期までTNF-α阻害薬（主にインフリキシマブ，アダリムマブ）の処方を受けたIBDの母親1,073人の出生児で，生後1年までの感染症について，TNF-α阻害薬処方のなかった母親の出生児と比較し，リスク増加はみられなかったと報告されてい

る（調整オッズ比 0.89［95% CI：0.76-1.05］）．この報告では，妊娠24週以前の治療中止により，母親の疾患再燃リスクの増加がみられている[50]．妊娠中にTNF-α阻害薬（アダリムマブ，セルトリズマブペゴル，エタネルセプトなど）の処方を受けた関節リウマチの母親の出生児で，他の治療薬での治療を受けていた母親の出生児と比較し，重篤な感染症の発症リスクの増加はみられなかったとの報告もある[51]．

関連情報 抗体製剤（生物学的製剤）子宮内曝露児へのワクチン接種

　CDのために妊娠後期までインフリキシマブでの治療を受けていた母親の児が，3ヵ月時にBCG接種し，播種性BCG感染症で死亡したと報告された[52]．

　報告を受け，各種抗体製剤の臍帯血中濃度や出生児の血中濃度が測定され，抗体製剤が長期に児の血中から検出されることが明らかになった．そのために，国内外のIBDやリウマチ疾患などの専門ガイドラインは，妊娠後半期に生物学的製剤に子宮内曝露した場合，出生児への生ワクチンは，生後6ヵ月を過ぎてから，もしくは児から薬剤が検出されなくなってからの接種を推奨している[38-44,53]．

　わが国で1歳未満に接種される生ワクチンは，BCGワクチンとロタウイルスワクチンである．BCGの推奨接種時期は1歳まで（推奨時期5〜8ヵ月）であり，基本的には一般の接種時期での接種が可能である．一方，ロタウイルスワクチンについては，ロタウイルスワクチン接種との関連が報告されている腸重積症の好発時期6ヵ月〜2歳での接種を避けるために，生後14週6日までに初回接種を行うよう推奨されている．現時点では，積極的な接種は勧められていないが，近年，子宮内で抗体製剤（インフリキシマブ，アダリムマブ，エタネルセプト，セルトリズマブペゴル，ベドリズマブ，ウステキヌマブなど）に曝露した児（n=150）への接種推奨時期でのロタウイルスワクチン接種で，明らかな有害事象はみられなかったとする報告など，複数の報告がなされてきている[54,55]．

　不活化ワクチン（4種混合ワクチン〔DPT-IPV〕など）については，一般的な定期接種スケジュールでの接種が勧められている．

✳ 授乳期　乳汁中への移行および使い方

❶ 免疫調節薬

✳ サラゾスルファピリジン，メサラジン

　サラゾスルファピリジン（スルファサラジン）はスルファピリジンと活性成分であるメサラジン（5-ASA）の化学的結合体である．これまでに母乳移行量を測定してスルファピリジンとメサラジンの移行量は非常に少なかったとする報告（RID0.02%〔0.01〜0.085%〕）や，授乳した児で異常はみられなかったとする複数の報告がある[56,57]．メサラジンの代謝物であるN-acetyl-5-ASAが高濃度に乳汁中に存在したとの報告[58]がある

が，児への影響は明らかではない．

　スルファピリジンがスルホンアミドを有しており，新生児やグルコース-6-リン酸脱水素酵素（G6PD）欠損の児では溶血を起こす可能性があるため注意が必要である．そのような児の授乳中にはメサラジンの使用を勧めるとする専門家の意見もあるが，欧米のIBDやリウマチ疾患の専門家のほとんどは，授乳中のサラゾスルファピリジンやメサラジンの使用は可能と考えている[59-62]．また，母親がスルファサラジンを服用していた乳児に血清下痢がみられ[63]，母親がメサラジンを服用していた乳児で下痢がみられたという症例報告があるが[64,65]，疫学研究で対照群の児と比較して発生頻度に差はなかったと報告されている[66]．

❷　代謝拮抗薬

＊　アザチオプリン，6-メルカプトプリン

　アザチオプリンは体内で活性代謝物メルカプトプリンに速やかに代謝され，さらに6-メチルメルカプトプリン（6-MMP），6-チオグアニンヌクレオチド（6-TGNs）などの活性代謝物に代謝される．IBD，SLE，臓器移植後の授乳中の母親での多数の報告があり，200 mg/日以下の使用の場合，活性代謝物の母乳中への移行量は非常に少ないかほとんど検出されていない[67-69]．メルカプトプリンがわずかに検出されたとする報告もあるが，RIDは1%未満と推測されている．アザチオプリンを服用していた83人の母親が117出生児に最長で42ヵ月間母乳哺育を行い，児には明らかな有害事象はみられなかったとの報告もある[70]．

　国内外の専門ガイドラインや専門家はアザチオプリンの授乳中使用は問題ないとしている[9,10,59-62,70]．ただし，母親がアザチオプリンの代謝酵素が低下する遺伝子異常を有する場合など，母乳を介して乳児に一部の活性代謝物が多く移行する可能性があり，副作用である血球減少や肝障害などに注意して診ていく必要がある．

❸　カルシニューリン阻害薬

＊　シクロスポリン，タクロリムス水和物

　カルシニューリン阻害薬については4章「8．免疫抑制薬」（p.175）を参照されたい．

❹　JAK阻害薬

＊　トファシチニブ，ウパダシチニブ，フィルゴチニブ

　JAK阻害薬については4章「13．抗リウマチ薬」（p.217）を参照されたい．

❺　生物学的製剤（抗体製剤）

　生物学的製剤は，主にタンパク質を有効成分とし，遺伝子組換え技術や細胞培養技術を用いて製造される医薬品であり，さまざまな種類がある．IBDの治療で使用されているモノクローナル抗体製剤は，分子量が約150,000と非常に大きいことから母乳への

移行は非常に制限される．抗体製剤を妊娠後半期に使用して母乳移行量を測定した報告では，いずれの薬剤においても母乳中に分泌される量はごくわずかで，乳児に特別な有害事象はみられなかったと報告されている[71,72]．母乳を介して乳児がわずかな薬物を経口摂取しても消化管で消化分解されるため，有害な影響が起こる可能性は低いと考えられる．

* インフリキシマブ

インフリキシマブを使用している母親の母乳中濃度を経時的に測定し，29例のうち19例の母乳検体でインフリキシマブが検出された．ただし，母乳中濃度のピーク値の平均は 0.74 μg/mL とごくわずかなもので，乳児の 12 ヵ月までの発達や感染リスクは，母乳哺育のなかった児と比較しても差はみられなかった[73]．

ほかにも，インフリキシマブは母乳中にほとんど検出されず，乳児への明らかなリスクはみられなかったとする多数の報告がある[74-76]．

* アダリムマブ

アダリムマブを使用している母親の母乳中濃度を経時的に測定し，24例のうち2例の母乳検体でアダリムマブが検出された．ただし，母乳中濃度のピーク値の平均は 0.71 μg/mL とごくわずかなもので，乳児の 12 ヵ月までの発達や感染リスクは，母乳哺育のなかった児と比較しても差はみられなかった[73]．

ほかにも，アダリムマブは母乳中にほとんど検出されず，乳児への明らかなリスクはみられなかったとする複数の報告がある[75,77]．

* ゴリムマブ

ゴリムマブを使用している母親1例の母乳中濃度を経時的に測定し，いずれの母乳検体にもゴリムマブは検出されなかった[73]．ほかにも同様の報告がある[78]．

* ベドリズマブ

ベドリズマブを使用している母親11人のうち，9人は8週間ごと，各1人が4週間と6週間の間隔で治療された．母乳中濃度のピークの中央値は投与後3〜4日で，平均ピーク値は 252 mcg/L，8週間ごとに投与された母親の1日の平均母乳中濃度は 129 mcg/L であった．乳児が1日に摂取するベドリズマブは平均で 0.019 mg/kg/日と推測された．6週間ごとに本剤を使用した母親の母乳中濃度のピークは 165 mcg/L であった．4週間ごとに使用した母親の，母乳中濃度のピーク値は 305 mcg/L であった[79]．ほかにも母乳移行量を測定した報告や乳児への明らかなリスクはみられなかったとする複数の報告がある[80,81]．

* ウステキヌマブ

ウステキヌマブを使用している母親の母乳中濃度を経時的に測定し，6例のうち4例でウステキヌマブが検出された．ただし，母乳中濃度のピーク値の平均は 1.57 μg/mL とごくわずかなものであったと報告されている[73]．

* リサンキズマブ

リサンキズマブの授乳中使用に関する情報はないが，ほかの抗体製剤と同様に分子量

が非常に大きいため（約146,000），母乳移行量は制限されると考えられる．

（肥沼　幸）

📖 文献

1）厚生労働科学研究費補助金 難治性疾患等政策研究事業「難治性炎症性腸管障害に関する調査研究」（久松班）：潰瘍性大腸炎・クローン病診断基準・治療指針 令和4年度改訂版（令和5年3月31日）．

2）Torres J , et al.: European Crohn's and Colitis Guidelines on Sexuality, Fertility, Pregnancy, and Lactation. J Crohns Colitis, 17: 1-27, 2023. [PMID: 36005814]

3）O'Moráin C, et al.: Reversible male infertility due to sulphasalazine: studies in man and rat. Gut, 25: 1078-1084, 1984. [PMID: 6148293]

4）Shim L, et al.: The effects of azathioprine on birth outcomes in women with inflammatory bowel disease（IBD）. J Crohns Colitis, 5: 234-238, 2011. [PMID: 21575887]

5）Viktil KK, et al.: Outcomes after anti-rheumatic drug use before and during pregnancy: a cohort study among 150,000 pregnant women and expectant fathers. Scand J Rheumatol, 41: 196-201, 2012. [PMID: 22401133]

6）Nørgård BM, et al.: Reassuring results on birth outcomes in children fathered by men treated with azathioprine/6-mercaptopurine within 3 months before conception: a nationwide cohort study. Gut, 66: 1761-1766, 2017. [PMID: 27456154]

7）Willoughby CP, et al.: Ulcerative colitis and pregnancy. Gut, 21: 469-474, 1980. [PMID: 6107262]

8）Mogadam M, et al.: Pregnancy in inflammatory bowel disease: effect of sulfasalazine and corticosteroids on fetal outcome. Gastroenterology, 80: 72-76, 1981. [PMID: 6108894]

9）Nielsen OH, et al.: Pregnancy in ulcerative colitis. Scand J Gastroenterol, 18: 735-742, 1983. [PMID: 6669937]

10）Nørgård B, et al.: Therapeutic drug use in women with Crohn's disease and birth outcomes: a Danish nationwide cohort study. Am J Gastroenterol, 102: 1406-1413, 2007. [PMID: 17437503]

11）Källén B: Maternal use of 5-aminosalicylates in early pregnancy and congenital malformation risk in the offspring. Scand J Gastroenterol, 49: 442-448, 2014. [PMID: 24443767]

12）Hernández-Díaz S, et al.: Folic acid antagonists during pregnancy and the risk of birth defects. N Engl J Med, 343: 1608-1614, 2000. [PMID: 11096168]

13）日本消化器病学会 編：炎症性腸疾患（IBD）診療ガイドライン2020 改訂第2版．南江堂, 2020.

14）一般社団法人日本リウマチ学会 編：関節リウマチ診療ガイドライン2020．診断と治療社, 2021.

15）Götestam Skorpen C, et al.: The EULAR points to consider for use of antirheumatic drugs before pregnancy, and during pregnancy and lactation. Ann Rheum Dis, 75: 795-810, 2016. [PMID: 26888948]

16）Sammaritano LR, et al.: 2020 American College of Rheumatology Guideline for the Management of Reproductive Health in Rheumatic and Musculoskeletal Diseases. Arthritis Rheumatol, 72: 529-556, 2020. [PMID: 32090480]

17）Reynolds A, et al.: Outcomes of children born to mothers with systemic lupus erythematosus exposed to hydroxychloroquine or azathioprine. Rheumatology (Oxford), 62: 1124-1135, 2023. [PMID: 35766806]

18）Cleary BJ, et al.: Early pregnancy azathioprine use and pregnancy outcome. Birth Defects Res A Clin Mol Teratol, 85: 647-654, 2009. [PMID: 19343728]

19）イムラン®錠50mg 添付文書, 2023年7月改訂（第1版）.

20）アザニン®錠50mg 添付文書, 2020年9月改訂（第1版）.

21）Geldhof A, et al.: Exposure to Infliximab During Pregnancy: Post-Marketing Experience. Drug Saf, 43: 147-161, 2020. [PMID: 31677004]

22）Weber-Schoendorfer C, et al.: Pregnancy outcome after TNF-α inhibitor therapy during the first trimester: a prospective multicentre cohort study. Br J Clin Pharmacol, 80: 727-739, 2015. [PMID: 25808588]

23）Katz JA, et al.: Outcome of pregnancy in women receiving infliximab for the treatment of Crohn's disease and rheumatoid arthritis. Am J Gastroenterol, 99: 2385-2392, 2004. [PMID: 15571587]

24）Diav-Citrin O, et al.: Pregnancy outcome following gestational exposure to TNF-alpha-inhibitors: A prospective, comparative, observational study. Reprod Toxicol, 43: 78-84, 2014. [PMID: 24284028]

25）Chambers CD, et al.; the OTIS Collaborative Research Group: Birth outcomes in women who have taken adalimumab in pregnancy: A prospective cohort study. PLoS One, 14: e0223603, 2019. [PMID: 31626646]

26) Burmester GR, et al.: Adalimumab long-term safety: infections, vaccination response and pregnancy outcomes in patients with rheumatoid arthritis. Ann Rheum Dis, 76: 414-417, 2017. [PMID: 27338778]

27) Moens A, et al.: Pregnancy outcomes in inflammatory bowel disease patients treated with vedolizumab, anti-TNF or conventional therapy: results of the European CONCEIVE study. Aliment Pharmacol Ther, 51: 129-138, 2020. [PMID: 31692017]

28) Mitrova K, et al.; Czech IBD Working Group: Safety of Ustekinumab and Vedolizumab During Pregnancy-Pregnancy, Neonatal, and Infant Outcome: A Prospective Multicentre Study. J Crohns Colitis, 16: 1808-1815, 2020. [PMID: 35708729]

29) Mahadevan U, et al.: Pregnancy outcomes following periconceptional or gestational exposure to ustekinumab: Review of cases reported to the manufacturer's global safety database. Aliment Pharmacol Ther, 56: 477-490, 2022. [PMID: 35560249]

30) Hanan IM: Inflammatory bowel disease in the pregnant woman. Compr Ther, 24: 409-414, 1998. [PMID: 9784946]

31) Connell W, et al.: Treating inflammatory bowel disease during pregnancy: risks and safety of drug therapy. Drug Saf, 21: 311-323, 1999. [PMID: 10514022]

32) Järnerot G, et al.: Albumin reserve for binding of bilirubin in maternal and cord serum under treatment with sulphasalazine. Scand J Gastroenterol, 16: 1049-1055, 1981. [PMID: 6121372]

33) Tendron A, et al.: In utero exposure to immunosuppressive drugs: experimental and clinical studies. Pediatr Nephrol, 17: 121-130, 2002. [PMID: 11875675]

34) Matalon ST, et al.: Review of the potential effects of three commonly use dantineoplastic andimmunosuppressive drugs（cyclophosphamide, azathioprine, doxorubicin on the embryoand placenta）. Reprod Toxicol, 18: 219-230, 2004. [PMID: 15019720]

35) Zheng L , et al.: Timing of Live Attenuated Vaccination in Infants Exposed to Infliximab or Adalimumab in Utero: A Prospective Cohort Study in 107 Children. J Crohns Colitis, 16: 1835-1844, 2022. [PMID: 35779236]

36) Mahadevan U, et al.: Placental transfer of anti-tumor necrosis factor agents in pregnant patients with inflammatory bowel disease. Clin Gastroenterol Hepatol, 11: 286-292, 2013. [PMID: 23200982]

37) Eliesen GAM , et al.: Assessment of Placental Disposition of Infliximab and Etanercept in Women With Autoimmune Diseases and in the Ex Vivo Perfused Placenta. Clin Pharmacol Ther, 108: 99-106, 2020. [PMID: 32153014]

38) Mahadevan U, et al.: Inflammatory Bowel Disease in Pregnancy Clinical Care Pathway: A Report From the American Gastroenterological Association IBD Parenthood Project Working Group. Gastroenterology, 156: 1508-1524, 2019. [PMID: 30658060]

39) 日本消化器病学会 編：炎症性腸疾患 (IBD) 診療ガイドライン 2020 改訂第 2 版. pp46-48, 南江堂, 2020.

40) Jones JL, et al.: Canadian Association of Gastroenterology Clinical Practice Guideline for Immunizations in Patients With Inflammatory Bowel Disease (IBD)-Part 2: Inactivated Vaccines. J Can Assoc Gastroenterol, 4:e72-e91, 2021. [PMID: 34476339]

41) Furer V, et al.: 2019 update of EULAR recommendations for vaccination in adult patients with autoimmune inflammatory rheumatic diseases. Ann Rheum Dis, 79: 39-52, 2020. [PMID: 31413005]

42) 一般社団法人日本リウマチ学会 編：関節リウマチ診療ガイドライン 2020. pp199-201, 診断と治療社, 2020.

43) Torres J, et al.: European Crohn's and Colitis Guidelines on Sexuality, Fertility, Pregnancy, and Lactation. J Crohns Colitis, 17: 1-27, 2023. [PMID: 36005814]

44) Laube R, et al.: Australian inflammatory bowel disease consensus statements for preconception, pregnancy and breast feeding. Gut, 72: 1040-1053, 2023. [PMID: 36944479]

45) Rowan CR, et al.: Ustekinumab Drug Levels in Maternal and Cord Blood in a Woman With Crohn's Disease Treated Until 33 Weeks of Gestation. J Crohn Colitis, 12: 376-378, 2018. [PMID: 29045603]

46) Julsgaard M, et al.: Vedolizumab clearance in neonates, susceptibility to infections and developmental milestones: a prospective multicentre population-based cohort study. Aliment Pharmacol Ther, 54: 1320-1329, 2021. [PMID: 34472644]

47) Mitrova K, et al.: Safety of Ustekinumab and Vedolizumab During Pregnancy-Pregnancy, Neonatal, and Infant Outcome: A Prospective Multicentre Study. J Crohns Colitis, 16: 1808-1815, 2022. [PMID: 35708729]

48) Murashima A, et al.: Etanercept during pregnancy and lactation in a patient with rheumatoid arthritis: drug levels in maternal serum, cord blood, breast milk and the infant's serum. Ann Rheum Dis, 68: 1793-1794, 2009.[PMID: 19822717]

49) Mariette X, et al.: Lack of placental transfer of certolizumab pegol during pregnancy: results from CRIB, a prospective, postmarketing, pharmacokinetic study, Ann Rheum Dis, 77: 228-233, 2018. [PMID: 29030361]

50) Luu M, et al.: Continuous anti-TNF-alpha use throughout pregnancy: Possible complications for the mother but not for the fetus. A retrospective cohort on the French National Health Insurance Database (EVASION). Am J Gastroenterol, 113: 1669-1677, 2018.

51) Vinet E, et al.: Serious infections in rheumatoid arthritis offspring exposed to tumour necrosis factor alpha inhibitors: A cohort study. Arthr Rheumatol, 70:1565-1571, 2018.

52) Cheent K, et al.: Case Report: Fatal case of disseminated BCG infection in an infant born to a mother taking infliximab for Crohn's disease. J Crohns Colitis, 4: 603-605, 2010. [PMID: 21122568]

53) 一般社団法人日本小児感染症学会 監：免疫不全状態にある患者に対する予防接種ガイドライン2024．218-225，協和企画，2024．

54) Fitzpatrick T, et al.: Immunological effects and safety of live rotavirus vaccination after antenatal exposure to immunomodulatory biologic agents: a prospective cohort study from the Canadian Immunization Research Network. Lancet Child Adolesc Health, 7: 648-656, 2023. [PMID: 37390832]

55) Ernest-Suarez K, et al.: Live Rotavirus Vaccination Appears Low-risk in Infants Born to Mothers With Inflammatory Bowel Disease on Biologics. Clin Gastroenterol Hepatol, S1542-3565(24)00677-3, 2024. [PMID: 39089515]

56) Christensen LA, et al.: Disposition of 5-aminosalicylic acid and N-acetyl-5-aminosalicylic acid in fetal and maternal body fluids during treatment with different 5-aminosalicylic acid preparations. Acta Obstet Gynecol Scand, 73: 399-402, 1994. [PMID: 8009971]

57) Datta P, et al.: Determination of Mesalamine levels in Human Milk as a Function of Dose. Breastfeed Med, 14: 98-101, 2019. [PMID: 30431332]

58) Silverman DA, et al.: Is mesalazine really safe for use in breastfeeding mothers? Gut, 54: 170-171, 2005. [PMID: 15591526]

59) Nielsen OH, et al.: IBD medications during pregnancy and lactation. Nat Rev Gastroenterol Hepatol, 11: 116-127, 2014. [PMID: 23897285]

60) Nguyen GC, et al.: The Toronto Consensus Statements for the Management of Inflammatory Bowel Disease in Pregnancy. Gastroenterology, 150: 734-757.e1, 2016. [PMID: 26688268]

61) van der Woude CJ, et al.: The second European evidenced-based consensus on reproduction and pregnancy in inflammatory bowel disease. J Crohns Colitis, 9: 107-124, 2015. [PMID: 25602023]

62) Sammaritano LR, et al.: 2020 American College of Rheumatology Guideline for the Management of Reproductive Health in Rheumatic and Musculoskeletal Diseases. Arthritis Rheumatol,

72: 529-556, 2020. [PMID: 32090480]

63) Branski D, et al.: Bloody diarrhea--a possible complication of sulfasalazine transferred through human breast milk. J Pediatr Gastroenterol Nutr, 5: 316-317, 1986. [PMID: 2870147]

64) Nelis GF: Diarrhoea due to 5-aminosalicylic acid in breast milk. Lancet, 1: 383, 1989. [PMID: 2563532]

65) Ito S, et al.: Prospective follow-up of adverse reactions in breast-fed infants exposed to maternal medication. Am J Obstet Gynecol, 168: 1393-1399, 1993. [PMID: 8498418]

66) Moretti ME, et al.: Prospective follow-up of infants exposed to 5-aminosalicylic acid containing drugs through maternal milk. J Clin Pharmacol, 38: 867, 1998.

67) Moretti ME, et al.: Breast-feeding during maternal use of azathioprine. Ann Pharmacother, 40: 2269-2272, 2006. [PMID: 17132809]

68) Sau A, et al.: Azathioprine and breastfeeding: is it safe? BJOG, 114: 498-501, 2007. [PMID: 17261122]

69) Christensen LA, et al.: Azathioprine treatment during lactation. Aliment Pharmacol Ther, 28: 1209-1213, 2008. [PMID: 18761704]

70) Constantinescu S, et al.: Breast-feeding after transplantation. Best Pract Res Clin Obstet Gynaecol, 28: 1163-1173, 2014. [PMID: 25271063]

71) Matro R, et al.: Exposure concentrations of infants breastfed by women receiving biologic therapies for inflammatory bowel diseases and effects of breastfeeding on infections and development. Gastroenterology, 155:696-704, 2018.[PMID: 29857090]

72) Bendaoud S, et al.: Risk of anti-TNF therapy on pregnancy, breastfeeding, live vaccines and related information in patients with inflammatory bowel disease: Real-world data from a nationwide study. Dig Liver Dis, S1590-8658(24)00822-3, 2024. [PMID: 38981787]

73) Matro R, et al.: Exposure Concentrations of Infants Breastfed by Women Receiving Biologic Therapies for Inflammatory Bowel Diseases and Effects of Breastfeeding on Infections and Development. Gastroenterology, 155: 696-704, 2018. [PMID: 29857090]

74) Kane S, et al.: Absence of infliximab in infants and breast milk from nursing mothers receiving therapy for Crohn's disease before and after delivery. J Clin Gastroenterol, 43: 613-616, 2009. [PMID: 19142167]

75) Fritzsche J, et al.: Infliximab and adalimumab use during breastfeeding. J Clin Gastroenterol, 46: 718-719, 2012. [PMID: 22858514]

76) Grosen A, et al.: Infliximab concentrations in the milk of nursing mothers with inflammatory bowel disease. J Crohns Colitis, 8: 175-176, 2014. [PMID: 24090905]

77) Ben-Horin S, et al.: Adalimumab level in breast

milk of a nursing mother. Clin Gastroenterol Hepatol, 8: 475-476, 2010. [PMID: 20005982]

78) Saito J, et al.: Establishment of a measurement system to evaluate breast milk transfer of biological agents using dry filter paper: a multi-institutional study. Br J Clin Pharmacol, 90: 146-157, 2024. [PMID: 37548054]

79) Lahat A, et al.: Vedolizumab Levels in Breast Milk of Nursing Mothers With Inflammatory Bowel Disease. J Crohns Colitis, 12: 120-123, 2018. [PMID: 28961712]

80) Julsgaard M, et al.: Vedolizumab Concentrations in the Breast Milk of Nursing Mothers With Inflammatory Bowel Disease. Gastroenterology, 154: 752-754 e1, 2018. [PMID: 28988916]

81) Sun W, et al.: Vedolizumab Concentrations in Breast Milk: Results from a Prospective, Postmarketing, Milk-Only Lactation Study in Nursing Mothers with Inflammatory Bowel Disease. Clin Pharmacokinet, 60: 811-818, 2021. [PMID: 33544318]

32 / 下部消化管疾患治療薬

医薬品	添付文書情報（巻頭参照）		総合評価（巻頭参照）	
	妊娠	授乳	妊娠	授乳
過敏性腸症候群治療薬				
ポリカルボフィル　polycarbophil ◆**コロネル，ポリフル**	有益性	—	使用可	使用可
メペンゾラート　mepenzolate ◆**メペンゾラート**	有益性	添文3	使用可	本文参照
ラモセトロン　ramosetron ◆**イリボー**	有益性	添文3	使用可	情報なし
リナクロチド　linaclotide ◆**リンゼス**	有益性	添文3	使用可	使用可
上皮機能変容薬				
ルビプロストン　lubiprostone ◆**アミティーザ**	禁忌	添文3	使用可	使用可
浸透圧性下剤				
酸化マグネシウム　magnesium oxide ◆**酸化マグネシウム，マグミット**	有益性	添文3	使用可	使用可
マクロゴール・塩化ナトリウム・炭酸水素 ナトリウム・塩化カリウム ◆**モビコール**	有益性	添文3	使用可	使用可
大腸刺激性下剤				
センナ　senna ◆**アローゼン，アジャスト，ヨーデル**	有益性	添文3	使用可	使用可
センノシド　sennoside ◆**プルゼニド**	有益性*1	添文3	使用可	使用可
ピコスルファート　picosulfate ◆**ラキソベロン，スナイリン**	有益性	—	使用可	使用可
ビサコジル　bisacodyl ◆**テレミンソフト**	有益性*2	添文3	使用可	使用可
胆汁酸トランスポーター阻害薬				
エロビキシバット　elobixibat ◆**グーフィス**	有益性	添文3	使用可	使用可

＊1：大量に服用しないよう指導すること．
＊2：大量投与を避けること．

医薬品	添付文書情報（巻頭参照）		総合評価（巻頭参照）	
	妊娠	授乳	妊娠	授乳
消化管ガス駆除薬				
ジメチコン dimethicone ◆ **ガスコン**	—	—	使用可	使用可
腸運動抑制薬				
ロペラミド loperamide ◆ **ロペミン**	有益性	添文①	使用可	使用可

✳ 妊娠計画期

　過敏性腸症候群（irritable bowel syndrome；IBS）は，大腸および小腸に器質的異常がないにもかかわらず，下痢あるいは便秘などの便通異常と腹痛，腹部膨満感などの消化器症状がみられる疾患で，身体的，精神的ストレスが関与すると考えられている．好発年齢は20～40代で，女性は便秘型あるいは下痢と便秘を繰り返す混合型が多い．妊娠を希望している場合には，必要最小限かつ妊娠中も継続できる治療薬を選択すべきと考えられる．

　若い女性の便秘症は多いが，妊娠期にはさらに便秘傾向が強くなる．妊娠初期には胎盤から分泌されるプロゲステロンにより，腸管蠕動運動が抑制されることにより便秘が引き起こされ，妊娠中・後期には増大した妊娠子宮による腸管の持続的な圧迫が原因になると考えられている．便秘薬での治療における第一選択としては腹痛が起こりやすい大腸刺激性下剤よりも酸化マグネシウムなどの浸透圧性下剤の使用が勧められる．

✳ 妊娠期　胎児へ与える影響および使い方

❶ 過敏性腸症候群治療薬

✳ ポリカルボフィルカルシウム

　ポリカルボフィルは腸管内の水分調整を行う過敏性腸症候群治療薬である．ポリカルボフィルの妊娠期使用についての疫学研究や症例報告はない．本剤は合成高分子化合物で全身循環に吸収されないため胎盤移行せず，胎児への影響はほとんどないと考えられる．北米では妊娠中の便秘薬の一般用医薬品として販売されている．

✳ メペンゾラート臭化物

　メペンゾラートは抗コリン作用を有する過敏性腸症候群治療薬である．わが国ではトランコロン，トランコロンP配合（フェノバルビタール配合）として販売されていたが，2024年3月31日で販売中止になり，後発医薬品メペンゾラートが継続販売されている．

メペンゾラートの妊娠期使用に関する疫学研究はない．動物実験で催奇形性は認められておらず，1967年の発売から現在までに妊娠期の使用に関する明らかな有害事象の報告はない．

メペンゾラートと同じ抗コリン薬に分類されるスコポラミンの情報を下記に示す．

スコポラミンは抗コリン作用をもつ副交感神経遮断薬で，消化管の鎮痙，運動抑制で用いられる．動物実験では催奇形性について示されていない．

妊娠中の使用に関する報告として，Collaborative Perinatal Projectでは309例，米国ミシガン州公的保険加入者のサーベイランス研究での27例で，妊娠第1三半期にスコポラミンの服用があったが，先天異常発生リスクの増加はみられなかった．Collaborative Perinatal Projectの症例と，妊娠中のいずれかの時期に使用のあった881例の母児の組み合わせで検討を行い，リスクの増加はみられていない[1,2]．分娩前にほかの抗コリン薬とともにスコポラミンが投与された例で，新生児に傾眠などの毒性が認められたとの報告があり，分娩に近い時期の投与には注意が必要である[3]．

ブチルスコポラミンについては4章「30．上部消化管疾患治療薬」（p.365）を参照されたい．

* ラモセトロン塩酸塩

ラモセトロンは選択的セロトニン5-HT$_3$受容体拮抗薬である．ラモセトロンの妊娠期使用に関する疫学研究はない．同効薬であるオンダンセトロンについて，これまでの複数の疫学研究（1,000例以上の妊娠例）において，先天異常全体のリスク増加はみられていない[4,5]．ラモセトロンについてもオンダンセトロンと同様の可能性があるが，情報がないため，安全性を評価することはできない．

* リナクロチド

リナクロチドの妊娠期使用に関する報告はない．14個のアミノ酸からなるグアニル酸シクラーゼC（GC-C）受容体作動薬であり，分子量は約1,527と大きいことから，胎盤通過性は低いことが推測される．

❷　上皮機能変容薬

* ルビプロストン

ルビプロストンは小腸上皮に存在するClC-2クロライドチャネルを活性化し，水分分泌を促進する慢性便秘症の治療薬である．ルビプロストンの妊娠期使用に関する報告はない．アミティーザの単回経口投与試験では血漿中の未変化体濃度はいずれも定量下限（10 pg/mL）未満で，活性代謝物の血漿中濃度は低値とされている．全身循環にほとんど吸収されないため，胎児に影響する可能性は低いと考えられる．

❸　浸透圧性下剤

* 酸化マグネシウム

酸化マグネシウムは消化管内での水分調整作用による浸透圧性下剤で，腎機能が正常

な場合には血中マグネシウム濃度は一定に保たれる．マグネシウムはもともと体内に存在する微量元素であり，胎児に影響する可能性は低いと考えられる．

* **マクロゴール・塩化ナトリウム・炭酸水素ナトリウム・塩化カリウム**

マクロゴールは高分子化合物であるポリエチレングリコールで，全身循環に吸収されないため，胎児への影響はほとんどないと考えられる．

❹ 大腸刺激性下剤

* **センナ（センノシド）**

センナ（センノシド）は下剤として古くから使用されている大腸刺激性下剤である．ハンガリーの先天異常レジストリからの症例対照研究では，全妊娠期間中にセンナの曝露があった児は，症例群で506人（2.2%），対照群で937人（2.5%）であり，調整オッズ比1.0 [95% CI：0.9-1.1] と有意な差は認められなかった[6]．曝露期間を妊娠2〜3ヵ月に限っても，結果に有意な差は認められなかった．妊娠中の通常量での使用は問題ないと考えられる[6]．

* **ピコスルファートナトリウム水和物**

ピコスルファートは大腸で加水分解を受けてジフェノール体となり，腸の蠕動運動の亢進，大腸内の水分抑制作用を発揮する緩下薬である．妊娠期使用に関する情報はないが，ジフェノール体のほとんどは糞便中に排泄されるため，胎児への影響はほとんどないと考えられる．

* **ビサコジル**

ビサコジルは古くから使用されている緩下薬であるが，妊娠期使用に関する情報はない．海外の薬剤情報では，ビサコジルの経口または坐剤による全身循環への吸収はほとんどないとされている．

❺ 胆汁酸トランスポーター阻害薬

* **エロビキシバット水和物**

エロビキシバットは，胆汁酸の再吸収を抑制することで，消化管運動を促進する慢性便秘症治療薬である．回腸末端の胆汁酸トランスポーターへ直接作用し，全身循環への吸収はわずかである．妊娠期使用に関する情報はないが，胎児への影響はほとんどないと考えられる．

❻ 消化管ガス駆除薬

* **ジメチコン**

ジメチコン（ジメチルポリシロキサン）は一般にシリコーンと呼ばれ，胃腸管内のガスに起因する腹部症状の改善や内視鏡検査時の消泡剤として用いられる．ジメチコンの妊娠期使用についての疫学研究や症例報告はない．本剤は合成高分子化合物で全身循環に吸収されないため，胎盤移行はなく，胎児への影響はほとんどないと考えられる．

❼ 腸運動抑制薬

＊ ロペラミド塩酸塩

ロペラミドは腸運動を抑制し，腸管での水分吸収を増加させる止瀉薬である．妊娠初期にロペラミドを使用した683例の報告では，先天異常リスクの増加がみられたが（オッズ比1.43［95% CI：1.04-1.96］），母体基礎疾患や併用薬の調整は行われていない[7]．ロペラミドを妊娠期に使用した105例（初期曝露89例）の報告では，先天異常リスクの増加はみられなかった[8]．これまでの研究から，先天異常発生率が大きく増加する可能性は低いと考えられる．

✳ 授乳期 乳汁中への移行および使い方

ほとんどの薬で授乳期使用に関する情報はないが，薬の性質から全身循環への移行が非常に少なくなると考えられるものや，乳児に有害事象が起こる可能性が低いと考えられるものが多い．ただし，基本的に薬剤の母乳移行を前提として，授乳中には必要最小限での処方を心がける．

❶ 過敏性腸症候群治療薬

＊ ポリカルボフィルカルシウム

ポリカルボフィルの授乳期の使用に関する情報はないが，高分子化合物であり，全身循環に吸収されず消化管内で未変化体のまま排泄されるため，母乳移行はせず乳児への影響はないと考えられる．

＊ メペンゾラート臭化物

メペンゾラートの授乳期の使用に関する情報はない．長期間連用する場合には，ほかの抗コリン薬に準じて，乳児の抗コリン症状に注意が必要と考えられる．

＊ ラモセトロン塩酸塩

ラモセトロンの授乳期の使用に関する情報はない．

＊ リナクロチド

リナクロチドを授乳中に使用した母親7人の報告では，それぞれ72 mcg/日（n＝5），145 mcg/日（n＝1），290 mcg/日（n＝1）を内服し，24時間にわたって母乳検体採取を行った．母乳中のリナクロチドとその活性代謝物を測定し，すべての時点で，いずれも定量限界以下（それぞれ0.25 mcg/L未満および1 mcg/L未満）であった[9]．リナクロチドの分子量は約1,527であることからも母乳移行は制限されると推測され，授乳中の使用は可能と考えられている．

❷ 上皮機能変容薬

＊ ルビプロストン

ルビプロストンの授乳期の使用に関する情報はない．ヒトでの血漿タンパク結合率が94.4 ～ 94.9％と高いために，母乳移行は制限されると考えられる．

❸ 浸透圧性下剤

＊ 酸化マグネシウム

マグネシウムは体内に存在する微量元素で，腎機能が正常な場合には血中マグネシウム濃度は一定に保たれるため，授乳中の使用は可能と考えられている．

＊ マクロゴール，塩化ナトリウム，炭酸水素ナトリウム，塩化カリウム

マクロゴールは高分子化合物であるポリエチレングリコールで，全身循環に吸収されないため，乳児への影響はないと考えられる．

❹ 大腸刺激性下剤

＊ センナ（センノシド）

授乳中の母親10人がセンナ抽出液3.6 mLを服用後，母乳中にセンナは検出されなかったと報告されている[10]．また，センノシド8.6 mgを含む錠剤を内服した母親25人の母乳を内服後6時間まで30分ごとに採集したところ，すべての検体でセンノシドが検出されなかったと報告されている[11]．古い報告で乳児の下痢の頻度増加を指摘したものもあったが，以降の報告では乳児の便性異常の増加はみられておらず，授乳中の使用は可能と考えられている．

＊ ピコスルファートナトリウム水和物，ビサコジル

ピコスルファートは大腸で加水分解を受けてジフェノール体になり，ジフェノール体のほとんどは糞便中に排泄される．ピコスルファートとビサコジルのいずれかを内服した母親8人で，共通の活性代謝物の母乳中濃度を測定し，母乳中には検出されなかったと報告されている[12]．ピコスルファートとビサコジルのいずれも授乳中の使用は可能と考えられている．

❺ 胆汁酸トランスポーター阻害薬

＊ エロビキシバット水和物

エロビキシバットの授乳中使用に関する情報はない．経口吸収が低いため，母体移行は少ないと考えられる．

❻ 消化管ガス駆除薬

＊ ジメチコン

ジメチコンの授乳期の使用に関する情報はないが，高分子化合物で体内には吸収されず消化管内で未変化体のまま排泄されるため，乳児への影響はないと考えられる．

❼ 腸運動抑制薬

＊ ロペラミド塩酸塩

　ロペラミドの授乳期の使用に関する研究はないが，ロペラミドのプロドラッグである
ロペラミドオキシド4mgを1日2回内服した母親6人の母乳中濃度を測定したところ，
ロペラミドの乳汁中濃度の中央値は，1回目の投与後12時間で0.18 mcg/L，2回目の投
与後6時間で0.27 mcg/L，2回目の投与後24時間で0.19 mcg/Lであったと報告されて
いる．この報告からは，ロペラミドのRIDは0.03％と推測されており，乳児に影響す
る可能性は低いと考えられる[13]．

（肥沼　幸）

📕 文献

1) Heinonen OP, et al.: Birth Defects and Drugs in Pregnancy, Littleton, Publishing Sciences Group, pp.346-353, 1977.

2) Briggs GG, et al.: Drugs in Pregnancy and Lactation 11th ed, Wolters Kluwer, 2017.

3) Evens RP, et al.: Scopolamine toxicity in a newborn. Pediatrics, 66: 329-330, 1980. [PMID: 7402826]

4) Pasternak B, et al.: Ondansetron in pregnancy and risk of adverse fetal outcomes. N Engl J Med, 368: 814-823, 2013. [PMID: 23445092]

5) Zambelli-Weiner A, et al.: First trimester ondansetron exposure and risk of structural birth defects. Reprod Toxicol, 83: 14-20, 2018. [PMID: 30385129]

6) Acs N, et al.: Senna treatment in pregnant women and congenital abnormalities in their offspring--a population-based case-control study. Reprod Toxicol, 28: 100-104, 2009. [PMID: 19491001]

7) Källén B, et al.: Maternal use of loperamide in early pregnancy and delivery outcome. Acta Paediatr, 97: 541-545, 2008. [PMID: 18394096]

8) Einarson A, et al.: Prospective, controlled, multicentre study of loperamide in pregnancy. Can J Gastroenterol, 14: 185-187, 2000. [PMID: 10758415]

9) Crittenden N, et al.: A236 LINACLOTIDE IS NOT DETECTABLE IN BREAST MILK OF LACTATING WOMEN: AN OPEN-LABEL, PHASE 1 STUDY(abstract). J Can Assoc Gastroenterol, 4: 285-287, 2021.

10) Tyson RM, et al.: Drugs transmitted through breast milk: Part I: Laxatives. J Pediatr, 11: 824-832, 1937.

11) Werthmann MW Jr, et al.: Quantitative excretion of Senokot in human breast milk. Med Ann Dist Columbia, 42: 4-5, 1973. [PMID: 4511106]

12) Friedrich C, et al.: Absence of excretion of the active moiety of bisacodyl and sodium picosulfate into human breast milk: an open-label, parallel group, multiple dose study in healthy lactating women. Drug Metab Pharmacokinet. 26: 458-464, 2011. [PMID: 21697613]

13) Nikodem VC, et al.: Secretion of the antidiarrhoeal agent loperamide oxide in breast milk. Eur J Clin Pharmacol, 42: 695-696, 1992. [PMID: 1623917]

33 / 肝炎治療薬

医薬品	添付文書情報（巻頭参照）		総合評価（巻頭参照）	
	妊娠	授乳	妊娠	授乳
インターフェロン製剤				
ペグインターフェロン アルファ -2a peginterferon alfa-2a ◆ ペガシス	有益性	添文[1]	本文参照	使用可
インターフェロン アルファ　interferon alfa ◆ スミフェロン	有益性	添文[3]	本文参照	使用可
インターフェロン ベータ　interferon beta ◆ フエロン	有益性*[1]	添文[1]*[2]	本文参照	使用可
抗肝炎ウイルス薬：核酸アナログ製剤				
ラミブジン　lamivudine ◆ ゼフィックス	有益性*[3]	添文[3]	使用可	本文参照
エンテカビル　entecavir ◆ バラクルード	有益性	添文[3]	使用可	情報なし
テノホビル ジソプロキシル　tenofovir disoproxil ◆ テノゼット	有益性	添文[3]	使用可	本文参照
テノホビル アラフェナミド　tenofovir alafenamide ◆ ベムリディ	有益性	添文[3]	使用可	本文参照
抗肝炎ウイルス薬：非特異的抗ウイルス薬				
リバビリン　ribavirin ◆ レベトール	禁忌	禁忌	本文参照	本文参照
抗肝炎ウイルス薬：直接作用型抗ウイルス薬				
レジパスビル・ソホスブビル　ledipasvir・ sofosbuvir ◆ ハーボニー	有益性	添文[3]	情報なし	本文参照
グレカプレビル・ピブレンタスビル glecaprevir・pibrentasvir ◆ マヴィレット	有益性	添文[3]	情報なし	本文参照

＊1：リバビリンを併用しないこと．
＊2：リバビリンと併用の場合は中止．
＊3：特に，妊娠3ヵ月以内の女性には投与しないことが望ましい．

	添付文書情報（巻頭参照）		総合評価（巻頭参照）	
医薬品	**妊娠**	**授乳**	**妊娠**	**授乳**
抗肝炎ウイルス薬：直接作用型抗ウイルス薬				
ソホスブビル・ベルパタスビル sofosbuvir・velpatasvir ◆ **エプクルーサ**	＊4	＊5	情報なし	本文参照
肝機能改善薬				
ウルソデオキシコール酸　ursodeoxycholic acid ◆ **ウルソ**	有益性	添文③	使用可	使用可
グリチルリチン製剤 ◆ **グリチロン**	有益性	添文③	使用可	情報なし

＊4：リバビリンと併用の場合は「投与しないこと」．併用しない場合は有益性投与．
＊5：リバビリンと併用の場合は中止．併用しない場合は有益性投与．

　ここでは，B型慢性肝炎およびC型慢性肝炎に用いられる治療薬について主に述べる．特にC型慢性肝炎治療については，2014年以降に多数の直接作用型抗ウイルス薬（direct-acting antiviral；DAA）が発売され，劇的に変化した．その後，知見が集積されDAAのなかにはさまざまな理由で販売中止になったものも多くあり，現在のDAAの配合剤による治療法が確立したので詳述する．原発性胆汁性胆管炎（原発性胆汁性肝硬変から変更）についても一部触れるが，自己免疫性肝炎に対するグルココルチコイドおよびアザチオプリンについては別項を参照されたい．

❈ 妊娠計画期

❶ インターフェロン製剤

　インターフェロン（interferon；IFN）は，非特異的抗ウイルス作用，抗腫瘍作用，免疫調節作用などをもつ．B型およびC型肝炎治療には，IFN αに対して血中半減期を長くするためにPEG化したPEG-IFN αおよびIFN βが用いられてきた．

　B型慢性肝炎に対するIFN療法は，抗ウイルス作用および免疫賦活作用によるHBV-DNA量の減少と肝炎の沈静化が目的である．後述する核酸アナログ製剤に比べて，HBV-DNA増殖抑制率およびALT正常化率は低く副作用も多いが，治療期間は一定期間（24〜48週）に限定され，薬剤耐性がなく，治療反応例では投与終了後もdrug freeで効果が持続するという利点がある．このため，若年者や挙児希望者など，核酸アナログ製剤の長期継続投与を回避したい症例に対する初回治療では，PEG-IFNが第一選択となる[1,2]．

　C型慢性肝炎に対しては，IFN療法はC型肝炎ウイルス（HCV）の排除を目的として投与されてきた．しかし，現在のC型慢性肝炎治療の第一選択薬は，著効率が高く副

作用頻度の低いIFN-freeのDAAによる治療（DAAs combination）である[1,3].

また，HCVに対する抗ウイルス治療が困難かつALTが異常値であれば，肝炎の沈静化を目的にPeg-IFNの少量長期投与を行う場合がある[1,3].

❷ 抗肝炎ウイルス薬：核酸アナログ製剤

核酸アナログ製剤はHBV自身がコードする逆転写酵素を特異的に阻害し，HBVのDNA合成を強力に抑える，すなわちHBV複製過程を直接抑制する薬剤である．ジェノタイプなどウイルス因子および年齢など宿主因子にかかわらず，ほとんどの症例で抗ウイルス作用を発揮してHBV-DNAを陰性化し，ALTを正常化する．しかし，HBV-DNAは完全に排除されるわけではなく，早期の投与中止はHBVの再増殖と肝炎の再燃を招く．このため，一度投与を開始したら半永久的に内服する薬剤である．特に，挙児希望者においては妊娠中も継続せざるを得ない可能性が高いため，開始時は慎重を要する．現在，日本でB型慢性肝炎治療薬として保険適用となっている薬剤としては，ラミブジン，エンテカビル，テノホビル ジソプロキシル，テノホビル アラフェナミドがある．

投与必要時は妊娠期と同じ考え方で薬剤を選択する必要があり，妊娠期の項で詳述する理由からテノホビルが第一選択薬となる[1,2]．

❸ 抗肝炎ウイルス薬：非特異的抗ウイルス薬

＊ リバビリン

リバビリンはIFNやDAAの効果を増強する非特異的抗ウイルス薬で，その作用機序としては免疫誘導作用，ウイルスの変異誘導，RNAポリメラーゼの抑制，細胞内GTPの枯渇作用などが推察されている．C型慢性肝炎の治療において歴史的にはIFNとプロテアーゼ阻害薬との併用でIFN-based療法が行われたが現在は行われていない[3]．DAAによる前治療歴のあるC型慢性肝炎・代償性肝硬変に対するIFN-free療法において，DAAのマヴィレット，エプクルーサと併用して用いられる（DAAの項参照）．

❹ 抗肝炎ウイルス薬：直接作用型抗ウイルス薬（DAA）

RNAウイルスであるC型肝炎ウイルス（HCV）は，RNAゲノムのうちウイルス粒子に取り込まれない非構造領域をもつ．HCVに対して特異的に作用する直接作用型抗ウイルス薬（direct-acting antiviral agent；DAA）は，この非構造領域のうち，プロテアーゼ活性をもつNS3/4A，ウイルスゲノム複製複合体形成に関与するNS5A，RNA依存性RNAポリメラーゼ活性を有するNS5Bの各領域を標的とする．

2023年4月現在，認可・販売されているDAAにはNS3/4Aプロテアーゼ阻害薬のグレカプレビル，複製複合体阻害薬のレジパスビル，ピブレンタスビル，ベルパタスビルおよびNS5Bポリメラーゼ阻害薬のソホスブビルがある．

＊ IFN-based DAAs

NS3/4A プロテアーゼ阻害薬であるテラプレビル，シメプレビル，バニプレビルは，PEG-IFN，リバビリンとともに IFN-based 療法として使用されていた．しかし，これら DAA はいずれも 2019 年 3 月に販売が中止されているため，IFN-based 療法も行われなくなっている[3]．

＊ IFN-free DAAs

2014 年，複数の作用機序の DAA を組み合わせる IFN-free 療法が認可され，従来ウイルス療法が困難であった IFN 不適格例や IFN 無効例に対する治療が可能となった．2023 年現在，DAAs による治療は，著効率が 80 ～ 100％ときわめて高く，重篤な副作用もないため，C 型肝炎治療における第一選択となっている[3]．知見が集積され，多くの DAA のなかには販売中止となったものも多いが，現在は，有効性が高く，幅広いジェノタイプおよび肝予備能に対して投与可能，かつ併用禁忌薬剤が比較的少なく使用しやすい薬剤の組み合わせの配合薬による治療が認可されている．現在認可されている治療法は，レジパスビル・ソホスブビル配合剤，グレカプレビル・ピブレンタスビル配合剤，ソホスブビル・ベルパタスビル配合剤それぞれの配合剤単独による治療，およびリバビリンとグレカプレビル・ピブレンタスビル配合剤またはソホスブビル・ベルパタスビル配合剤の組み合わせによる併用療法がある．これらは HCV のジェノタイプや病態の進行度，前治療歴などによって使い分けられる[3]．

C 型慢性肝炎が妊娠により増悪する，ということは通常認めない[4,5]．しかし，海外のガイドラインでは，HCV の母子感染を予防するために，妊娠前にウイルス排除を目的とした IFN-free の DAA 療法を行うことが推奨されている[6,7]．日本でも今後検討する必要がある．

✳ 妊娠期 胎児へ与える影響および使い方

❶ インターフェロン製剤

PEG-IFN を含む IFN 製剤の添付文書には，「妊婦又は妊娠している可能性のある婦人には，治療上の有益性が危険性を上回ると判断される場合にのみ投与する」と記載されている．アカゲザルにおいて，IFN α は用量依存性の流産誘発作用を示した．催奇形性は報告されていない．ヒトにおける臨床試験は，妊娠中に IFN α を投与された 63 例（主な疾患は本態性血小板減少症）のレビューがあり，重大な先天異常や死産はみられず，早産が 13 例であった．IFN 非投与の本態性血小板減少症妊婦 71 例中 46 例に流産，3 例に死産が生じたことと比べて良好な結果であった[8]．原疾患によって治療上の有益性がある場合には，妊婦への IFN 投与は可能であると考えうる．

しかしながら，ウイルス性肝炎において妊娠中に IFN を投与する局面は想定されない．ことに C 型慢性肝炎においては，第一選択となる治療法は IFN-free の DAA による

治療であるうえ，IFN-based療法は催奇形性をもつリバビリンを含むこと，併用されてきたDAAはいずれも製造販売中止となっていることより，行われなくなっているためである[3-7]．B型慢性肝炎において，妊娠時，免疫寛容によりAST・ALTは低下しHBV-DNA量は低下する．これはIFNへの反応性が低下する状況である．妊婦へのPEG-IFN α の投与は禁忌という考え方もある[9,10]．B型慢性肝炎の妊婦に対して，妊娠前からIFNが投与されていた場合は，抗ウイルス効果が高く安定していて副作用が少なく，妊婦への投与実績も豊富なテノホビルに変更することが推奨される[11]．

❷ 抗肝炎ウイルス薬：核酸アナログ製剤

The Antiretroviral pregnancy Registry[12] では妊娠中にレトロウイルス薬を服用した妊婦が多数登録されていて，先天異常に関する統計データを閲覧できる．ラミブジンとテノホビルはHIVに対しても使用されるため，データの蓄積が豊富である．2024年の時点で先天異常発生率はラミブジン173例/5,684例（3.04%），テノホビル178例/6,256例（2.85%）であり，一般出産の発生率と同様である．エンテカビルについては，先天異常発生の報告はないが，妊婦に使用したという報告も少数例しかないためと推察される[12,13]．

妊娠中に核酸アナログ製剤をHBVに対して投与する状況としては，① 妊娠前から服用していた場合，② 妊娠中に治療の必要が生じた場合，③ 胎児への子宮内感染を予防する場合，が考えられる．妊娠前から核酸アナログ製剤を服用していた場合は，中止，継続，薬剤変更の選択肢がありうるが，中止することは肝炎が増悪する可能性があるため推奨されない[11]．

現在第一選択薬のエンテカビルについては，妊婦に対する投与実績が少なく安全性を保証するデータがない．ラミブジンについては，安全性データは存在するが，耐性ウイルスの出現率が高いという問題がある．テノホビルについては，第一選択薬の一つであり耐性が生じにくく，かつ，安全性を示すデータが豊富である．妊娠前からエンテカビル，ラミブジンが投与されていた場合は，妊娠後は可能な限りテノホビルへ変更することが推奨される[11,13]．

同じく，妊娠中にB型慢性活動性肝炎が判明したり，急性増悪など治療開始の必要が生じた場合もテノホビルで治療を開始する．また，肝硬変など肝機能不良の妊婦においても，非代償性肝硬変症状の影響や肝炎の急性増悪リスクは，核酸アナログ治療による胎児へのリスクを上回るという報告もあるため，テノホビルによる治療開始を考慮する[9,11,13]．

母親がHBe抗原陽性のHBV陽性者の場合，HBVはほぼ100%児に感染し，その80〜90%はキャリアとなる．母親がHBe抗体陽性の場合，児のキャリア化はまれであるが，数%に急性肝炎，時に劇症肝炎を起こす．HBs抗原陽性の母親から出生した児には，原則的にB型肝炎ワクチンとHBsヒト免疫グロブリン（HBIG）による感染防止が行われているが，数%にはキャリア化が生じる．この感染防止策にもかかわらず児にHBV

が感染することについては，母親のHBV-DNA量が独立した危険因子であると報告されている．いまだ第一選択であるテノホビルを用いた報告が少ないものの，HBV-DNA量が10^{6-7} IU/mLを超える妊婦には，妊娠後期から母子感染予防目的で核酸アナログを投与することを推奨しうる[10,11]．

❸ 抗肝炎ウイルス薬：非特異的抗ウイルス薬

＊ リバビリン

動物実験では，ヒトへの投与相当量以下で催奇形性（ラットおよびウサギ：1 mg/kg/日）および胚致死作用（ラット：10 mg/kg/日）が認められている．妊婦への投与は禁忌であり，体内への長期残留もありうるため，添付文書上は，妊娠する可能性のある女性患者およびパートナーが妊娠する可能性のある男性患者は，投与中および投与終了後6ヵ月間は妊娠を避けるように指導するよう記載されている．

The Ribavirin Pregnancy Registry[14]では，妊娠中あるいは妊娠前6ヵ月以内に直接的，またはパートナーを通じて間接的にリバビリンに曝露した妊婦を登録している．2003〜2020年2月までで，280人の妊婦（双胎含む胎児281人；直接曝露138人，間接曝露143人）が解析可能であった．そのうち生児出産186例（直接曝露88人，間接曝露98人）中14例（直接曝露8例，間接曝露6例）に先天異常を認め，14例中構造的欠陥は12例で染色体異常が2例であったが，リバビリンとの関係が疑われるものはなかった．少数例における解析であるが，ベースラインリスクと比べて著しく高いとは言い難い．

❹ 抗肝炎ウイルス薬：直接作用型抗ウイルス薬（DAA）

DAA製剤はヒトへの投与に関する十分なデータがないため，妊婦における安全性は動物実験に基づく[4-7]．ラットおよびウサギを用いた動物実験では催奇形性および胎児発育障害を認めていない[4-7]．現在，妊婦におけるDAAの安全性の確立のため，米国中心に妊婦に対する多施設共同研究が複数進行中である[15]．

＊ レジパスビル・ソホスブビル配合剤

レジパスビル・ソホスブビル配合剤の添付文書には「妊婦又は妊娠している可能性のある女性には，治療上の有益性が危険性を上回ると判断される場合にのみ投与する」と記載されている．妊婦のC型慢性肝炎の沈静化および母子感染の予防のために，妊娠中のDAA投与が必要となるケースはありうる[6,7]．妊娠中のヒト15例がSOF/LDP治療を12週間完遂し15例の妊婦でSVRを得られ，胎児には有害事象がなかったという報告がある[16]．妊婦8例に対する第一層臨床試験でも胎児への有害事象はなかった[17]．いずれの報告も症例数が少なく現在のところ妊婦に対する安全性は確立していないため，今後のデータの蓄積が待たれる．

＊ グレカプレビル・ピブレンタスビル配合剤

グレカプレビル・ピブレンタスビル配合剤はHCVの治療歴によって投与法が異なる．DAA初回治療例に対しては単剤で使用できるが，DAAによる前治療歴がある場合はリ

バビリンと併用するため，原則として妊婦には投与できない．グレカプレビル・ピブレンタスビル配合剤の添付文書には「妊娠又は妊娠している可能性のある女性には治療上の有益性が危険性を上回ると判断される場合にのみ投与する」と記載されている．妊婦のC型慢性肝炎の沈静化および母子感染の予防のために，妊娠中のDAA投与が必要となるケースはありうる[6,7]．現在のところ妊婦に対する安全性は確立していないため，今後のデータの蓄積が待たれる．

* ソホスブビル・ベルパタスビル配合剤

ソホスブビル・ベルパタスビル配合剤もHCVの治療歴によって投与法が異なる．DAA初回治療例に対しては単剤で使用できるが，DAAによる前治療歴がある場合はリバビリンと併用するため，妊婦には投与できない．ソホスブビル・ベルパタスビル配合剤の添付文書には「妊娠又は妊娠している可能性のある女性には，治療上の有益性が危険性を上回ると判断される場合にのみ投与する」と記載されている．妊婦のC型慢性肝炎の沈静化および母子感染の予防のために，妊娠中のDAA投与が必要となるケースはありうる[6,7]．海外ではソホスブビル・ベルパタスビル配合剤について，妊婦100例を目標とする第4層試験の多施設共同研究が進行中である[15]．現在のところ妊婦に対する安全性は確立していないため，今後のデータの蓄積が待たれる．

❺ 肝機能改善薬

* ウルソデオキシコール酸

ウルソデオキシコール酸（ursodeoxycholic acid；UDCA）の添付文書には妊婦への投与は避けるように記載されているが，その根拠は，動物実験（ラット）で妊娠前および妊娠初期に大量（2,000 mg/kg/日）投与した場合の胎児毒性である．この投与量はヒトへの通常投与量（600 mg/日）をはるかに超える．ラットでヒトの22倍量，ウサギで7倍量までの投与で催奇形性はみられなかったとされる．

UDCAはC型慢性肝炎のほか，原発性胆汁性胆管炎（primary biliary cholangitis；PBC）に対しても用いられるが，PBCの診療ガイドライン[18]では，妊娠初期においてはUDCA（ベザフィブラートのいずれも）の投与中止を推奨している．妊娠第3三半期では，胆汁うっ滞に対して必要であればUDCAは投与可能であるとしている．C型慢性肝炎に対するUDCAは必須のものではないので，同様に考えてよいと思われる．なお，原疾患がなく，妊娠後期に生じる肝内胆汁うっ滞（intrahepatic cholestasis of pregnancy；ICP）の瘙痒に対して，UDCAが有効かつ安全であったという報告がある[19]．

* グリチルリチン製剤

グリチルリチン酸（あるいはカンゾウエキス）は食品への甘味添加物としても用いられており，催奇形性の報告はない．しかし，薬剤としては偽アルドステロン症などの副作用を生じるリスクがあるため，それを超える有益性があるとは考えにくい．

✽ 授乳期 乳汁中への移行および使い方

　母乳を介してHBVまたはHCVが乳児に感染したという報告はない[20]．ただし，児にB型肝炎ワクチンとHBIGの投与を行い母子感染予防の措置後に授乳することが勧められる．また，乳頭に外傷が生じないように注意することが必要である．

❶ インターフェロン製剤

　ヒトに関するデータは乏しいが，母乳中に移行するIFNはわずかであり，児への影響はないと報告されている[21]．

❷ 抗肝炎ウイルス薬：核酸アナログ製剤

　テノホビルおよびラミブジンについて，HIV陽性の母親での薬剤の母乳移行の報告がいくつかみられる．いずれも添付文書では「授乳中の婦人には本剤投与中は授乳を避けさせる」と記載されている．テノホビルでは乳児投与量の2％相当量が母乳へ移行した[22]．ラミブジンでは乳児血清濃度はIC_{50}の5％にとどまった[23]．乳児におけるこれら薬剤の曝露レベルは低く，臨床的に問題になる可能性は低い．エンテカビルについてはヒトでのデータは認められなかった[24]．

❸ 抗肝炎ウイルス薬：非特異的抗ウイルス薬

　リバビリンについては，ラットにおける動物実験でリバビリンの乳汁移行が報告されているため，添付文書には「授乳中の婦人には本剤投与中は授乳を避けさせる」と記載されている．しかし，米国では新生児・乳児に対して，リバビリンの吸入薬をRSウイルス細気管支炎治療に使用していることを考慮すると，母乳を介した乳児のリバビリン曝露は問題とならないという意見がある[25]．

❹ 抗肝炎ウイルス薬：直接作用型抗ウイルス薬（DAA）

　ハーボニー（レジパスビル・ソホスブビル配合剤），マヴィレット（グレカプレビル・ピブレンタスビル配合剤）およびエプクルーサ（ソホスブビル・ベルパタスビル配合剤）について，動物実験（ラット）にて乳汁中へ薬剤の移行が示されている[26,27]．ヒトでの母乳移行および乳児への投与に関する報告はない．治療上の有益性および母乳哺育の有益性を考慮し，授乳の継続または中止を検討すること．

❺ 肝機能改善薬

　ウルソデオキシコール酸は胆汁酸であり，腸肝循環にて吸収，排泄されるので，母乳移行はごくわずかであると考えられる．グリチルリチン酸については十分な報告がない．

（井上有希子）

◆ 文献

1) 熊田博光ほか：厚生労働科学研究費補助金 疾病・障害対策研究分野 肝炎等克服実用化研究事業，科学的根拠に基づくウイルス性肝炎診療ガイドラインの構築に関する研究 2016.

2) 日本肝臓学会 肝炎診療ガイドライン作成委員会編：B型肝炎治療ガイドライン（第4版），2022. Available at: 〈https://www.jsh.or.jp/medical/guidelines/jsh_guidlines/hepatitis_b〉

3) 日本肝臓学会 肝炎診療ガイドライン作成委員会編：C型肝炎治療ガイドライン（第8.2版），2023. Available at: 〈https://www.jsh.or.jp/medical/guidelines/jsh_guidlines/hepatitis_c〉

4) Page CM, et al.: Hepatitis C in Pregnancy: Review of Current Knowledge and Updated Recommendations for Management. Obstet Gynecol Surv, 72: 347-355, 2017. [PMID: 28661549]

5) Freriksen JJM, et al.: Review article: direct-acting antivirals for the treatment of HCV during pregnancy and lactation-implications for maternal dosing, foetal exposure, and safety for mother and child. Aliment Pharmacol Ther, 50: 738-750, 2019. [PMID: 31448450]

6) AASLD/IDSA: HCV in pregnancy. HCV Guidance: Recommendations for Testing, Managing, and Treating Hepatitis C. Available at: 〈https://www.hcvguidelines.org /unique-populations /pregnancy. Last updated, October 24, 2022.〉

7) European Association for the Study of the Liver (EASL) .EASL recommendations on treatment of Hepatitis C: Final update of the series. Journal of Hepatology 2020 vol. 73 j 1170–1218. Available at: 〈https://doi.org/10.1016/j.jhep.2022.10.006〉

8) Yazdani Brojeni P, et al.: A systematic review of the fetal safety of interferon alpha. Reprod Toxicol, 33: 265-268, 2012. [PMID: 22200624]

9) EASL: EASL 2017 Clinical Practice Guidelines on the management of hepatitis B virus infection. J Hepatol, 67: 370-398, 2017.

10) Liaw YF, et al.: Asian-Pacific consensus statement on the management of chronic hepatitis B: a 2012 update. Hepatol Int, 6: 531-561, 2012. [PMID: 26201469]

11) He T, et al.: Chronic HBV: which pregnant women should be treated? Liver Int, 36: 105-108, 2016. [PMID: 26725906]

12) The Antiretroviral Pregnancy Registry. INTERIM REPORT 1 JANUARY 1989 THROUGH 31 JANUARY 2023 Available at: 〈http://www.apregistry.com〉

13) Tavakolpour S, et al.: Nucleoside/nucleotide analogues in the treatment of chronic hepatitis B infection during pregnancy: a systematic review. Infect Dis（Lond）, 50: 95-106, 2018. [PMID: 29020844]

14) Sinclair SM, et al.: Final results from the ribavirin pregnancy registry, 2004-2020. Birth Defects Res, 114: 1376-1391, 2022. [PMID: 36305304]

15) Abdul Massih S, et al.: Direct antiviral agents (DAAs) and their use in pregnant women with hepatitis C (HCV). Expert Rev Anti Infect Ther, 20:1413-1424, 2022. [PMID: 36111676]

16) Yattoo GN: Treatment of chronic hepatitis C with ledipasvir/sofosbuvir combination during pregnancy. Hepatol Int, 12: S292-S293, 2018.

17) Chappell CA, et al.: A phase I study of ledipasvir/sofosbuvir in pregnant women with hepatitis C virus. Presented at CROI 2019. 2019.

18) 厚生労働省難治性疾患政策研究事業「難治性の肝・胆道疾患に関する調査研究」班：原発性胆汁性胆管炎（PBC）の診療ガイドライン（2023年）. Available at:<https://www.kanen.ncgm.go.jp/cont/080/image/PBCguideline.pdf>

19) Bacq Y, et al.: Efficacy of ursodeoxycholic acid in treating intrahepatic cholestasis of pregnancy: a meta-analysis. Gastroenterology, 143: 1492-1501, 2012. [PMID: 22892336]

20) Centers for Disease Control and Prevention: Hepatitis B or C Infections. Available at: https://www.cdc.gov/breastfeeding/breastfeeding-special-circumstances/maternal-or-infant-illnesses/hepatitis.html

21) Interferon Alfa. Drugs and Lactation Database (LactMed) Available at : 〈https://www.ncbi.nlm.nih.gov/books/NBK500992/〉

22) Benaboud S, et al.: Concentrations of tenofovir and emtricitabine in breast milk of HIV-1-infected women in Abidjan, Cote d'Ivoire, in the ANRS 12109 TEmAA Study, Step 2. Antimicrob Agents Chemother, 55: 1315-1317, 2011. [PMID: 21173182]

23) Shapiro RL, et al.: Antiretroviral concentrations in breast-feeding infants of women in Botswana receiving antiretroviral treatment. J Infect Dis, 192: 720-727, 2005. [PMID: 16088821]

24) Entecavir. Drugs and Lactation Database (LactMed) Available at : 〈https://www.ncbi.nlm.nih.gov/books/NBK501744/〉

25) Ribavirin. Drugs and Lactation Database (LactMed) Available at : 〈https://www.ncbi.nlm.nih.gov/books/NBK500613/〉

26) Spera AM, et al.: Antiviral therapy for hepatitis C: Has anything changed for pregnant/lactating women? World J Hepatol, 8: 557-565, 2016. [PMID: 27134703]

27) Abdul Massih S, et al.: Direct antiviral agents (DAAs) and their use in pregnant women with hepatitis C (HCV). Expert Rev Anti Infect Ther, 20: 1413-1424, 2022. [PMID: 36111676]

34 / 抗うつ薬

医薬品	添付文書情報（巻頭参照）		総合評価（巻頭参照）	
	妊娠	授乳	妊娠	授乳
選択的セロトニン再取り込み阻害薬（SSRI）				
パロキセチン　paroxetine ◆パキシル	有益性	添文③	本文参照	使用可
セルトラリン　sertraline ◆ジェイゾロフト	有益性	添文③	使用可	使用可
フルボキサミン　fluvoxamine ◆デプロメール，ルボックス	有益性	添文③	使用可	使用可
エスシタロプラム　escitalopram ◆レクサプロ	有益性	添文③	使用可	使用可
セロトニン・ノルアドレナリン再取り込み阻害薬（SNRI）				
ミルナシプラン　milnacipran ◆トレドミン	有益性	添文③	情報なし	使用可
デュロキセチン　duloxetine ◆サインバルタ	有益性	添文③	使用可	使用可
ベンラファキシン　venlafaxine ◆イフェクサー	有益性	添文③	使用可	使用可
ノルアドレナリン作動性・特異的セロトニン作動性抗うつ薬（NaSSA）				
ミルタザピン　mirtazapine ◆リフレックス，レメロン	有益性	添文③	使用可	使用可
セロトニン再取り込み・セロトニン受容体モジュレーター（S-RIM）				
ボルチオキセチン　vortioxetine ◆トリンテリックス	有益性	添文③	情報なし	使用可
三環系抗うつ薬				
クロミプラミン　clomipramine ◆アナフラニール	有益性	添文②	使用可	使用可
ノルトリプチリン　nortriptyline ◆ノリトレン	有益性	添文③	使用可	使用可
アミトリプチリン　amitriptyline ◆トリプタノール	有益性	添文③	使用可	使用可
イミプラミン　imipramine ◆イミドール，トフラニール	有益性	添文③	使用可	使用可

医薬品	添付文書情報（巻頭参照）		総合評価（巻頭参照）	
	妊娠	授乳	妊娠	授乳
四環系抗うつ薬				
ミアンセリン　mianserin ◆ **テトラミド**	有益性	添文③	使用可	使用可
マプロチリン　maprotiline ◆ **ルジオミール**	有益性	添文③	使用可	情報なし
その他				
トラゾドン　trazodone ◆ **デジレル，レスリン**	有益性	添文③	使用可	使用可

✴ 妊娠計画期

❶ 周産期のうつ病とプレコンセプションケア

　妊娠前の時期から妊娠中，産後のうつ病治療においても，基本的には重症度に応じ，基礎的介入や心理療法，薬物療法を行うことになる．薬物療法を行う際には，極力単剤とし，可能な限り向精神薬の多剤併用は避けることが望ましい．

　うつ病患者のプレコンセプションケアにおいては，① 周産期におけるうつ病の再発リスクと児への影響，② 抗うつ薬の胎児や産科合併症への影響，③ 抗うつ薬の授乳への影響について情報提供し，当事者・家族と十分なコミュニケーションを行い，共同意思決定（SDM）にて妊娠中・産後の薬物療法の方針を決定する．また，治療経過のなかで，病状の変化に応じて，随時SDMを行うことが望ましい．うつ病の重症度やこれまでの経過，過去の薬物療法の効果を検証し，妊娠前に服薬を漸減中止する場合には代替の心理療法を含む治療方針のあり方や，症状増悪の早期サインの確認，支援・見守り体制などを検討する．

❷ 薬物療法

　うつ病は，妊娠判明後の服薬中断による再発リスクが高いことが知られ，寛解後に受けていた抗うつ薬維持療法の中断により，全体の約7割が再発し，うち半分が妊娠初期に再発したと報告されている[1]．その後に発表されたメタ解析では，妊娠中の抗うつ薬中断によりうつ病全体の再発リスクが有意に高いとはいえないが，重症または反復性のうつ病の場合には，抗うつ薬中断による再発のリスク比が2.3［95% CI：1.58-3.35］と有意に高いことが報告されている[2]．また，抗うつ薬の急な中止は，離脱や反跳性症状が生じる可能性があり，うつ病自体の悪化と区別がつきにくいため，中止する場合には漸減中止することが望ましい．なお，妊娠判明後に抗うつ薬の処方率が低下し産後に上昇することが指摘されている[3]が，同じ研究者による16年にわたるコホート調査で

は，近年では妊娠判明後に服薬を中断する女性は少なくなっていると報告している[4].

関連情報 **うつ病と産科合併症**

うつ病自体が一般的な産科合併症のリスクを上げるかということについては，統一した見解は得られていない．うつ病を治療しないことによる早産・胎児発育不全のリスク増加の報告があり，抑うつ状態が胎児の発育に影響を与える可能性が指摘されている[5]．また，うつ病の合併が妊娠中の胎児へのアタッチメントに影響を与え，重症であるほど胎児へのアタッチメントが弱くなることも報告されている[6]．さらに妊娠中のうつ状態は産後うつ病のリスクファクターであることも知られており，妊娠中のうつ状態は胎児の発育，産後の抑うつ状態に影響を与える可能性がある[7].

妊娠期 胎児へ与える影響および使い方

❶ 選択的セロトニン再取り込み阻害薬（SSRI）

SSRI曝露による胎児への有害事象を調べた研究は多くあり，英国国立医療技術評価機構（NICE）のガイドラインでは，それらの報告のメタ解析を行っている[8]．本項ではNICEガイドラインでとりあげられており，かつわが国で上市されているSSRIのメタ解析を紹介するが，これらは共変量が調整されていないことに注意する必要がある．

＊ パロキセチン塩酸塩水和物

表1[8] にNICEガイドラインで行われたメタ解析からパロキセチンを抜粋したものを示す．先天異常全体としては，絶対リスクがパロキセチンに曝露された4,194例のうち203例（4.8%）となっている．対照群の絶対リスクは2,368,569例中104,117例（4.4%）であり，オッズ比は1.20［95% CI：1.00-1.43］となっておりリスクがやや上昇している．大奇形，心奇形と分けてもオッズ比は1.2～1.5程度とほぼ同じ傾向が認められる．なお，絶対リスクに着目すると，大奇形は曝露群4.1%，非曝露群3.4%であり，心奇形は曝露群1.4%，非曝露群1.1%と心奇形は絶対リスクそのものが小さい．

＊ セルトラリン塩酸塩

表2[8] にNICEガイドラインで行われたメタ解析からセルトラリンを抜粋したものを示す．先天異常全体として，絶対リスクはセルトラリン曝露群は4,055例中157例（3.9%），対照群は2,317,556例中97,278例（4.2%）であり，オッズ比は1.06［95% CI：0.80-1.40］となっている．大奇形，心奇形についてもリスクが有意に上がることはなかった．

＊ フルボキサミンマレイン酸塩

表3[8] にNICEガイドラインで行われたメタ解析からフルボキサミンを抜粋したものを示す．フルボキサミンは曝露群のn数が500例弱とサンプル数が少ない．そのなかに

表1　パロキセチン使用による先天異常のリスク

有害事象	研究数（K）被験者数（N）	オッズ比[95%CI]	絶対リスク		絶対リスク差	有害事象数 / 総数	
			曝露群	非曝露群		曝露群	非曝露群
先天異常	K=8 N=2,372,763	1.20 [1.00-1.43]	48/1,000	44/1,000	+4/1,000	203/4,194	104,117/2,368,569
大奇形	K=5 N=1,234,083	1.34 [1.01-1.78]	41/1,000	34/1,000	+7/1,000	114/2,756	41,257/1,231,327
心奇形	K=7 N=2,371,687	1.46 [1.12-1.90]	14/1,000	11/1,000	+3/1,000	58/4,046	26,599/2,367,641
心房中隔欠損かつ・または心室中隔欠損	K=3 N=1,997,822	1.41 [1.01-1.73]	12/1,000	8/1,000	+4/1,000	27/2,226	16,218/1,995,596
心房中隔欠損	K=1 N=629,575	1.52 [0.49-4.74]	3/1,000	2/1,000	+1/1,000	3/968	1,279/628,607
心室中隔欠損	K=1 N=629,575	1.19 [0.64-2.22]	10/1,000	9/1,000	+1/1,000	10/968	5,465/628,607

（文献 8 より作成）

表2　セルトラリン使用による先天異常のリスク

有害事象	研究数（K）被験者数（N）	オッズ比[95%CI]	絶対リスク		絶対リスク差	有害事象数 / 総数	
			曝露群	非曝露群		曝露群	非曝露群
先天異常	K=6 N=2,321,611	1.06 [0.80-1.40]	39/1,000	42/1,000	-3/1,000	157/4,055	97,278/2,317,556
大奇形	K=4 N=1,231,765	1.15 [0.91-1.47]	38/1,000	34/1,000	+4/1,000	68/1,797	41,223/1,229,968
心奇形	K=5 N=2,320,622	1.29 [0.67-2.49]	10/1,000	11/1,000	-1/1,000	41/3,994	25,407/2,316,628
心房中隔欠損かつ・または心室中隔欠損	K=3 N=1,998,630	1.23 [0.58-2.60]	9/1,000	8/1,000	+1/1,000	26/3,034	16,218/1,995,596
心房中隔欠損	K=1 N=629,476	1.13 [0.28-4.54]	2/1,000	2/1,000	0/1,000	2/869	1,279/628,607
心室中隔欠損	K=1 N=629,471	0.66 [0.27-1.59]	6/1,000	9/1,000	-3/1,000	5/869	5,465/628,607

（文献 8 より作成）

表3　フルボキサミン使用による先天異常のリスク

有害事象	研究数（K） 被験者数（N）	オッズ比 [95%CI]	絶対リスク		絶対 リスク差	有害事象数 / 総数	
			曝露群	非曝露群		曝露群	非曝露群
先天異常	K=4 N=1,611,180	0.84 [0.48-1.47]	29/ 1,000	42/ 1,000	-13/ 1,000	13/ 449	66,938/ 1,610,731
大奇形	K=3 N=737,266	0.80 [0.44-1.46]	27/ 1,000	35/ 1,000	-8/ 1,000	11/ 411	25,705/ 736,855
心奇形	K=2 N=628,847	0.64 [0.16-2.58]	8/ 1,000	13/ 1,000	-5/ 1,000	2/ 240	8,137/ 628,607
心房中隔欠損 かつ・または 心室中隔欠損	K=1 N=628,847	0.39 [0.05-2.75]	4/ 1,000	11/ 1,000	-7/ 1,000	1/ 240	6,744/ 628,607
心房中隔欠損	K=0	—	—	—	—	—	—
心室中隔欠損	K=1 N=628,847	0.48 [0.07-3.40]	4/ 1,000	9/ 1,000	-5/ 1,000	1/ 240	5,465/ 628,607

（文献8より作成）

おいて，セルトラリンと同様，フルボキサミンも先天異常全体，大奇形，心奇形ともにリスクが有意に上がることはなかった．

＊ エスシタロプラムシュウ酸塩

表4[8] にNICEガイドラインで行われたメタ解析からエスシタロプラムを抜粋したものを示す．エスシタロプラムも曝露群のn数が600例程度とサンプル数が少ない．そのなかにおいて，エスシタロプラムは先天異常全体，大奇形においてはリスクが有意に上昇することはないものの，心室中隔欠損の絶対リスクについては，曝露群が441例中8例（1.8%），非曝露群が628,607例中5,465例（0.9%）であり，オッズ比2.11［95%CI：1.05-4.24］とリスクが上昇していた．

＊ NICEガイドライン後のSSRIに関してのメタ解析

NICEガイドライン後に発表されたシステマティックレビューやメタ解析を調べてみると，Wangらは，妊娠第1三半期のSSRI使用により心奇形の有意なリスク増加はみられなかったと報告している[9]．これらには，米国メディケイドのデータ（n=949,504）[10]，スウェーデンの1995〜2004年の出生レジストリ（n=873,876）[11]，2002〜2005年のオーストラリアのデータ（n=123,405）[12]，1999〜2005年のノルウェーのデータ（n=63,395）[13]が含まれている．また，Gaoらも，妊娠第1三半期にSSRIを使用することにより大奇形や心奇形のリスクは増加するものの，対照者をSSRIを内服していない精神疾患患者に限定すると有意なリスク増加はみられなかったと報告している[14]．このメタ解析には上述の米国メディケイドやオーストラリアのデータに加えて北欧5ヵ国（デンマーク，

表 4　エスシタロプラム使用による先天異常のリスク

| 有害事象 | 研究数（K）被験者数（N） | オッズ比[95%CI] | 絶対リスク | | | 有害事象数 / 総数 | |
			曝露群	非曝露群	絶対リスク差	曝露群	非曝露群
先天異常	K=3 N=1,716,796	1.43 [0.72-2.87]	47/ 1,000	41/ 1,000	+6/ 1,000	28/ 601	70,987/ 1,716,195
大奇形	K=2 N=629,048	1.09 [0.67-1.77]	39/ 1,000	35/ 1,000	+4/ 1,000	17/ 441	22,305/ 628,607
心奇形	K=2 N=842,848	2.54 [0.67-9.59]	21/ 1,000	11/ 1,000	+10/ 1,000	11/ 529	9,540/ 842,319
心房中隔欠損かつ・または心室中隔欠損	K=1 N=629,048	1.70 [0.85-3.43]	18/ 1,000	11/ 1,000	+7/ 1,000	8/ 441	6,744/ 628,607
心房中隔欠損	K=0	—	—	—	—	—	—
心室中隔欠損	K=1 N=629,048	2.11 [1.05-4.24]	18/ 1,000	9/ 1,000	+9/ 1,000	8/ 441	5,465/ 628,607

（文献 8 より作成）

フィンランド，アイスランド，ノルウェー，スウェーデン）の出生レジストリ（n=2,303,647）[15] や英国のデータベース（n=511,938）[16] などが含まれている．研究の大きなトレンドを鑑みると，共変量を考慮した場合，近年の報告では，SSRI の内服は大奇形や心奇形のリスクを大きく増加させることはないという結果が示されている．

❷　セロトニン・ノルアドレナリン再取り込み阻害薬（SNRI）

＊ ベンラファキシン塩酸塩

NICE ガイドライン[8] によるメタ解析からベンラファキシンを抜粋したものを表5[8] に示す．ベンラファキシンに曝露された404例のうち大奇形が8例であり，大奇形のオッズ比は0.64［95% CI：0.32-1.30］であった．先天性心疾患に限るとベンラファキシンに曝露された250例のうち1例のみであり，オッズ比は0.84［95% CI：0.12-5.98］であった．これらから，大奇形，先天性心疾患いずれも有意に増えないというものであった．NICE ガイドラインのメタ解析は2014年以前に行われたものであり，それ以降に発表されたものでは，Lassen らによるコホート調査のシステマティックレビューがある[17]．この解析では，ベンラファキシンに曝露された3,186人のうち，大奇形が107人であり，リスク比は1.12［95% CI：0.92-1.35］で有意にリスクが上がることはなかった．なお，このシステマティックレビューには北欧5ヵ国のコホート（n=2,763）[15]，カナダ（n=288）[18]，カナダ・米国・イタリア・ブラジル（n=125）[19]，スウェーデン（n=286）[20] などのデータが用いられている．

表5　ベンラファキシン使用による先天異常のリスク

有害事象	研究数（K） 被験者数（N）	オッズ比 [95%CI]	絶対リスク		絶対 リスク差	有害事象数 / 総数	
			曝露群	非曝露群		曝露群	非曝露群
先天異常	K=2 N=108,652	0.64 [0.32-1.30]	20/ 1,000	31/ 1,000	-11/ 1,000	8/ 404	3,400/ 108,248
大奇形	K=2 N=108,652	0.64 [0.32-1.30]	20/ 1,000	31/ 1,000	-11/ 1,000	8/ 404	3,400/ 108,248
心奇形	K=1 N=107,570	0.84 [0.12-5.98]	4/ 1,000	5/ 1,000	-1/ 1,000	1/ 250	512/ 107,320

（文献8より作成）

　奇形以外では，Bellantuonoらは，ベンラファキシンを内服している女性で自然流産のリスクが上がること，特にベンラファキシン150 mg以上内服している場合はリスクが上がることから用量依存性があることを報告している[21]．

＊ デュロキセチン塩酸塩

　デュロキセチンはベンラファキシンに比べるとデータが少ないが，これまでに発表されたデータにおいて，催奇形性を高めるという報告は認められない．前述のLassenらによるシステマティックレビュー[17]では，デュロキセチンに曝露された668例のうち大奇形は16例であり，リスク比は0.80［95% CI：0.46-1.29］であった．デュロキセチン販売元であるイーライリリー社のデータベースを用いた調査においては，前方視的調査において妊娠時に使用された223例のうち143例は問題なく，90例が何らかの好ましくない転帰となっている．内訳は自然流産が41例，早産が19例，大奇形が6例，産後に児に何らかの副作用を認めたものが25例であり，ベースラインリスクとほぼ変わらないものであった[22]．

＊ ミルナシプラン塩酸塩

　ミルナシプランについては，妊娠中の使用に関する研究報告はない．ベンラファキシン，デュロキセチンのデータから，現時点ではミルナシプランによる奇形発生率が高くなることは考えにくいと思われる．

❸ ノルアドレナリン作動性・特異的セロトニン作動性抗うつ薬（NaSSA）

＊ ミルタザピン

　Smitらのシステマティックレビューによると，ミルタザピンに関連した大奇形リスクの増加は報告されていない[23]．このシステマティックレビューには，スウェーデンのレジストリ（n=154）[24]，カナダの症例対照研究（n=68）[25]，複数の国の前方視的コホート（n=144）[26]などが含まれている．呼吸器障害と低血糖の発生がわずかに有意に増加したという報告はあるが，因果関係は明らかではない．そのほか，新生児への重大な副

作用は報告されていない．また，妊娠中のミルタザピン使用と新生児不適応症候群または1歳以上の神経行動発達に関する情報はないと報告されている．

❹ セロトニン再取り込み・セロトニン受容体モジュレーター（S-RIM）
＊ ボルチオキセチン臭化水素酸塩

イスラエルのTeratology Information Serviceによる少数例（17例）の使用報告[27]では，出産に至った11例中，双子1組を含む12例で奇形の出現はみられなかった．出産に至らなかった6例は，流産3例，中絶2例，22週目の死産1例であった．サンプルサイズが少ないという限界がある．

❺ 三環系抗うつ薬

Ericsonらによる，1995 〜 1997年に登録されたスウェーデン医学的出生レジストリの調査報告では，妊娠第1三半期に抗うつ薬（SSRIのみ531例，三環系抗うつ薬を含む非SSRI 423例，ほか）を使用した女性969例において，先天異常リスクの有意な増加はみられなかったことが報告された[28]．その後のReisらによる，1995 〜 2007年に登録されたスウェーデン医学的出生レジストリの調査報告では，妊娠第1三半期に三環系抗うつ薬（クロミプラミン1,208例，アミトリプチリン379例，ほか）を使用した女性1,662例において，先天性心疾患のリスクが有意に増加したことが報告された（先天性心疾患オッズ比1.62［95% CI：1.12-2.36］，心室中隔欠損・心房中隔欠損，オッズ比1.84［95% CI：1.13-2.97]）[29]．その後，Huybrechtsらによる，2000 〜 2007年に登録された米国Medicaid Analytic eXtractの調査報告では，妊娠第1三半期に三環系抗うつ薬を使用した女性5,954例において，共変量調整の有無にかかわらず，先天心疾患の有意なリスク増加はみられなかったと報告した[10]．いずれもサンプルサイズはSSRIに比べると小さく，一貫した結果は得られていないものの明らかなリスク増加にはならない可能性がある．

なお，SSRIで関連が指摘される遷延性肺高血圧症については三環系抗うつ薬では関連は指摘されていないが，SSRIに比べ，早産，低出生体重，呼吸異常や低血糖が指摘されている[20]．これらから，現在のエビデンスでは妊娠初期にSSRIよりも三環系抗うつ薬を優先することは正当化されてない[30]．

❻ 四環系抗うつ薬

四環系抗うつ薬については，マプロチリン曝露後の児77例，ミアンセリン曝露後の児36例の奇形発生率の増加はみられていない[31]．しかし，安全性を評価するには症例数が少ない．

❼　その他の抗うつ薬

＊ トラゾドン塩酸塩

　トラゾドンは抗うつ薬であるが，うつ病の治療目的以外に不眠症の適応外処方として低用量で処方されることが多い．Daoらは，多施設共同観察前方視的コホート研究で，妊娠初期にトラゾドンに曝露された女性221例の妊娠転帰を，SSRIに曝露された女性869例の参照群における転帰と比較した[32]．その結果，妊娠第1三半期におけるトラゾドンへの曝露は，主要先天異常リスクの有意差とは関連しなかった（調整オッズ比0.2[95% CI：0.03-1.77]）．流産や早産についてもリスクが上がることはなかった．まだデータは限られているが，SSRIよりもリスクが上がるということはなさそうである．

❽　抗うつ薬が妊娠経過（流産・死産・早産・胎児発育不全）に及ぼす影響

　抗うつ薬と妊娠経過については一致した見解は得られていない．その理由の一つにうつ病そのものが妊娠経過に影響を及ぼす可能性があげられる．Jardeらによるメタ解析では，未治療のうつ病女性から生まれた児は早産，低出生体重のリスクが増加していた[5]．また，Vlenterieらは抗うつ薬の使用にかかわらず妊娠中のうつ病は早産のリスクと有意に関連していると報告している[33]．これらは，抑うつ症状そのものが妊娠経過に影響を与える可能性を示唆している．抗うつ薬が流産・死産・早産・胎児発育不全に及ぼす影響を調べたレビューでは，複数の報告で結果が一致しておらず，まだエビデンスとしては定まっていない[34]．

❾　抗うつ薬による新生児不適応症候群

　新生児不適応症候群（PNAS）は，胎内で薬に曝露された新生児に，哺乳不良，下痢，嘔吐，呼吸困難，筋トーヌス異常，その他の神経学的徴候や体温不安定が起こる症候群である[35]．Grigoriadisらは，システマティックレビューにより，何らかの抗うつ薬に胎内で曝露した児がPNASを呈する割合は約3割であり，オッズ比5.07[95% CI：3.25-7.90]としている[36]．しかし，PNASの多くは経過観察のみで自然に軽快することが多く，予後は良好である．

　詳細は1章「3. 妊娠期の薬物治療による出生児への影響」（p.14）を参照されたい．

❿　抗うつ薬による新生児遷延性肺高血圧症

　新生児遷延性肺高血圧症（PPHN）とは，出生後に胎児循環から新生児循環への移行が適切に行えず，結果として肺血管の抵抗が異常に高まり，低酸素性の呼吸不全が生じる症候群である[37]．Grigoriadisらのメタ解析によれば，特にSSRI服用において，妊娠初期の使用と児のPPHNの間には統計的な関連がなかったが，妊娠後期の使用では，オッズ比2.50[95% CI：1.32-4.73]と有意な関連を認めた[38]．しかし，絶対リスク差としては，1,000出生児当たり2.9-3.5と低値であった．その後，Ngらのメタ解析にて，オッズ比は1.516[95% CI：1.035-1.997]と有意な関連がみられたが，絶対リスク差

は1,000出生児当たり0.619であったと報告されている[39].

Masarwaらも同様に，メタ解析にてオッズ比が1.82［95% CI：1.31-2.54］と有意な関連がみられたが，1,000出生児当たり2.9であると報告している[40].

SSRI使用によるPPHNの絶対的なリスク増加は小さく，PPHNのリスクが抗うつ薬を中止する根拠にはならないと考えられる．未治療のうつ病が母体や胎児に与える影響を考慮する必要がある.

詳細は1章「3. 妊娠期の薬物治療による出生児への影響」（p.14）を参照されたい.

⓫ 抗うつ薬と児の神経発達の関連

妊娠中の抗うつ薬使用と自閉スペクトラム症（ASD）および注意欠如・多動症（AD/HD）のリスクとの関連について複数のメタ解析が行われている．Mezzacappaらは ASDに関して，コホート調査と症例対照研究に分けてメタ解析を行った．コホート調査では，妊娠中の抗うつ薬の曝露がASDリスクを有意に増加させないとされており，母親の精神疾患との関連が指摘されている．しかし，症例対照研究ではリスクの増加が報告されていた[41].AD/HDについても同様の分析があり，一部の研究では妊娠中の抗うつ薬曝露との有意な関連がみられるものの，妊娠前の曝露やほかの交絡因子の影響も指摘されている[42,43].最近の大規模な研究では，妊娠中の抗うつ薬使用と神経発達障害全般，ASD，AD/HDのリスク増加との有意な関連はみられなかった[44].これらの結果から，抗うつ薬の影響と母親の精神疾患，また研究デザインによる影響を分離して考える必要があることが示唆されている.

✲ 授乳期 乳汁中への移行および使い方

主な抗うつ薬の乳汁移行と薬物動態プロフィールを表6[45]に示す．一般に，抗うつ薬は乳汁移行が低く，授乳中の使用は安全と考えられている.

❶ 選択的セロトニン再取り込み阻害薬（SSRI）

SSRIのなかでは，パロキセチンやセルトラリンの使用報告が多く，ほかのSSRIに比較して授乳中の安全性を指摘する報告がある[46].フルボキサミンは少数例の報告に限られるが乳汁移行が少なく[47]，エスシタロプラムについても乳汁移行が少ない[48]ため，授乳と両立しても問題にならないと考えられる.

❷ セロトニン・ノルアドレナリン再取り込み阻害薬（SNRI）

ベンラファキシン，デュロキセチンについては少数例の報告に限られるが乳汁移行が少ないという報告がある[49,50].ミルナシプランの乳汁移行に関する情報は限られており，推定される1日の乳児摂取量が母親の摂取量の5%だったという報告[45]やRIDが2.8%

表6　主な抗うつ薬の乳汁移行と薬物動態プロフィール

薬剤		RID* (%)	MP 比*	T_{max} （時）	$T_{1/2}$ （時）
SSRI	パロキセチン	1.2-2.8	0.056-1.3	4.6-5.1	14.4-15.0
	セルトラリン	0.4-2.2	0.89	6.7-8.7	22.5-24.1
	フルボキサミン	0.3-1.4	1.34	3.5-5.2	8.9-11.8
	エスシタロプラム	5.2-7.9	2.2	3.8-4.3 （EM） 4.2-5.2 （PM）	24.6-27.7 （EM） 51.2-55.8 （PM）
SNRI	ミルナシプラン	-	-	2.0-2.6	7.9-8.2
	デュロキセチン	0.12-1.12	0.267-1.29	6.9-7.8	10.6-15.3
	ベンラファキシン	6.8-8.1	2.75	6.0	7.6-9.7
NaSSA	ミルタザピン	1.6-6.3	0.76	1.1-1.4	31.7-32.7
S-RIM	ボルチオキセチン	1.22-1.85	-	12.0	67.6
三環系抗うつ薬	クロミプラミン	2.8	0.84-1.62	1.5-4	21.0
	ノルトリプチリン	1.7-3.36	0.87-3.71	4.8	26.7
	アミトリプチリン	1.08-2.8	1.0	2.0-4.0*	31.0-46.0*
	イミプラミン	0.1-4.4	0.5-1.5	1.0-2.0*	8.0-16.0*
四環系抗うつ薬	ミアンセリン	-	-	2.0	18.2-18.3
	マプロチリン	1.4	1.5	6.0-12.0	19-73
その他の抗うつ薬	トラゾドン	1.06-2.8	0.142	3.0-4.0	6-7

T_{max}：最高血中濃度到達時間，$T_{1/2}$：半減期，EM：Extensive Metabolizer，PM：Poor Metabolizer
＊：Hale TW., 2023（文献45）より数値を引用

（文献45，添付文書より作成）

であるという報告[51]があり，乳汁移行は少ないと考えられる．

❸　ノルアドレナリン作動性・特異的セロトニン作動性抗うつ薬（NaSSA）

　少数例の報告のレビューから，ミルタザピンの乳汁移行は少なく，母乳哺育の乳児に有害作用はみられていない[23]．

❹　セロトニン再取り込み・セロトニン受容体モジュレーター（S-RIM）

　ボルチオキセチンについては，少数例の報告に限られているが，乳汁移行が低いことが報告されている[52]．

❺　三環系・四環系抗うつ薬

　三環系抗うつ薬については，いずれも少数例および1990年代の報告に限られているが，クロミプラミン[53]，ノルトリプチリン[54]，アミトリプチリン[55]，イミプラミン[56]について乳汁移行が少ない，もしくは乳児の有害作用はみられていないと報告されている．なお，症例報告では，重症な不眠と不安を呈する産後15日の女性に，アミトリプチリン10 mgを使用し，児に一過性の鎮静と哺乳不良が出現したという報告がある[57]．

　四環系抗うつ薬については，情報が限られている．ミアンセリンについては60 mg服用した母親が生後3ヵ月の乳児に授乳したところ，乳児の血清中にはミアンセリンは検

出されなかったという報告がある[58].

❻ その他：トラゾドン

　トラゾドンについての情報は限られているが，乳汁中のトラゾドン濃度は低く，特に乳児が2ヵ月以上である場合，または100 mg以下の用量を睡眠薬として使用する場合，授乳中の乳児に副作用を引き起こすとは考えられないと報告されている[59]．

（根本清貴，菊地紗耶）

文献

1) Cohen LS, et al.: Relapse of major depression during pregnancy in women who maintain or discontinue antidepressant treatment. JAMA, 295: 499-507. [PMID: 16449615]

2) Bayrampour H, et al.: The Risk of Relapse of Depression During Pregnancy After Discontinuation of Antidepressants: A Systematic Review and Meta-Analysis. J Clin Psychiatry, 81: 19r13134, 2020.

3) Molenaar NM, et al.: The international prevalence of antidepressant use before, during, and after pregnancy: A systematic review and meta-analysis of timing, type of prescriptions and geographical variability. J Affect Disord, 264: 82-89, 2020. [PMID: 31846905]

4) Molenaar NM, et al.: Dispensing patterns of selective serotonin reuptake inhibitors before, during and after pregnancy: a 16-year population-based cohort study from the Netherlands. Arch Womens Ment Health, 23: 71-79, 2020. [PMID: 30762147]

5) Jarde A, et al.: Neonatal Outcomes in Women With Untreated Antenatal Depression Compared With Women Without Depression: A Systematic Review and Meta-Analysis. JAMA Psychiatry, 73: 826-837, 2016. [PMID: 27276520]

6) McFarland J, et al.: Major depressive disorder during pregnancy and emotional attachment to the fetus. Arch Womens Ment Health, 14: 425-434, 2011. [PMID: 21938509]

7) Liu X, et al.: Prevalence and Risk Factors of Postpartum Depression in Women: A Systematic Review and Meta-Analysis. J Clin Nurs, 31: 2665-2677, 2022. [PMID: 34750904]

8) National Institute for Health and Care Excellence（NICE）: Antenatal and postnatal mental health: clinical management and service guidance. Last updated: February 2020. Available at: 〈https://www.nice.org.uk/guidance/cg192〉（Accessed October 13, 2024）

9) Wang S, et al.: Selective Serotonin Reuptake Inhibitors (SSRIs) and the Risk of Congenital Heart Defects: A Meta-Analysis of Prospective Cohort Studies. J Am Heart Assoc, 4: 1-7, 2015. [PMID: 25991012]

10) Huybrechts KF, et al.: Antidepressant use in pregnancy and the risk of cardiac defects. N Engl J Med, 370: 2397-2407, 2014. [PMID: 24941178]

11) Källén BA, et al.: Maternal use of selective serotonin re-uptake inhibitors in early pregnancy and infant congenital malformations. Birth Defects Res A Clin Mol Teratol, 79: 301-308, 2007. [PMID: 17216624]

12) Colvin L, et al.: Dispensing patterns and pregnancy outcomes for women dispensed selective serotonin reuptake inhibitors in pregnancy. Birth Defects Res A Clin Mol Teratol, 91: 142-152, 2011. [PMID: 21381184]

13) Nordeng H, et al.: Pregnancy outcome after exposure to antidepressants and the role of maternal depression: results from the Norwegian Mother and Child Cohort Study. J Clin Psychopharmacol, 32: 186-194, 2012. [PMID: 22367660]

14) Gao SY, et al.: Selective serotonin reuptake inhibitor use during early pregnancy and congenital malformations: a systematic review and meta-analysis of cohort studies of more than 9 million births. BMC Med, 16: 1-14, 2018. [PMID: 30415641]

15) Furu K, et al.: Selective serotonin reuptake inhibitors and venlafaxine in early pregnancy and risk of birth defects: population based cohort study and sibling design. BMJ, 350: h1798, 2015. [PMID: 25888213]

16) Petersen I, et al.: Selective serotonin reuptake inhibitors and congenital heart anomalies: comparative cohort studies of women treated before and during pregnancy and their children. J Clin Psychiatry, 77: e36-e42, 2016. [PMID: 26845280]

17) Lassen D, et al.: First-Trimester Pregnancy Exposure to Venlafaxine or Duloxetine and Risk

of Major Congenital Malformations: A Systematic Review. Basic Clin Pharmacol Toxicol, 118: 32-36, 2016. [PMID: 26435496]

18) Oberlander TF, et al.: Major congenital malformations following prenatal exposure to serotonin reuptake inhibitors and benzodiazepines using population-based health data. Birth Defects Res B Dev Reprod Toxicol, 83: 68-76, 2008. [PMID: 18293409]

19) Einarson A, et al.: Pregnancy outcome following gestational exposure to venlafaxine: a multicenter prospective controlled study. Am J Psychiatry, 158: 1728-1730, 2001. [PMID: 11579012]

20) Källén B, et al.: The use of central nervous system active drugs during pregnancy. Pharmaceuticals (Basel), 6: 1221-1286, 2013. [PMID: 24275849]

21) Bellantuono C, et al.: The safety of serotonin-noradrenaline reuptake inhibitors (SNRIs) in pregnancy and breastfeeding: a comprehensive review. Hum Psychopharmacol, 30: 143-151, 2015. [PMID: 25784291]

22) Hoog SL, et al.: Duloxetine and pregnancy outcomes: safety surveillance findings. Int J Med Sci, 10: 413-419, 2013. [PMID: 23471302]

23) Smit M, et al.: Mirtazapine in pregnancy and lactation - A systematic review. Eur Neuropsychopharmacol, 26: 126-135, 2016. [PMID: 26631373]

24) Lennestål R, et al.: Delivery outcome in relation to maternal use of some recently introduced antidepressants. J Clin Psychopharmacol, 27: 607-613, 2007. [PMID: 18004128]

25) Einarson A, et al.: Incidence of major malformations in infants following antidepressant exposure in pregnancy: results of a large prospective cohort study. Can J Psychiatry, 54: 242-246, 2009. [PMID: 19321030]

26) Djulus J, et al.: Exposure to mirtazapine during pregnancy: a prospective, comparative study of birth outcomes. J Clin Psychiatry, 67: 1280-1284, 2006. [PMID: 16965209]

27) Shweiki S, et al.: Pregnancy outcome after first trimester exposure to vortioxetine: A case series. Birth Defects Res, 113: 511-515, 2021. [PMID: 33463081]

28) Ericson A, et al.: Delivery outcome after the use of antidepressants in early pregnancy. Eur J Clin Pharmacol, 55: 503-508, 1999. [PMID: 10501819]

29) Reis M, et al.: Delivery outcome after maternal use of antidepressant drugs in pregnancy: an update using Swedish data. Psychol Med, 40: 1723-1733, 2010. [PMID: 20047705]

30) Gentile S: Tricyclic antidepressants in pregnancy and puerperium. Expert Opin Drug Saf, 13: 207-225, 2014. [PMID: 24383525]

31) McElhatton PR, et al.: The outcome of pregnancy in 689 women exposed to therapeutic doses of antidepressants. A collaborative study of the European Network of Teratology Information Services (ENTIS). Reprod Toxicol, 10: 285-294, 1996. [PMID: 8829251]

32) Dao K, et al.: Reproductive Safety of Trazodone After Maternal Exposure in Early Pregnancy: A Comparative ENTIS Cohort Study. J Clin Psychopharmacol, 43: 12-19, 2023. [PMID: 36584245]

33) Vlenterie R, et al.: Associations Between Maternal Depression, Antidepressant Use During Pregnancy, and Adverse Pregnancy Outcomes: An Individual Participant Data Meta-Analysis. Obstet Gynecol, 138: 633-646, 2021. [PMID: 34623076]

34) Desaunay P, et al.: Benefits and Risks of Antidepressant Drugs During Pregnancy: A Systematic Review of Meta-Analyses. Paediatr Drugs, 25: 247-265, 2023. [PMID: 36853497]

35) Brumbaugh JE, et al.: Poor Neonatal Adaptation After Antidepressant Exposure During the Third Trimester in a Geographically Defined Cohort. Mayo Clin Proc Innov Qual Outcomes, 7: 127-139, 2023. [PMID: 36938114]

36) Grigoriadis S, et al.: The effect of prenatal antidepressant exposure on neonatal adaptation: a systematic review and meta-analysis. J Clin Psychiatry, 74: e309-e320, 2013. [PMID: 23656856]

37) Sankaran D, et al.: Pulmonary hypertension in the newborn- etiology and pathogenesis. Semin Fetal Neonatal Med, 27: 101381, 2022. [PMID: 35963740]

38) Grigoriadis S, et al.: Prenatal exposure to antidepressants and persistent pulmonary hypertension of the newborn: systematic review and meta-analysis. BMJ, 348: f6932, 2014. [PMID: 24429387]

39) Ng QX, et al.: Selective Serotonin Reuptake Inhibitors and Persistent Pulmonary Hypertension of the Newborn: An Update Meta-Analysis. J Womens Health (Larchmt), 28: 331-338, 2019. [PMID: 30407100]

40) Masarwa R, et al.: Prenatal exposure to selective serotonin reuptake inhibitors and serotonin norepinephrine reuptake inhibitors and risk for persistent pulmonary hypertension of the newborn: a systematic review, meta-analysis, and network meta-analysis. Am J Obstet Gynecol, 220: 57.e1-57.e13, 2019. [PMID: 30170040]

41) Mezzacappa A, et al.: Risk for Autism Spectrum Disorders According to Period of Prenatal Antidepressant Exposure: A Systematic Review and Meta-Analysis. JAMA Pediatr, 171: 555-563, 2017. [PMID: 28418571]

42) Leshem R, et al.: Selective Serotonin Reuptake Inhibitors (SSRIs) and Serotonin Norepinephrine Reuptake Inhibitors (SNRIs) During Pregnancy and the Risk for Autism Spectrum Disorder (ASD) and Attention Deficit Hyperactivity Disorder (ADHD) in the Offspring: A True Effect or a Bias? A Systematic Review & Meta-Analysis. Curr

Neuropharmacol, 19: 896-906, 2021. [PMID: 33655866]

43) Man KKC, et al.: Prenatal antidepressant exposure and the risk of attention-deficit hyperactivity disorder in children: A systematic review and meta-analysis. Neurosci Biobehav Rev, 86: 1-11, 2018. [PMID: 29247762]

44) Suarez EA, et al.: Association of Antidepressant Use During Pregnancy With Risk of Neurodevelopmental Disorders in Children. JAMA Intern Med, 182: 1149-1160, 2022. [PMID: 36190722]

45) Hale TW, et al: Hale's Medications & Mothers' Milk 2023, 20th ed,. Springer publishing company, 2023.

46) Orsolini L, et al.: Serotonin reuptake inhibitors and breastfeeding: a systematic review. Hum Psychopharmacol, 30: 4-20, 2015. [PMID: 25572308]

47) Kristensen JH, et al.: The amount of fluvoxamine in milk is unlikely to be a cause of adverse effects in breastfed infants. J Hum Lact, 18: 139-143, 2002. [PMID: 12033075]

48) Weisskopf E, et al.: A Population pharmacokinetic model for escitalopram and its major metabolite in depressive patients during the perinatal period: Prediction of infant drug exposure through breast milk. Br J Clin Pharmacol, 86: 1642-1653, 2020. [PMID: 32162723]

49) Newport DJ, et al.: Venlafaxine in human breast milk and nursing infant plasma: determination of exposure. J Clin Psychiatry, 70: 1304-1310, 2009. [PMID: 19607765]

50) Lobo ED, et al.: Pharmacokinetics of duloxetine in breast milk and plasma of healthy postpartum women. Clin Pharmacokinet, 47: 103-109, 2008. [PMID: 18193916]

51) Milnacipran. Drugs and Lactation Database (LactMed). Available at: ⟨https://www.ncbi.nlm.nih.gov/books/NBK501599/⟩ (Accessed October 13, 2024)

52) Marshall K,et al.: Transfer of the Serotonin Modulator Vortioxetine into Human Milk: A Case Series. Breastfeed Med, 16: 843-845, 2021. [PMID: 33861632]

53) Wisner KL, et al.: Serum clomipramine and metabolite levels in four nursing mother-infant pairs. J Clin Psychiatry, 56: 17-20, 1995. [PMID: 7836334]

54) Wisner KL, et al.: Serum nortriptyline levels in nursing mothers and their infants. Am J Psychiatry, 148: 1234-1236, 1991. [PMID: 1883004]

55) Yoshida K, et al.: Investigation of pharmacokinetics and of possible adverse effects in infants exposed to tricyclic antidepressants in breast-milk. J Affect Disord, 43: 225-237, 1997. [PMID: 9186793]

56) Yoshida K, et al.: Psychotropic drugs in mothers' milk: a comprehensive review of assay methods, pharmacokinetics and of safety of breast-feeding. J Psychopharmacol, 13: 64-80, 1999. [PMID: 10221361]

57) Uguz F: Poor Feeding and Severe Sedation in a Newborn Nursed by a Mother on a Low Dose of Amitriptyline. Breastfeed Med, 12: 67-68, 2017. [PMID: 27870551]

58) Buist A, et al.: Mianserin in breast milk. Br J Clin Pharmacol, 36: 133-134, 1993. [PMID: 8398582]

59) Trazodone. In Drugs and Lactation Database (LactMed) Available at: ⟨https://www.ncbi.nlm.nih.gov/books/NBK501178/⟩ (Accessed October 13, 2024)

35 / 抗躁薬

医薬品	添付文書情報（巻頭参照）		総合評価（巻頭参照）	
	妊娠	授乳	妊娠	授乳
躁病・躁状態治療薬				
炭酸リチウム　lithium carbonate ◆リーマス	禁忌	添文①	本文参照	本文参照
抗てんかん発作薬				
カルバマゼピン　carbamazepine ◆テグレトール	有益性	添文②	本文参照	使用可
バルプロ酸ナトリウム　sodium valproate ◆デパケン	有益性*	添文③	本文参照	使用可
第二世代抗精神病薬				
アリピプラゾール　aripiprazole ◆エビリファイ	有益性	添文③	使用可	使用可
オランザピン　olanzapine ◆ジプレキサ	有益性	添文②	使用可	使用可
第一世代抗精神病薬				
クロルプロマジン　chlorpromazine ◆コントミン	有益性	添文②	使用可	本文参照
スルトプリド　sultopride ◆バルネチール	有益性	添文②	使用可	情報なし
チミペロン　timiperone ◆トロペロン	禁忌	添文②	使用可	情報なし
ハロペリドール　haloperidol ◆セレネース	禁忌	添文②	使用可	使用可
レボメプロマジン　levomepromazine ◆ヒルナミン，レボトミン	有益性	添文②	使用可	情報なし

＊：てんかんへの適応については「40. 抗てんかん発作薬」，片頭痛への適応については「41. 片頭痛治療薬」をそれぞれ参照
　　されたい．妊娠中にやむを得ず投与する場合，可能な限り単独投与することが望ましい．

　抗躁薬は主として双極症（双極性障害）の躁状態に用いられる薬剤である．わが国で，添付文書の「効能または効果」に「躁状態」「躁病」「躁症状」の記載があるものは，いわゆる気分安定薬といわれる炭酸リチウム（以下，リチウム），バルプロ酸ナトリウム，カルバマゼピンのほか，第二世代抗精神病薬のアリピプラゾール，オランザピン，第一

世代抗精神病薬のクロルプロマジン，レボメプロマジン，ハロペリドール，スルトプリド，チミペロンである．ただし，『日本うつ病学会診療ガイドライン双極症2023』では，躁状態の治療は，気分安定薬（バルプロ酸ナトリウムあるいはリチウム）と第二世代抗精神病薬（アリピプラゾール，クエチアピン，リスペリドン，アセナピン，パリペリドンのいずれか）の併用が推奨されており[1]，第一世代抗精神病薬を使うことは減ってきている．

本項ではリチウムについて解説する．バルプロ酸ナトリウム，カルバマゼピンについては4章「40. 抗てんかん発作薬」（p.462），抗精神病薬については4章「38. 抗精神病薬」（p.444）を参照されたい．

✿ 妊娠計画期

妊娠期に詳細を説明するが，リチウムは妊娠第1三半期の使用，特に600 mg/日より多い量で先天性心疾患のリスクが増加することが知られている[2]．このため，妊娠前のリチウムの使用については，妊娠・授乳に及ぼす影響を患者に説明するプレコンセプションケアが重要となる．英国国立医療技術評価機構（NICE）のガイドラインでは，**表1**に示すとおり，抗精神病薬が奏効しない場合にのみリチウムを継続すること，そして妊娠初期のリチウムの内服が先天性心疾患のリスクを上げることを患者に説明するように推奨している[3]．また，『日本うつ病学会診療ガイドライン双極症2023』では，「リチウムは，第二世代抗精神病薬など他の治療薬が効果的でない場合を除いて，使用しないことを弱く推奨する」となっている[1]．

なお，わが国では妊婦へのリチウム投与は禁忌となっていることにも注意しなければならない（2023年10月時点）．どうしても使用しなければならない場合には，十分な情報提供のうえでの共同意思決定が必要であろう．

なお，かつてはリチウムとエプスタイン奇形の関連が指摘されていた．これは1974年のNoraらの報告に端を発する[4]．しかし，1990年代に入り，その関連については，選択バイアスが含まれていた可能性が指摘されるようになった[5]．具体的には，エプスタイン奇形の症例報告は，通常よりもリスクが高い患者群に基づいていたことが指摘された．2017年に発表された大規模コホート研究では，妊娠初期にリチウムを使用した場合のエプスタイン奇形のリスクがわずかに増加するものの，その絶対リスクは非常に低いことが示されている[6]．

✿ 妊娠期　胎児に与える影響および使い方

Munk-Olsenら[7]とFornaroら[2]は，メタ解析によって妊娠中のリチウム内服の児への影響を検討している．

表 1　英国 NICE ガイドラインのリチウムに関する推奨

- 抗精神病薬が有効でない場合を除き，妊娠を計画している女性または妊娠中の女性にリチウムを提供しないこと．
- 抗精神病薬が有効でなく，妊娠を計画している女性または妊娠している女性にリチウムを提供する場合は，以下のことを確認する
  - 妊娠初期にリチウムを服用した場合，胎児の先天性心疾患のリスクがあることを知っているが，そのリスクの大きさは不明である．
  - 母乳中のリチウム濃度が高く，赤ちゃんに毒性のリスクがあることを知っている．
  - 妊娠中から産後まで，リチウム濃度をより頻繁にモニターする．
- リチウムを服用している女性が妊娠した場合，元気であれば 4 週間かけて徐々に服用を中止することを検討する．次のことを説明する
  - 服薬を中止しても，胎児の先天性心疾患のリスクがなくなるとは限らない．
  - 双極性障害の場合，特に産後に再発するリスクがある．
- リチウムを服用している女性が妊娠し，調子が悪いか，再発のリスクが高い場合は，次のことを考慮する
  - 抗精神病薬に徐々に切り替える．
  - リチウムをいったん中止し，妊娠後期に再開する（授乳の予定がなく，過去に症状がほかの薬物よりもリチウムによく反応した場合）．
  - 再発のリスクが高く，抗精神病薬の効果が期待できない場合は，リチウムの服用を継続する．
- 妊娠中にリチウムの服用を継続する場合
  - 血漿中リチウム濃度を 4 週間ごとにチェックし，36 週目からは毎週チェックする．
  - 血漿中リチウム濃度を女性の治療域に保つように投与量を調節する．
  - 女性が適切な水分バランスを保つようにする．
  - 産婦が病院で出産するようにする．
  - 脱水やリチウム中毒のリスクがあるため，陣痛開始時に産科チームが血漿リチウム濃度と体液バランスのチェックを含むモニタリングを行う．
  - 陣痛中はリチウムを中止し，最後の投与から 12 時間後に血漿リチウム濃度をチェックする．

Munk-Olsen らは，デンマーク，スウェーデン，カナダ，オランダ，英国，米国の6つの国際コホートで得られた妊婦とその児の一次データを解析し，リチウム曝露群727例と対照群（リチウムを内服していない気分障害）21,397例について比較した．リチウム曝露は，妊娠合併症や分娩転帰のいずれとも関連していなかった．一方で，リチウム曝露群において，出生後28日以内の新生児再入院のリスク増加が認められた（オッズ比1.62［95% CI：1.12-2.33］）．また，妊娠第1三半期のリチウム曝露は，大奇形リスクの上昇と関連していた（オッズ比1.71［95% CI：1.07-2.72］）が，先天性心疾患については有意差がなかった．

Fornaro らは前述の Munk-Olsen らの研究も組み入れたシステマティックレビューおよびメタ解析を行っている．メタ解析全体では，29の研究，1,349,563人の妊娠についてのデータが含まれている．そのうち，8つの論文に含まれている13の研究に対して定量的メタ解析が行われた．それらには，イスラエルの妊娠情報サービスからのデータ（n=1,003）[8]，米国メディケイドのデータベース（n=1,325,563）[6]，上記の Munk-Olsen ら，スウェーデンの登録データ（n=287）[9]，国際リチウム児データベース（n=350）[10] などが含まれている．その結果の要約を表2に示す．妊娠中のリチウム曝露と何らかの奇形はいずれかの妊娠期間に曝露された場合は出生児1,195人中69人に認められ，妊娠第1三

表2　炭酸リチウムによる児への影響

	いずれかの妊娠期間		妊娠第1三半期	
	曝露群	対照群	曝露群	対照群
何らかの形成異常				
出生児数（人）	1,195	22,105	1,123	22,105
形成異常（人）	69	889	65	809
オッズ比	1.75 [95% CI：1.23-2.48] *		1.81 [95% CI：1.35-2.41] *	
先天性心疾患				
出生児数（人）	1,508	1,346,967	1,436	1,346,967
先天性心疾患（人）	43	15,604	42	15,604
オッズ比	1.86 [95% CI：1.16-2.96]		1.96 [95% CI：1.28-3.00] *	
自然流産				
自然流産率	13.4%	6.3%	13.4%	6.2%
オッズ比	3.77 [95% CI：1.15-12.39]		3.77 [95% CI：1.15-12.39]	

＊：統計学的有意

（文献2, 7より作成）

半期の曝露に限定すると出生児1,123人中65人に認められた．リチウムに曝露されていない女性から生まれた児と比較すると，オッズ比は，いずれかの期間の曝露で1.75 [95% CI：1.23-2.48]，妊娠第1三半期で1.81 [95% CI：1.35-2.41] であった．先天性心疾患については，いずれかの妊娠期間に曝露された場合は出生児1,508人中43人に認められ，妊娠第1三半期の曝露に限定すると出生児1,436人中42人に認められた．リチウムに曝露されていない女性から生まれた児と比較すると，いずれかの妊娠期間に曝露された場合のオッズ比は1.86 [95% CI：1.16-2.96]，妊娠第1三半期では1.96 [95% CI：1.28-3.00] であった．また，妊娠第1三半期のリチウム曝露のうち13.4%が自然流産となっている（オッズ比3.77 [95% CI：1.15-12.39]）．これらのうち，統計学的有意だったものは，何らかの先天異常（いずれかの妊娠期間における曝露，または妊娠第1三半期における曝露）および先天性心疾患（妊娠第1三半期における曝露）であり，自然流産（妊娠第1三半期における曝露）および先天性心疾患（いずれかの妊娠期間における曝露）は有意ではなかった．なお，血清リチウム濃度が0.64 mEq/L以下，投与量が600 mg/日以下の母親は，先天性心疾患のリスクが増えなかった．なお，早産，低出生体重については，いずれかの妊娠期間でも妊娠第1三半期でもリチウムの使用によって増えることはなかった．

　これらの研究をまとめると，妊娠第1三半期のリチウム使用は児の奇形・先天性心疾患のリスクを上げる可能性があることを念頭に置く必要がある．ただし，その影響はこれまで考えられていたよりも大きくはなく，投与量が600 mg/日以下であればリスクが増えないというデータも出てきていることから，リチウム以外の薬剤での精神症状のコントロールが難しいような症例については，患者・家族と話し合ったうえで，必要最小

限の投与を考慮することも選択肢に入ってくるだろう.

　児の精神発達について，気分安定薬に曝露された児の発達のレビュー[11] では，リチウムに関してはn数が合計20例弱と少ないものの，4〜5歳，3〜15歳における児の知能指数，発達，行動，認知機能は正常範囲であった.

✴ 授乳期　乳汁中への移行および使い方

　リチウムは産後の気分エピソードの再発予防に寄与することが知られている. Fornaroら[2] によるメタ解析では，サンプル数は少ないものの産後の再発予防において，リチウムの投与は投与しない場合よりも有効であった（N=48，オッズ比0.16［95% CI：0.03-0.89］）.

　リチウムと授乳に関しての評価は時代とともに変わってきている. Pacchiarottiら[12] は，1990年以前は，リチウム内服下での授乳は推奨されていなかったが，近年のデータからは，乳児のリチウムの血中濃度は0.09〜0.25 mEq/Lと低く，母の血中濃度の約1/4であることから，授乳は選択肢になりうると述べている. LactMedでは，ケースレポートを中心に産後の母および児のリチウムの血中濃度が紹介されている[13]. わが国のリチウムの添付文書には，「授乳を避けさせること」となっている. 海外の趨勢は，正期産で出生した健康な児であり，特に生後2ヵ月以上で母がリチウム単剤を内服している場合は禁忌とはみなされていない[14,15]. なお，新生児・低出生体重児や脱水によりリチウムの排泄が障害される場合，一過性に乳児に悪影響を及ぼす可能性を示唆する報告があることには注意したい[16].

　乳児に対するリチウムの長期的影響は十分なデータはないが，これまでの報告では，成長と発達に明らかな問題はない[17]. なお，RIDとMP比については，年代により異なる. Hale and Krutschは，RID 0.87〜7.29%，MP比は0.24〜0.66としている[18]. これらを踏まえ，日本精神神経学会・日本産科婦人科学会による『精神疾患を合併した，或いは合併の可能性のある妊産婦の診療ガイド』では，母乳哺育の利点を考えると患者・家族の希望があれば，共同意思決定と慎重な観察の下に母乳哺育を許容することはありうる. また，母乳としては初乳のみを与え，以後は人工乳を使用することも一法となるであろうとしている[19].

（根本清貴）

文献

1) 気分障害の治療ガイドライン検討委員会 双極性障害委員会編：日本うつ病学会診療ガイドライン 双極症 2023. 医学書院, 2023.

2) Fornaro M, et al. : Lithium Exposure during Pregnancy and the Postpartum Period: A Systematic Review and Meta-Analysis of Safety and Efficacy Outcomes. Am J Psychiatry, 177: 76-92, 2020. [PMID: 31623458]

3) National Institute for Health and Care Excellence(NICE): Antenatal and Postnatal Mental Health: Clinical Management and Service Guidance, 2018.

4) Nora J, et al.: Lithium, Ebstein's anomaly, and other congenital heart defects. Lancet, 2: 594-595, 1974. [PMID: 4140306]

5) Cohen LS, et al.: A reevaluation of risk of in utero exposure to lithium. JAMA, 271: 146-150, 1994. [PMID: 8031346]

6) Patorno E, et al.: Lithium use in pregnancy and the risk of cardiac malformations. NEJM, 376: 2245-2254, 2017. [PMID: 28591541]

7) Munk-Olsen T, et al.: Maternal and infant outcomes associated with lithium use in pregnancy: an international collaborative meta-analysis of six cohort studies. Lancet Psychiatry, 5: 644–652, 2018. [PMID: 29929874]

8) Diav-Citrin O, et al.: Pregnancy outcome following in utero exposure to lithium: a prospective, comparative, observational study. Am J Psychiatry, 171: 785-794, 2014. [PMID: 24781368]

9) Källén B, et al.: Lithium and pregnancy: a cohort study on manic-depressive women. Acta Psychiatr Scand, 68:134-139, 1983. [PMID: 6624510]

10) Troyer WA, et al: Association of maternal lithium exposure and premature delivery. J Perinatol, 13: 123-127, 1993. [PMID: 8515304]

11) Haskey C, et al.: Mood stabilizers in pregnancy and child developmental outcomes: A systematic review. Aust N Z J Psychiatry, 51: 1087-1097, 2017. [PMID: 28825316]

12) Pacchiarotti I, et al.: Mood stabilizers and antipsychotics during breastfeeding: Focus on bipolar disorder. Eur Neuropsychopharmacol, 26: 1562-1578, 2016. [PMID: 27568278]

13) No authors listed: Lithium. National Institute of Child Health and Human Development. [PMID: 30000212]

14) Heinonen E,et al.: Lithium use during breastfeeding was safe in healthy full-term infants under strict monitoring. Acta Paediatr, 111: 1891-1898, 2022. [PMID: 35673836]

15) Uguz F: A New Safety Scoring System for the Use of Psychotropic Drugs During Lactation. Am J Ther, 28: e118-e126, 2021. [PMID: 30601177]

16) Schou M: Lithium treatment during pregnancy, delivery, and lactation: an update. J Clin Psychiatry, 51: 410-413, 1990. [PMID: 2211538]

17) Imaz ML, et al.: Neonatal Feeding Trajectories in Mothers With Bipolar Disorder Taking Lithium: Pharmacokinetic Data. Front Pharmacol, 12: 752022, 2021. [PMID: 34630122]

18) Hale TW, et al.: Hale's Medications & Mothers' Milk 2023: A Manual of Lactational Pharmacology, Springer Publishing Company, 2022.

19) 「精神疾患を合併した，或いは合併の可能性のある妊産婦の診療ガイド」作成委員会 編：精神疾患を合併した，或いは合併の可能性のある妊産婦の診療ガイド. 精神誌, 124 巻 (別冊 Web 版), 2022. Available at: ⟨https://journal.jspn.or.jp/jspn-proof/highlight/guide_pregnant.html⟩ (Accessed October 13, 2024)

36 / 抗不安薬

医薬品	添付文書情報（巻頭参照）		総合評価（巻頭参照）	
	妊娠	授乳	妊娠	授乳
ベンゾジアゼピン系				
トフィソパム　tofisopam ◆グランダキシン	有益性	添文3	使用可	情報なし
クロチアゼパム　clotiazepam ◆リーゼ	有益性	添文1	使用可	使用可
エチゾラム　etizolam ◆デパス	有益性	添文1	使用可	使用可
アルプラゾラム　alprazolam ◆コンスタン，ソラナックス	有益性	添文1	使用可	使用可
ロラゼパム　lorazepam ◆ワイパックス	有益性	添文1	使用可	使用可
ブロマゼパム　bromazepam ◆レキソタン	有益性	添文1	使用可	情報なし
オキサゾラム　oxazolam ◆セレナール	有益性	添文1	使用可	情報なし
メダゼパム　medazepam ◆レスミット	有益性	添文1	使用可	情報なし
クロルジアゼポキシド　chlordiazepoxide ◆コントール，バランス	有益性	添文1	使用可	情報なし
フルジアゼパム　fludiazepam ◆エリスパン	有益性	添文1	使用可	情報なし
メキサゾラム　mexazolam ◆メレックス	有益性	添文1	使用可	情報なし
クロキサゾラム　cloxazolam ◆セパゾン	有益性	添文1	使用可	情報なし
ジアゼパム　diazepam ◆セルシン，ホリゾン	有益性	添文1	使用可	本文参照
クロナゼパム　clonazepam ◆リボトリール，ランドセン	有益性	添文1	使用可	使用可
ロフラゼプ酸エチル　ethyl loflazepate ◆メイラックス	有益性	添文1	使用可	使用可

医薬品	添付文書情報（巻頭参照）		総合評価（巻頭参照）	
	妊娠	授乳	妊娠	授乳
セロトニン作動性抗不安薬				
タンドスピロン　tandospirone ◆ セディール	有益性	添文 ③	情報なし	情報なし

❋ 妊娠計画期

　不安症，強迫症は妊産婦において最も高率にみられる精神疾患である[1]．うつ病との合併率も高い．分娩恐怖，出産に関連したトラウマ記憶に伴う恐怖，児に対する汚染恐怖，加害恐怖，加害衝動など周産期特有の症状もみられる．周産期の不安，強迫症状が妊娠や児に与える影響も指摘されている．そのため，不安症，強迫症をもつ女性に対しては，非妊娠期から不安，強迫症状に留意し，十分に傾聴・受容・共感する機会を提供する．薬物療法においては，共同意思決定（SDM）を通じて，治療のリスクやベネフィットに関して患者やその家族と十分に話し合い，治療方針の決定を支援する．

　日本精神神経学会と日本産科婦人科学会による『精神疾患を合併した，或いは合併の可能性のある妊産婦の診療ガイド』では，精神疾患合併のある女性から妊娠相談があった際には，プレコンセプションケアを実施することが提案されている[2]．自施設での対応が困難な場合は，他施設との連携も望まれる．以下の①～④に関してSDMを行い，妊娠・出産・育児に向けて適切な環境を整備していくことが提案されている．そして，3～6ヵ月程度，精神状態が安定していることを確認したうえでの妊娠成立を目指す．

① 生活習慣の検討：禁煙，禁酒，食生活の改善などを患者や周囲の人々と検討（産婦人科，精神科）
② 妊娠に向けた薬の調整（精神科）
③ 遺伝カウンセリングの検討：必要に応じて遺伝カウンセリングを実施（産婦人科，精神科，遺伝診療科など）
④ 出産・育児サポート体制の構築：家族や周囲の人々との良好な関係性の構築を支援（産婦人科，精神科，行政）

✿ 妊娠期 胎児へ与える影響および使い方

妊娠初期

❶ SSRI，SNRI

詳細は，4章「34. 抗うつ薬」（p.401,404）を参照されたい．

❷ ベンゾジアゼピン系薬剤と催奇形性の歴史

ベンゾジアゼピン（Benzodiazepine；BZD）系薬剤の催奇形性に関しては，歴史的に口唇口蓋裂との関連性が問題視されてきた時代があった．しかし，1998年に発表されたメタアナリシスにおいて，科学的に否定されている．この報告は1997年までの23の研究報告をまとめたものであり，大奇形全体について調査した1,400例および口唇口蓋裂について調査した3,000例に関して検討された[3]．その結果，症例対照研究のメタアナリシスでは大奇形全体および口唇口蓋裂のリスク増加が認められ，危険率は順に3.01［95% CI：1.32-6.84］，1.79［95% CI：1.13-2.82］であった．ところが，コホート研究のメタアナリシスでは大奇形全体および口唇口蓋裂両者にリスクの増加は認められず，危険率は順に0.90［95% CI：0.61-1.35］，1.19［95% CI：0.34-4.15］であった．すなわち，口唇口蓋裂との関連性は研究デザインの違いが原因と判断され，その後は現在に至るまでエビデンスレベルの高いコホート研究の結果が採用されている．

その後の追跡研究でも，催奇形性はないかあっても高くないと考えられている．イスラエルの奇形情報サービスによる報告では，BZD系薬剤曝露群と非曝露群における奇形発生率は，順に355人中11人（3.1%），382人中10人（2.6%）であり，危険率は1.2［95% CI：0.5-2.8］と増加しなかった[4]．またスウェーデン医学的出生レジストリからの報告でも，催奇形性は確認されていない．妊娠初期にBZD系薬剤またはBZD受容体作動薬に曝露された1,979人の新生児の先天異常発生率は5.3%であった．同レジストリ対照群における自然発生率（4.7%）との有意差はなく，危険率は1.12［95% CI：0.92-1.36］であった．また，口唇口蓋裂に対する危険率は0.38［95% CI：0.05-1.35］で，リスクの増加は認められていない[5]．さらに，最近の米国精神疾患合併妊娠レジストリからの前方視的研究でも，催奇形性は確認されていない．本研究では，妊娠第1三半期にBZDを使用した妊婦156人と同時期にほかの向精神薬で治療された疾患コントロール群925人を比較している．その結果，大奇形発生率はBZD使用群で3.21%，対照群で3.46%（オッズ比0.92［95% CI：0.35-2.41］）と両群間に差を認めていない[6]．

一方で，母親が妊娠初期にBZDを処方された約4万人と処方されなかった約300万人を比較した韓国からの報告では，両群間に有意差を認めた．すなわち，大奇形発生率は，BZD処方群6.5%，非処方群5.1%（調整リスク比1.09［95% CI：1.05-1.13］）であり，また先天性心疾患も，BZD処方群で3.8%，非処方群で2.7%（調整リスク比1.15［95%

CI：1.10-1.21］）であった[7]．ただし処方箋をもとにした観察研究のため実際の服薬とは異なる可能性も高く，また危険率も1.1倍と高値ではないため，慎重な解釈が必要である．

このようにBZD系薬剤全般の催奇形性に関しては，ここまでに述べた事実が基本的な考え方となっており，現時点では完全に先天異常発生のリスクが否定されているわけではないものの，仮に先天異常発生のリスクがあるとしても一般の先天異常発生のリスクを大きく上回ることはないと考えられている．ただし前述した研究の対象薬剤は，ジアゼパム，オキサゼパム，アルプラゾラム，ロラゼパムが大半を占めており，特定の対象薬剤に限られている．アルプラゾラム，クロルジアゼポキシド，ジアゼパムなどの疫学研究では先天異常発生率が増加するという報告はないものの，いずれも固有の報告としてサンプル数が少ない．またロラゼパムなどいくつかのBZD系薬剤に関しては，症例報告のみと情報が限定されている．さらに，わが国で開発されたエチゾラムにおいては，多く経験するものの，疫学研究報告がほとんどない．今後の研究により，各々の薬剤に関する十分な評価が進むことが期待されている．

こうした疫学研究情報が進展する一方で，2014年の英国国立医療技術評価機構（NICE）ガイドラインからは，「ベンゾジアゼピン系薬物は強い不安・焦燥に対する短期間，最小用量，かつ短い半減期のBZDを除き，妊娠中や産褥期の処方はしない」と改訂され，現在でも妊婦へのBZDを回避する流れが続いている[8]．主には新生児の呼吸器症状や錐体外路症状，フロッピーインファント，流産との関連などへの懸念を重要視しているためである．

日本ではBZD処方数が欧米各国に比べて非常に多い一方で，BZDの長期処方が精神疾患に良い予後をもたらすというエビデンスは少ない[9]．こうしたNICEガイドラインも受け，国内のガイドラインも「妊娠可能年齢の女性に対しては，BZDをより慎重に投与すること」，「BZD服用中に妊娠した場合には，無理のない範囲で減量すること」とされ，以下の点が提案されている[10]．

・プレコンセプションケアにおいて，減量あるいは中止，および認知行動療法などの非薬物療法への転換を図ること
・服用中に妊娠した場合には，あわててBZD系薬剤を中止することはかえって危険な場合もあり，慎重に無理のない範囲で減量すること
・授乳に関しては，母乳のメリットと乳児の薬への曝露のデメリットを患者・家族とともにSDMを実施すること

❸　ベンゾジアゼピン系抗不安薬，類似化合物

＊ トフィソパム

トフィソパムは自律神経調整薬に分類される．トフィソパムの妊娠期使用に関する疫学研究による情報はまだない．ただしトフィソパムはBZD系薬剤に分類されることから，先天異常発生率は通常の先天異常発生率と同じ，あるいは大きく上回ることはないと考えられている．

* クロチアゼパム

クロチアゼパムはBZD系の抗不安薬で，妊娠期使用に関する疫学研究はまだない．ただしクロチアゼパムはBZD系薬剤に分類されることから，先天異常発生率は通常の先天異常発生率と同じ，あるいは大きく上回ることはないと考えられている．

* エチゾラム

エチゾラムはチエノジアゼピン系の抗不安薬だが，BZD系と同様に考えることが可能であり，先天異常発生率は通常の先天異常発生率と同じ，あるいは大きく上回ることはないと考えられている．本薬はわが国において開発・発売された経緯から，妊娠期使用についての単独の疫学研究はまだない．しかし，妊娠全期間エチゾラムを使用し，38週で健康な男児を出産した症例報告がある．臍帯血中濃度は母体血清中濃度の9.4%であった[11]．

* アルプラゾラム

アルプラゾラムはBZD系に分類される抗不安薬で，妊娠期の使用と催奇形性の関連はないか，あっても発生率が大きく上回ることはない．先に述べたBZD系メタアナリシスにおいて，アルプラゾラムも数多く含まれていた薬物の一つであった[3]．妊娠中にアルプラゾラムを使用した149人の母親を追跡したところ，先天異常発生率は3.1%で，対照群の2.6%と比べて増加しなかった[4]．542人の前方視的コホート研究でも，妊娠第1三半期にアルプラゾラムを使用した母親から生まれた新生児の13人（4.7%）に先天異常を認め，リスク増加は認められていない[12]．また6万人以上の症例対照研究でも，アルプラゾラムを含む5種類のBZD系薬剤と比較したところ，催奇形性と先天異常との間に関連性は認められていない[13]．

* ロラゼパム

ロラゼパムはBZD系の抗不安薬で，妊娠期使用に関する疫学研究はまだない．ただしロラゼパムはBZD系薬剤に分類されることから，先天異常発生率は通常の先天異常発生率と同じ，あるいは大きく上回ることはないと考えられている．

* ブロマゼパム

ブロマゼパムはBZD系の抗不安薬で，妊娠期使用に関する疫学研究はまだない．ただしブロマゼパムはBZD系薬剤に分類されることから，先天異常発生率は通常の先天異常発生率と同じ，あるいは大きく上回ることはないと考えられている．

* オキサゾラム

オキサゾラムはBZD系の抗不安薬で，妊娠期使用に関する疫学研究はまだない．ただしオキサゾラムはBZD系薬剤に分類されることから，先天異常発生率は通常の先天異常発生率と同じ，あるいは大きく上回ることはないと考えられている．

* メダゼパム

メダゼパム18例を含む5種類のBZP系薬剤のハンガリーでの症例対照研究（先天異常22,865例と健常児38,151例の比較）では，先天異常発生率の有意差は認められなかった[14]．またメダゼパムはBZD系薬剤に分類されることから，先天異常発生率は通常の

先天異常発生率と同じ，あるいは大きく上回ることはないと考えられている．

＊ クロルジアゼポキシド

クロルジアゼポキシドはBZD系に分類される抗不安薬で，日本では1961年から使用されている．妊娠第1三半期に使用した計400例近くの症例を含むいくつかの研究において，先天異常発生リスクの増加は認められていない[15,16]．また長い市販後期間にもかかわらず催奇形性の報告がない点や，BZD系薬剤に分類される点から判断しても，先天異常発生率は通常の先天異常発生率と同じ，あるいは大きく上回ることはないと考えられている．

＊ フルジアゼパム

フルジアゼパムはBZD系の抗不安薬で，妊娠期使用に関する疫学研究はまだない．ただしフルジアゼパムはBZD系薬剤に分類されることから，先天異常発生率は通常の先天異常発生率と同じ，あるいは大きく上回ることはないと考えられている．

＊ メキサゾラム

メキサゾラムはBZD系の抗不安薬で，妊娠期使用に関する疫学研究はまだない．ただしメキサゾラムはBZD系薬剤に分類されることから，先天異常発生率は通常の先天異常発生率と同じ，あるいは大きく上回ることはないと考えられている．

＊ クロキサゾラム

クロキサゾラムはBZD系の抗不安薬で，日本で開発された経緯もあり，妊娠期使用に関する疫学研究はまだない．ただしクロキサゾラムはBZD系薬剤に分類されることから，先天異常発生率は通常の先天異常発生率と同じ，あるいは大きく上回ることはないと考えられている．

＊ ジアゼパム

英国プライマリ・ケアデータベースによる研究では，妊娠第1三半期にジアゼパムに曝露した児1,159人における大奇形発生率は2.7%で，対照群と比較して調整オッズ比1.02［95% CI：0.63-1.64］と発生率に差はなかった[17]．スウェーデン医学的出生レジストリの報告では，妊娠第1三半期にジアゼパムに曝露した865人の乳児において，重篤な先天異常や先天性心疾患の調整オッズ比は，順に0.94［95% CI：0.67-1.33］，1.03［95% CI：0.57-1.85］と増加は認めなかった[18]．さらに先に述べたBZD系メタアナリシスにおいて，ジアゼパムは数多く含まれていた薬物の一つであった[3]．以上から，妊娠期の使用と催奇形性の関連はないか，あっても発生率が大きく上回ることはない．

＊ クロナゼパム

クロナゼパムに単剤曝露した113例で2例（1.8%）に先天異常を認め，対照群と比べてリスクは増加しなかったノルウェーの報告がある[19]．また米国では，妊娠第1三半期にクロナゼパム単剤投与を受けた33例のうち1例（3.0%）に先天異常が認められた[20]．またフランスでは，てんかんに対するクロナゼパム処方980例のうち小頭症を3例に認めたが，関連性は不明だった[21]．クロナゼパムはBZD系薬剤に分類されることから，先天異常発生率は通常の先天異常発生率と同じ，あるいは大きく上回ることはないと考

えられている．

＊ ロフラゼプ酸エチル

ロフラゼプ酸エチルはBZD系の抗不安薬で，妊娠期使用に関する疫学研究はまだない．ただしロフラゼプ酸エチルはBZD系薬剤に分類されることから，先天異常発生率は通常の先天異常発生率と同じ，あるいは大きく上回ることはないと考えられている．

❹ セロトニン作動性抗不安薬

＊ タンドスピロンクエン酸塩

タンドスピロンはセロトニン5-HT$_{1A}$受容体部分作動薬で，日本で開発され1996年から市販されている．セロトニン作動性抗不安薬の妊娠期使用に関する疫学研究はまだないことから，安全性は確立していない．

妊娠後期

抗不安薬も抗うつ薬と同様に新生児薬物離脱症候群をきたすことがある．BZD系薬剤においては，従来からアルプラゾラム[22]，ブロマゼパム[23]，ジアゼパム[24]，クロルジアゼポキシド[25]などにおいて報告されており，BZD系薬剤全般において新生児薬物離脱症候群をきたす可能性は十分に考えられる．詳細は，4章「34．抗うつ薬」での解説（p.407）も参照されたい．

✽ 授乳期 乳汁中への移行および使い方

❶ SSRI，SNRI

詳細は，4章「34．抗うつ薬」（p.408）を参照されたい．抗不安薬を服用している授乳婦においても，決して安易に母乳を中止せず，SDMにより患者・家族と治療者による双方向性の治療方針決定を行う．

❷ BZD系抗不安薬および類似化合物

一般にBZD系薬剤は，母乳中への移行量は少なく限定的である．乳児への影響としては傾眠（寝る時間が長い）をはじめとした鎮静やそれに伴う一時的な体重増加不良が指摘されているが，重大なものや不可逆的な影響は指摘されていない．移行量が少なくても半減期が長い薬剤では，蓄積性（乳児のクリアランスの低さ）が問題となることがある．可能であれば短時間作用型のものを選択し，短期間に低用量での投与が望ましい．

BZD系薬剤を併用した124例（うちロラゼパム52％，クロナゼパム18％，ミダゾラム15％）を検討した疫学調査では，2例（1.6％）に傾眠や授乳時に覚醒しないなどの鎮静傾向を認めたが2例ともに薬物量や授乳量と無関係であり，BZD系薬剤と授乳は併用

可能であった[26]．ただし母体に付随する傾眠などの鎮静は全体では26％と高く，特に服薬が多剤になるほうがより多く，乳児よりも母体への配慮が指摘されている．

＊ トフィソパム

トフィソパムを授乳期に使用した母児の疫学研究はまだない．

＊ クロチアゼパム

クロチアゼパムを授乳期に使用した1症例の報告がある．乳汁への移行報告は認めるものの，MP比は0.15と非常に低かった[27]．RIDは2.4％と低値であった．母乳栄養は継続され，母体の不安障害も増悪を認めていない．

＊ エチゾラム

エチゾラムを授乳期に使用した母児の国内からの報告が複数ある[27-29]．乳汁への移行報告は認めるものの，MP比は0.17〜1.7，RIDは0.3〜1.7％といずれも低値であり，乳児の血中濃度も検出感度以下であった．また，母乳を継続した1例を3ヵ月まで追跡したが，混合栄養で特に児に問題は認めなかった．

＊ アルプラゾラム

アルプラゾラムでは，低い乳汁中濃度で乳児の血中濃度も検出されず，母乳栄養を継続したが，特に問題はなかったとする報告が散見される．乳汁中濃度は高くなく，MP比も0.35，0.36，0.52などと低かった[28,30]．RIDも2.0％，3.1％，7.3％などといずれも10％未満であり，母乳を介して曝露される量は多くない[28,31]．

＊ ロラゼパム

ロラゼパムでは，低い乳汁中濃度で乳児の血中濃度も検出されず，母乳栄養を継続したが，特に問題はなかったとする報告が散見される[26,32,33]．乳汁中濃度は低く，MP比も0.22と低値である．RIDも1.0〜2.6％と高くないことから，母乳を介して曝露される量も少ない[28,34]．

＊ ブロマゼパム

ブロマゼパムを授乳期に使用した母児の疫学研究はまだない．

＊ オキサゾラム

オキサゾラムを授乳期に使用した母児の疫学研究はまだない．

＊ メダゼパム

メダゼパムを授乳期に使用した母児の疫学研究はまだない．

＊ クロルジアゼポキシド

クロルジアゼポキシドを授乳期に使用した母児の疫学研究はまだない．

＊ フルジアゼパム

フルジアゼパムを授乳期に使用した母児の疫学研究はまだない．

＊ メキサゾラム

メキサゾラムを授乳期に使用した母児の疫学研究はまだない．

＊ クロキサゾラム

クロキサゾラムを授乳期に使用した母児の疫学研究はまだない．

＊ ジアゼパム

以前の報告では，乳児への傾眠や活動性低下などの鎮静への指摘が散見された[35,36]．近年の報告では，低い乳汁中濃度で乳児の血中濃度も検出されず，母乳栄養を継続したが，特に問題はなかったとする報告が散見される．乳汁中濃度は高くなく，MP比も0.2と低い[37,38]．RIDも最大に見積もっても6%未満と高くないことから，母乳を介して曝露される量は多くない[39]．一方で半減期が43時間と長い点からは，新生児や未熟児では半減期の短い薬剤を選択したほうが望ましいとも推測され，長期間の定期的な服薬では授乳への意見が分かれる．

＊ クロナゼパム

国内から，クロナゼパム1mg服用中の母体において，MP比が0.37〜0.40，RIDは4.6%という報告がなされた[40]．また，母体がクロナゼパムを連日0.25〜2mg服用において，11人中10人で児の血液中にクロナゼパムや代謝物が検出されていない．0.5mgを服用していた1例で，児の血中濃度が22mcg/Lであった[41]．2mgを1日2回服用時に，母乳中濃度は最高値で10.7mcg/Lであり，MP比は0.27，RIDは最大2.5%であった[42]．母乳栄養を継続したが，特に問題はなかったとする報告が散見される．MP比やRIDも高くないことから，母乳を介して曝露される量は多くないと考えられる．

＊ ロフラゼプ酸エチル

ロフラゼプ酸エチルを授乳期に使用した母児の2例の報告がある[28]．乳汁への移行報告は認めるものの，MP比は0.11〜0.13，RIDは6.0%といずれも低値であった．

❸ セロトニン作動性抗不安薬

＊ タンドスピロンクエン酸塩

タンドスピロンを授乳期に使用した母児の疫学研究はまだない．

（伊藤直樹）

📕 文献

1) 日本精神神経学会，日本産科婦人科学会：各論4 不安症，脅迫症．精神疾患を合併した，或いは合併の可能性のある妊産婦の診療ガイド．Available at：〈https://fa.kyorin.co.jp/jspn/guideline/kG67-71_s.pdf〉（Accessed January 15, 2024）

2) 日本精神神経学会，日本産科婦人科学会：総論1 精神疾患合併または既往歴がある女性に対するプレコンセプションケア．精神疾患を合併した，或いは合併の可能性のある妊産婦の診療ガイド．Available at：〈https://fa.kyorin.co.jp/jspn/guideline/sG7-12_s.pdf〉（Accessed January 15, 2024）

3) Dolovich LR, et al.: Benzodiazepine use in pregnancy and major malformations or oral cleft : meta-analysis of cohort and case-control studies. BMJ, 317: 839-843, 1998. [PMID: 9748174]

4) Ornoy A, et al.: Is benzodiazepine use during pregnancy really teratogenic? Reprod Toxicol, 12: 511-515, 1998. [PMID: 9763242]

5) Wikner BN, et al.: Use of benzodiazepines and benzodiazepine receptor agonists during pregnancy: neonatal outcome and congenital malformations. Pharmacoepidemiol Drug Saf, 16: 1203-1210, 2007. [PMID: 17894421]

6) Szpunar MJ, et al.: Risk of major malformations in infants after first-trimester exposure to benzodiazepines: Results from the Massachusetts General Hospital National Pregnancy Registry for

Psychiatric Medications. Depress Anxiety, 39: 751-759, 2022. [PMID: 35909254]

7）Noh Y, et al.: First-trimester exposure to benzodiazepines and risk of congenital malformations in offspring: A population-based cohort study in South Korea. PLoS Med, 19: e1003945, 2022. [PMID: 35235572]

8）National Institute for Health and Care Excellence, NICE: Antenatal and postnatal mental health: clinical management and service guidance. Last updated: February 2020. Available at :〈https://www.nice.org.uk/guidance/cg192〉（Accessed January 15, 2024）

9）荒川亮介ほか：ナショナルデータベースを用いた外来診療における抗不安薬・睡眠薬の処方実態の検討．臨床精神医学, 44: 1003-1010, 2015.

10）日本精神神経学会，日本産科婦人科学会：各論 12 妊産婦と向精神薬．精神疾患を合併した，或いは合併の可能性のある妊産婦の診療ガイド．Available at :〈https://fa.kyorin.co.jp/jspn/guideline/kG114-126_s.pdf〉（Accessed January 15, 2024）

11）Saito J, et al.: Etizolam levels in maternal serum, cord blood, and breast milk during pregnancy and lactation: A case report. Psychiatry Clin Neurosci, 75: 211-212, 2021. [PMID: 33733552]

12）St Clair SM, et al.: First-trimester exposure to alprazolam. Obstet Gynecol, 80: 843-846, 1992. [PMID: 1407925]

13）Eros E, et al.: A population-based case-control teratologic study of nitrazepam, medazepam, tofisopam, alprazolum and clonazepam treatment during pregnancy. Eur J Obstet Gynecol Reprod Biol, 101: 147-154, 2002. [PMID: 11858890]

14）Santos F, et al.: Exposure to anti-infective drugs during pregnancy and the risk of small-for-gestational-age newborns: a case-control study. Eur J Obstet Gynecol Reprod Biol, 101(2): 147-154, 2002. [PMID: 12161050]

15）Bracken MB, et al.: Exposure to prescribed drugs in pregnancy and association with congenital malformations. Obstet Gynecol, 58: 336-344, 1981. [PMID: 7266953]

16）Czeizel A: Lack of evidence of teratogenicity of benzodiazepine drugs in Hungary. Reprod Toxicol, 1: 183-188, 1987. [PMID: 2980381]

17）Ban L, et al.: First trimester exposure to anxiolytic and hypnotic drugs and the risks of major congenital anomalies: a United Kingdom population-based cohort study. PLoS One, 9: e100996, 2014. [PMID: 24963627]

18）Källén B , et al.: The use of central nervous system active drugs during pregnancy. Pharmaceuticals (Basel), 6: 1221-1286, 2013. [PMID: 24275849]

19）Veiby G, et al.: Outcomes of pregnancies with maternal clonazepam exposure: a population-based cohort study. J Neurol, 261(3): 579-588, 2014. [PMID: 24337678]

20）Holmes LB, et al.: Birth defects in infants exposed to anticonvulsants in utero: a prospective study.

Birth Defects Res A Clin Mol Teratol, 70: 534-536, 2004. [PMID: 15368561]

21）Tomson T, et al.: Antiepileptic drug exposure and pregnancy outcomes in epileptic women: a prospective registry-based study. Neurology, 93(2): e167-e180, 2019. [PMID: 31182547]

22）Barry WS, et al.: Exposure to benzodiazepines in utero. Lancet, 1: 1436-1437, 1987. [PMID: 2884529]

23）McElhatton PR, et al.: The outcome of pregnancy in 689 women exposed to therapeutic doses of antidepressants. A collaborative study of the European Network of Teratology Information Services（ENTIS）. Reprod Toxicol, 10: 285-294, 1996. [PMID: 8829251]

24）Peinemann F, et al.: Severe and prolonged sedation in five neonates due to persistence of active diazepam metabolites. Eur J Pediatr, 160: 378-381, 2001. [PMID: 11421420]

25）Athinarayanan P, et al.: Chloriazepoxide withdrawal in the neonate. Am J Obstet Gynecol, 124: 212-213, 1976. [PMID: 1247060]

26）Kelly LE, et al.: Neonatal benzodiazepines exposure during breastfeeding. J Pediatr, 161: 448-451, 2012. [PMID: 22504099]

27）青木宏明ほか：薬物治療を受けている母親の授乳の安全性の検討．周産期学シンポジウム, 28: 61-66, 2010.

28）A Nishimura, et al.: Benzodiazepine Concentrations in the Breast Milk and Plasma of Nursing Mothers: Estimation of Relative Infant Dose. Breastfeed Med, 16: 424-431, 2021. [PMID: 33449825]

29）Saito J, et al.: Etizolam levels in maternal serum, cord blood, and breast milk during pregnancy and lactation: A case report. Psychiatry Clin Neurosci, 75: 211-212, 2021. [PMID: 33733552]

30）Oo CY, et al.: Pharmacokinetics in lactating women: prediction of alprazolam transfer into milk. Br J Clin Pharmacol, 40: 231-236, 1995. [PMID: 8527284]

31）Furugen A, et al.: Quantification of eight benzodiazepines in human breastmilk and plasma by liquid-liquid extraction and liquid-chromatography tandem mass spectrometry: Application to evaluation of alprazolam transfer into breastmilk. J Pharm Biomed Anal, 168: 83-93, 2019. [PMID: 30798209]

32）Lemmer P, et al.: Quantification of lorazepam and lormetazepam in human breast milk using GC-MS in the negative chemical ionization mode. J Anal Toxicol, 31: 224-226, 2007. [PMID: 17555647]

33）Whitelaw AG, et al.: Effect of maternal lorazepam on the neonate. Br Med J (Clin Res Ed), 282: 1106-1108, 1981. [PMID: 6113019]

34）Summerfield RJ, et al.: Excretion of lorazepam into breast milk. Br J Anaesth, 57: 1042-1043, 1985. [PMID: 4041315]

35）Cole AP, et al.: Diazepam and active metabolite in

breast milk and their transfer to the neonate. Arch Dis Child, 50:741-742, 1975. [PMID: 1190825]

36) Erkkola R, et al.: Diazepam and breast-feeding. Lancet, 1: 1235-1236, 1972. [PMID: 4113217]

37) Spigset O: Anaesthetic agents and excretion in breast milk. Acta Anaesthesiol Scand, 38: 94-103, 1994. [PMID: 8171959]

38) Dusci LJ, et al.: Excretion of diazepam and its metabolites in human milk during withdrawal from combination high dose diazepam and oxazepam. Br J Clin Pharmacol, 29: 123-126, 1990. [PMID: 2105100]

39) Borgatta L, et al.: Clinical significance of methohexital, meperidine, and diazepam in breast milk. J Clin Pharmacol, 37: 186-192, 1997. [PMID: 9089420]

40) Nishimura A, et al.: Benzodiazepine concentrations in the breast milk and plasma of nursing mothers: estimation of relative infant dose. Breastfeed Med, 16(5): 424-431, 2021. [PMID: 33449825]

41) Birnbaum CS, et al.: Serum concentrations of antidepressants and benzodiazepines in nursing infants: a case series. Pediatrics, 104: e11, 1999. [PMID: 10429133]

42) Söderman P, Matheson I: Clonazepam in breast milk. Eur J Pediatr, 147: 212-213, 1988. [PMID: 3367770]

37 / 睡眠薬

医薬品	添付文書情報（巻頭参照）		総合評価（巻頭参照）	
	妊娠	授乳	妊娠	授乳
バルビツール酸系				
ペントバルビタール　pentobarbital ◆ ラボナ	有益性	添文②	使用可	情報なし
アモバルビタール　amobarbital ◆ イソミタール	有益性	添文③	使用可	情報なし
フェノバルビタール　phenobarbital ◆ フェノバール	有益性	添文①	本文参照	本文参照
非バルビツール酸系				
ブロモバレリル尿素　bromovalerylurea ◆ ブロムワレリル尿素	有益性	添文③	使用可	情報なし
トリクロホス　triclofos ◆ トリクロリール	有益性	添文③	本文参照	情報なし
抱水クロラール　chloral hydrate ◆ エスクレ	有益性	添文③	本文参照	使用可
ベンゾジアゼピン系				
トリアゾラム　triazolam ◆ ハルシオン	有益性	添文①	使用可	本文参照
ブロチゾラム　brotizolam ◆ レンドルミン	有益性	添文①	使用可	使用可
ロルメタゼパム　lormetazepam ◆ エバミール，ロラメット	有益性	添文①	使用可	使用可
リルマザホン　rilmazafone ◆ リスミー	有益性	添文①	使用可	情報なし
フルニトラゼパム　flunitrazepam ◆ サイレース	有益性	添文①	使用可	本文参照
エスタゾラム　estazolam ◆ ユーロジン	有益性	添文①	使用可	本文参照
ニトラゼパム　nitrazepam ◆ ベンザリン，ネルボン	有益性	添文①	使用可	使用可
フルラゼパム　flurazepam ◆ ダルメート	有益性	添文①	使用可	本文参照

	添付文書情報（巻頭参照）		総合評価（巻頭参照）	
医薬品	妊娠	授乳	妊娠	授乳
ベンゾジアゼピン系				
ハロキサゾラム　haloxazolam ◆ソメリン	有益性	添文①	使用可	情報なし
クアゼパム　quazepam ◆ドラール	有益性	添文①	使用可	本文参照
非ベンゾジアゼピン系				
ゾピクロン　zopiclone ◆アモバン	有益性	添文①	使用可	使用可
エスゾピクロン　eszopiclone ◆ルネスタ	有益性	添文①	使用可	本文参照
ゾルピデム　zolpidem ◆マイスリー	有益性	添文①	使用可	使用可
メラトニン受容体作動薬				
ラメルテオン　ramelteon ◆ロゼレム	有益性	添文③	本文参照	使用可
メラトニン　melatonin ◆メラトベル	有益性	添文③	本文参照	使用可
オレキシン受容体拮抗薬				
スボレキサント　suvorexant ◆ベルソムラ	有益性	添文③	情報なし	使用可
レンボレキサント　lemborexant ◆デエビゴ	有益性	添文③	情報なし	使用可

❋ 妊娠計画期

　不眠症合併妊娠では，妊娠前から入眠困難や中途覚醒・早期覚醒など不眠のタイプに応じた適切な診断を行い，必要に応じた治療介入を行う[1]．妊産婦の多くは児への影響を心配し，薬剤療法には消極的であることが多い．そのため妊娠計画期には，不眠の原因となる就床習慣やカフェイン摂取などの，睡眠衛生上の調整が望まれる．また日常からアルコール摂取で不眠に対応し，なかにはアルコール依存が高い症例も想定される．アルコールは胎児アルコール症候群を来すことが知られており，計画的な減量中止や依存への治療が望まれる．

✳ 妊娠期　胎児へ与える影響および使い方

　約8割の妊婦が妊娠経過中の一部もしくは全期間にわたって不眠症に罹患するとされ，夜間の不眠症状とそれによる眠気，疲労，イライラ，集中力欠如などを呈する[1]．身体的にも妊娠に伴う体型の変化，体動や睡眠体位が限られているなどの変化が生じる．また心理的にも睡眠に特有の変化が生じ，眠気や倦怠感などの原因となりうる．必要に応じて，睡眠衛生指導を積極的に行うことが望ましい．

妊娠初期

❶　バルビツール酸系睡眠薬

＊ ペントバルビタールカルシウム

　ペントバルビタールの妊娠期使用に関するコホート研究としては，妊娠第1三半期にペントバルビタールを使用した250人のコホート研究や[2]，妊娠第1三半期にペントバルビタールを使用した妊婦50〜99人の児のなかで1人（1〜2%）に先天異常を認め，調査全体の発生率1.2%に比べても違いはなかったとする報告などがあり[3]，いずれも催奇形性を認めていない．

＊ アモバルビタール

　アモバルビタールの妊娠期使用に関するコホート研究としては，妊娠4ヵ月までにアモバルビタールを使用した298人の女性から生まれた児において，先天異常発生率の増加はなかったとする報告がある[2]．また同じバルビツール酸系睡眠薬であるペントバルビタールにおいて，上述のように催奇形性を認めていない．報告数が少なく結論は出ていないが，以前からある薬剤で使用経験も長いことから，現在のところ大きな催奇形性はないと考えられている．

＊ フェノバルビタール

　フェノバルビタールの妊娠期使用と催奇形性に関しては，研究によって結論が大きく異なり，現在でもまだ結論が出ていない．通常の先天異常発生率の1〜3倍といわれているが，今後，サンプル数をより増やした詳しい研究が望まれている．

　欧州の抗てんかん薬妊娠レジストリ（EURAP）の前方視的コホート研究では，妊娠前半にフェノバルビタール単剤を使用した217例のうち16例（7.4%）に先天異常発生を認めた[4]．用量依存性も確認されており，先天異常発生率は，1日用量150 mg以上では13.7%，150 mg未満では5.4%であった．また北米の抗てんかん薬妊娠レジストリの報告では，妊娠4ヵ月までにフェノバルビタール単剤に曝露された乳児199人中11人（5.5%）に先天異常を認め，非曝露群と比較した危険率は5.1［95% CI：1.8〜14.9］であり，危険率の増加が確認されている[5]．さらに8,005例の先天異常児調査によると，妊娠第1三半期のフェノバルビタール単剤使用を65例に認め，心血管系奇形

と口唇口蓋裂との関連性も指摘されている[6].

　睡眠薬としてではないものの，抗てんかん発作薬における最新のコクランレビューでも，妊娠中のフェノバルビタール単剤使用における大奇形の有病率は，コホート研究で6.3%［95% CI：4.8-8.3］，診療録調査で8.8%［95% CI：0.0-9277.0］であった[7]．危険率はてんかんのない女性に比べ3.22［95% CI：1.84-5.65］，未治療のてんかん女性に比べ1.64［95% CI：0.94-2.83］であった．特に心臓奇形におけるリスクが高かったが，バルプロ酸のリスクよりも低かった．4章「40．抗てんかん発作薬」での解説（p.466）も参照されたい．

❷ 非バルビツール酸系睡眠薬

＊ ブロモバレリル尿素

　ブロモバレリル尿素の妊娠期使用に関する疫学研究は実施されていない．日本では古く1915年から販売され，睡眠鎮静薬，鎮痛薬，鎮暈薬として市販の感冒薬（OTC薬）にも配合されている．疫学研究が行われていないため結論づけることはできないが，現在までの長い間に催奇形性を指摘する報告もないことから，大きな催奇形性はないものと推測されている．

＊ トリクロホスナトリウム

　トリクロホスの妊娠期使用に関する疫学研究は実施されていない．主として小児期に使用されることが多く，妊婦に積極的に使用されることはきわめて少ないため，催奇形性について検討する機会はほとんどないと考えられる．

＊ 抱水クロラール

　抱水クロラールの妊娠期使用に関する疫学研究報告としては，妊娠中に服用した358人（うち妊娠第1三半期の服用は71人）において，先天異常の発生率は増加しなかった[2]．情報が少なく結論は出せないが，大きな催奇形性はないと考えられる．また主として小児期に使用されることが多く，妊婦に積極的に使用されることはきわめて少ないため，催奇形性について検討する機会はほとんどないと考えられる．

❸ ベンゾジアゼピン系抗不安薬および類似化合物

　ベンゾジアゼピン系薬剤の催奇形性に関する詳細は，4章「36．抗不安薬」（p.421）を参照されたい．

＊ トリアゾラム

　トリアゾラムの妊娠期使用に関する疫学研究による情報はまだない．日本では1983年から使用され，欧米各国でも使用されている睡眠導入薬であり，有害事象報告は特に認めていない．ただし，トリアゾラムはベンゾジアゼピン系薬剤に分類されることから，先天異常発生のリスクが完全に否定されているわけではないが，仮に先天異常発生のリスクがあるとしても一般の先天異常発生のリスクを大きく上回ることはないと考えられている．

＊ ブロチゾラム

ブロチゾラムの妊娠期使用に関する疫学研究による情報はまだない．1983年にスイスで承認され各国で使用されているが，有害事象報告は特に認めていない．ただし，ブロチゾラムはベンゾジアゼピン系薬剤に分類されることから，先天異常発生のリスクが完全に否定されているわけではないが，仮に先天異常発生のリスクがあるとしても一般の先天異常発生のリスクを大きく上回ることはないと考えられている．

＊ ロルメタゼパム

ロルメタゼパムの妊娠期使用に関する疫学研究による情報はまだない．1990年の承認以降，有害事象報告は特に認めていない．ただし，ロルメタゼパムはベンゾジアゼピン系薬剤に分類されることから，先天異常発生のリスクが完全に否定されているわけではないが，仮に先天異常発生のリスクがあるとしても一般の先天異常発生のリスクを大きく上回ることはないと考えられている．

＊ リルマザホン塩酸塩水和物

リルマザホンの妊娠期使用に関する疫学研究による情報はまだない．1989年の発売以降，有害事象報告は特に認めていない．ただし，リルマザホンはベンゾジアゼピン系薬剤に分類されることから，先天異常発生のリスクが完全に否定されているわけではないが，仮に先天異常発生のリスクがあるとしても一般の先天異常発生のリスクを大きく上回ることはないと考えられている．

＊ フルニトラゼパム

フルニトラゼパムの妊娠期使用に関する疫学研究による情報はまだない．1984年の発売以降ヨーロッパ各国でも使用されているが，有害事象報告は特に認めていない．ただし，フルニトラゼパムはベンゾジアゼピン系薬剤に分類されることから，先天異常発生のリスクが完全に否定されているわけではないが，仮に先天異常発生のリスクがあるとしても一般の先天異常発生のリスクを大きく上回ることはないと考えられている．

＊ エスタゾラム

エスタゾラムの妊娠期使用に関する疫学研究による情報はまだない．ただし，エスタゾラムはベンゾジアゼピン系薬剤に分類されることから，先天異常発生のリスクが完全に否定されているわけではないが，仮に先天異常発生のリスクがあるとしても一般の先天異常発生のリスクを大きく上回ることはないと考えられている．

＊ ニトラゼパム

ニトラゼパムの妊娠期使用に関する疫学研究による情報はまだない．1977年の発売以降，有害事象報告は特に認めていない．ただし，ニトラゼパムはベンゾジアゼピン系薬剤に分類されることから，先天異常発生のリスクが完全に否定されているわけではないが，仮に先天異常発生のリスクがあるとしても一般の先天異常発生のリスクを大きく上回ることはないと考えられている．

＊ フルラゼパム塩酸塩

フルラゼパムの妊娠期使用に関する疫学研究による情報はまだない．1975年の発売

以降，欧米各国でも使用されているが有害事象報告は特に認めていない．ただし，フルラゼパムはベンゾジアゼピン系薬剤に分類されることから，先天異常発生のリスクが完全に否定されているわけではないが，仮に先天異常発生のリスクがあるとしても一般の先天異常発生のリスクを大きく上回ることはないと考えられている．

* ハロキサゾラム

ハロキサゾラムの妊娠期使用に関する疫学研究による情報はまだない．ただし，ハロキサゾラムはベンゾジアゼピン系薬剤に分類されることから，先天異常発生のリスクが完全に否定されているわけではないが，仮に先天異常発生のリスクがあるとしても一般の先天異常発生のリスクを大きく上回ることはないと考えられている．

* クアゼパム

クアゼパムの妊娠期使用に関する疫学研究による情報はまだない．1985年に米国で承認され1999年からは日本でも販売されているが，有害事象報告は特に認めていない．ただし，クアゼパムはベンゾジアゼピン系薬剤に分類されることから，先天異常発生のリスクが完全に否定されているわけではないが，仮に先天異常発生のリスクがあるとしても一般の先天異常発生のリスクを大きく上回ることはないと考えられている．

❹ 非ベンゾジアゼピン系睡眠薬

* ゾピクロン

ゾピクロンは短時間作用性の催眠ベンゾジアゼピン受容体作動薬（hypnotic benzodiazepine receptor agonists；HBRA）である．スウェーデン医学的出生レジストリによる疫学研究では，ゾピクロン，ゾルピデム，ザレプロンといったHBRAを妊娠初期に使用した妊婦1,318人から生まれた児1,341人（ゾピクロンは692人）において，大奇形，小奇形を含む先天異常発生率が，同時期に生まれた児全員と変わらなかった[8]．また英国からの報告では，妊娠第1三半期にゾピクロンに曝露された児406人における大奇形発生率は2.5%で，対照群と差はなかった（調整オッズ比0.96 [95% CI：0.42-2.20]）[9]．さらにノルウェーでは，催奇形性の検討ではないもののゾピクロンを含む非ベンゾジアゼピン系薬に曝露した妊婦から出生した児282人と対照群のあいだに，在胎週数や出生体重の差を認めなかった[10]．このように，完全に先天異常発生のリスクが否定されていると結論づけることはできないが，一般の先天異常発生のリスクを大きく上回ることはないと考えられる．

* エスゾピクロン

ゾピクロンは，中枢作用をもつS異性体と中枢作用をもたないR異性体が混合したラセミ体である．エスゾピクロンは，このゾピクロンを光学分割してS異性体のみに単離した薬剤である．したがって，前述のゾピクロンの疫学情報が，そのまま参照される．

* ゾルピデム酒石酸塩

ゾルピデムは短時間作用性のHBRAである．スウェーデン医学的出生レジストリによる疫学研究では，ゾルピデム，ゾピクロン，ザレプロンといったHBRAを妊娠初期

に使用した妊婦1,318人から生まれた児1,341人（ゾルピデムは603人）において，大奇形，小奇形を含む先天異常発生率が，同時期に生まれた児全員と変わらなかった[8]．

　また台湾における処方データと出生登録を用いた研究においても，妊娠中に30日以上ゾルピデムを処方された妊婦2,497人の児と処方のない妊婦の児において，神経系異常の発生率に差は認めなかった[11]．さらに症例集積報告として，妊娠初期にゾルピデムを服用した妊婦11人の児に先天異常を認めなかった報告や[12]，妊娠第1三半期にゾルピデムを服用した妊婦の児17人に先天異常を認めなかった報告などがある[13]．さらにノルウェーでは，催奇形性の検討ではないもののゾルピデムを含む非ベンゾジアゼピン系薬に曝露した妊婦から出生した児282人と対照群のあいだに，在胎週数や出生体重の差を認めなかった[10]．このように，完全に先天異常発生のリスクが否定されていると結論づけることはできないが，一般の先天異常発生のリスクを大きく上回ることはないと考えられる．

❺　メラトニン受容体作動薬

＊ ラメルテオン

　入眠リズムをつかさどるメラトニン受容体の作動薬である．米国では2005年から，日本では2010年から発売された新規睡眠導入薬である．製薬会社によると，妊娠中使用に関連した有害事象の報告はない．不眠症のためラメルテオン5〜10 mgを服用しながら妊娠した女性が，38週で3,329 gの児を出生し，先天異常や1ヵ月検診時の異常を認めなかった症例報告がある[14]．こうした新規睡眠導入薬の妊娠中の使用に関しては，現時点ではヒトでの情報がほとんどないため安全性についての結論を出すことはできない．現時点では，安全に使用できる代替薬がない場合以外での使用は推奨されない．

＊ メラトニン

　メラトニン受容体の作動薬であり，入眠改善薬として使用される．日本では2020年から発売された新規睡眠導入薬である．メラトニンに関してはスコーピングレビューが実施され，15件の研究（うち妊娠中の使用が8件，授乳中の使用が7件）が検討された[15]．その結果，不眠症が主要評価項目のものはなく，睡眠障害の治療としての有効性や安全性に関する疫学研究が不足していた．一方でほかの臨床症状に対して外因性メラトニンを使用したこうした研究では，重大な安全性への懸念や有害事象は示唆されなかった．現時点ではヒトでの情報がほとんどないため，安全性についての結論を出すことはできない．

❻　オレキシン受容体拮抗薬

＊ スボレキサント

　脳覚醒維持に作用するオレキシン受容体の拮抗薬である．日本では2014年から発売された新規睡眠導入薬である．妊娠中にスボレキサントを使用した疫学報告はまだない．また，妊娠中使用に関連した有害事象の報告はない．こうした新規睡眠導入薬の妊娠中

の使用に関しては，現時点ではヒトでの情報がほとんどないため，安全性についての結論を出すことはできない．安全に使用できる代替薬が存在しない場合以外，妊娠中の使用は推奨されない．

＊ レンボレキサント

脳覚醒維持に作用するオレキシン受容体の拮抗薬である．日本では2020年から発売された新規睡眠導入薬である．妊娠中にレンボレキサントを使用した疫学報告はまだない．また，妊娠中使用に関連した有害事象の報告はない．また添付文書では有益性投与とされる．こうした新規睡眠導入薬の妊娠中の使用に関しては，現時点ではヒトでの情報がほとんどないため安全性についての結論を出すことはできない．安全に使用できる代替薬が存在しない場合以外，妊娠中の使用は推奨されない．

妊娠後期

❶ 新生児薬物離脱症候群

詳細は，1章「3. 妊娠期の薬物治療による出生児への影響」（p.14）を参照されたい．

❷ 新生児出血傾向

睡眠薬のなかでも，フェノバルビタールなどのバルビツール酸系薬剤や抗てんかん発作薬を使用した場合，新生児の出血傾向が問題となることがある．ベンゾジアゼピン系など，ほかの睡眠薬ではこのようなことはない．とりわけ，母体のフェノバルビタールやカルバマゼピン，フェニトイン，プリミドンなどの抗てんかん発作薬と新生児出血性疾患に関しては，数多くの報告がある．これらがビタミンK阻害作用のある薬剤であり，経胎盤的に胎児移行した薬剤が胎児肝ミクロソームでの酵素誘導を惹起し，これに伴う胎児期（出生前）でのビタミンK分解が原因であると推察されている．実際に抗てんかん発作薬服用症例における臍帯血でPIVKA II（ビタミンK欠乏性タンパク-2）が上昇していたという報告も認めている．ビタミンK欠乏症の撲滅のためにも，英国やフランスでは抗てんかん発作薬を服用している妊婦へのビタミンK製剤の分娩前投与がガイドライン化されている．ただし，抗てんかん発作薬がビタミンK欠乏を助長することに否定的な報告もある[16]．そのため，抗てんかん発作薬服用中の妊婦への積極的ビタミンK製剤に関しては，産婦人科診療ガイドラインには特に組み込まれていない[17]．

母体の抗てんかん発作薬の使用にかかわらず，すべての新生児に対するビタミンK投与は，国内で広く普及している．現在では，合計13回の3ヵ月法（哺乳確立時，生後1週または産科退院時のいずれか早い時期，その後は生後3ヵ月まで週1回）が推奨されている[18]．従来からの3回法（出生時，産科退院時，1ヵ月健診時）では国内や欧州諸国で乳児ビタミンK欠乏性出血症の報告がある一方で，3ヵ月法ではビタミンK過剰の報告がない．また欧米も3ヵ月法を採用している国が多い．そのため従来からの3回法を否定するものではないが，現在では3ヵ月法が日本小児科学会や日本産科婦人科学会などに

より推奨されている.

❸ 使い方

妊娠後期には過剰服用や多剤併用による新生児薬物離脱症候群の可能性があるが, それ自体は出生後の適切な対応により後障害をきたす疾患ではないため, 服薬中止の理由にはならない. 妊娠初期と同様, 症例ごとに総合的なカウンセリングを行う.

✹ 授乳期　乳汁中への移行および使い方

母親に必要な治療であれば, 断乳する理由にはならない. ほかの精神科系薬剤と同様, 医薬品が児に大きな悪影響を及ぼすことは少なく, まずは, 薬物療法中も母乳育児ができる可能性があることを説明する[19]. 実際に, 薬物動態から授乳中止を必要とする医薬品は非常に少なく, 母乳に伴うメリットが優先される場面が数多い. また, ほとんどの乳児は無症状であり, 傾眠をはじめとした鎮静や体重増加不良も一時的で, 重大なものや不可逆的な影響はない. 次に, 母乳育児に伴う母児へのメリット・デメリットと医薬品の必要性と安全性を十分に説明し, 自己決定権を尊重した共同意思決定 (Shared Decision Making) を実施する. 薬物の中止・変更あるいは授乳中止を強く勧めすぎることが, 患者の精神症状に悪影響を及ぼす場合もある一方で, 患者本人が納得していない限り持続することは困難である. そのため, 母乳のみの授乳に固執せず, 混合栄養を検討するなど柔軟に対応する. 最後に, 両立した際の患者の心情や心身負担に配慮し, アドヒアランス低下に注意し精神症状の増悪予防に努める.

❶ バルビツール酸系睡眠薬

＊ ペントバルビタールカルシウム

ペントバルビタールを授乳期に使用した母児の疫学研究は認めていない. 乳汁への移行報告は認めるものの, 詳しい報告はまだない[20].

＊ アモバルビタール

アモバルビタールを授乳期に使用した母児の疫学研究は認めていない.

＊ フェノバルビタール

フェノバルビタールのMP比は0.46と低い[21]. しかし, 肝臓でのクリアランスが成人とは異なり, 目標血中濃度に達する用量の個人差も大きい. 長期間の母乳による傾眠傾向や吸啜反射の減弱, 過鎮静, さらには母乳を介した曝露により, 乳児の治療域に達することもある[22,23]. RIDも24%とする報告から, 72.5%と非常に高い報告までさまざまである[24]. こうした点から, 長期間の母乳育児を行う場合には成長発達のモニタリングを必ず行い, 必要に応じて乳児の血中濃度測定を行うことで, 治療域や中毒域に達していないかを確認しながら経過観察を行う.

❷ 非バルビツール酸系睡眠薬

＊ ブロモバレリル尿素

ブロモバレリル尿素を授乳期に使用した母児の疫学研究は認めていない．

＊ トリクロホスナトリウム

トリクロホスナトリウムを授乳期に使用した母児の疫学研究は認めていない．

＊ 抱水クロラール

抱水クロラールを授乳期に使用した母児の疫学研究は，非常に古く限定的である．乳汁への移行報告は認めるものの，RIDが検討された報告はまだない．以前の報告ではあるが，乳児の一時的な傾眠傾向を認めた症例もある[25]．

現在，この薬がどの程度一般的に使われているかは不明だが，Lactmedでは短期の限定的な使用であれば母乳哺育に差し支えはないだろうとされている．

❸ ベンゾジアゼピン系抗不安薬および類似化合物

一般にベンゾジアゼピン系薬物では，母乳中への移行量は少なく限定的である．乳児への影響としては長時間の睡眠をはじめとした鎮静やそれに伴う一時的な体重増加不良が指摘されているが，重大なものや不可逆的な影響は明らかになっていない．移行量が少なくても半減期が長い薬剤では，蓄積性（乳児のクリアランスの低さ）が問題となることがある．可能であれば短時間作用型のものを選択し，短期間に低用量での投与が望ましい．

ベンゾジアゼピン系薬物を併用した124例（うちロラゼパム52％，クロナゼパム18％，ミダゾラム15％）を検討した疫学調査では，2例（1.6％）に傾眠や授乳時に覚醒しないなどの鎮静傾向を認めたが2例ともに薬物量や授乳量と無関係であり，ベンゾジアゼピン系薬物の使用と授乳は両立可能であった．ただし母体に付随する傾眠などの鎮静は全体では26％と高く，特に服薬が多剤になるほうがより多く，乳児よりも母体への配慮が指摘されている[26]．国内からも，ベンゾジアゼピンを使用した11症例（アルプラゾラム，ブロチゾラム，クロナゼパム，クロチアゼパム，エチゾラム，フルニトラゼパム，ロラゼパムなど）の報告がある[27]．MP比は1未満かつRIDは10％未満と低く，薬物治療と母乳育児は両立可能と報告されている一方で，母体基礎疾患が増悪した症例も認めている．

＊ トリアゾラム

トリアゾラムを授乳期に使用した母児の疫学研究は，問題を認めなかった1症例報告のみである[26]．乳汁への移行報告は認めるものの，RIDが検討された報告はまだない．

＊ ブロチゾラム

ブロチゾラムを授乳期に使用した1例の報告がある[27]．混合栄養で母乳育児を継続し，1ヵ月健診時まで母児ともに問題はなかった．MP比も0.12，0.59と低くまたRIDも0.2％，0.7％であり，母乳を介して曝露される量は多くなかった．別の報告でも，母体投与から9.2時間後に児の血清中にブロチゾラムは検出されず，母乳育児を継続した6ヵ月時点でも，乳児に薬物による副作用は認めていない[28]．

＊ ロルメタゼパム

ロルメタゼパムでは，限られた疫学情報だが低い乳汁中濃度で乳児の血中濃度も検出されず，観察期間は特に問題はなかったとする報告がある[29]．RIDも0.35％と低値であることから，母乳を介して曝露される量も少ない[30]．

＊ リルマザホン塩酸塩水和物

リルマザホンを授乳期に使用した母児の疫学研究は認めていない．

＊ フルニトラゼパム

フルニトラゼパムは，乳汁中濃度は非常に低かったという報告がある[31,32]．ただし，MP比が検討された報告はまだない．文献から算出されるRIDもおよそ1％と低値であることから，母乳を介して曝露される量も少ない[33]．国内からも，母乳のみの栄養を継続し1ヵ月健診時まで母児ともに問題はなかったとする報告がある[27]．MP比も0.49，0.69，0.89と低く，またRIDも0.9％，1.6％であり，母乳を介して曝露される量は多くなかった．一方で乳児の血中濃度を検討した報告はなく，半減期が20時間と長い点からは，新生児や未熟児では半減期の短い薬剤を選択したほうが望ましいとも推測され，長期間の定期的な服薬では授乳への意見が分かれる．

＊ エスタゾラム

エスタゾラムを授乳期に使用した母児の疫学研究は認めていない．半減期が24時間と長い点からは，新生児や低出生体重児では半減期の短い薬剤を選択したほうが望ましいとも推測され，長期間の定期的な服薬では授乳への意見が分かれる．

＊ ニトラゼパム

ニトラゼパムの乳汁中濃度は高くなく，MP比も0.27と低い[34]．同報告ではRIDも2.6％と高くないことから，母乳を介して曝露される量も少ない．同時に乳児の血中濃度の検討は，不眠症に対して5 mgを5日間使用した新生児からは検出されていない．ただし半減期は30時間と長いため注意も必要である．

＊ フルラゼパム塩酸塩

フルラゼパムを単独で授乳期に使用した母児の疫学研究は認めていない．フルラゼパムと同時にクロナゼパム，ブプロピオン，リスペリドンを併用したときに，傾眠傾向を認めた報告が1例ある[26]．半減期が最長115時間と非常に長い点からは，新生児や低出生体重児では半減期の短い薬剤を選択したほうが望ましいとも推測され，長期間の定期的な服薬では授乳への意見が分かれる．

＊ ハロキサゾラム

ハロキサゾラムを授乳期に使用した母児の疫学研究は認めていない．

＊ クアゼパム

クアゼパムでは，乳汁中分泌を認め，MP比は4.19とした報告がある．MP比は高いが，実際の乳汁濃度から推定する乳児の摂取用量は体重当たりで母親の2％ほどと低い（RID2.3％）ことから，乳児の母乳を介する曝露量は多くない[35]．一方で乳児の血中濃度を検討した報告はなく，半減期が39時間と長い点からは，新生児や低出生体重児で

は半減期の短い薬剤を選択したほうが望ましいとも推測され，長期間の定期的な服薬では授乳への意見が分かれる．

❹ 非ベンゾジアゼピン系睡眠薬

＊ ゾピクロン

ゾピクロンの乳汁中濃度は高くなく，MP比も0.51と低い．RIDも1.4％と高くないことから，母乳を介して曝露される量は多くない[36]．また別の報告でもRIDは3.2％と高くなかった[37]．いずれも乳児の血中濃度は検討されていないが，観察期間内では特に乳児に問題は認めていない．

＊ エスゾピクロン

エスゾピクロンはゾピクロンから中枢作用をもつS異性体を単離した薬剤である．エスゾピクロンを授乳期に使用した母児の疫学研究は認めていない．薬効薬理作用はゾピクロンの情報が参考になるが，化合物として別薬剤であるため移行量や曝露量は異なる．

＊ ゾルピデム酒石酸塩

ゾルピデムの乳汁中濃度は非常に低く，RIDも0.18％と非常に低く，母乳を介して曝露される量は大変少ない[38]．また母体にゾルピデム5mgを使用し母乳育児を行った3例の乳児の血中濃度は，検出感度以下であった[39]．ゾルピデムは半減期も2.5時間と短く，乳児への影響は考えにくいと推定される．

❺ その他の睡眠障害治療薬

＊ ラメルテオン

ラメルテオン8mgを授乳期に使用した報告がある[14]．授乳期に乳汁中ラメルテオンおよびその代謝物濃度が3回測定されいずれも検出されたが，RIDは0.24％であった．またラメルテオンは長期投与で高プロラクチン血症をきたすことがあるが，乳汁分泌への臨床的な問題は特に指摘されていない[40]．

＊ メラトニン

さまざまな15件の研究（妊娠中の使用8件，授乳中の使用7件）では，外因性メラトニンの服薬時に，児に大きな安全性の懸念や有害事象は示唆されなかった[41]．通常，内因性メラトニンは母乳に移行し，MP比は0.35〜0.80とされている[42]．母体の服薬により，こうした生理的に母乳中に予想される量よりも高い用量となるものの，児には安全に使用されている可能性が高い．ただし，まだデータ不足と早産児における半減期が比較的長いことなどもあり，さらなる研究が望まれる．

＊ スボレキサント

スボレキサントを用いた2例では母乳移行が比較的少なくRIDも1％に満たないことが報告されている[43]．ただしスボレキサントの物性はタンパク結合率が99％以上と非常に高いため，乳汁中への移行量はきわめて低いと推測され，母乳を中止する理由にはならないと考えられる．

＊ レンボレキサント

レンボレキサント10 mgを他剤とともに授乳期に使用した1例の報告では，レンボレキサントは乳汁中に検出され，RIDは1.21％であった[44]．またレンボレキサント10 mgを単回投与された8例の報告では，RIDは1.96％であった[45]．いずれも乳汁中への移行量は低いと考えられ，母乳を中止する理由とはならない．

（伊藤直樹）

◆ 文献

1) 「精神疾患を合併した，或いは合併の可能性のある妊産婦の診療ガイド」作成委員会：各論10 睡眠-覚醒障害．精神疾患を合併した，或いは合併の可能性のある妊産婦の診療ガイド．2022. Available at : 〈https://fa.kyorin.co.jp/jspn/guideline/kG103-107_s.pdf〉（Accessed January 15, 2024）

2) Heinonen OP, et al.: Birth Defects and Drugs in Pregnancy. Publishing Sciences Group, 1977.

3) Jick H, et al.: First-trimester drug use and congenital disorders. JAMA, 246: 343-346,1981. [PMID: 7241780]

4) Tomson T, et al.: EURAP study group: Dose-dependent risk of malformations with antiepileptic drugs: an analysis of data from the EURAP epilepsy and pregnancy registry. Lancet Neurol, 10: 609-617, 2011. [PMID: 21652013]

5) Hernandez-Diaz S, et al.: North American AED Pregnancy Registry: Comparative safety of antiepileptic drugs during pregnancy. Neurology, 78: 1692-1699, 2012. [PMID: 22551726]

6) Arpino C, et al.: Teratogenic effects of antiepileptic drugs: use of an International Database on Malformations and Drug Exposure（MADRE）. Epilepsia, 41: 1436-1443, 2000. [PMID: 11077457]

7) Bromley R, et al.: Monotherapy treatment of epilepsy in pregnancy: congenital malformation outcomes in the child. Cochrane Database Syst Rev, 8: CD010224, 2023. [PMID: 37647086]

8) Wikner BN, et al.: Are hypnotic benzodiazepine receptor agonists teratogenic in humans? J Clin Psychopharmacol, 31: 356-359, 2011. [PMID: 21508851]

9) Ban L, et al.: First trimester exposure to anxiolytic and hypnotic drugs and the risks of major congenital anomalies: a United Kingdom population-based cohort study. PLoS One, 9: e100996, 2014. [PMID: 24963627]

10) Huitfeldt A, et al.: Associations of Maternal Use of Benzodiazepines or Benzodiazepine-like Hypnotics During Pregnancy With Immediate Pregnancy Outcomes in Norway. JAMA Netw Open, 3: e205860, 2020. [PMID: 32568398]

11) Wang LH, et al.: Increased risk of adverse pregnancy outcomes in women receiving zolpidem during pregnancy. Clin Pharmacol Ther, 88: 369-374, 2010. [PMID: 20686480]

12) Wilton LV, et al.: The outcomes of pregnancy in women exposed to newly marketed drugs in general practice in England. Br J Obstet Gynaecol, 105: 882-889, 1998. [PMID: 9746382]

13) Juric S, et al.: Zolpidem（Ambien）in pregnancy: placental passage and outcome. Arch Womens Ment Health, 12: 441-446, 2009. [PMID: 19657707]

14) Saito J, et al.: Presence of Hypnotics in the Cord Blood and Breast Milk, with No Adverse Effects in the Infant: A Case Report. Breastfeed Med, 17: 349-352, 2022. [PMID: 34935466]

15) Vine T, et al.: Melatonin use during pregnancy and lactation: A scoping review of human studies. Braz J Psychiatry, 44: 342-348, 2022. [PMID: 34730672]

16) Kaaja E, et al.: Enzyme-inducing antiepileptic drugs in pregnancy and the risk of bleeding in the neonate. Neurology, 58: 549-553, 2002. [PMID: 11865131]

17) 日本産科婦人科学会・日本産婦人科医会 編集・監修：CQ802 生後早期から退院までにおける正期産新生児に対する管理の注意点は？ 産婦人科診療ガイドライン-産科編2023, pp.366-372, 日本産科婦人科学会, 2023.

18) 日本小児科学会ほか：新生児と乳児のビタミンK欠乏性出血症発症予防に関する提言．2021. 〈https://www.jpeds.or.jp/modules/guidelines/index.php?content_id=134〉（Accessed January 15, 2024）

19) 「精神疾患を合併した，或いは合併の可能性のある妊産婦の診療ガイド」作成委員会：各論12 妊産婦と向精神薬．精神疾患を合併した，或いは合併の可能性のある妊産婦の診療ガイド．2022. Available at : 〈https://fa.kyorin.co.jp/jspn/guideline/kG114-126_s.pdf〉（Accessed January 15, 2024）

20) Horning MG, et al.: Identification and quantification of drugs and drug metabolites in human breast milk using GC-MS-COM methods.

Mod Probl Paediatr, 15: 73-79, 1975.

21) Kaneko S, et al.: The levels of anticonvulsants in breast milk. Br J Clin Pharmacol, 7: 624-627, 1979. [PMID: 465285]

22) Pote M, et al.: Phenobarbital toxic levels in a nursing neonate. Indian Pediatr, 41: 963-964, 2004. [PMID: 15475647]

23) Gomita Y, et al.: Phenobarbital in Sera of Epileptic Mothers and Their Infants. Am J Ther, 2: 968-971, 1995. [PMID: 11854816]

24) Shimoyama R, et al.: Characteristics of interaction between barbiturate derivatives and various sorbents on liquid chromatography and determination of phenobarbital in Japanese human breast milk. J Liq Chromatogr Relat Technol, 23: 587-599, 2000.

25) Lacey JH: Dichloralphenazone and breast milk. Br Med J, 4: 684, 1971. [PMID: 5134581]

26) Kelly LE, et al.: Neonatal benzodiazepines exposure during breastfeeding. J Pediatr, 161: 448-451, 2012. [PMID: 22504099]

27) Nishimura A, et al.: Benzodiazepine Concentrations in the Breast Milk and Plasma of Nursing Mothers: Estimation of Relative Infant Dose. Breastfeed Med, 16: 424-431, 2021. [PMID: 33449825]

28) Saito J, et al.: Transfer of brotizolam, periciazine, and sulpiride in cord blood and breast milk, and alprazolam in breast milk: a case report. J Pharm Health Care Sci, 8: 10, 2022. [PMID: 35361275]

29) Lemmer P, et al.: Quantification of lorazepam and lormetazepam in human breast milk using GC-MS in the negative chemical ionization mode. J Anal Toxicol, 31: 224-226, 2007. [PMID: 17555647]

30) Hümpel M, et al.: Pharmacokinetics and biotransformation of the new benzodiazepine, lormetazepam, in man. III. Repeated administration and transfer to neonates via breast milk. Eur J Clin Pharmacol, 21: 421-425, 1982. [PMID: 6122580]

31) Kanto JH: Use of benzodiazepines during pregnancy, labour and lactation, with particular reference to pharmacokinetic considerations. Drugs, 23: 354-380, 1982. [PMID: 6124415]

32) Kanto J, et al.: Placental transfer and breast milk levels of flunitrazepam. Curr Ther Res, 26: 539-546, 1979.

33) Chisholm CA, et al.: A guide to the safety of CNS-active agents during breastfeeding. Drug Saf, 17: 127-142, 1997. [PMID: 9285203]

34) Matheson I, et al.: Midazolam and nitrazepam in the maternity ward: milk concentrations and clinical effects. Br J Clin Pharmacol, 30: 787-793, 1990. [PMID: 2288825]

35) Hilbert JM, et al.: Excretion of quazepam into human breast milk. J Clin Pharmacol, 24: 457-462, 1984. [PMID: 6150944]

36) Matheson I, et al.: The excretion of zopiclone into breast milk. Br J Clin Pharmacol, 30: 267-271, 1990. [PMID: 2206788]

37) Mathieu O, et al.: Case report: In utero exposure and safe breastfeeding in two premature twins of a chronically treated mother with high doses of zopiclone. Fundam Clin Pharmacol, 24: 424, 2010.

38) Pons G, et al.: Zolpidem excretion in breast milk. Eur J Clin Pharmacol, 37: 245-248, 1989. [PMID: 2612539]

39) Saito J, et al.: Transfer of Zolpidem to Cord Blood and Breast Milk: A Case Series Evaluating Zolpidem Serum Levels and Outcomes in Birth and Suckling Infants. Breastfeed Med, 17: 1034-1038, 2022. [PMID: 36301249]

40) Richardson G, et al.: Effects of long-term exposure to ramelteon, a melatonin receptor agonist, on endocrine function in adults with chronic insomnia. Hum Psychopharmacol, 24: 103-111, 2009. [PMID: 19090503]

41) Vine T, et al.: Melatonin use during pregnancy and lactation: A scoping review of human studies. Braz J Psychiatry, 44: 342-348, 2022. [PMID: 34730672]

42) Illnerová H, et al.: Melatonin rhythm in human milk. J Clin Endocrinol Metab, 77: 838-841, 1993. [PMID: 8370707]

43) Ishikawa H, et al.: Validated UPLC-MS/MS method for quantification of melatonin receptor agonists and dual orexin receptor antagonists in human plasma and breast milk: Application to quantify suvorexant and lemborexant in clinical samples. J Pharm Biomed Anal, 251: 116432, 2024. [PMID: 39180895]

44) Saito J, et al.: Lemborexant levels in maternal serum, cord blood, and breast milk during pregnancy and lactation: A case report. Psychiatry Clin Neurosci Rep, 2: e62, 2023.

45) Rawal S, et al.: Lemborexant levels in breast milk after single doses in healthy, lactating women. Br J Clin Pharmacol, 90: 158-163, 2024. [PMID: 37565541]

38 / 抗精神病薬

医薬品	添付文書情報（巻頭参照）		総合評価（巻頭参照）	
	妊娠	授乳	妊娠	授乳
第一世代抗精神病薬：フェノチアジン系				
クロルプロマジンフェノールフタリン酸塩 chlorpromazine phenolphthalinate ◆ウインタミン	有益性	添文②	使用可	本文参照
クロルプロマジン塩酸塩　chlorpromazine hydrochloride ◆コントミン	有益性	添文②	使用可	本文参照
レボメプロマジン　levomepromazine ◆ヒルナミン，レボトミン	有益性	添文②	使用可	情報なし
フルフェナジン　fluphenazine ◆フルメジン，フルデカシン	有益性	添文②	使用可	情報なし
ペルフェナジン　perphenazine ◆ピーゼットシー	有益性	添文②	使用可	本文参照
プロクロルペラジン　prochlorperazine ◆ノバミン	有益性	添文②	使用可	情報なし
プロペリシアジン　propericiazine ◆ニューレプチル	有益性	—	使用可	情報なし
第一世代抗精神病薬：ブチロフェノン系				
ハロペリドール　haloperidol ◆セレネース	禁忌	添文②	使用可	使用可
ハロペリドールデカン酸エステル haloperidol decanoate ◆ハロマンス	禁忌	添文②	使用可	使用可
ブロムペリドール　bromperidol ◆ブロムペリドール	禁忌	添文②	使用可	情報なし
ピパンペロン　pipamperone ◆プロピタン	有益性	添文②	使用可	情報なし
スピペロン　spiperone ◆スピロピタン	有益性	添文②	使用可	情報なし
チミペロン　timiperone ◆トロペロン	禁忌	添文②	使用可	情報なし

医薬品	添付文書情報（巻頭参照）		総合評価（巻頭参照）	
	妊娠	授乳	妊娠	授乳
第一世代抗精神病薬：ベンザミド系				
スルピリド　sulpiride ◆ドグマチール	有益性	添文2	使用可	本文参照
スルトプリド　sultopride ◆バルネチール	有益性	添文2	使用可	情報なし
チアプリド　tiapride ◆グラマリール	有益性	添文2	使用可	情報なし
ネモナプリド　nemonapride ◆エミレース	有益性	添文2	使用可	情報なし
第一世代抗精神病薬：その他				
ゾテピン　zotepine ◆ロドピン	有益性	添文2	使用可	情報なし
第二世代抗精神病薬：セロトニン・ドパミン遮断薬（SDA）				
リスペリドン　risperidone ◆リスパダール	有益性	添文3	本文参照	使用可
パリペリドン　paliperidone ◆インヴェガ	有益性	添文3	使用可	使用可
ペロスピロン　perospirone ◆ルーラン	有益性	添文3	使用可	情報なし
ブロナンセリン　blonanserin ◆ロナセン	有益性	添文3	使用可	情報なし
ルラシドン　lurasidone ◆ラツーダ	有益性	添文3	使用可	使用可
第二世代抗精神病薬：多元受容体作用抗精神病薬（MARTA）				
オランザピン　olanzapine ◆ジプレキサ	有益性	添文2	使用可	使用可
クエチアピン　quetiapine ◆セロクエル，ビプレッソ	有益性	添文3	使用可	使用可
クロザピン　clozapine ◆クロザリル	有益性	添文2	使用可	本文参照
アセナピン　asenapine ◆シクレスト	有益性	添文3	使用可	情報なし
第二世代抗精神病薬：ドパミン受容体部分作動薬（DPA）				
アリピプラゾール　aripiprazole ◆エビリファイ	有益性	添文3	使用可	使用可
ブレクスピプラゾール　brexpiprazole ◆レキサルティ	有益性	添文3	使用可	情報なし

	添付文書情報（巻頭参照）		総合評価（巻頭参照）	
医薬品	妊娠	授乳	妊娠	授乳
第二世代抗精神病薬：その他				
モサプラミン　mosapramine ◆クレミン	禁忌	添文①	情報なし	情報なし

✳ 妊娠計画期

　抗精神病薬は，気分障害や統合失調症の患者に対して使用されることが多い．抗精神病薬のドパミンD_2受容体遮断作用により薬剤性高プロラクチン血症が起こり，排卵障害，無月経，乳汁漏出，妊孕性低下の原因となることがあるが，非定型抗精神病薬のほうが定型抗精神病薬よりもこのような副作用が少ないので，近年非定型抗精神病薬が統合失調症の治療の中心となるにつれて，統合失調症女性の妊娠が従来よりも多くなってきている．したがって，妊娠可能年齢の統合失調症女性患者については，妊娠について考慮しておく必要がある．

❶ 統合失調症

　統合失調症は，発症危険率が約0.8%であり（120人に1人程度），それほどまれな疾患ではない[1]．発症年齢は15 〜 35歳が大半で，男性のピークは15 〜 24歳，女性のピークは25 〜 34歳と女性のほうがやや年齢が高い．症状としては，幻覚や妄想，緊張病症状などからなる陽性症状と感情の鈍麻・平板化，思考や会話の貧困化，自発性減退，社会的引きこもりなどの陰性症状が主体である．病期は大きく2つに分けられており，幻覚や妄想，精神運動興奮などを呈して，時には入院を要する急性期と慢性的な幻覚や妄想があるものの精神運動興奮は乏しい慢性期に分けられる．治療としては，抗精神病薬を中心とした薬物療法，電気けいれん療法，心理社会的療法などが行われるが，病識が欠如（自分が治療を要する状態であるという認識がない）している患者が多く，まずは患者と良好な関係（患者−医療者関係）を築くことが必要である．

　統合失調症に対しては，急性期でも慢性期でも抗精神病薬の服薬継続が強く推奨されている[2]．たとえ病状が安定しても，服薬中断による再発，再入院，精神症状の増悪，QOLの低下などのリスクのほうが，服薬による有害事象よりも，高いとされているためである．そのため，妊娠を希望する患者については，治療早期からプレコンセプションケアを行っておく必要がある．

❷ 気分障害

　気分障害はDSM-5-TR[3]における抑うつ障害群（うつ病など）と双極症を合わせた疾患群である．アリピプラゾールなどの一部の抗精神病薬はうつ病や双極症に対しても適

応があり，よく使用されている．うつ病はうつ症状のみを認める疾患であるが，双極症では躁症状も認められる．

　うつ状態（精神医学的にはうつ病エピソード）は基本症状として，抑うつ気分と興味関心の喪失が認められるが，食欲の急激な変動（食欲不振または過食），睡眠の変化（不眠または過眠），意欲低下，反復する希死念慮などがあげられる．周産期に新たに発症する場合や寛解していた患者が再燃する場合もあり，妊産婦の自殺や嬰児殺し，無理心中などにつながることもあるため，注意が必要である．躁状態（精神医学的な躁病エピソード）は，気分の高揚，気力・活動性の増加，過度の自尊心・誇大的思考，睡眠欲求の減少などを認める．双極症ではうつ状態と躁状態を繰り返すため，再燃を予防するための気分安定薬や抗精神病薬が使用される，維持療法が推奨されている（『日本うつ病学会診療ガイドライン 双極性障害（双極症）2023』CQ4-1)[4]．妊娠中でも維持療法の中断は，非妊娠期と同様かそれ以上に再燃のリスクが高いと考えられており（『日本うつ病学会診療ガイドライン 双極性障害（双極症）2023』CQ6-2)[4]，産褥精神病のリスクにもなるため[5]，服薬のベネフィット・リスクを含めたプレコンセプションケアが必要である．

　うつ病については，寛解期であれば維持療法が必要とは限らないが，再発が繰り返されている場合には維持療法が望ましい場合もある．また周産期発症のうつ病もあるため，再発した場合の服薬についての情報提供を含めたプレコンセプションケアが必要である．

　プレコンセプションケアの詳細は日本精神神経学会・日本産科婦人科学会が編集した『精神疾患を合併した，或いは合併の可能性のある妊産婦の診療ガイド：総集編』[6]や『向精神薬と妊娠・授乳　改訂3版』 第2章2挙児希望者・妊産婦に対する向精神薬の適正使用への対応[7]を参考にされたい．

✳ 妊娠期　胎児へ与える影響および使い方

　妊娠中に抗精神病薬を中止した場合の統合失調症の再発率を明らかにした研究はないが，維持期統合失調症の患者を対象とし，抗精神病薬継続とプラセボ投与を比較した65件のランダム化比較試験に基づくメタ解析では，投薬継続のほうがプラセボ群よりも再発率，再入院率が低かったと報告されている[8]．安易な減薬や服薬中止は疾患再発のリスクを増加させ，妊娠中断，流早産につながる可能性がある．また，妊娠中の不安は，胎児の形態異常や出生後の神経行動学的問題，妊娠合併症，産褥期経過などさまざまな面で悪影響をもたらす可能性が指摘されている[9]．『周産期メンタルヘルス コンセンサスガイド2017』では，妊娠中の抗精神病薬使用による胎児や妊娠への影響は否定できないが，統合失調症患者が服薬を中止すると症状が再燃する可能性があるため，原則として妊娠中も服薬を継続することを推奨している[10]．

❶ 第一世代抗精神病薬の催奇形性

第一世代抗精神病薬については，個々の薬剤の影響について検討した大規模な研究の報告はない．2016年に報告されたHuybrechtsらによる米国の全国的なレジストリデータベースを使用した研究では，妊娠第1三半期に抗精神病薬に曝露された9,991例のうち第一世代抗精神病薬に曝露された733例において，先天大奇形全体のリスク増加との関連は認められなかった（リスク比0.90 [95% CI：0.62-1.31]）．心奇形に関しても同様に関連は認められなかった（リスク比0.75 [95% CI：0.39-1.43]）[11].

❷ 第二世代抗精神病薬の催奇形性

前述のHuybrechtsら（2016）による研究では，妊娠第1三半期に第二世代抗精神病薬に曝露された9,258例において，先天大奇形全体のリスク増加との関連は認められず（リスク比1.05 [95% CI：0.96-1.16]），心奇形に関しても同様に関連は認められなかった[11].また，第一世代抗精神病薬と第二世代抗精神病薬を比較して先天異常発生率の差は認められていない．

フィンランドの国家レジストリによる研究では，妊娠初期に第二世代抗精神病薬に子宮内曝露された3,478例における先天大奇形発生リスクは，非曝露22,540例との比較（調整オッズ比0.92 [95% CI：0.72-1.19]），第一世代抗精神病薬曝露1,030例との比較（調整オッズ比0.82 [95% CI：0.56-1.20]）において有意差は認められなかった[12].

1996～2018年までの北欧5ヵ国と米国の全国的なレジストリデータベースを使用した研究では，妊娠初期に第二世代抗精神病薬に曝露された21,751例，第一世代抗精神病薬曝露群6,371例と非曝露群6,455,324例で先天大奇形の発生率を比較した（前の報告と重複する）．大奇形の有病率は，非曝露乳児では2.7 [95% CI：2.7-2.8]，第二世代抗精神病薬に曝露された乳児では4.3 [95% CI：4.1-4.6]，第一世代抗精神病薬曝露乳児では3.1 [95% CI：2.7-3.5] で有意差は認められなかった[13].

個別の薬剤についての情報は次のとおりである．

＊ クエチアピンフマル酸塩

前述のHuybrechtsら（2016）による研究では，妊娠第1三半期にクエチアピンに曝露された4,221例において疾患などの交絡因子を調整すると非曝露の場合と比較して先天大奇形（リスク比1.01 [95% CI：0.88-1.17]）および心奇形（リスク比1.07 [95% CI：0.85-1.35]）発生リスクの有意な増加は認められなかった[11].

＊ アリピプラゾール

前述のHuybrechtsら（2016）による研究では，妊娠第1三半期にアリピプラゾールに曝露された1,756例において疾患などの交絡因子を調整すると非曝露の場合と比較して先天大奇形（調整後リスク比0.95 [95% CI：0.76-1.19]）および心奇形（リスク比0.93 [95% CI：0.64-1.37]）の発生リスクの有意な増加は認められなかった[11].

＊ リスペリドン

前述のHuybrechtsら（2016）による研究では，妊娠第1三半期にリスペリドンに曝

露された1,566例における先天大奇形全体のリスクについてわずかではあるが有意な増加が認められた（リスク比1.26［95% CI：1.02-1.56］）．心奇形に関しては有意な増加は認められなかった（リスク比1.26［95% CI：0.88-1.81］）[11]．

＊ オランザピン

前述の2016年に報告された大規模なデータベース研究では，妊娠第1三半期にオランザピンに曝露された1,394例において疾患などの交絡因子を調整すると非曝露の場合と比較して先天大奇形（リスク比1.09［95% CI：0.85-1.41］）および心奇形（リスク比0.99［95% CI：0.64-1.53］）の発生リスクの有意な増加は認められなかった[11]．

前述のフィンランドの国家レジストリによる研究では，妊娠初期にオランザピンに子宮内曝露された413例において非曝露症例と比較して奇形全体のリスクの有意な増加が認められた（調整オッズ比2.12［95% CI：1.19-3.76］）[12]．

また，前述の1996〜2018年までの北欧5ヵ国と米国の大規模データベースを使用した研究において，オランザピン曝露3,110例では口裂との関連が認められたが（調整オッズ比2.1［95% CI：1.1-4.3］），単剤曝露例に限定した分析では関連はなかった（調整オッズ比1.1［95% CI：0.4-2.8］）[13]．

＊ その他の第二世代抗精神病薬

アセナピン，ブロナンセリン，ペロスピロン，クロザピン，ルラシドン，ブレクスピプラゾールについては，個々の薬剤の影響について検討した大規模な研究の報告はない．現時点では明らかに先天異常発生との関連があるとする報告はない．

リスペリドンとオランザピンに関してはさらなる研究が必要であるが，現時点では第二世代抗精神病薬は重大な催奇形物質ではない可能性が高い．

現時点では，妊娠初期の抗精神病薬使用によって先天異常発生リスクが大きく増加するとの報告はなく，薬剤別のリスクの違いも明らかではないため，安定した妊婦に対して薬剤の変更は行わないほうがよいと考えられる．

❸ 妊娠への影響

妊娠中の抗精神病薬使用により早産や胎児発育不全につながるとの懸念がもたれているが，原疾患の影響である可能性がある．『NICE ガイドライン2014』[14] で妊娠中の抗精神病薬使用と small for gestational age，早産との関連についてのコホート研究のメタアナリシスを行い，抗精神病薬使用による有意なリスク増加が示されたが，精神疾患を有する非曝露対照群と比較した研究に限定すると，リスク増加は統計学的に有意ではなくなったとしている．最近の高次元プロペンシティスコアマッチングを行ったコホート研究でも抗精神病薬使用者と非使用者で早産率に差は認められず，原疾患自体が影響していると考えられる．

❹ 妊娠糖尿病との関連

　前述したように抗精神病薬は肥満や糖代謝異常と関連するので，妊娠糖尿病発症のリスク増加が懸念される．第二世代抗精神病薬を使用中に妊娠した女性において，投与を継続した場合と妊娠初期に中止した場合の妊娠糖尿病発症のリスクを比較した研究では，オランザピン使用継続者とクエチアピン使用継続者は，それぞれの中止者と比較して妊娠糖尿病発症率が有意に高く（オランザピン調整リスク比1.61 [95% CI：1.13-2.29]，クエチアピン調整リスク比1.28 [95% CI：1.01-1.62]），妊娠中の使用継続が妊娠糖尿病のリスク増加と関連する可能性が示唆されている[15]．2021年のメタアナリシスでは，観察研究6件に基づいて抗精神病薬の使用後に妊娠糖尿病のリスクが増加したが（リスク比1.24 [95% CI：1.08-1.42]），第二世代抗精神病薬への曝露のみを含む2つの研究に限定した分析では関連性は示されなかったと報告されている（リスク比1.12 [95% CI：0.79-1.6]）[16]．第二世代抗精神病薬を服用している患者が妊娠した場合，一般の妊婦と異なる特別な介入が必要かどうかを議論するためには追加研究が必要であるが，少なくとも通常の妊婦に対して行われる耐糖能スクリーニングは受けるべきである．

❺ 出生後の神経発達への影響

　母親が妊娠中に抗精神病薬を使用した際の児の発達への影響を調べた研究では，抗精神病薬曝露群と非曝露群で生後52週齢時の発達検査の平均スコアや発達遅延率を比較したところ，統計学的有意差はみられなかったとした報告がある[17]．曝露群のほうが神経学的検査の結果が悪かったとの報告もあるが，母親の精神症状の影響が調整されていない[18]．

　米国の保険データベースを使用して母親が妊娠の後半に抗精神病薬を処方された児の14歳までの追跡を行った研究では，抗精神病薬曝露は児の神経発達障害（自閉スペクトラム症，注意欠陥多動障害，知的障害，言語障害，学習困難，発達性協調運動障害，行動障害）と関連しないがアリピプラゾールに関してはリスクが否定できないと報告されている[19]．

❻ 新生児不適応症候群

　分娩直前まで抗精神病薬を使用していた場合，胎盤移行した薬物による錐体外路症状や新生児不適応症候群の症状が出生後数日以内の新生児にみられることがあるが[20,21]，薬剤別の発症頻度や重症度の違いは明らかになっていない．症状は易刺激性，不穏，神経過敏，振戦，筋緊張低下，筋硬直，呼吸障害，哺乳障害などで，対症療法のみで治癒することが多い．このような症状を防ぐ目的で分娩前に服薬を中止する必要はないが，分娩する施設に服薬状況を伝えて新生児の注意深い観察を行う必要がある．

　新生児不適応症候群については，1章「3．妊娠期の薬物治療による出生児への影響」での解説（p.14）も参照されたい．

妊娠中の精神状態

　統合失調症における抗精神病薬の中断は，非妊娠期の中断と同程度のリスクがあると考えられており，急性増悪のリスクは高い．統合失調症が急性増悪した場合は激しい幻覚・妄想，精神運動興奮を伴い，多くの場合入院を要する．妊婦として適切な行動が難しく，妊娠継続そのものが困難になることもある．そのため，減量前の薬剤量では対応できないケースも多く，少なくとも一時的には高用量の抗精神病薬を要することが臨床経験上多い．そのため，妊娠中の抗精神病薬減量や中断は非常に慎重に検討するべきで，リスクについて十分に本人家族に説明が必要である．また統合失調症の罹病歴が長い患者では，自己の判断に自信がもてず，家族や周囲の人に左右されてしまうことも多いため，家族も含めた説明が必要である．

　双極症においても，非妊娠期と同様，抗精神病薬の中断は躁状態またはうつ状態の再燃リスクを増加させる．統合失調症同様，増悪すると入院を要することも多い．うつ状態では自殺のリスクや食欲不振による低栄養なども懸念される．躁状態では，妊娠中にそぐわない過度の運動や逸脱行為に至る危険もある．

✼ 授乳期　乳汁中への移行および使い方

　母乳栄養には母児双方にとって大きなベネフィットがあるので，母親が抗精神病薬を使用しているからといって母乳栄養をあきらめる必要はない．完全母乳栄養は疲労や睡眠不足につながり病状に影響する可能性があるが，人工乳を使用する場合も患者本人が調乳や授乳を行う場合には負担になるので，家族などの支援を得ることが肝要である．個別にベネフィット・リスクを比較勘案して方針を決定するべきである．

　ここでは，主な薬剤とその代謝物の乳汁中への移行データや乳児への影響に関する情報を示す．特に情報が少ない薬剤を使用しながら授乳する場合には，児の鎮静や嗜眠，哺乳不良，体重増加不良に注意が必要である．

❶ 第一世代抗精神病薬

＊ クロルプロマジン

　母親がクロルプロマジンを服用している場合，乳汁中にクロルプロマジンが検出されるが，報告されたそれぞれの濃度は母親の用量や血清濃度に相関していないため，授乳による乳児への影響を評価することが難しい[22]．母親がクロルプロマジンを服用しているときに授乳された児に嗜眠がみられたという報告が複数あるので，注意が必要である[23]．長期間追跡したデータは限られているが，単剤作用の場合には発達への影響はなかったとの報告がある[24]．

＊ ペルフェナジン

フェノチアジン系抗精神病薬のペルフェナジンは，24 mg/日以下の使用に伴う母乳中濃度は低かったと報告されている（RID 0.1%）[25]．

＊ ハロペリドール

ブチロフェノン系抗精神病薬のハロペリドールは，10 mg/日以下のハロペリドール使用では母乳中の濃度は低く，乳児への影響はないと考えられる[24]．

＊ スルピリド

スルピリド100 mg/日の投与では平均乳汁中濃度が970 mcg/L（範囲：260 〜 1,970 μg/L）と報告されている[26]．また同様に100 mg/日の投与で乳汁中濃度が446 μg/L（投与後7.5時間），192 μg/L（11.5時間）だった例が報告されている[27]．これらから推定されるRIDは10%を挟んでばらつきが大きいが，乳児への影響は認めなかったとする報告が散見される[28,29]．なおスルピリドにはプロラクチン分泌増加作用があるが，それが乳汁増加につながるかどうかを明確に示した報告はない．

❷ 第二世代抗精神病薬

＊ アリピプラゾール

母乳中のアリピプラゾールを測定した報告からは，15 mg/日までの投与では乳汁中の量は少なく，乳児に影響を及ぼす可能性は低いと考えられる[30-33]．

＊ オランザピン

授乳中のオランザピン使用についての報告はいくつかあり，母親が20 mg/日以下のオランザピンを使用している場合には，乳汁中のオランザピン濃度は低かった[34,35]．また，母乳を飲んだ乳児の血清中にはほとんど検出されなかった[36,37]．

＊ クエチアピンフマル酸塩

クエチアピン400 mg/日以下の服用では，母乳中の濃度は低い[38-44]．授乳中にクエチアピンを投与されている9例における薬物動態学的研究では，投与2時間後のMP比の平均は0.47［95% CI: 0.13-1.67］でRIDの平均は0.16%［95% CI: 0.04-0.35］であった[44]．また，クエチアピンを服用している母親の母乳を飲んでいる乳児に，有害事象は認められなかったとの報告がいくつかある[39,42-45]．

＊ リスペリドン，パリペリドン

リスペリドンとその主要活性代謝物であるパリペリドン（9-ヒドロキシリスペリドン）については，RIDは4.3%[46]，3.3%[47]，4.7%[48]との報告がある．また，母乳栄養で育てられている乳児の発達への影響はみられなかったと報告されている[46-49]．

＊ クロザピン

クロザピンの乳汁移行に関する報告は1つだけあり，RIDは1.4%と報告されている[50]．クロザピンには無顆粒球症などの重篤な副作用があるため，服用中の授乳については推奨されていない．

＊ ルラシドン塩酸塩

1例の報告ではルラシドンの乳汁移行は非常に少なく RID は0.29％で，39日間授乳された乳児に副作用は認められなかった[51]．

＊ アセナピンマレイン酸塩，ペロスピロン塩酸塩水和物，ブロナンセリン，ブレクスピプラゾール

これら薬剤については，乳汁移行や授乳した場合の乳児への影響に関するデータがない．

関連情報 ▶ **産褥期の精神状態**

　産褥期には，出産後のホルモンバランスの大幅な変化，育児ストレス，生活環境の変化など，統合失調症の一般的な増悪因子が多く，急性増悪を起こすことがある．急性精神病状態を呈し，入院加療を必要とすることが多い産褥期精神病は産後8日ごろが発症のピークであり，前回出産での既往や双極症の患者では特に注意が必要である[52]．産後うつ病は産後40日程度が発症のピークであり，産後数ヵ月は経過をみたほうがよい．

　また，添付文書上授乳との両立が不可能な記載となっている薬剤に関して，主治医に相談せずに服薬を中断してしまい再燃するケースも散見される．そのため，産前から養育環境に問題がないか（出産後は誰が育児をするのか，育児をサポートする家族はいるのか）を確認し，問題があれば積極的に保健所や自治体への相談を勧めることが望ましい．授乳については必ずしもリスクは高くないため，産前から授乳の希望について確認し，服薬継続が必要であることを本人・家族に納得してもらうことが望ましい．

（伊藤賢伸，渡邉央美）

文献

1) 尾崎紀夫ほか：標準精神医学 第8版．p. xvii, 575, 医学書院，2021.

2) 日本神経精神薬理学会，日本臨床精神神経薬理学会編：統合失調症薬物治療ガイドライン 2022. CQ1-1，CQ2-1.

3) American Psychiatric A：DSM-5-TR 精神疾患の分類と診断の手引．髙橋三郎ほか監訳，p. 78, 401, 医学書院，2023.

4) 日本うつ病学会，気分障害の治療ガイドライン検討委員会・双極性障害委員会編：日本うつ病学会診療ガイドライン 双極症 2023. p. xv, 240, 医学書院，2023.

5) 伊藤賢伸ほか：11 産褥精神病．p. 104, メディカ出版，2023.

6) 「精神疾患を合併した，或いは合併の可能性のある妊産婦の診療ガイド：総集編」(https://www.jspn.or.jp/modules/advocacy/index.php?content_id=87)

7) 伊藤真也ほか：向精神薬と妊娠・授乳 改訂3版．p. xiv, 254, 南山堂，2023.

8) Leucht S, et al.: Antipsychotic drugs versus placebo for relapse prevention in schizophrenia: a systematic review and meta-analysis. Lancet, 379: 2063-2071, 2012. [PMID: 22560607]

9) Gentile S: Bipolar disorder in pregnancy: to treat or not to treat? BMJ, 345: e7367. [PMID: 23144175]

10) 日本周産期メンタルヘルス学会：CQ8. 妊娠中の統合失調症に対する抗精神病薬使用のリスクベネフィットは？周産期メンタルヘルス コンセンサス ガイド 2017. Available at:〈http://pmhguideline.com/consensus_guide/cq08.pdf.〉

11) Huybrechts KF, et al.: Antipsychotic Use in Pregnancy and the Risk for Congenital Malformations. JAMA Psychiatry, 73: 938-946, 2016. [PMID: 27540849]

12) Ellfolk M, et al.: Second-generation antipsychotic use during pregnancy and risk of congenital malformations. Eur J Clin Pharmacol, 77: 1737-1745, 2021. [PMID: 34100993]

13) Huybrechts KF, et al.: Association of In Utero Antipsychotic Medication Exposure With Risk of Congenital Malformations in Nordic Countries and the US. JAMA Psychiatry, 80: 156-166, 2023. [PMID: 36477338]

14) (NICE) NIfHaCE: Antenatal and Postnatal Mental Health: the Nice Guideline on Clinical Management. NICE Clinical Guideline, pp. 1-919, 2014.

15) Park Y, et al.: Continuation of Atypical Antipsychotic Medication During Early Pregnancy and the Risk of Gestational Diabetes. Am J Psychiatry, 175: 564-574, 2018. [PMID: 29730938]

16) Wang Z, et al.: The use of antipsychotic agents during pregnancy and the risk of gestational diabetes mellitus: a systematic review and meta-analysis. Psychol Med, 51: 1028-1037, 2021. [PMID: 31969198]

17) Peng M, et al.: Effects of prenatal exposure to atypical antipsychotics on postnatal development and growth of infants: a case-controlled, prospective study. Psychopharmacology (Berl), 228: 577-584, 2013. [PMID: 23559219]

18) Johnson KC, et al.: Prenatal antipsychotic exposure and neuromotor performance during infancy. Arch Gen Psychiatry, 69: 787-794, 2012. [PMID: 22474072]

19) Straub L, et al.: Association of Antipsychotic Drug Exposure in Pregnancy With Risk of Neurodevelopmental Disorders: A National Birth Cohort Study. JAMA Intern Med, 182: 522-533, 2022. [PMID: 35343998]

20) Kulkarni J, et al.: A prospective cohort study of antipsychotic medications in pregnancy: the first 147 pregnancies and 100 one year old babies. PLoS One, 9: e94788, 2014. [PMID: 24787688]

21) Gentile S: Antipsychotic therapy during early and late pregnancy. A systematic review. Schizophr Bull, 36: 518-544, 2010. [PMID: 18787227]

22) Blacker KH, et al.: MOTHER'S MILK AND CHLORPROMAZINE. Am J Psychiatry, 119: 178-a-179, 1962.

23) Wiles DH, et al.: Chlorpromazine levels in plasma and milk of nursing mothers. Br J Clin Pharmacol, 5: 272-273, 1978. [PMID: 656275]

24) Yoshida K, et al.: Neuroleptic drugs in breast-milk: a study of pharmacokinetics and of possible adverse effects in breast-fed infants. Psychol Med, 28: 81-91, 1998. [PMID: 9483685]

25) Olesen OV, et al.: Perphenazine in breast milk and serum. Am J Psychiatry, 147: 1378-1379, 1990. [PMID: 2400007]

26) Aono T, Shioji T, Aki T, et al.: Augmentation of puerperal lactation by oral administration of sulpiride. J Clin Endocrinol Metab, 48: 478-482, 1979. [PMID: 429499]

27) Saito J, Tachibana Y, Wada YS, et al.: Transfer of brotizolam, periciazine, and sulpiride in cord blood and breast milk, and alprazolam in breast milk: A case report. J Pharm Health Care Sci, 8: 10, 2022. [PMID: 35361275]

28) Ylikorkala O, Kauppila A, Kivinen S, et al.: Treatment of inadequate lactation with oral sulpiride and buccal oxytocin. Obstet Gynecol, 63: 57-60, 1984. [PMID: 6361642]

29) Ylikorkala O, Kauppila A, Kivinen S, et al.: Sulpiride improves inadequate lactation. Br Med J (Clin Res Ed), 285: 249-251, 1982. [PMID: 6807435]

30) Schlotterbeck P, et al.: Aripiprazole in human milk. Int J Neuropsychopharmacol, 10: 433, 2007. [PMID: 17291382]

31) Lutz UC, et al.: Aripiprazole in pregnancy and lactation: a case report. J Clin Psychopharmacol, 30: 204-205, 2010. [PMID: 20520299]

32) Watanabe N, et al.: Perinatal use of aripiprazole: a case report. J Clin Psychopharmacol, 31: 377-379, 2011. [PMID: 21532364]

33) Nordeng H, et al.: Transfer of aripiprazole to breast milk: a case report. J Clin Psychopharmacol, 34: 272-275, 2014. [PMID: 24525642]

34) Ambresin G, et al.: Olanzapine excretion into breast milk: a case report. J Clin Psychopharmacol, 24: 93-95, 2004. [PMID: 14709955]

35) Croke S, et al.: Olanzapine excretion in human breast milk: estimation of infant exposure. Int J Neuropsycho-pharmacol, 5: 243-247, 2002. [PMID: 12366877]

36) Gardiner SJ, et al.: Transfer of olanzapine into breast milk, calculation of infant drug dose, and effect on breast-fed infants. Am J Psychiatry, 160: 1428-1431, 2003. [PMID: 12900304]

37) Kirchheiner J, et al.: Healthy outcome under olanzapine treatment in a pregnant woman. Pharmacopsychiatry, 33: 78-80, 2000. [PMID: 10761825]

38) Pastol J, et al.: Measuring drug concentrations in breast milk to improve therapeutic monitoring and patient adherence in bipolar disorder: A case report. Aust N Z J Psychiatry, 56: 96, 2022. [PMID: 33938286]

39) Lee A, et al.: Excretion of quetiapine in breast milk. Am J Psychiatry, 161: 1715-1716, 2004. [PMID: 15337669]

40) Misri S, et al.: Quetiapine augmentation in lactation: a series of case reports. J Clin Psychopharmacol, 26: 508-511, 2006. [PMID: 16974194]

41) Rampono J, et al.: Quetiapine and breast feeding.

Ann Pharmacother, 41: 711-714, 2007. [PMID: 17374621]

42) Aydin B, et al.: Olanzapine and quetiapine use during breastfeeding: excretion into breast milk and safe breastfeeding strategy. J Clin Psychopharmacol, 35: 206-208, 2015. [PMID: 25679127]

43) Van Boekholt AA, et al.: Quetiapine concentrations during exclusive breastfeeding and maternal quetiapine use. Ann Pharmacother, 49: 743-744, 2015. [PMID: 25975996]

44) Yazdani-Brojeni P, et al.: Quetiapine excretion into human breast milk? J Clin Psychopharmacol, 38: 362-364, 2018. [PMID: 29912789]

45) Gentile S: Quetiapine-fluvoxamine combination during pregnancy and while breastfeeding. Arch Womens Ment Health, 9: 158-159, 2006. [PMID: 16683078]

46) Hill RC, et al.: Risperidone distribution and excretion into human milk: case report and estimated infant exposure during breast-feeding. J Clin Psychopharmacol, 20: 285-286, 2000. [PMID: 10770482]

47) Ilett KF, et al.: Transfer of risperidone and 9-hydroxyrisperidone into human milk. Ann Pharmacother, 38: 273-276, 2004. [PMID: 14742766]

48) Weggelaar NM, et al.: A case report of risperidone distribution and excretion into human milk: how to give good advice if you have not enough data available. J Clin Psychopharmacol, 31: 129-131, 2011. [PMID: 21192160]

49) Aichhorn W, et al.: Risperidone and breast-feeding. J Psychopharmacol, 19: 211-213, 2005. [PMID: 15728443]

50) Barnas C, et al.: Clozapine concentrations in maternal and fetal plasma, amniotic fluid, and breast milk. Am J Psychiatry, 151: 945, 1994. [PMID: 8185013]

51) Keightley P, et al.: Lurasidone in lactation: A case study with laboratory and clinical outcomes. Aust N Z J Psychiatry, 54:1035-1036, 2020. [PMID: PMID: 32611245]

52) 伊藤賢伸ほか：第2章 統合失調症スペクトラム障害およびほかの精神病性障害 8.産褥期精神病. 精神科治療における処方ガイドブック（精神科治療学 第30巻増刊号），星和書店，2015.

39 / ADHD 治療薬

医薬品	添付文書情報（巻頭参照）		総合評価（巻頭参照）	
	妊娠	授乳	妊娠	授乳
選択的ノルアドレナリン再取り込み阻害薬				
アトモキセチン　atomoxetine ◆ストラテラ	有益性	添文③	使用可	本文参照
選択的α$_{2A}$アドレナリン受容体作動薬				
グアンファシン　guanfacine ◆インチュニブ	禁忌	添文③	情報なし	情報なし
中枢神経刺激薬				
メチルフェニデート　methylphenidate ◆コンサータ	有益性	添文②	本文参照	使用可
リスデキサンフェタミン　lisdexamfetamine ◆ビバンセ	有益性	添文②	本文参照	使用可

❋ 妊娠計画期

　抗精神病薬と同様，妊娠計画期にはプレコンセプションケアが必要である．服薬を中止する場合，症状の再燃に対して注意が必要だが，中断症状が起こらないよう漸減中止は可能と思われる．しかしながら，日本および海外のガイドラインでも服薬中止のタイミングなどについての記載は認められなかった[1-4]．ADHDは薬物療法を中止しても，統合失調症や気分障害のように急性増悪することは考えにくいが，不注意が再燃することで本人のQOLが低下するリスクはある．服薬の中止については，患者や家族と共同意思決定（SDM）を行う必要がある．

❋ 妊娠期　胎児へ与える影響および使い方

❶ ADHDと妊娠

　ADHDはうつ病や統合失調症と違い，服薬中断により本来の症状が認められるものの，急性増悪することは考えにくい．ADHD治療薬を継続するかどうかは，もともと

の症状の程度によって中断も含めて考慮する必要がある.

　ADHDの患者は，対照群[*]と比較して，仕事を辞めたり解雇されたりする頻度が高く，雇用者からの評価も有意に低いこと，精神障害の合併率が高いこと，物質使用障害が多いこと，交通事故が多いことなどが指摘されている[5,6].また，周産期うつ病の発症リスクが対照群と比較して3倍程度になるとの報告もあり，注意が必要である[5,7].

❷　選択的ノルアドレナリン再取り込み阻害薬

＊ アトモキセチン塩酸塩

・催奇形性

　妊娠初期の使用に関しては，北欧各国の国民レジストリと米国のメディケイドデータベースをもとにした研究の報告がある.妊娠第1三半期にアトモキセチンの処方を受けた母親の出生児990例において，大奇形（調整有病率比 0.99［95% CI：0.74-1.34］），心奇形（調整有病率比 1.34［95% CI：0.86-2.09］），四肢奇形（調整有病率比 0.90［95% CI：0.38-2.16］）のリスクは一般対照群（ADHD治療薬を処方されていない母親の児）と比較して有意差は認められなかった[8].

・妊娠への影響

　米国のメディケイドデータベースを利用して妊娠前半期にADHD治療薬の単剤療法による胎盤合併症発症リスクを調べた研究では，アトモキセチン曝露妊娠453例において，ADHD治療薬非曝露例と比較して子癇前症，常位胎盤早期剥離，small for gestational age，早産のリスク増加は認められなかった[9].

・神経発達への影響

　デンマークの国民レジストリを利用した研究では，ADHD治療薬（メチルフェニデート，アンフェタミン，デキサンフェタミン，リスデキサンフェタミン，モダフィニル，アトモキセチン，クロニジン）を妊娠中に服用した母親から生まれた児（898例）と妊娠前に中止した母親から生まれた児（1,270例）において，神経発達性精神障害，視覚または聴覚障害，てんかん，けいれん発作，小児期または青年期の成長障害のリスクを比較したところ，有意差は認められなかった（調整ハザード比0.97［95% CI：0.81-1.17］）.個別のサブカテゴリでもリスク増加はみられなかった[10].

❸　選択的α_{2A}アドレナリン受容体作動薬

＊ グアンファシン塩酸塩

　妊娠中のADHD治療における使用について利用できる情報はない.インチュニブの添付文書には「動物実験（マウス）において大量投与により催奇形作用（外脳症，脊椎破裂症）が報告されている」と記載されているが，ヒトで同様の報告はない.

＊　年齢と性別を一致させたADHDではない群を対照群とした.

❹ 中枢神経刺激薬

＊ メチルフェニデート塩酸塩

・催奇形性

妊娠中のメチルフェニデート曝露に関するほとんどの報告では，一般集団のベースラインリスクを超える先天大奇形のリスク増加を示唆していない．

米国のメディケイドデータベースの解析では，メチルフェニデートに妊娠初期に子宮内曝露した児2,072例においてADHD治療薬非曝露児と比較して先天大奇形（リスク比1.11 [95% CI：0.91-1.35]），心奇形（リスク比1.28 [95% CI：0.94-1.74]）の有意な増加はみられなかった．北欧5ヵ国のデータの解析では，妊娠初期にメチルフェニデートに子宮内曝露した児1,402例において先天大奇形（リスク比0.99 [95% CI：0.74-1.32]），心奇形（リスク比1.28 [95% CI：0.83-1.97]）の有意な増加はみられなかった．これらの2つのデータベースを統合した解析では，先天大奇形に関しては統計学的に有意な増加は認められなかったが（リスク比1.07 [95% CI：0.91-1.26]），心奇形の有意な増加（リスク比1.28 [95% CI：1.00-1.64]）が認められたと報告している[11]．

前述の研究と症例に重複があるが，デンマークの国家レジストリを利用した研究では，妊娠第1三半期にメチルフェニデートを処方された473例において，先天大奇形（調整有病率比1.04 [95% CI：0.70-1.55]）および心奇形の有意なリスク増加はみられなかった（調整有病率比1.65 [95% CI：0.89-3.05]）．心室中隔欠損のリスク増加がみられたが（調整有病率比2.74 [95% CI：1.03-7.28]），症例数は5例未満であった[12]．

・妊娠への影響

米国のメディケイドデータベースを利用して妊娠前半期にADHD治療薬の単剤療法による胎盤に関連する合併症のリスクを調べた研究[9]では，メチルフェニデート曝露妊娠1,515例において，ADHD治療薬非曝露例と比較して子癇前症，胎盤早期剥離，在胎週数に比して小さい児，早産のリスクの有意な増加は認められなかった．曝露の確実性に対処するための感度分析で，2回以上処方された女性に限定すると，子癇前症リスクのわずかな増加と関連していた（リスク比1.39 [95% CI：1.03-1.87]）．また，子宮らせん動脈リモデリングが起こる時期である妊娠8〜18週の曝露があったと推定される女性に限定した分析でも子癇前症リスクのわずかな増加と関連していた（リスク比1.30 [95% CI：1.02-1.67]）．また，妊娠20週を超えてアンフェタミン/デキストロアンフェタミンまたはメチルフェニデートによる治療を継続した女性では早産のリスクが増加したと報告された（調整リスク比1.30 [95% CI：1.10-1.95]）．

・神経発達への影響

アトモキセチン塩酸塩を参照（p.457）．

＊ リスデキサンフェタミンメシル酸塩

・催奇形性

リスデキサンフェタミンは，*d-*アンフェタミン（デキストロアンフェタミン，デキサンフェタミン）のプロドラッグである．

米国のメディケイドデータベース（2000～2013年）を利用した研究では，妊娠第1
三半期にアンフェタミンを処方された5,571例における先天大奇形全般（リスク比1.05
[95% CI：0.93-1.19]）または心奇形（リスク比0.96 [95% CI：0.78-1.19]）のリスクは増
加しなかったと報告している[11]．

・妊娠への影響

　米国のメディケイドデータベースを利用して妊娠前半期にADHD治療薬の単剤療法
による胎盤合併症発症リスクを調べた研究[9]では，アンフェタミン/デキストロアンフェ
タミン曝露妊娠3,331例において，ADHD治療薬非曝露例と比較して子癇前症リスク
の増加（リスク比1.33 [95% CI：1.12-1.58]）との関連が認められた．感度分析では2回
以上の処方および妊娠8～18週の曝露は子癇前症，常位胎盤早期剥離および早産のリ
スクのわずかな増加と関連していた．また，妊娠20週を超えてアンフェタミン/デキス
トロアンフェタミンまたはメチルフェニデートによる治療を継続した女性では早産のリ
スクが増加したと報告された（調整リスク比1.30 [95% CI：1.10-1.95]）．

・神経発達への影響

　アトモキセチン塩酸塩を参照．

✻ 授乳期　乳汁中への移行および使い方

❶ 産褥期の ADHD

　妊娠期と産褥期でADHDの病態が大きく変わることはないと思われる．服薬を継続
するかどうかは，もともとの症状（服薬していないときの症状）を考えて個別に方針を検
討すべきである．例えば，沐浴中など絶対に乳児から目を離してはいけない状況で不注
意が生じうるような重度のADHDでは，服薬のベネフィットは大きくなるかもしれな
い．また，家族のサポートがどの程度得られるのか，事前に把握しておくことが望まし
い．

❷ 選択的ノルアドレナリン再取り込み阻害薬

＊ アトモキセチン塩酸塩

　ヒトにおける乳汁中への移行に関する情報はない．

　アトモキセチンを服用した母親から授乳された乳児2例で，通常より睡眠時間が長
かったことが報告された[13]．どちらの乳児にも重篤な有害事象は発生しなかった．なお，
母親の投与量，投与期間，乳児の年齢，母乳哺育の程度は提供されていない．

❸ 選択的α_{2A}アドレナリン受容体作動薬

＊ グアンファシン塩酸塩

　ヒトにおける乳汁中への移行や授乳した場合の乳児への影響に関する報告はない．

❹ 中枢神経刺激薬

＊ メチルフェニデート塩酸塩

添付文書ではヒトで乳汁中に移行するとの報告があることから「授乳しないことが望ましい」と記載されているが，報告されている RID は0.7%[14]，0.2%[15,16]，0.16%[17]で曝露レベルは少ない．いずれの報告でも母乳哺育で育てられた乳児に有害事象は認められていない．

＊ リスデキサンフェタミンメシル酸塩

リスデキサンフェタミンはデキストロアンフェタミンのプロドラッグである．添付文書ではヒト母乳中への移行が報告されていることから「授乳しないことが望ましい」と記載されている．

デキストロアンフェタミンを服用している母親4例に関する文献報告[18]によると，RID は5.7%（4～10.6%）で曝露レベルは少ない．また，同報告で授乳された乳児4例には有害事象は認められず，成長や発達は正常であった．

（伊藤賢伸，渡邉央美）

🔖 文献

1) ADHD の診断・治療指針に関する研究会 齊藤万比古ほか編：注意欠如・多動症－ADHD－の診断・治療ガイドライン 第5版，じほう，2022.

2) Bolea-Alamañac B, et al.: Evidence-based guidelines for the pharmacological management of attention deficit hyperactivity disorder: update on recommendations from the British Association for Psychopharmacology. J Psychopharmacol, 28: 179-203, 2014. [PMID: 24526134]

3) Canadian ADHD Resource Alliance (CADDRA): Canadian ADHD Practice Guidelines. 4.1 Edition, 2020.

4) Chaplin S: Attention deficit hyperactivity disorder: diagnosis and management. Prog Neurol Psychiatry, 22: 27-29, 2018.

5) 尾崎紀夫ほか：標準精神医学 第8版．医学書院，2021.

6) Cherkasova MV, et al.: Review: Adult Outcome as Seen Through Controlled Prospective Follow-up Studies of Children With Attention-Deficit/Hyperactivity Disorder Followed Into Adulthood. J Am Acad Child Adolesc Psychiatry, 61: 378-391, 2022. [PMID: 34116167]

7) Nidey NL, et al.: Association between perinatal depression and risk of attention deficit hyperactivity disorder among children: a retrospective cohort study. Ann Epidemiol, 63: 1-6, 2021. [PMID: 34186179]

8) Bröms G, et al.: Atomoxetine in Early Pregnancy and the Prevalence of Major Congenital Malformations: A Multinational Study. J Clin Psychiatry, 84: 22m14430, 2023. [PMID: 36652686]

9) Cohen JM, et al.: Placental Complications Associated With Psychostimulant Use in Pregnancy. Obstet Gynecol, 130: 1192-1201, 2017. [PMID: 29112657]

10) Bang Madsen K, et al.: In utero exposure to ADHD medication and long-term offspring outcomes. Mol Psychiatry, 28: 1739-1746, 2023. [PMID: 36759544]

11) Huybrechts KF, et al.: Association Between Methylphenidate and Amphetamine Use in Pregnancy and Risk of Congenital Malformations: A Cohort Study From the International Pregnancy Safety Study Consortium. JAMA Psychiatry, 75: 167-175, 2018. [PMID: 29238795]

12) Kolding L, et al.: Associations Between ADHD Medication Use in Pregnancy and Severe Malformations Based on Prenatal and Postnatal Diagnoses: A Danish Registry-Based Study. J Clin Psychiatry, 82: 20m13458, 2021. [PMID: 33406323]

13) Besag FM: ADHD treatment and pregnancy. Drug Saf, 37: 397-408, 2014. [PMID: 24794209]

14) Hackett LP, et al.: Infant Dose And Safety Of Breastfeeding For Dexamphetamine And Methylphenidate In Mothers With Attention Deficit Hyperactivity Disorder: 40. Therapeutic Drug Monitoring, 27: 220-221, 2005.

15) Hackett LP, et al.: Methylphenidate and breast-feeding. Ann Pharmacother, 40: 1890-1891, 2006. [PMID: 16940409]
16) Collin-Lévesque L, et al.: Infant Exposure to Methylphenidate and Duloxetine During Lactation. Breastfeed Med, 13: 221-225, 2018. [PMID: 29485905]
17) Spigset O, et al.: Excretion of methylphenidate in breast milk. Am J Psychiatry, 164: 348, 2007. [PMID: 17267805]
18) Ilett KF, et al.: Transfer of dexamphetamine into breast milk during treatment for attention deficit hyperactivity disorder. Br J Clin Pharmacol, 63: 371-375, 2007. [PMID: 17380592]

40 / 抗てんかん発作薬

医薬品	添付文書情報（巻頭参照）		総合評価（巻頭参照）	
	妊娠	授乳	妊娠	授乳
ヒダントイン系				
フェニトイン phenytoin（PHT） ◆アレビアチン，ヒダントール	有益性*1	添文2	本文参照	使用可
バルビツール酸系				
フェノバルビタール phenobarbital（PB） ◆フェノバール	有益性	添文1	本文参照	本文参照
プリミドン primidone（PRM） ◆プリミドン	有益性*1	添文1	本文参照	本文参照
分枝脂肪酸系				
バルプロ酸ナトリウム sodium valproate（VPA） ◆デパケン，セレニカ	有益性*2	添文4	本文参照	使用可
イミノスチルベン系				
カルバマゼピン carbamazepine（CBZ） ◆テグレトール	有益性*3	添文2	本文参照	使用可
炭酸脱水酵素阻害薬				
アセタゾラミド acetazolamide（AZM） ◆ダイアモックス	有益性	添文4	本文参照	使用可
オキサゾリジン系				
トリメタジオン trimethadione（TMO） ◆ミノアレ	禁忌	添文4	使用不可	情報なし
サクシミド系				
エトスクシミド ethosuximide（ESM） ◆ザロンチン，エピレオプチマル	有益性	添文2	本文参照	本文参照
スルフォンアミド系				
スルチアム sultiame（ST） ◆オスポロット	有益性	添文4	本文参照	情報なし
ベンゾジアゼピン系				
クロナゼパム clonazepam（CZP） ◆ランドセン，リボトリール	有益性	添文1	本文参照	使用可

＊1：やむを得ず投与する場合には，可能な限り単独投与することが望ましい．
＊2：片頭痛発作の発症抑制に対しては禁忌．躁状態への適応については「35. 抗躁薬」，片頭痛への適応については「41. 片頭痛治療薬」をそれぞれ参照のこと．
＊3：やむを得ず投与する場合には，可能な限り他のてんかん発作治療薬との併用は避けることが望ましい．

医薬品	添付文書情報（巻頭参照）		総合評価（巻頭参照）	
	妊娠	授乳	妊娠	授乳
ベンゾジアゼピン系				
クロバザム clobazam （CLB） ◆**マイスタン**	有益性	添文①	本文参照	使用可
ジアゼパム diazepam （DZP） ◆**セルシン，ホリゾン**	有益性	添文①	本文参照	本文参照
ニトラゼパム nitrazepam （NZP） ◆**ベンザリン**	有益性	添文①	本文参照	使用可
ベンズイソキサゾール系				
ゾニサミド zonisamide （ZNS） ◆**エクセグラン**	有益性	添文②	本文参照	本文参照
新世代薬				
ガバペンチン gabapentin （GBP） ◆**ガバペン**	有益性	添文④	本文参照	使用可
トピラマート topiramate （TPM） ◆**トピナ**	有益性	添文④	本文参照	使用可
ラモトリギン lamotrigine （LTG） ◆**ラミクタール**	有益性	添文①	本文参照	使用可
レベチラセタム levetiracetam （LEV） ◆**イーケプラ**	有益性	添文④	本文参照	使用可
ペランパネル perampanel （PER） ◆**フィコンパ**	有益性	添文④	本文参照	使用可
ラコサミド lacosamide （LCM） ◆**ビムパット**	有益性	添文④	本文参照	本文参照
点頭てんかん治療薬				
ビガバトリン vigabatrin （VGB） ◆**サブリル**	有益性	添文④	本文参照	使用可

　これまで抗てんかん薬（antiepileptic drug；AED）と呼ばれた薬は，近年，抗てんかん発作薬（antiseizure medication；ASM）と呼ばれるようになった．てんかんの薬物治療は，新規ASM（2006年以降日本で使用可能になった薬）が多数登場し，特に妊娠の領域で大きな変化・向上がみられている．以降，本文中の薬剤名は略語で表記した．

✳ 妊娠計画期

> **原則**▶
> 　てんかんの薬物療法に関して妊娠前にしておくべき大切なことが2つある．1つはASMを服用することのベネフィットとリスク（妊娠期①の項で解説）を患者に適

切に情報提供することであり，もう1つはできるだけその患者の妊娠に適した処方に調整しておくことである．

　これらのことは妊娠計画期にはもちろん行わなければならないが，より早く，まだ患者が妊娠を具体的に考える前から，医師が実施しておくことが望ましい．近年は，妊娠に関して従来よりもかなりリスクが低い処方が可能となり，多くの患者に普及している．あらかじめ，妊娠に適したリスクの低い処方に調整をすませておけば，あえて「計画妊娠」をする必要がない．

❶　妊娠計画期の薬物選択・調整

＊　新たに治療を開始する場合

新たに治療を開始する場合には，胎児へのリスクが小さい薬から使用する．近年，世界の主な妊娠レジストリで処方されているASMは，LEVとLTGを合わせて全体の6〜7割を占めている．若年発症者に治療を開始する際，先々妊娠可能年齢で服薬を続ける可能性が高いと見込まれる場合には，基本的にLEVかLTGから開始するのが望ましい．

＊　すでに治療中の場合

妊娠中も服薬継続が必要な症例については，発作抑制効果（ベネフィット）に対して胎児への影響（リスク）が十分に小さいと考えられる処方であれば，その処方を継続する．そうでない場合には妊娠に先立って，薬物を調整しておく必要がある．妊娠に気がつく前から胎児の器官形成は始まり，妊娠後の薬物変更はてんかん発作の悪化を生じかねないからである．また妊娠に適した処方への調整は，すぐにできる場合がある一方で，年単位の長い期間を要する場合もあるので，妊娠の希望が具体化するよりずっと前から，早目に着手することが大切である[1,2]．

＊　発作抑制が困難な場合

VPAとTPMはできるだけ使用を避ける．しかしVPA以外の薬ではどうしても発作抑制が困難な症例がときに存在する．そうした患者に少量のVPAを使うのは，有用な選択肢の一つである．「VPAは危険」ではなく，「多量のVPAは高リスクだが，少量のVPAはそれほど高リスクではない」ということを正しく認識し，適切に使用することが大切である．

＊　妊娠可能女性への抗てんかん発作薬の使用原則

妊娠可能女性へのASMの使用原則は，以下にまとめられる．

・できるだけ児への安全性の高い薬を優先的に使用する（VPAはできるだけ使用しない）．
・できるだけ少量を使用する．
・なるべく単剤で使用する．
・VPAが発作抑制に必須な症例には，① 高濃度状態を避けるため徐放剤を使用する，② できるだけ少量（1日量500〜600 mg以下），低血中濃度で使用する，③ VPAの単剤・少量で発作抑制が困難な場合は，単剤・多量より，2剤併用となってもよい

ので極力VPAを減量する.
・血中濃度を測定し，その患者の発作抑制に必要な血中濃度を，妊娠の前に把握しておく.

この原則に基づき，効果や副作用をみながら，それぞれの患者にとっての妊娠に適した処方（その患者の強い発作を抑えられ胎児へのリスクが最も低いと考えられる処方）に調整していく．そのような処方にあらかじめ調整しておくことができれば，あえて「計画妊娠」をする必要もない．そして妊娠に適した処方にできたら，「この処方があなたの妊娠にとって最適と考えられます．妊娠してもこの薬を飲み続けて，強い発作を抑えていきましょう.」と説明しておく．これによって妊娠に気がついたときの服薬自己中断と，それによる強い発作の出現を予防できる.

❷ その他の注意点

＊ 経口避妊薬との相互作用

PHT，CBZ，PB，PRM，オクスカルバゼピン[*1]は，エストロゲンおよびプロゲステロンの血中濃度を下げる[3]．PER，LTGはプロゲステロンの濃度を下げ，TPM（200 mg以上）はエストロゲンの濃度を下げる[3]．これらのASMを服用中には経口避妊薬の効果が減弱し，避妊効果が得られないことがある．一方，VPA，ZNS，GBP，LEV，LCMは，エストロゲンおよびプロゲステロンの血中濃度に影響しない．なお，LTG服用者が経口避妊薬（エストロゲンを含むもの）を服用すると，グルクロン酸抱合が促進されてLTGの血中濃度が下がり発作が生ずることがある[4]．女性ホルモンとASMのこれらの相互影響については他書の図[5]を参照のこと.

＊ 葉酸の補充

・一般女性における葉酸補充のメリット

妊娠の3ヵ月以上前からの葉酸補充により，神経管閉鎖障害が50〜70%減少し，ほかの奇形発生が10〜20%減少し，自然流産や早産が減少する．児の認知機能発達への好影響，自閉スペクトラム症の減少も報告されている.

・抗てんかん発作薬服用女性における葉酸補充のメリット

VPAとCBZ服用時には用量依存的に神経管閉鎖障害が増加する．PHT，CBZ，PB，PRMは葉酸の血中濃度を下げる場合があり，VPAは胎児の葉酸代謝に影響する可能性がある[6]．このためASMの服用中には葉酸補充が推奨されている．ただし，ASM服用中の葉酸補充により神経管閉鎖障害が減少するかどうか検討した報告では，いずれも有意な減少は見られていない[7-9]．一方，自然流産の減少[10]，6歳時のIQが高い[11]，自閉傾向が少ない[12]などのメリットが報告されている.

＊1　オクスカルバゼピンはわが国では未流通だが，海外では重要な抗てんかん発作薬として広く用いられている.

・葉酸補充の適正用量

ASM服用女性に対する葉酸補充量は，妊娠前から妊娠初期までは世界的に一定の見解はなく，少量（1日量0.4～0.6 mg程度）から多量（4～5 mg）まで意見が分かれている．妊娠中期以降は多量の投与を避けるべきである．わが国では妊娠前から妊娠中および授乳終了まで，少量（0.4～0.6 mg程度）が推奨され[13]，筆者の経験でもそれで妊娠に望ましいとされる血清葉酸濃度（10～12 ng/mL以上）を十分に得られ，不必要な高濃度になることもない．

妊娠期① 胎児へ与える影響および使い方

妊娠中にASMを服用するベネフィットは，てんかん発作の抑制である．妊娠中のてんかん発作について以下にまとめた．

関連情報 妊娠中のてんかん発作について

妊娠によるてんかん発作の変化：妊娠中のてんかん発作は，妊娠前と比べると，患者の60～80％が不変，10～20％が増加，5～10％が減少する[14]．焦点起始発作では，全般起始発作より増加する割合が多い[14]．なお，生理開始前後の数日間に発作が多く出現しやすい患者（月経てんかん1型）は，妊娠中に発作が起こりにくい[15]．

妊娠中のてんかん発作による直接のリスク：妊娠中の強いてんかん発作は，転倒によるけが，熱傷などの非妊娠時のリスクに加えて，胎児の低酸素，胎児機能不全，切迫流産，常位胎盤早期剥離など妊娠時特有のリスクが加わる．これらのリスクを避けるために，全身の強いけいれん（全般強直間代発作，焦点起始両側強直間代発作）および，意識を失って転倒する発作を極力抑える必要がある．より軽度の発作はリスクが低いが，妊娠中にかなり増加してきた場合には，強い発作が起こる危険信号として注意を要する．

妊娠中のてんかん発作による児の認知機能発達への影響：近年の多くの報告では，妊娠中のけいれん発作による認知機能発達への明らかな影響を認めていないが，それらの大半はけいれん発作の有無だけで検討している．複数回の全身けいれんによる影響を検討した英国の後方視的研究によると，妊娠中に5回以上の全身けいれんが起こると6歳時の児の言語性IQが低かった[16]．

ASMの胎内曝露による主なリスクは催奇形性，精神発達への影響，身長・体重・頭囲など身体発達への影響がある．ここでは，前二者について解説する．

❶ 催奇形性

＊ 抗てんかん発作薬全体でみた大奇形出現率

ASMの催奇形性については，1990年代から大規模妊娠レジストリによる前方視的研究や，北欧の全国規模の調査などにより，多くのエビデンスが集積し，現在も調査が進行中である．まず，母親がてんかんで服薬していない場合および一般母集団での大奇形出現率は約2〜3%であり，これがベースラインリスクである．なお，非服薬のてんかん女性から生まれた児と一般対照群とで大奇形出現率が異なるかどうかについては従来から議論があったが，ノルウェー全土での7年間の全妊娠の調査[17]によると，非服薬のてんかん女性から生まれた児は2.58%，対照群は2.52%で差がなかった．一方，妊娠第1三半期にASMに胎内曝露した場合の大奇形出現率は，かつては約6%だったが，その後の薬物使用法の向上により確実に低下してきている．ASMの国際妊娠レジストリである「妊娠と抗てんかん薬に関する国際共同研究（European Registry of Antiepileptic Drugs and Pregnancy；EURAP）」の結果をみると，2000〜2005年は6.3%だったが，2019〜2022年5月は3.6%であり，とりわけ単剤の場合では内服なしの場合と同等の値に低下している（EURAP内部報告から筆者が算出）[5]．適切な処方であれば，ASMによる大奇形のリスクはそれほど高くない．

＊ 薬剤別の大奇形出現率

妊娠第1三半期にASM単剤に胎内曝露したときの大奇形出現率の諸報告のうち，筆者の判断で選択した主要な報告[18-37]の概要を表1に示した．これらの報告の方法の詳細は，表1Sを参照のこと．また表1以外の報告を含めた結果の一覧を表2Sに示した．

さらに，調査対象数（n）が50以上の結果を図1に示す．報告により調査方法などが異なるため，おおよその傾向だけ俯瞰すると，VPAの催奇形性が抜きんでて高い．LTG，LEVをはじめとする新規ASMは催奇形性が低いものが多く，薬によってはベースラインリスクと同等である．VPA以外の従来薬のうちPB，PHT，CBZは，VPAと新規ASMの中間に位置している．

＊ 催奇形性の用量依存性

複数のASMで催奇形性に用量依存性が確認されているため，それらを処方する際には用量に配慮することがきわめて重要である（図2）．

代表的な薬剤はVPAであり，1日量1,000 mg以上ではかなり高率の催奇形性を認め[26,28-30,34]，VPAを使用する場合には極力500 mgあるいは600 mg以下にすべき[38,39]である．そのほか，TPMも顕著な用量依存性がある[34]．CBZも用量依存性が認められている[26,28,29]ので400 mg以下の使用が望ましい．

PBも用量依存性があり，少量であれば催奇形性はかなり低い[28,30]ため，筆者はなるべく60 mgを超えないことを目安にしている．

LTGは，用量依存性を認めない報告[23]がある一方で，325 mgあるいは400 mg以上で催奇形性の上昇を認める報告がある[26,30]．

上記の薬剤に対し，LEVとオクスカルバゼピンは用量依存性を認めない[30]．

表1 妊娠第1三半期に抗てんかん発作薬単剤に胎内曝露したときの大奇形出現率（主要な報告）

著者・報告年	方法		てんかん患者の割合	結果[*1]													
	研究方式	地域など[*2]		対照群[*3]	PB	PHT	CBZ	VPA	CZP	ZNS	GBP	TPM	LTG	LEV	OXC	LCM	PGB
Kaneko 1999[18]	prospective observational	Japan, Italy Canada	100%	3/98 (3.1)	4/79 (5.1)	12/132 (9.1)	9/158 (5.7)	9/81 (11.1)									
Canger 1999[19]	prospective observational	Italy	100%	0/25	2/83 (2.4)	0/31	7/113 (6.2)	6/44	0/6								
Kaaja 2003[20]	prospective observational	Finland	100%	2/239 (0.8)	0/5	3/124 (2.4)	10/363 (2.8)	4/61 (6.6)									
Artama 2005[21]	population-based cohort	Finland	100%	26/939 (2.8)		1/38	22/805 (2.7)	28/263 (10.6)							1/99 (1.0)		
Meador 2006[22]	prospective observational	USA & UK	100%			4/56 (7.1)	5/110 (4.5)	12/69 (17.4)					1/98 (1.0)				
Cunnington 2011[23]	prospective observational	International LTG registry (GSK)	100%										35/1558 (2.2)				
Källén 2013[24]	all pregnancy (nationwide)	Sweden	?		2/17	12/140 (8.6)	58/1511 (3.8)	62/697 (8.9)	5/106 (4.7)	1/3	2/119 (1.7)	6/49	37/1084 (3.4)	1/57 (1.8)	4/40		2/111 (1.8)
Mawhinney 2013[25]	prospective observational	UK & Ireland	100%											2/304 (0.7)			
Campbell 2014[26][*4]	prospective observational	UK & Ireland	100%	13/541 (2.4)		3/82 (3.7)	43/1657 (2.6)	82/1220 (6.7)			1/31	2/28	49/2098 (2.3)				
Veiby 2014[27][*5]	all pregnancy (nationwide)	Norway	100%[*6] 80%		0/18		16/613 (2.6)	19/279 (6.8)	1/40			2/43	23/593 (3.9)	2/114 (1.8)	1/51 (2.0)		1/30[*6]
Thomas 2017[28]	prospective observational?	India (Kerala)	100%	14/252 (5.6)	7/129 (5.4)	6/106 (5.7)	21/389 (5.4)	24/268 (9.0)					1/38	1/30	3/41		
Tomson 2011[29],2018[30][*7]	prospective observational	EURAP	100%		19/294 (6.5)	8/125 (6.4)	107/1957 (5.5)	142/1381 (10.3)		0/3	0/23	6/152 (3.9)	73/2514 (2.9)	17/599 (2.8)	10/333 (3.0)		
Meador 2020[31]	prospective observational	USA	100%				1/14			1/13		1/6	5/110 (4.5)	5/97 (5.2)			
Hernández-Díaz 2012[32][*8]	prospective observational	North America	86%		12/200 (6.0)	12/423 (2.8)	32/1132 (2.8)	31/337 (9.2)	2/115 (1.7)	3/228 (1.3)	4/270 (1.5)	26/510 (5.1)	52/2461 (2.1)	26/1283 (2.0)	5/304 (1.6)	0/88 (0.0)	2/62 (3.2)
Vajda 2019[33],2024[34][*9]	prospective observational	Australia	98.3%	7/201 (3.4)	0/2	1/43	26/446 (5.8)	40/268 (14.9)	1/24			4/65 (6.2)	20/473 (4.2)	7/187 (3.7)	2/23		0/1

＊1：対象総数が50以上の研究は、大奇形を有した児の割合（％）を示した。大奇形を有した児の割合（％）を下線で示した。＊2：現在も進行中のレジストリを示した。EURAP：International Registry of Antiepileptic Drugs and Pregnancy。＊3：研究によってさまざまな対照群がある。この表では、同時に同方法で集められたASMを服用していないてんかん女性を対照群とする報告のみを示した。＊4：PHT, GBP, TPMの結果はMorrow2006[35]による。＊5：薬剤への曝露時期は記載なし。＊6：てんかん患者が100%の結果を示した。ただしPGBは例外で、てんかん患者以外を含む結果である。＊7：GBP, ZNSの結果は2011[29]に、そのほかの結果は2018[30]による。＊8：方法の多くはHernández-Díaz2012[32]、一部Holmes2023[36]の記載により、結果は北米妊娠レジストリ[37]（2023年10月更新）による。＊9：方法の結果は2019[33]に、そのほかの結果は2024[34]による。＊9：方法および結果は PB と PGB の結果は2024[34]による。
OXC：オクスカルバゼピン，PGB：プレガバリン（2024年現在わが国ではASMとしての適応はない）

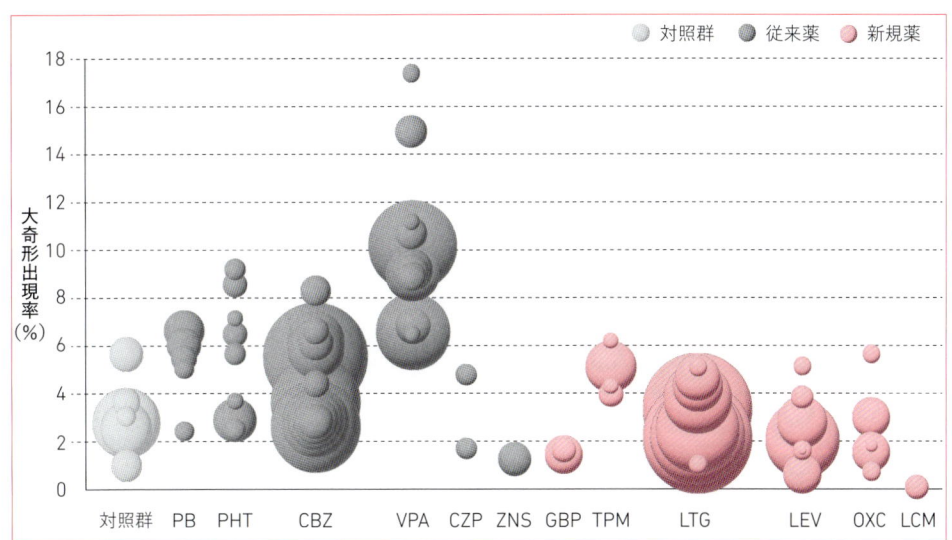

図1　妊娠第 1 三半期に抗てんかん発作薬単剤に胎内曝露したときの大奇形出現率（n=50 以上の報告）
灰色の球体は従来薬，ピンク色は新規薬．対照群：抗てんかん発作薬を服用しなかったてんかん女性から生まれた児
OXC：オクスカルバゼピン
表 2S に掲載の報告から，調査対象数（n）が 50 以上（n=51 ～ 2,514）の研究結果を抽出した．球体の表面積は n に比例する．

・血中濃度の測定

ASM は同量の服用でも血中濃度の個体差が大きい場合があるため，必ず血中濃度を測定し，低用量であっても高濃度の場合にはできるだけ減量することが重要である．

血中濃度と催奇形性を調べた貴重な報告[18] によると，VPA の 70 μg/mL 以上は非常に催奇形性が高い．筆者はできるだけ 40 ～ 50 μg/mL 以下で使用することを目安にしている．

血中濃度の測定にはもう一つ重要な意義がある．後述するが，一部の ASM は妊娠後に血中濃度が低下し，そのために発作が起こることがある．そのため，妊娠前に血中濃度を測定し，その患者の発作抑制に有効な血中濃度を把握しておき，妊娠中に濃度が低下したときの増量の目安とすることが重要である．

＊ **多剤併用による催奇形性**

単剤が最も催奇形性が低く，2 剤，3 剤と剤数が増えるにしたがって催奇形性が上昇する（**図3**）[18,40]．ただし剤数の影響は薬剤やその組み合わせによって異なる．近年増加している新規 ASM の併用（LTG と LEV など）のエビデンスはいまだ少なく，今後の知見の蓄積が待たれる．

＊ **バルプロ酸ナトリウムにおける剤数と用量の影響**

てんかん発作を抑制するために VPA が不可欠な患者がいる．VPA 単剤かつ少量では発作抑制が困難な場合，単剤化と少量化のどちらを優先すべきだろうか．この点に関して，VPA 単剤かつ高用量で使用するよりも，他剤を追加し 2 剤併用として VPA の用量を減らすほうが，催奇形性が低いことが明確に示されている[28,41,42]．すなわち，VPA 単

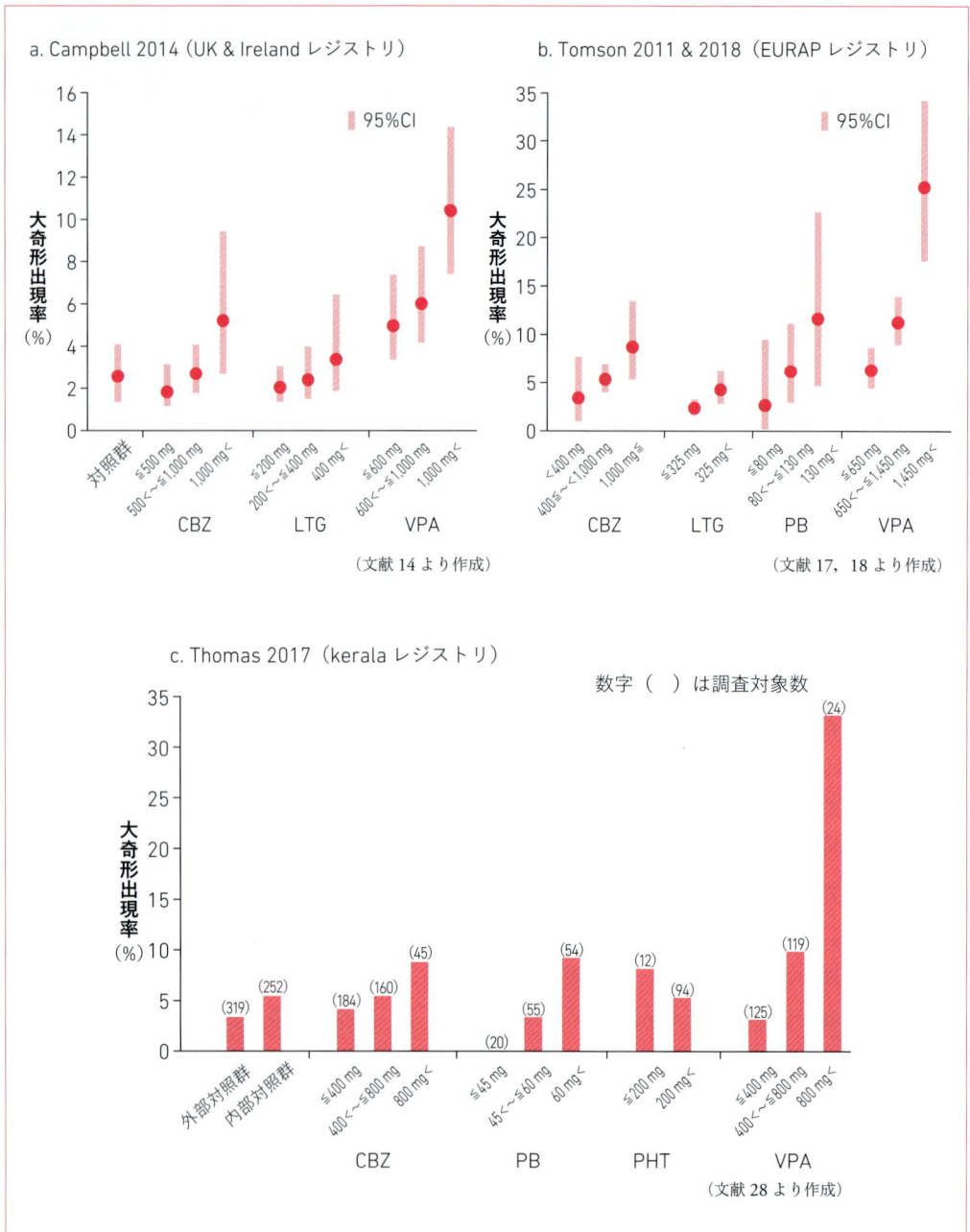

a. Campbell 2014（UK & Ireland レジストリ）

b. Tomson 2011 & 2018（EURAP レジストリ）

（文献 14 より作成）

（文献 17，18 より作成）

c. Thomas 2017（kerala レジストリ）

数字（　）は調査対象数

（文献 28 より作成）

図2　抗てんかん発作薬の催奇形性の用量依存性

剤を高用量で使っていた患者には，2剤併用としてVPAの用量を減らすことで，VPA
を抜去できなくても大奇形のリスクが減る．

＊ その他の薬剤の催奇形性

本項冒頭の一覧表に掲載したもののうち，**図1**，**表1**，**表2S**のいずれにも記載のない
薬剤の催奇形性について，ここで触れておく．TMOは催奇形性が高く，妊婦には使用

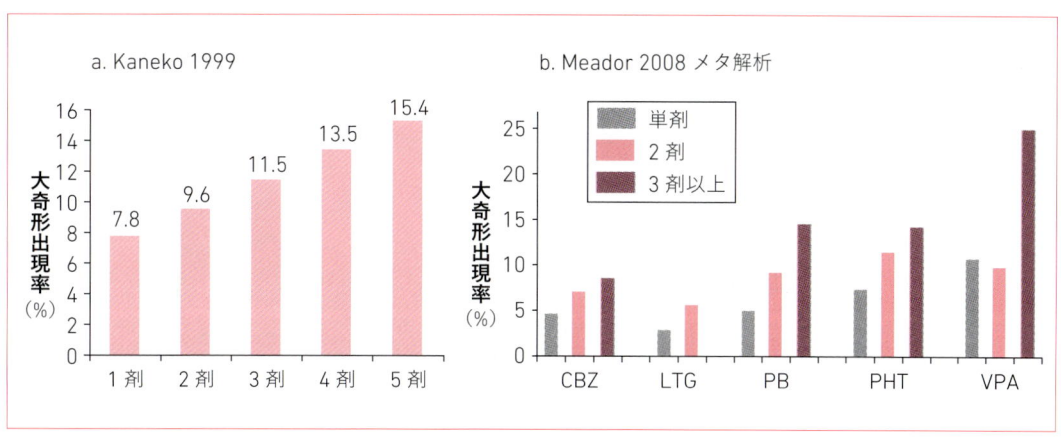

図 3 抗てんかん発作薬の薬剤数と大奇形出現率

(文献 18, 40 より作成)

不可である．ST，PER は現時点でエビデンスに乏しい．AZM，DZP，NZP は，それぞれ利尿薬（p.328），抗不安薬（p.424），睡眠薬（p.434）の章を参照のこと．

❷ 精神発達への影響

ASM の胎内曝露による精神発達への負の影響は，近年大きな関心が注がれ，IQ ほか多種の指標が，乳幼児期から小児期以降までさまざまな年齢層で検討されている．現在までの主要な報告を**表 3S** に一覧したので参考にされたい．

まず知的側面に関しては，VPA 単剤の胎内曝露はほかの ASM 単剤の胎内曝露と比べて 6（〜7）歳時の言語性 IQ が約 10 低いという報告[11,43] をはじめとし，VPA による影響を検討した報告の大半で負の影響が確かめられている．かつ VPA は 1 日量 1,000 mg 以上[11]，あるいは 800 mg 超[16,44,45] で顕著に IQ が低下するなど，複数の報告で用量依存性が認められている．VPA がどのくらい少量であれば知的発達への影響がないかはいまだ明確ではないが，VPA 非曝露群と比べて 400 mg 以下では IQ に差がない[45]，750 mg 以下では知的障害の発症に差がない[46] などの報告がある．

PB，PHT，CBZ に関しては，負の影響を認めた報告が 4〜6 割を占める．これと対照的に，LEV，LTG は大半の報告で知的発達への影響を認めない．

さらに近年は，自閉スペクトラム症の発症率を大規模データで検討した報告が次々に登場し[47-51]，VPA はいずれの報告でもリスクが高く，一部で用量依存性も認められている[47]．TPM も自閉スペクトラム症のリスクが高いことが最近報告されている[50,52]．それ以外の薬では明らかなリスク上昇を認めていない．

最近は大規模データを用いて，各種精神疾患の発症率が網羅的に検討されるようになり[47,51]，今後さまざまな影響が明らかになることが期待される．

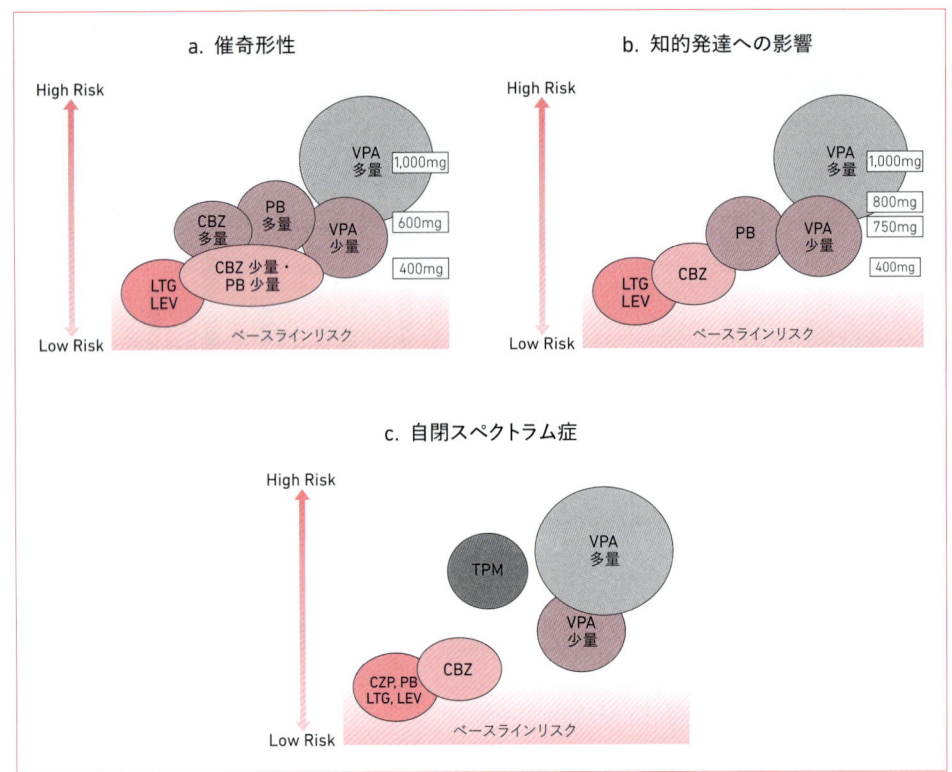

図4　抗てんかん発作薬の胎内曝露によるリスクの模式図
バルプロ酸ナトリウムの1日服用量を図の右に示す.

（文献 1, 11, 16, 28, 44-46 より作成）

❸ 抗てんかん発作薬の胎児への影響の位置づけ

ASM の胎内曝露による催奇形性，知的発達の遅れ，自閉スペクトラム症の発症リスクを図4に模式的に位置づけし，VPA については用量の目安もあわせて記載した[1,11,16,28,44-46].

欧米では，妊婦に対する VPA の安易な処方を控えるよう注意喚起する勧告が2013年と2014年に出され，2018年に欧州当局がより厳しい基準[53]を発表した．詳しくは他書[2]を参照のこと．さらに欧州当局は2023年に，自閉スペクトラム症のリスクの観点から，TPM に対して VPA 同様の厳しい基準を発表した[54].

✳ 妊娠期② 　妊婦の薬物血中濃度の低下と用量調整

> **原則**
>
> 妊娠期に重要なことは，ASM を継続して全身の強いけいれんなどの発作を防ぐことである．注意すべきは，妊娠すると一部の ASM は血中濃度が低下して，発作が起こりやすくなることである.

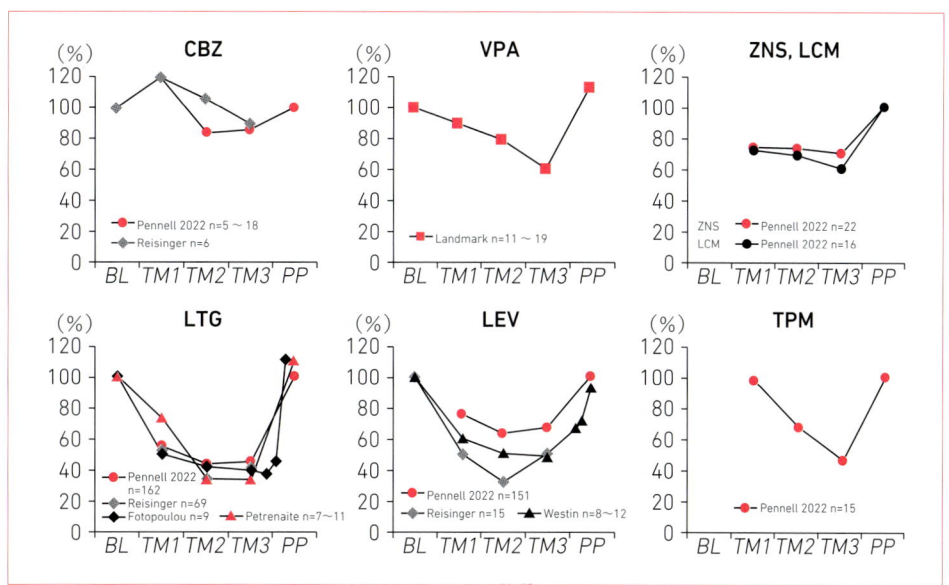

図5　妊娠経過に伴う抗てんかん発作薬の総血中濃度の変動
縦軸：非妊娠時（妊娠前あるいは産後）を基準とした総血中濃度と投与量の比．
横軸：妊娠経過を示す（BL：妊娠前，TM1：第1三半期，TM2：第2三半期，TM3：第3三半期，PP：産褥期）．
（文献55-60より作成）

> 妊娠中の血中濃度低下の要因は3つある．
> ① アルブミンなど結合タンパクの減少：タンパク結合率の高い薬（VPA，CBZなど）
>   が影響を強く受ける
> ② 腎排泄の増加：タンパク結合率の低い薬（LEVなど）が影響を強く受ける
> ③ 肝代謝の増加：LTGが影響を強く受ける
> 　以上のうち，① は薬理効果の低下には結び付きにくい．一方，②，③ は薬理効果の低下に直結しやすく，早めの増量が望まれる．特にLTGは積極的な増量が必要である．
> 　したがって妊娠中は血中濃度を定期的に測定し，妊娠前の濃度より一定以上低下した場合には，必要に応じて増量し，発作を予防する．増量した場合は，出産後にすみやかに（1～2週間で）元の量に戻す．

❶　妊娠中の血中濃度低下の要因

　妊娠中はASMの総血中濃度（結合型濃度と遊離型濃度の総和）がしばしば低下する．ASMの妊娠中の総血中濃度の変化（実測値）を**図5**[55-60]に示す．なお，LTGとLEVについてはさらに詳細に**図1S**に示した．

　妊娠中に総血中濃度が低下する要因は3つある（**表4S**を参照）．

　1つ目の要因は，妊娠によるアルブミンなどの結合タンパク質の減少である．ASMに関しては1980～90年代に妊娠中の遊離型濃度の実測研究が盛んに行われ，タンパ

ク結合率の高いASMは，アルブミンの減少により総血中濃度が低下しても遊離型濃度はあまり低下せず，薬理効果はそれほど減弱しないことが実証されている．VPA，PHT，CBZなどがこれに該当する．

2つ目の要因は，妊娠による腎クリアランスの増加である．腎から排泄されるのは遊離型なので，タンパク結合率が低く，かつ肝代謝よりも腎排泄（尿中未変化体排泄）が優位な薬は，この腎クリアランス増加の影響を受けやすく，遊離型濃度が下がるために薬理効果の減少に直結しやすい．LEV，GBPなどがこれに該当する．

3つ目の要因は，肝代謝の亢進である．妊娠中にCYP1A2，CYP2C19は活性が減少し，CYP2C9，CYP2D6，CYP3A4およびUGT（uridine diphosphate glucuronosyltransferase）1A4は活性が増加する．ASMに関して重要なのは，妊娠中にエストロゲン増加によりUGT1A4活性が高まることである．この影響を強く受けるASMはLTGで，グルクロン酸抱合が促進され血中濃度が大幅に減少しやすい[4]．

結局，妊娠中に総血中濃度が低下した場合に，遊離型濃度があまり低下せず薬理効果が比較的保たれるのは，タンパク結合率が高い薬（VPA，PHT，CBZなど）であり，遊離型濃度が低下して薬理効果が減少しやすいのは，タンパク結合率が低く腎排泄優位型の薬（LEV，GBPなど）とLTGである（表4S）．

❷ 血中濃度低下への対応（用量調整）

妊娠中に総血中濃度が低下した場合に最も注意を要するのはLTGである．LTGは妊娠初期には主として腎クリアランスの増加，妊娠後期にはそれに加えて肝代謝亢進の影響を強く受けて，濃度が大きく減少しやすく[4]，総血中濃度が妊娠前の65%以下になると発作が出現しやすい[61]．したがって総血中濃度が一定以上に低下した場合には，速やかに増量する．腎クリアランスおよびUGT1A4活性は出産後1～2週で急速に元のレベルに戻るので，LTGを妊娠中に増量した場合には出産1～2週間後に元の量に戻す（図1S）[62]．

次に注意が必要なのは，LEVをはじめとするタンパク結合率が低く腎排泄優位の薬物で，腎クリアランス増加の影響を強く受けて濃度が下がる．LEVは血中濃度低下により，LTGよりは少ないものの妊娠中に発作が増加し得る[56]ので，血中濃度が低下した場合には適宜増量するとよい．LEV増量の目安として，妊娠前1年間に発作がなかった患者では血中濃度が妊娠前の46%以下，妊娠前1年間に発作があった患者では妊娠前の65%以下を推奨する報告がある[63]．腎クリアランスは出産後，少しずつ元の状態になる．LEVを妊娠中に増量した場合には出産1～2週間後に元の量に戻す（図1S）．

一方タンパク結合率が高いVPA，PHT，CBZなどの薬は，総血中濃度が低下しても遊離型濃度は比較的保たれるため，直ちに増量しなくてよい．経過を追い，発作が増加するか，そのおそれがあるときに増量する．タンパク結合率が中等度のPB，ZNSもこれに準じて対応する．

妊娠中の実際の血中濃度減少の程度は個人差が非常に大きい．また同一の個人が妊娠

を繰り返した場合，前回妊娠における減少率と大きく異なることがある[56]．したがって，その患者の発作抑制に必要な血中濃度を妊娠前にあらかじめ把握しておき，妊娠後には定期的に血中濃度を測定し，実際の減少度を確認することが大切である．

✿ 授乳期 乳汁中への移行および使い方

> **原則**
>
> ASMを服用しながらの授乳は，基本的に可能である[13]．すべてのASMは胎盤を通過するので，妊娠中に長期にASMを服用すると，児の出生時には体内に一定量の薬物が存在している．これに比べると，出生後に母乳を介して児が摂取する薬物は比較的少量である[64]．しかし出生後，乳児の代謝・排泄能力が十分に発達するまでは，個々の薬の特性によって多少の注意を要する場合がある．

❶ 抗てんかん発作薬のリスク評価

授乳に関する主な指標を，相対的乳児摂取量（RID）の小さな順に**表2**に示した[64,65-70]．RIDはおおよそ10%以下が一応の安全の目安とされているが，それを上回るASMが複数ある．

RIDと新生児期の半減期を**図6**に示す．原点に近い薬物（LEV，GBP，CBZ，VPA，PHTなど）は，母乳から摂取する量が少なく，かつ乳児から排泄されやすい．原点から遠い薬物（PB，ZNS，ESM）は，授乳に一応の注意を要する．ベンゾジアゼピン系薬（CZP，DZP），LTG，TPMは，これらの中間に位置する．PRMは代謝されて一部がPBに変化するため，PBに準じた注意が必要である．なお，**図6**で示したASMの原点からのおおよその距離は，母乳栄養児多数例で実測した薬物血中濃度[64]の高低と，おおむね一致する．

薬物の授乳リスクは，重篤な副作用の可能性などさらに質的な観点からの評価が加味され，総合的に評価される．世界の主要な授乳リスク評価を概観すると[71]，CBZ，VPA，PHT，LEV，GBP，（TPM，LTG）はおおむね低リスク，PB，ZNS，ESM，PRMはやや高めのリスクとされている．ベンゾジアゼピン系薬については一般に短期的投与は可能とされるが，ASMとして長期服用する場合には意見が分かれている．

❷ 使い方

PB，ZNS，ESM，PRM（およびベンゾジアゼピン系薬）を，比較的高用量あるいは多剤で服用中の場合には，完全母乳にこだわらず，状況に応じて混合栄養を取り入れ，乳児の状態をよく注意して観察し，傾眠，低緊張，哺乳力低下などがみられた場合には母乳を中止するといった対応をとる．

ASMを服用しながらでも，母乳栄養児のほうが人工栄養児よりも6歳時のIQが高い

表2　抗てんかん発作薬の授乳に関する指標

抗てんかん発作薬	MP比（%）	RID（%）	新生児期の半減期（時）	PP比（%）
★ペランパネル（PER）	10〜17[67]	—	—	16〜27[67]
★オクスカルバゼピン（OXC）	50	1.5〜1.7[68]	17〜22	< 2.7[68]，0.3[63]
アセタゾラミド（AZM）	25	1.37〜2.2	—	—
★ビガバトリン（VGB）	< 100	1.5〜2.7	5〜11[69]	—
クロナゼパム（CZP）	33	2.8	22〜140[69]	—
ニトラゼパム（NZP）	27	2.9	—	—
クロバザム（CLB）	13〜36	4.38〜5.33	—	—
バルプロ酸ナトリウム（VPA）	42	0.99〜5.6	30〜60	< 8，21.4[63]
カルバマゼピン（CBZ）	69	3.8〜5.9	8〜36	< 20，5.7[63]
★ガバペンチン（GBP）	70〜130	6.6	14	< 12
ジアゼパム（DZP）	20〜270	0.88〜7.14	〜400[69]	—
フェニトイン（PHT）	18〜45	0.6〜7.7	15〜105	（< 2 µg/mL）*
★レベチラセタム（LEV）	100	3.4〜7.8	16〜18	7〜22，5.3[63]
プリミドン（PRM）	72	8.4〜8.6	7〜60	—
★ラモトリギン（LTG）	56.2	9.2〜18.27	56[70]	23〜60，28.9[63]
★ラコサミド（LCM）	80〜86[67]	13.8〜22.74	—	27〜28[67]
フェノバルビタール（PB）	40〜60	24	100〜500	—
ゾニサミド（ZNS）	93	28.88〜44.1	61〜109	< 15，44.2[63]
★トピラマート（TPM）	86	24.68〜55.65	24	< 20，17.2[63]
エトスクシミド（ESM）	94	31.4〜73.5	32〜38	25〜75

MP比：母乳中濃度と母体血中濃度の比，RID：相対的乳児投与量，PP比：乳児の血中濃度と母体血中濃度の比，★：新規薬，
下線：MP比100%以上，RID 10%以上，新生児期の半減期100時間以上，PP比40%以上
注1）クリアランスが大きく異なる薬剤間ではMP比とRIDが比例しないことに注意する．
文献番号の特記がないものは，MP比とRIDは文献65，新生児期の半減期とPP比は文献66から引用．
注2）文献67，68，70は1例の報告である．
＊：PP比は不明だが，実際の乳児の血中濃度は2 µg/mLを超えることは稀[66]であり，臨床的見地からは十分に低い．
（文献64, 65-70より作成）

という報告がある[72]．母乳栄養の希望に対してはできるだけ前向きに支援する．一方で，産後に寝不足・疲労が蓄積するとてんかん発作が起こりやすくなる点にも配慮し，例えば昼間は母乳，夜間は人工栄養で家族が協力し母体の睡眠を確保するなど，個別の状況に応じて柔軟に工夫する．

　　てんかんをもつ患者は妊娠・出産に関して必要な情報を得にくく，薬物の児への影響その他のさまざまな不安を抱えやすい．それに対応するために，本項のほか，てんかんのプレコンセプションケアに関する拙稿[5]を参照されたい．また日本精神神経学会と日本産科婦人科学会が協働で作成した「精神疾患を合併した，或いは合併の可能性のある妊産婦の診療ガイド」[73]，およびそれを当事者・支援者向きにわかりやすくした「こころの不調や病気と妊娠・出産のガイド（一般の方むけ）」[74]があり，いずれも日本精神神経学会のホームページで誰でも閲覧可能なので，診療や当事者・支援者への情報提供に役立てていただきたい．

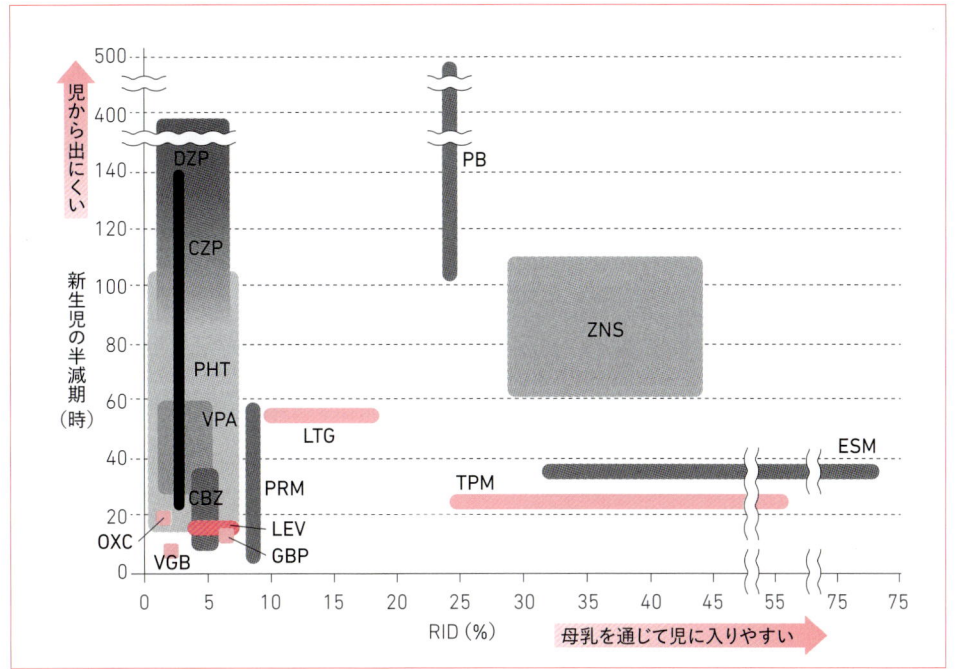

図6　抗てんかん発作薬のRIDと新生児の半減期
原点に近いほど母乳を通じて薬が児に入りにくく，かつ児から出やすいことを意味する．

（文献64,65-70より作成）

◆ **補足資料**

　以下の補足資料は南山堂のウェブサイトに掲載．

（https://www.nanzando.com/downloads/70234.php）

表1S　妊娠第1三半期に抗てんかん発作薬単剤に胎内曝露したときの大奇形出現率（主要な報告の方法の詳細）

表2S　妊娠第1三半期に抗てんかん発作薬単剤に胎内曝露したときの大奇形出現率に関する諸報告の結果

表3S　抗てんかん発作薬単剤の胎内曝露による精神発達への影響

図1S　妊娠経過に伴うLTGとLEVの総血中濃度の変動（詳細版）

表4S　抗てんかん発作薬のタンパク結合率，主な代謝・排泄経路，妊娠中の総血中濃度の減少率など

（加藤昌明）

文献

1) 加藤昌明：てんかん．調剤と情報，25：1060-1077，2019．

2) 加藤昌明：バルプロ酸のリスク．精神科，35：146-154，2019．

3) Reimers A, et al.: Interactions between hormonal contraception and antiepileptic drugs: Clinical and mechanistic considerations. Seizure, 28: 66-70, 2015. [PMID: 25843765]

4) Reimers A: New antiepileptic drugs and women. Seizure, 23: 585-591, 2014. [PMID: 24908139]

5) 加藤昌明：てんかんを持つ患者へのプレコンセプションケア．精神科治療学，38：555-561，2023．

6) 兼子直ほか：バルプロ酸の胎児葉酸代謝への影響．改訂版　バルプロ酸の臨床薬理　より良い使い方を求めて，pp.127-133，ライフ・サイエンス社，2006．

7) Morrow JI, et al.: Folic acid use and major congenital malformations in offspring of women with epilepsy: a prospective study from the UK Epilepsy and Pregnancy Register. J Neurol Neurosurg Psychiatry, 80: 506-511, 2009. [PMID: 18977812]

8) Jentink J, et al.: Does folic acid use decrease the risk for spina bifida after in utero exposure to valproic acid? Pharmacoepidemiol Drug Saf, 19: 803-807, 2010. [PMID: 20680999]

9) Ban L, et al.: Congenital Anomalies in Children of Mothers Taking Antiepileptic Drugs with and without Periconceptional High Dose Folic Acid Use: A Population-Based Cohort Study. PLoS One, 10: e0131130, 2015. [PMID: 26147467]

10) Pittschieler S, et al.: Spontaneous abortion and the prophylactic effect of folic acid supplementation in epileptic women undergoing antiepileptic therapy. J Neurol, 255: 1926-1931, 2008. [PMID: 18677647]

11) Meador KJ, et al.: Fetal antiepileptic drug exposure and cognitive outcomes at age 6 years （NEAD study）: a prospective observational study. Lancet Neurol, 12: 244-252, 2013. [PMID: 23352199]

12) Bjørk M, et al.: Association of Folic Acid Supplementation During Pregnancy With the Risk of Autistic Traits in Children Exposed to Antiepileptic Drugs In Utero. JAMA Neurol, 75: 160-168, 2018. [PMID: 29279889]

13) 「てんかん診療ガイドライン」作成委員会 編：CQ13-7 抗てんかん薬服用中の授乳は可能か．てんかん診療ガイドライン 2018, 日本神経学会監修，pp.142-143, 医学書院, 2018.

14) Kaneko S: Pregnancy and quality of life in women with epilepsy. Clin Ther, 20（Suppl A）: A30-47, 1998. [PMID: 9589812]

15) Cagnetti C, et al.: Seizure course during pregnancy in catamenial epilepsy. Neurology, 83: 339-344, 2014. [PMID: 24944265]

16) Adab N, et al.: The longer term outcome of children born to mothers with epilepsy. J Neurol Neurosurg Psychiatry, 75: 1575-1583, 2004. [PMID: 15491979]

17) Veiby G, et al.: Pregnancy, delivery, and outcome for the child in maternal epilepsy. Epilepsia, 50: 2130-2139, 2009. [PMID: 19490036]

18) Kaneko S, et al.: Congenital malformations due to antiepileptic drugs. Epilepsy Res, 33: 145-158, 1999. [PMID: 10094426]

19) Canger R, et al.: Malformations in offspring of women with epilepsy: a prospective study. Epilepsia, 40: 1231-1236, 1999. [PMID: 10487185]

20) Kaaja E, et al.: Major malformations in offspring of women with epilepsy. Neurology, 60: 575-579, 2003. [PMID: 12601095]

21) Artama M, et al.: Antiepileptic drug use of women with epilepsy and congenital malformations in offspring. Neurology, 64: 1874-1878, 2005. [PMID: 15955936]

22) Meador KJ, et al.: In utero antiepileptic drug exposure: fetal death and malformations. Neurology, 67: 407-412, 2006. [PMID: 16894099]

23) Cunnington MC, et al.: Final results from 18 years of the International Lamotrigine Pregnancy Registry. Neurology, 76: 1817-1823, 2011. [PMID: 21606453]

24) Källén B, et al.: The use of central nervous system active drugs during pregnancy. Pharmaceuticals （Basel）, 6: 1221-1286, 2013. [PMID: 24275849]

25) Mawhinney E, et al.: Levetiracetam in pregnancy: results from the UK and Ireland epilepsy and pregnancy registers. Neurology, 80: 400-405, 2013. [PMID: 23303847]

26) Campbell E, et al.: Malformation risks of antiepileptic drug monotherapies in pregnancy: updated results from the UK and Ireland Epilepsy and Pregnancy Registers. J Neurol Neurosurg Psychiatry, 85: 1029-1034, 2014. [PMID: 24444855]

27) Veiby G, et al.: Fetal growth restriction and birth defects with newer and older antiepileptic drugs during pregnancy. J Neurol, 261: 579-588, 2014. [PMID: 24449062]

28) Thomas SV, et al.: Malformation risk of antiepileptic drug exposure during pregnancy in women with epilepsy: Results from a pregnancy registry in South India. Epilepsia, 58: 274-281, 2017. [PMID: 28084641]

29) Tomson T, et al.: Dose-dependent risk of malformations with antiepileptic drugs: an analysis of data from the EURAP epilepsy and pregnancy registry. Lancet Neurol, 10: 609-617, 2011. [PMID: 21652013]

30) Tomson T, et al.: Comparative risk of major congenital malformations with eight different antiepileptic drugs: a prospective cohort study of

the EURAP registry. Lancet Neurol, 17: 530-538, 2018. [PMID: 29680205]

31）Meador KJ, et al.: Fetal loss and malformations in the MONEAD study of pregnant women with epilepsy. Neurology, 94: e1502-e1511, 2020. [PMID: 31806691]

32）Hernández-Díaz S, et al.: Comparative safety of antiepileptic drugs during pregnancy. Neurology, 78: 1692-1699, 2012. [PMID: 22551726]

33）Vajda FJE, et al.: Antiepileptic drugs and foetal malformation: analysis of 20 years of data in a pregnancy register. Seizure, 65: 6-11, 2019. [PMID: 30593875]

34）Vajda FJE, et al.: The teratogenesis risk associated with antiseizure medication duotherapy in women with epilepsy. Epilepsy Res. 2024 Feb 1;200:107316. doi: 10.1016/j.eplepsyres.2024.107316. Epub ahead of print. [PMID: 38340680]

35）Morrow J, et al.: Malformation risks of antiepileptic drugs in pregnancy: a prospective study from the UK Epilepsy and Pregnancy Register. J Neurol Neurosurg Psychiatry, 77: 193-198, 2006. [PMID: 16157661]

36）Holmes LB, et al.: Ascertainment of malformations in pregnancy registries: Lessons learned in the North American AED Pregnancy Registry. Birth Defects Res, 115:1274-1283, 2023. [PMID: 37387678]

37）The North American Antiepileptic Drug Pregnancy Registry. latest data: Available at: ＜https://www.aedpregnancyregistry.org/latest-data/＞（Accessed September 28, 2023）.

38）Perucca E, et al.: Gender issues in antiepileptic drug treatment. Neurobiol Dis, 72 Pt B: 217-223, 2014. [PMID: 24851799]

39）Tomson T, et al.: Valproic acid after five decades of use in epilepsy: time to reconsider the indications of a time-honoured drug. Lancet Neurol, 15: 210-218, 2016. [PMID: 26655849]

40）Meador K, et al.: Pregnancy outcomes in women with epilepsy: a systematic review and meta-analysis of published pregnancy registries and cohorts. Epilepsy Res, 81: 1-13, 2008. [PMID: 18565732]

41）Tomson T, et al.: Dose-dependent teratogenicity of valproate in mono- and polytherapy: an observational study. Neurology, 85: 866-872, 2015. [PMID: 26085607]

42）Keni RR, et al.: Teratogenicity of antiepileptic dual therapy: Dose-dependent, drug-specific, or both? Neurology, 90: e790-e796, 2018. [PMID: 29429975]

43）Huber-Mollema Y, et al.: Neurocognition after prenatal levetiracetam, lamotrigine, carbamazepine or valproate exposure. J Neurol, 267:1724-1736, 2020. [PMID: 32112258]

44）Baker GA, et al.: IQ at 6 years after in utero exposure to antiepileptic drugs: A controlled cohort study. Neurology, 84: 382-390, 2015. [PMID: 25540307]

45）Bromley RL, et al.: Cognition in school-age children exposed to levetiracetam, topiramate, or sodium valproate. Neurology, 87: 1943-1953, 2016. [PMID: 27581218]

46）Daugaard CA, et al.: Association of Prenatal Exposure to Valproate and Other Antiepileptic Drugs With Intellectual Disability and Delayed Childhood Milestones. JAMA Netw Open, 3: e2025570, 2020. [PMID: 33170264]

47）Coste J, et al.: Risk of early neurodevelopmental disorders associated with in utero exposure to valproate and other antiepileptic drugs: a nationwide cohort study in France. Sci Rep, 10:17362, 2020. [PMID: 33093466]

48）Christensen J, et al.: Prenatal valproate exposure and risk of autism spectrum disorders and childhood autism. JAMA, 309: 1696-1703, 2013. [PMID: 23613074]

49）Wiggs KK, et al.: Antiseizure medication use during pregnancy and risk of ASD and ADHD in children. Neurology, 95: e3232-e3240, 2020. [PMID: 33115775]

50）Bjørk MH, et al.: Association of Prenatal Exposure to Antiseizure Medication With Risk of Autism and Intellectual Disability. JAMA Neurol, 79: 672-681, 2022. [PMID: 35639399]

51）Dreier JW, et al.: Prenatal Exposure to Antiseizure Medication and Incidence of Childhood- and Adolescence-Onset Psychiatric Disorders. JAMA Neurol, 80: 568-577, 2023. [PMID: 37067807]

52）Knight R, et al.: Adaptive behaviour in children exposed to topiramate in the womb: An observational cohort study. Seizure, 105: 56-64, 2023. [PMID: 36731257]

53）European Medicines Agency: New measures to avoid valproate exposure in pregnancy endorsed. Available at: 〈https://www.ema.europa.eu/en/news/new-measures-avoid-valproate-exposure-pregnancy-endorsed〉（Accessed September 28, 2023）

54）European Medicines Agency: PRAC recommends new measures to avoid topiramate exposure in pregnancy. Available at: 〈https://www.ema.europa.eu/en/news/prac-recommends-new-measures-avoid-topiramate-exposure-pregnancy〉（Accessed September 23, 2023）

55）Pennell PB, et al (MONEAD Study Group).: Antiseizure Medication Concentrations During Pregnancy: Results From the Maternal Outcomes and Neurodevelopmental Effects of Antiepileptic Drugs (MONEAD) Study. JAMA Neurol, 79:370-379, 2022. [PMID: 35157004]

56）Reisinger TL, et al.: Antiepileptic drug clearance and seizure frequency during pregnancy in women with epilepsy. Epilepsy Behav, 29: 13-18, 2013. [PMID: 23911354]

57）Landmark CJ, et al.: Pharmacokinetic variability of valproate during pregnancy-Implications for the use of therapeutic drug monitoring. Epilepsy

Res, 141: 31-37, 2018. [PMID: 29453075]

58) Fotopoulou C, et al.: Prospectively assessed changes in lamotrigine-concentration in women with epilepsy during pregnancy, lactation and the neonatal period. Epilepsy Res, 85: 60-64, 2009. [PMID: 19272754]

59) Petrenaite V, et al.: Individual changes in lamotrigine plasma concentrations during pregnancy. Epilepsy Res, 65: 185-188, 2005. [PMID: 16084694]

60) Westin AA, et al.: Serum concentration/dose ratio of levetiracetam before, during and after pregnancy. Seizure, 17: 192-198, 2008. [PMID: 18180176]

61) Pennell PB, et al.: Lamotrigine in pregnancy: clearance, therapeutic drug monitoring, and seizure frequency. Neurology, 70:2130-2136, 2008. [PMID: 18046009]

62) Sabers A: Algorithm for lamotrigine dose adjustment before, during, and after pregnancy. Acta Neurol Scand, 126: e1-4, 2012. [PMID: 22150770]

63) Schelhaas M, et al.: Association of Levetiracetam Concentration With Seizure Frequency in Pregnant Women With Epilepsy. Neurology, 100: e172-e181, 2023. [PMID: 36257713]

64) Birnbaum AK, et al.: Antiepileptic Drug Exposure in Infants of Breastfeeding Mothers With Epilepsy. JAMA Neurol, 77:441-450, 2020. [PMID: 31886825]

65) Hale TW,et al.: Hele's Medications & Mothers' Milk 2023. (20th ed). SPRINGER PUBLISHING COMPANY, 2022.

66) Hovinga CA, et al.: Antiepileptic Drug Therapy In Pregnancy II : Fetal and Neonatal Exposure. Int Rev Neurobiol, pp.241-258, 2008.

67) Landmark CJ,et al.: Pharmacokinetic data on brivaracetam, lacosamide and perampanel during pregnancy and lactation. Epileptic Disord, 23:426-431, 2021. [PMID: 33935028]

68) Lutz UC, et al.: Oxcarbazepine treatment during breast-feeding: a case report. J Clin Psychopharmacol, 27:730-732, 2007. [PMID: 18004156]

69) Hägg S, et al.: Anticonvulsant use during lactation. Drug Saf, 22:425-440, 2000. [PMID: 10877037]

70) Nordmo E, et al.: Severe apnea in an infant exposed to lamotrigine in breast milk. Ann Pharmacother, 43:1893-1897, 2009. [PMID: 19826099]

71) 加藤昌明：抗てんかん発作薬（抗てんかん薬）. 向精神薬と妊娠・授乳　改訂 3 版，伊藤真也ほか編，pp.133-144, 南山堂，2023.

72) Meador KJ, et al.: Breastfeeding in children of women taking antiepileptic drugs: cognitive outcomes at age 6 years. JAMA Pediatr, 168: 729-736, 2014. [PMID: 24934501]

73) 日本精神神経学会・日本産科婦人科学会：精神疾患を合併した，或いは合併の可能性のある妊産婦の診療ガイド．Available at: 〈https://www.jspn.or.jp/modules/advocacy/index.php?content_id=87〉

74) 日本精神神経学会・日本産科婦人科学会：こころの不調や病気と妊娠・出産のガイド（一般の方むけ）. Available at: 〈https://www.jspn.or.jp/modules/forpublic/index.php?content_id=71〉

41 / 片頭痛治療薬

医薬品	添付文書情報（巻頭参照）		総合評価（巻頭参照）	
	妊娠	授乳	妊娠	授乳
非ピリン系解熱鎮痛薬				
アセトアミノフェン acetaminophen ◆ **カロナール，アセリオ**	有益性	添文③	使用可	使用可
非ステロイド性抗炎症薬（NSAIDs）				
アスピリン aspirin ◆ **バファリン**	禁忌[*1]	添文①	本文参照	使用可
インドメタシン indometacin ◆ **インテバン**	禁忌	添文②	使用不可 （妊娠後期）	使用可
ジクロフェナク diclofenac ◆ **ボルタレン，ナボール**	禁忌	添文③	使用不可	使用可
ロキソプロフェン loxoprofen ◆ **ロキソニン**	禁忌[*2]	添文③	使用不可 （妊娠後期）	使用可
イブプロフェン ibuprofen ◆ **ブルフェン**	禁忌[*2]	添文③	使用不可 （妊娠後期）	使用可
エルゴタミン製剤				
エルゴタミン・無水カフェイン・イソプロ ピルアンチピリン ◆ **クリアミン**	禁忌	禁忌	使用不可	本文参照
5-HT$_{1B/1D}$ 作動薬（トリプタン系薬剤）				
スマトリプタン sumatriptan ◆ **イミグラン**	有益性	添文②	使用可	使用可
ゾルミトリプタン zolmitriptan ◆ **ゾーミッグ**	有益性	添文③	使用可	使用可
エレトリプタン eletriptan ◆ **レルパックス**	有益性	添文②	使用可	使用可
リザトリプタン rizatriptan ◆ **マクサルト**	有益性	添文③	使用可	使用可
ナラトリプタン naratriptan ◆ **アマージ**	有益性	添文③	使用可	使用可

＊1：出産予定日12週以内の妊婦を除き有益性投与．
＊2：妊娠後期の妊婦を除き有益性投与．

医薬品	添付文書情報（巻頭参照）		総合評価（巻頭参照）	
	妊娠	授乳	妊娠	授乳
5-HT$_{1F}$ 作動薬				
ラスミジタン　lasmiditan ◆ **レイボー**	有益性	添文3	使用可	本文参照
抗 CGRP 抗体				
ガルカネズマブ　galcanezumab ◆ **エムガルティ**	有益性	添文3	使用可	使用可
フレマネズマブ　fremanezumab ◆ **アジョビ**	有益性	添文3	使用可	使用可
抗 CGRP 受容体抗体				
エレヌマブ　erenumab ◆ **アイモビーグ**	有益性	添文3	使用可	使用可
Ca 拮抗薬				
ロメリジン　lomerizine ◆ **ミグシス**	禁忌	添文2	使用可	使用可
β遮断薬				
プロプラノロール　propranolol ◆ **インデラル**	有益性	添文3	本文参照	使用可
抗てんかん発作薬				
バルプロ酸ナトリウム　sodium valproate ◆ **デパケン**	禁忌*3	添文3	使用不可	使用可

＊3：片頭痛発作の発症抑制に対して禁忌，てんかんへの適応については，4章「40. 抗てんかん発作薬」，躁状態への適応については，4章「35. 抗躁薬」をそれぞれ参照されたい．

✻ 妊娠計画期

　バルプロ酸ナトリウムは催奇形性を有する薬剤であるため，バルプロ酸ナトリウムを使用している例では妊娠計画期に他剤への変更をあらかじめ検討する．

✻ 妊娠期　胎児へ与える影響および使い方

❶ 非ピリン系解熱鎮痛薬，非ステロイド性抗炎症薬（NSAIDs）

　詳細は，4章「10. 解熱鎮痛薬，抗炎症薬」（p.187）を参照されたい．

❷ エルゴタミン製剤

＊ エルゴタミン酒石酸塩・無水カフェイン・イソプロピルアンチピリン配合剤

　エルゴタミン製剤は精製麦角アルカロイドで，妊婦禁忌の薬剤である．動物実験では，

母親動物に対して有害な用量における影響が示されている．ヒトの疫学研究では，明らかな催奇形性を示すものは報告されていない．しかしながら，薬理作用を考慮すると，エルゴタミン製剤の投与により母体の子宮収縮が生じる可能性や児に血管攣縮・血管障害が生じる可能性があるため，妊娠中は避ける[1]．

❸ 5-HT$_{1B/1D}$ 作動薬（トリプタン系薬剤）

＊ **スマトリプタンコハク酸塩，ゾルミトリプタン，エレトリプタン臭化水素酸塩，リザトリプタン安息香酸塩，ナラトリプタン塩酸塩**

ドイツの前方視的観察コホート研究では，妊娠中にトリプタン系薬剤に曝露された432人を調査し，そのうち387人が妊娠第1三半期の曝露であり，スマトリプタン208人，ゾルミトリプタン74人，リザトリプタン63人，ナラトリプタン38人を含んでいた．トリプタン系薬剤曝露での先天異常発生は，トリプタン系薬剤曝露のない疾患コントロールと比較して差はみられなかった（調整オッズ比1.01［95% CI：0.3-3.3]）．トリプタン系薬剤曝露がなく，片頭痛のない対照群と比較しても差はみられなかった（調整オッズ比0.84［95% CI：0.4-1.9]）[2]．

製薬企業によるスマトリプタンとナラトリプタン妊娠レジストリの報告における調査対象はスマトリプタン，ナラトリプタン，スマトリプタン・ナプロキセンナトリウム配合薬であった．この研究では680人の妊婦が登録され，689例の転帰が得られた．曝露薬剤の内訳はスマトリプタンが626例，ナラトリプタンが57例，スマトリプタンとナラトリプタンの両方が7例，スマトリプタン・ナプロキセンナトリウム配合薬が6例であった．妊娠第1三半期にスマトリプタンに曝露した生産児478例中20例（4.2%［95% CI：2.6-6.5]）に先天異常がみられた．一般の予測される発生率と変わらず特定のパターンもみられなかった．妊娠第1三半期にナラトリプタンに曝露した52例の妊娠転帰は，生産46例，流産5例，中絶1例であった．生産児46例中1例に先天異常（心室中隔欠損）がみられ，一般の予測される先天異常発生率と変わらなかった（2.2%［95% CI：0.1-13.0]）．この症例は妊娠第1三半期にスマトリプタンにも曝露していた[3]．

日本の虎の門病院と妊娠と薬情報センターの統合データベースを用いたケースシリーズでは，2001年1月～2017年12月までの間に，妊娠中の片頭痛の治療のためにトリプタン系薬剤を服用していた女性128人を対象とした．128例のうち，113例が生産（88.2%），12例が流産（9.4%），3例が人工妊娠中絶（2.3%）であった．生産例のうち1例のみに先天異常（二尖性肺動脈弁）を認めた[4]．

スマトリプタン以外のトリプタン系薬剤では症例数が十分ではないものの，トリプタン系薬剤全体として催奇形性を示す報告はみられず，必要とする症例には使用が検討される．

❹ 5-HT$_{1F}$ 作動薬

* **ラスミジタンコハク酸塩**

臨床試験にみられた妊娠例（生産4例）においては異常はみられなかった．

❺ 抗CGRP抗体，抗CGRP受容体抗体

抗体製剤（生物学的製剤）は，高分子タンパクであり，器官形成期に移行するとは考えられず，催奇形性のリスクはないと推察される．

* **ガルカネズマブ，フレマネズマブ，エレヌマブ**

WHOのファーマコビジランスデータに94件の安全性報告があり，薬剤の内訳はエレヌマブで50例（53.2%），ガルカネズマブで31例（33.0%），フレマネズマブで13例（13.8%）であった．うち85件（90.4%）は妊娠中の曝露例で，妊娠前曝露や父親の曝露，授乳期の曝露などが含まれていた．全体で自然流産は23件，先天異常は2件の報告があった．自然流産に関してトリプタン系薬剤を対照群として比較すると，エレヌマブ，ガルカネズマブ，フレマネズマブ曝露群における自然流産は報告オッズ比1.86［95% CI：1.12-3.13］と不均衡のシグナルを認めたが，交絡調整後は報告オッズ比1.21［95% CI：0.67-2.21］と有意ではなくなった[5]．生殖発生毒性試験では催奇形性を示す報告はなく，添付文書上は有益性投与である．しかしながら現時点では情報が乏しいため，妊娠中の使用は必要性が高い症例に限られる．

❻ Ca拮抗薬

* **ロメリジン塩酸塩**

ロメリジンは日本のみで販売されており，妊娠中の使用に関する疫学情報はない．添付文書の妊婦の項は禁忌であるが，ほかのCa拮抗薬（p.300）と同様として考えれば，必要とする妊娠中の患者への投与を検討することは可能である．

❼ β遮断薬

* **プロプラノロール**

詳細は，4章「23. 降圧薬」（p.301）を参照されたい．

❽ 抗てんかん発作薬

* **バルプロ酸ナトリウム**

催奇形性を有する薬剤であり，片頭痛の発症抑制に対しては使用しない．児への影響についての詳細は，4章「40. 抗てんかん発作薬」（p.467）を参照されたい．

✷ 授乳期　乳汁中への移行および使い方

❶　非ピリン系解熱鎮痛薬，非ステロイド性抗炎症薬（NSAIDs）

詳細は，4章「10. 解熱鎮痛薬，抗炎症薬」（p.189）を参照されたい．

❷　エルゴタミン製剤

＊ エルゴタミン酒石酸塩・無水カフェイン・イソプロピルアンチピリン配合剤

エルゴタミンは添付文書で授乳禁忌の薬剤である．正期産児を出産した女性30人にメチルエルゴノビン0.2 mg（1回筋肉内投与）と，エルゴタミン3 mg/日を6日間経口投与した群と，エルゴタミン誘導体を使用しなかった28人の女性を比較した結果，乳児が摂取したミルクの量や生後6日間の乳児の体重増加に有意な影響はなかった[6]．

しかしながら，子宮内の悪露の排出目的でエルゴタミンの投与を受けた例で，乳頭の血管攣縮による痛みを訴えた報告もあり，注意を要する[7]．

❸　5-HT$_{1B/1D}$作動薬

各トリプタン系薬剤について乳汁中の薬物濃度を測定した以下の報告がある[8]．

＊ スマトリプタンコハク酸塩

片頭痛患者に対してスマトリプタンを使用した産後1ヵ月以上の7人に対して服薬前後で乳汁サンプルを採取した（皮下1人，経鼻2人，経口4人，経鼻と経口の併用1人）．RIDの平均は0.7％（0.2 ～ 1.8％）であった．

＊ ゾルミトリプタン

ゾルミトリプタンはCYP1A2とCYP3A4によって活性代謝物である*N-*デスメチルゾルミトリプタンに代謝される．ゾルミトリプタンを使用した産後1ヵ月以上の4人（経鼻5 mg 1人，経口2.5 mg 3人）に対して服薬前と服用後に経時的に乳汁のサンプリングを行ったところ，乳汁中に*N-*デスメチルゾルミトリプタンは検出されなかった．RIDは2.1％（0.7 ～ 5.3％）だった．プロプラノロールを同時服用例では血清中のゾルミトリプタン濃度が増加するため，併用例を除いて計算すると，RID1％（0.7 ～ 1.4％）と算出された．

＊ エレトリプタン臭化水素酸塩

片頭痛患者に対してエレトリプタンを使用した産後1ヵ月以上の3人に対して服薬前後で乳汁サンプルを採取した．デスメチルエレトリプタンは乳汁中では検出されなかった．RIDは0.6％（0.3 ～ 0.8％）であった．

＊ リザトリプタン安息香酸塩

片頭痛患者に対してリザトリプタンを使用した産後1ヵ月以上の5人に対して服薬前後で乳汁サンプルを採取した．RIDは0.9％（範囲0.5 ～ 1.4％）であった．

片頭痛患者に対してナラトリプタンを使用した産後1ヵ月以上の1人に対して服薬前後で乳汁サンプルを採取した．RIDは5%であった．

❹ 5-HT$_{1F}$作動薬

＊ ラスミジタンコハク酸塩

授乳中のラスミジタンの使用に関する情報が蓄積するまでは，新規や早産児での積極的な使用は控える．

❺ 抗CGRP抗体，抗CGRP受容体抗体

抗体製剤（生物学的製剤）のような高分子のタンパク製剤は乳汁への分泌が極めて低く，母乳哺育児の曝露レベルが臨床的に問題になることはない．このため，Lactmedでは，実測値が報告されていない薬剤でも授乳を続けてよいとする見解が多い．

＊ ガルカネズマブ

授乳中のガルカネズマブの使用に関する情報はない．ガルカネズマブは分子量約147,000の大きなタンパク質分子であるため，乳汁中の量は非常に少ないと考えられる[9]．また，乳児の消化管で部分的に破壊される可能性が高く，乳児による吸収はおそらくわずかであると推測される[10]．

＊ フレマネズマブ

授乳中のフレマネズマブの使用に関する情報はない．フレマネズマブは分子量約148,000の大きなタンパク質分子であるため，乳汁中に含まれる量は非常に少ないと考えられる[9]．また，乳児の消化管で部分的に破壊される可能性が高く，乳児による吸収はおそらくわずかであると推測される[10]．

＊ エレヌマブ

授乳中のエレヌマブ投与に関する情報は乏しい．

生後21ヵ月の乳児に1日2回授乳していた産後の難治性片頭痛の症例でエレヌマブは70 mg（おそらく月1回皮下投与）より開始され，5ヵ月間乳児に副作用は認められなかったとする報告がある．児の成長は問題なかった[11]．また妊娠中および産後に毎月エレヌマブ70 mgを皮下投与された症例において，混合栄養で育てていたが6ヵ月時点で児の成長に問題はなかった[12]．

エレヌマブは分子量約150,000の大きなタンパク質分子であるため，乳汁中に含まれる量は非常に少ないと思われる[9]．また，乳児の消化管で部分的に破壊される可能性が高く，乳児による吸収はおそらくわずかであると推測される[10]．

❻ Ca拮抗薬

＊ ロメリジン塩酸塩

固有の情報はない．詳細は，4章「23. 降圧薬」（p.303）を参照されたい．

❼ β遮断薬

✳ **プロプラノロール**

詳細は，4章「23．降圧薬」（p.303）を参照されたい．

❽ 抗てんかん発作薬

✳ **バルプロ酸ナトリウム**

詳細は，4章「40．抗てんかん発作薬」（p.475）を参照されたい．

（後藤美賀子）

🔖 文献

1) Raymond GV: Teratogen update: ergot and ergotamine. Teratology, 51: 344-347, 1995. [PMID: 7482356]
2) Spielmann K, et al.: Pregnancy outcome after anti-migraine triptan use: A prospective observational cohort study. Cephalalgia, 38: 1081-1092, 2018. [PMID: 28758416]
3) Ephross SA, et al.: Final results from the 16-year sumatriptan, naratriptan, and treximet pregnancy registry. Headache, 54: 1158-1172, 2014. [PMID: 24805878]
4) Yamaguchi Y, et al.: Analysis of triptan use during pregnancy in Japan: A case series. Congenit Anom(Kyoto), 62: 78-81, 2022. [PMID: 34981573]
5) Noseda R, et al.: Safety profile of erenumab, galcanezumab and fremanezumab in pregnancy and lactation: Analysis of the WHO pharmacovigilance database. Cephalalgia, 41: 789-798, 2021. [PMID: 33435709]
6) Jolivet A, Robyn C, Huraux-Rendu C, Gautray JP: Effect of ergot alkaloid derivatives on milk secretion in the immediate postpartum period. J Gynecol Obstet Biol Reprod (Paris), 7: 129-134, 1978. [PMID: 641312]
7) 8th ABM/EABM European Regional Conference May 11–13, 2023 Split, Croatia. Breastfeed Med, 18(5), 2023.
8) Amundsen S, et al.: Transfer of triptans into human breast milk and estimation of infant drug exposure through breastfeeding. Basic Clin Pharmacol Toxicol, 128:795-804, 2021. [PMID: 33730376]
9) Stratigakis A, et al.: A regression approach for assessing large molecular drug concentration in breast milk. Reprod Breed, 3: 199-207, 2023.
10) Anderson PO: Monoclonal Antibodies During Breastfeeding. Breastfeed Med, 16: 591-593, 2021. [PMID: 33956488]
11) Henze T: Erenumab During Breastfeeding. Breastfeed Med, 14: 513-514, 2019. [PMID: 31381367]
12) Vig SJ, et al.: The use of erenumab for migraine prophylaxis during pregnancy: A case report and narrative review. Headache, 62: 1256-1263, 2022. [PMID: 35467013]

42 ／ めまい治療薬

医薬品	添付文書情報（巻頭参照）		総合評価（巻頭参照）	
	妊娠	授乳	妊娠	授乳
内耳循環改善薬				
ベタヒスチン　betahistine ◆ **メリスロン**	有益性	添文3	本文参照	情報なし
ジフェニドール　difenidol ◆ **セファドール**	有益性	添文3	情報なし	情報なし
イソプレナリン　isoprenaline ◆ **イソメニール**	有益性	添文3	使用可	使用可
ヒスタミンH₁受容体拮抗薬				
ヒドロキシジン　hydroxyzine ◆ **アタラックス**	禁忌	添文1	使用可	使用可
脳循環改善薬				
イフェンプロジル　ifenprodil ◆ **セロクラール**	有益性	添文3	情報なし	情報なし
イブジラスト　ibudilast ◆ **ケタス**	有益性	添文3	使用可	使用可
ベンゾジアゼピン系抗不安薬				
エチゾラム　etizolam ◆ **デパス**	有益性	添文1	使用可	使用可
中枢性筋弛緩薬				
エペリゾン　eperisone ◆ **ミオナール**	有益性	添文3	本文参照	情報なし
制吐薬				
メトクロプラミド　metoclopramide ◆ **プリンペラン**	有益性	添文3	使用可	使用可
浸透性利尿薬				
イソソルビド　isosorbide ◆ **イソバイド**	有益性	——	使用可	情報なし
その他				
炭酸水素ナトリウム　sodium bicarbonate ◆ **メイロン**（注射）	有益性	添文3	使用可	使用可

医薬品	添付文書情報（巻頭参照）		総合評価（巻頭参照）	
	妊娠	授乳	妊娠	授乳
その他				
アデノシン三リン酸二ナトリウム　adenosine triphosphate disodium ◆ トリノシン，アデホス，ATP	有益性	添文③	使用可	使用可

🌸 妊娠計画期

本項では，末梢性めまいを想定した投薬について扱うが，妊娠計画期に考慮すべき事項はない．

🌸 妊娠期　胎児へ与える影響および使い方

❶ 内耳循環改善薬

＊ ベタヒスチンメシル酸塩

トルコの奇形学情報サービスに登録された27人の妊婦の転帰に関する報告によると，妊娠転帰が判明した24妊娠のうち，21例は生児の出産（2組の双子を含む）で，2例は流産，3例は選択的中絶であった．児の情報が得られた20人の出生児のうち，17人は正常で，1例が腸の回転異常，2例に卵円孔開存がみられた[1]．データがなくエビデンスに乏しいため，積極的な使用は推奨されないが，上市後に明らかなリスクを示す報告はみられていない．

＊ ジフェニドール塩酸塩

妊娠初期の使用についての疫学研究はない．現在までに先天異常発生との関連を示す報告はない．

＊ *dl-* イソプレナリン塩酸塩

詳細は，4章「25．心不全治療薬」（p.318）を参照されたい．

❷ ヒスタミン H₁ 受容体拮抗薬（抗ヒスタミン薬）

抗ヒスタミン薬全般に関する疫学研究で先天異常のリスクは上がらなかったとする大規模な研究がある．詳細は，4章「12．アレルギー疾患治療薬」での解説（p.206）を参照されたい．

＊ **ヒドロキシジン塩酸塩**

ヒドロキシジンは添付文書において妊婦禁忌であるが，妊娠第1三半期のヒドロキシジン曝露例53人を含むカナダの前方視的コホート研究によると，催奇形性リスクは認められなかった[2].

❸ 脳循環改善薬

＊ **イフェンプロジル酒石酸塩**

妊娠初期の使用についての疫学研究はない．現在までに先天異常発生との関連を示す報告はない．

＊ **イブジラスト**

妊娠初期の使用についての疫学研究はない．現在までに先天異常発生との関連を示す報告はない．

❹ ベンゾジアゼピン系抗不安薬

＊ **エチゾラム**

詳細は，4章「36. 抗不安薬」（p.423）を参照されたい．

❺ 中枢性筋弛緩薬

＊ **エペリゾン塩酸塩**

詳細は，4章「11. オピオイド鎮痛薬，慢性疼痛治療薬」（p.197）を参照されたい．

❻ 制吐薬

＊ **メトクロプラミド**

曝露例において先天異常のリスクは上がらなかったとする複数の報告がある[3,4].

❼ 浸透性利尿薬

＊ **イソソルビド**

妊娠初期の使用についての疫学研究はない．現在までに先天異常発生との関連を示す報告はない．

❽ その他

＊ **炭酸水素ナトリウム**

妊娠初期の使用についての疫学研究はない．現在までに先天異常発生との関連を示す報告はない．

＊ **アデノシン三リン酸二ナトリウム水和物**

妊娠の全期間において母体または胎児の上室性頻拍を治療するためにアデノシンを安全に使用した報告が多数ある[5-7].半減期が10秒未満と非常に短い特徴をもつため，胎児への影響はほぼないと推測される．

✳ 授乳期　乳汁中への移行および使い方

　めまい治療薬の授乳中の使用に関する情報は乏しい.

　一般的に抗ヒスタミン薬の使用が授乳中に問題となることは少ないが，1985年1月〜2011年6月までにフランスで報告された母乳栄養児におけるすべての副作用をまとめた174件の報告では，ヒドロキシジンは8人の乳児に副作用（鎮静）を引き起こしたと報告されている[8].　通常の使用であれば問題ないと考えられるが，早産児や低出生体重児である場合や母体への投与量が多い特殊な環境においては，児の観察を慎重に行う.

　イブジラストの授乳に関する情報はない.　上市されてから年数が経つものの，乳児に有害事象が生じたとの報告はなく，授乳中の母体への投与は問題ないと考えられる.

　メトクロプラミドのRIDは10%未満であるとする報告が多数ある[9-11].　しかしながら母親がメトクロプラミド10 mgの坐剤を使用した48時間後に児に原因不明の急性錐体外路症状がみられた例の報告もある[12].　なお，メトクロプラミドは，乳汁分泌促進に用いられることがあったが，メタアナリシスの結果では促進効果はみられなかった[13].

　イソプレナリンについては4章「25. 心不全治療薬」（p.319）を参照されたい.

（後藤美賀子）

◆ 文献

1) Buharalioglu CK, et al.: Pregnancy outcomes after maternal betahistine exposure: A case series. Reprod Toxicol, 79:79-83, 2018. [PMID: 29908288]

2) Einarson A, et al.: Prospective controlled study of hydroxyzine and cetirizine in pregnancy. Ann Allergy Asthma Immunol, 78: 183-186, 1997. [PMID: 9048526]

3) Pasternak B, et al.: Metoclopramide in pregnancy and risk of major congenital malformations and fetal death. JAMA, 310: 1601-1611, 2013. [PMID: 24129464]

4) Matok I, et al.: Metoclopramide in pregnancy: no association with adverse fetal and neonatal outcomes. Evid Based Med, 19: 115, 2014. [PMID: 24393717]

5) Harrison JK, et al.: Acute termination of supraventricular tachycardia by adenosine during pregnancy. Am Heart J, 123: 1386-1388, 1992. [PMID: 1575160]

6) Elkayam U, et al.: Adenosine therapy for supraventricular tachycardia during pregnancy. Am J Cardiol, 75: 521-523, 1995. [PMID: 7864004]

7) Dangel JH, et al.: Adenosine triphosphate for cardioversion of supraventricular tachycardia in two hydropic fetuses. Fetal Diagn Ther, 15: 326-330, 2000. [PMID: 11111211]

8) Soussan C, et al.: Drug-induced adverse reactions via breastfeeding: a descriptive study in the French Pharmacovigilance Database. Eur J Clin Pharmacol, 70: 1361-1366, 2014. [PMID: 25183382]

9) Hansen WF, et al.: Metoclopramide effect on breastfeeding the preterm infant: a randomized trial. Obstet Gynecol, 105: 383-389, 2005. [PMID: 15684169]

10) Lewis PJ, et al.: Controlled trial of metoclopramide in the initiation of breast feeding. Br J Clin Pharmacol, 9: 217-219, 1980. [PMID: 6986894]

11) Kauppila A, et al.: Metoclopramide and breast feeding: transfer into milk and the newborn. Eur J Clin Pharmacol, 25: 819-823, 1983. [PMID: 6662181]

12) Bellouard M, et al.: Metoclopramide Intoxication Through Breast Milk: Relevance of Blood and Hair Analyses. Indian J Pediatr, 90: 314, 2023. [PMID: 36694076]

13) Hussain NHN, et al.: Metoclopramide for Milk Production in Lactating Women: A Systematic Review and Meta-Analysis. Korean J Fam Med, 42: 453-463, 2021. [PMID: 34871486]

43 / 免疫性神経疾患治療薬

医薬品	添付文書情報（巻頭参照）		総合評価（巻頭参照）	
	妊娠	授乳	妊娠	授乳
多発性硬化症治療薬				
インターフェロン ベータ -1b　interferon beta-1b ◆ベタフェロン	有益性	添文③	使用可	使用可
インターフェロン ベータ -1a　interferon beta-1a ◆アボネックス	有益性	添文③	使用可	使用可
グラチラマー　glatiramer ◆コパキソン	有益性	添文③	使用可	使用可
フマル酸ジメチル　dimethyl fumarate ◆テクフィデラ	有益性	添文③	使用可	使用可
シポニモド　siponimod ◆メーゼント	禁忌	添文②	使用不可	本文参照
フィンゴリモド　fingolimod ◆イムセラ，ジレニア	禁忌	添文②	本文参照	本文参照
ナタリズマブ　natalizumab ◆タイサブリ	有益性	添文①	使用可	使用可
オファツムマブ　ofatumumab ◆ケシンプタ	有益性	添文③	使用可	使用可
乾燥スルホ化人免疫グロブリン ◆ベニロン	有益性	添文③	使用可	使用可
重症筋無力症治療薬				
タクロリムス　tacrolimus ◆プログラフ，グラセプター	有益性	添文②	使用可	使用可
シクロスポリン　ciclosporin ◆ネオーラル，サンディミュン	有益性	添文②	使用可	使用可
ピリドスチグミン　pyridostigmine ◆メスチノン	有益性	添文③	使用可	使用可
アンベノニウム　ambenonium ◆マイテラーゼ	有益性	添文③	使用可	使用可
ジスチグミン　distigmine ◆ウブレチド	有益性	添文③	使用可	使用可

医薬品	添付文書情報（巻頭参照）		総合評価（巻頭参照）	
	妊娠	授乳	妊娠	授乳
重症筋無力症治療薬				
ネオスチグミン　neostigmine ◆ **ワゴスチグミン**	有益性	—	使用可	使用可
ポリエチレングリコール処理人免疫グロブリン ◆ **ヴェノグロブリン**	有益性	—	使用可	使用可
エクリズマブ　eculizumab ◆ **ソリリス**	有益性	添文3	使用可	使用可
ラブリズマブ　ravulizumab ◆ **ユルトミリス**	有益性	添文3	使用可	使用可
エフガルチギモド アルファ　efgartigimod alfa ◆ **ウィフガート**	有益性	添文3	使用可	使用可
視神経脊髄炎治療薬				
アザチオプリン　azathioprine ◆ **アザニン，イムラン**	有益性	添文3	使用可	使用可
タクロリムス　tacrolimus ◆ **プログラフ，グラセプター**	有益性	添文2	使用可	使用可
シクロスポリン　ciclosporin ◆ **ネオーラル，サンディミュン**	有益性	添文2	使用可	使用可
リツキシマブ　rituximab ◆ **リツキサン**	有益性	添文3	使用可	使用可
エクリズマブ　eculizumab ◆ **ソリリス**	有益性	添文3	使用可	使用可
ラブリズマブ　ravulizumab ◆ **ユルトミリス**	有益性	添文3	使用可	使用可
サトラリズマブ　satralizumab ◆ **エンスプリング**	有益性	添文3	使用可	使用可
イネビリズマブ　inebilizumab ◆ **ユプリズナ**	有益性	添文3	使用可	使用可
乾燥スルホ化人免疫グロブリン ◆ **ベニロン**	有益性	添文3	使用可	使用可

❋ 妊娠計画期

❶ 多発性硬化症治療薬

　わが国において，多発性硬化症（MS）の治療薬である疾患修飾薬（disease modifying drug；DMD）が7クラス8種類になった（2024年8月時点）．妊娠可能年齢患者において

は，疾患活動性が安定している場合と疾患活動性が高い場合に分けて治療法を考慮する．MSは出産後早期に再発リスクが高くなることが特徴であるが，妊娠前にDMDを投与して疾患活動性を十分に低下させておくべきであり，これにより出産後の再発リスクを軽減することが可能である[1]．妊娠前に，妊娠時禁忌ではないDMDを中止すると妊娠中の再発リスクの誘因になる．妊娠中の再発は長期予後因子となるため，妊娠禁忌ではないDMDでの治療を自己中断しないようにする指導が必要である[2]．

＊ フィンゴリモド塩酸塩

フィンゴリモドは，動物実験や症例報告から胎児へのリスクに懸念がもたれている．本剤は消失半減期が長く，投与中止後，血中からの消失には最長で2ヵ月かかることから，添付文書には「本剤中止後も2ヵ月間の避妊を徹底すること」と記載されている[3,4]．しかし，フィンゴリモドの中止後，疾患活動性が元に戻り再発する症例報告があり[5-7]，本剤中止後はほかのDMDに変更する必要性が指摘されている[8]．

妊娠のためフィンゴリモドを中止する場合，MSの再活性化のリスクを考慮して注意深くモニタリングする必要がある．妊娠前にフィンゴリモドからIFN-β，グラチラマー，フマル酸ジメチル，ナタリズマブなどへの変更を考慮する．妊娠中に再発した患者では，産後の再発を防ぐために出産後早期に有効性の高いDMDを開始することが推奨されている[1]．

＊ シポニモド フマル酸

シポニモドは，動物実験において臨床用量に近い量の負荷で催奇形性ならびに胎児毒性が認められており，添付文書には「本剤の投与中および投与後少なくとも10日間は適切な避妊法を行うように指導すること」と記載されている．本剤投与中に妊娠が確認された場合は，直ちに投与を中止することが推奨される[9]．現在のところ疫学情報はない．

❷ 重症筋無力症治療薬

重症筋無力症（MG）の妊娠中の疾患活動性については，悪化，不変，改善がそれぞれ1/3といわれている．一方で，最近のシステマティックレビューでは，妊娠に伴い25%増悪，68.6%不変，6.3%改善との報告がある[10]．また，妊娠第1三半期と出産後第1三半期に増悪（33%）する傾向がある[11]．

妊娠に関連したクリーゼの発生について，妊娠中は6.4%，分娩後は8.2%で，新生児の10～20%に一過性新生児重症筋無力症（transient neonatal MG；TNMG）を発症するリスクがある[12]．まれに先天性関節症（AMC），胎児アセチルコリン受容体抗体関連疾患（FARAD）が発症するので，注意が必要である[11]．

妊娠可能年齢の患者には，プレコンセプションケアとしてこれらの説明を行い，妊娠・出産に備え適切な治療を継続し，MGの病状を安定させることが必要である．

妊娠可能年齢の患者に対し，抗コリンエステラーゼ薬やグルココルチコイドは標準治療薬として投与可能である．カルシニューリン阻害薬（シクロスポリン，タクロリムス），アザチオプリンは妊娠中も継続して投与可能である．血液浄化療法と免疫グロブリン静

注療法は中等度あるいは重症のMGに有効であり，急性増悪を改善する[13]．

エクリズマブ，エフガルチギモド アルファ，ラブリズマブが保険適用になり，いずれも妊婦への投与は有益性となっている．なおミコフェノール酸モフェチル（p.169）とメトトレキサート（p.213）は先天異常の原因となるため，妊娠が判明したら速やかに中止し，妊娠を希望する患者には薬剤の変更を行う．

❸ 視神経脊髄炎スペクトラム障害治療薬

視神経脊髄炎スペクトラム障害（NMOSD）は出産後早期の再発リスクが高くなる[14,15]．また，抗アクアポリン4（aquaporin-4；AQP4）抗体は胎盤を通過するため，新生児の血清中に出生時抗AQP4抗体が陽性となることがあるが，数ヵ月で抗AQP4抗体は消失し，発達・発育への影響は認められていない[15]．

妊娠可能年齢の患者には，プレコンセプションケアとしてこれらの説明を行い，個々の患者に最適な治療によって妊娠前の疾患活動性を安定させる．妊娠前に疾患活動性の安定を維持することは母子の良好な転帰につながる．

イネビリズマブは，添付文書上で投与中および最終投与後6ヵ月間は妊娠を避けることとされている．ミコフェノール酸モフェチルとメトトレキサートはMGと同様に先天異常の原因となるため妊娠が判明したら速やかに中止し，妊娠を希望する患者には薬剤の変更を行う．

妊娠期　胎児へ与える影響および使い方

❶ 多発性硬化症治療薬

＊ インターフェロンβ

欧州医薬品庁（EMA）が26ヵ国で施行した大規模コホート研究では，妊娠前または妊娠中にIFN-βに曝露された948人から生まれた児の先天異常または自然流産率は一般集団と比較して有意差はないことを示した[16]．また，IFN-βに曝露されたフィンランド人（232人）とスウェーデン人（411人）を対象としたコホート研究では，非曝露群と比較して出生時体重，体長および頭囲に差は認められなかった[17]．また，その後のフィンランドとスウェーデンのコホート研究でも，妊娠6ヵ月前または妊娠中にIFN-βのみに曝露されたMS女性（718人）と，DMD非曝露女性（1,397人）から生まれた児の先天異常，死産，その他の有害な妊娠有病率を比較し，曝露群と非曝露群の間で有意差はないことを示した[18]．わが国の市販後調査においても，症例数は少ないが，母体・胎児への早産，出産時低体重，低身長を含め，有害事象はなかった[19]．以上からIFN-βは妊娠前の休薬期間は不要である．また，IFN-βは，グラチラマーと並んで妊娠中も投与可能なDMDである[20]．

＊ グラチラマー酢酸塩

1997 ～ 2020年の間に報告されたグラチラマー曝露後の妊娠と胎児の転帰を評価した634人の妊娠では，14人の双子妊娠を含む414人の出産があり，胎児死亡はなかった．早産10.8％，低出生体重2.2％，先天異常の有病率は2.1 ～ 2.4％の範囲で，一般妊婦の2.1 ～ 3.0％と同様でありグラチラマーの妊娠中の曝露は，妊娠または乳児の有害事象に関連していなかった[21]．

また，2019 ～ 2021年までのグラチラマー曝露妊娠702人のデータでは，647人（92.2％）の出生，47人（6.7％）の自然流産，4人（0.6％）の誘発流産，2人（0.3％）の子宮外妊娠，および2人（0.3％）の胎児死亡，先天異常（1.1％），早産（7.2％），低/超低出生体重（4.8％）の結果であった．これらの結果は，一般妊婦と比べ妊娠，胎児，または乳児の有害事象は高くなかった[22]．以上から，グラチラマー曝露妊娠における流産，低出生体重児，先天異常の発生率は一般と同様で，母体・胎児への有害事象は認められなかった．グラチラマーはIFN-βと同様に挙児を希望する患者には本剤が第一選択薬と位置づけられている[20]．

＊ フマル酸ジメチル

本剤の動物実験において，胎仔への障害の発生が増加したという証拠は示されていない．本剤は半減期が短いことから，妊娠判明後は速やかに中止する[1]．

臨床試験では妊孕性への影響が認められなかったほか，市販後調査において妊娠中にフマル酸ジメチルに曝露された患者の自然流産や先天異常の発生頻度の増加は認められなかった[23]．国内における使用成績調査の中間報告での妊娠患者の転帰19例では正常妊娠16例（出生異常なし），流産3例であった[24]．

国外のフマル酸ジメチル曝露妊婦397人のレジストリでは平均妊娠曝露期間は5.0週であった．397妊娠例のなかで転帰が追跡できた379例のうち，流産19例（妊娠4.7％），出生360人（89.1％）であり，出生例の内訳は323人が正期産，37人が未熟児だった．新生児死亡は1人，妊産婦の死亡はなかった．EUROCAT先天性欠損症は2.2％であった．レジストリの結果，妊娠中のフマル酸ジメチルの曝露による先天性欠損症，早産，自然流産の割合は一般集団の割合と一致しており，妊娠転帰に悪影響を及ぼさなかった[25]．

＊ シポニモド フマル酸

本剤は，妊婦または妊娠している可能性のある女性には禁忌であり，妊娠への影響について十分説明する[1]．現在（2024年8月），シポニモドに関する妊娠の疫学情報などはない．

＊ フィンゴリモド塩酸塩

動物実験では，本剤により胚・胎児死亡の増加，総動脈幹遺残や心室中隔欠損，骨格変異などの発生異常が認められている．フィンゴリモド曝露のあった妊婦66例の報告では，5例（7.6％）に先天異常があり，その内訳は，先天性脛骨弯曲1例，無頭蓋症1例，ファロー四徴症1例，子宮内胎児死亡1例，胎児発育不全1例で，胎児へのリスクが懸

念された[26].一方，117例のフィンゴリモド曝露妊娠の出生児における主要な先天異常の有病率や流産の割合は，一般集団および未曝露のMS集団の有病率よりも有意に高いことはなく，この分析における先天性心疾患の有病率も一般集団と有意差はなかった[27].しかしながら，ヒトでの情報は多くないため，エビデンスとしては十分ではない.

＊ ナタリズマブ

ナタリズマブは，α4インテグリンに対するヒト化ヒトモノクローナル抗体製剤で月1回の点滴静注薬である．本剤は高分子タンパクであり，器官形成期に移行するとは考えられず，催奇形性のリスクはないと推察される.

ナタリズマブは年間再発率の低下，MRIでの活動性病巣の減少など治療効果が非常に高い．IFN-βやフィンゴリモドで治療効果が得られなかった疾患活動性の高い患者や，副作用によりこれら治療薬の継続が困難であった患者がナタリズマブの適応になる.

米国におけるナタリズマブ治療中に妊娠した症例の前方視的調査では，一般人口の流産率とほぼ同様の値であった．また，妊娠第3三半期まで偶発的に本剤に曝露していた妊婦12例の新生児の報告では，血小板減少6例と貧血8例を含む13人の新生児のうち10例で軽度から中度の血液学的異常を認めたが，すべて4ヵ月以内に軽快し，重篤な合併症はなかった[28].

疾患活動性の高い場合は，本剤の妊娠時曝露による新生児の血液異常のリスクを説明したうえで，妊娠34週まで6〜8週間の投与間隔による継続投与を容認している[29].ナタリズマブを投与した妊婦の有害事象と転帰のシステマティックレビューでは，9編の既報告から妊娠中の曝露による患者と新生児に有害リスク上昇や特別な先天異常は認められなかったが，ナタリズマブが中断された場合，再発のリスクが著しく高くなる[30].

＊ オファツムマブ

抗CD20モノクローナル抗体であるオファツムマブは，現在のところ，妊娠中曝露による先天性欠損や先天異常の報告はない[31].オファツムマブは，抗CD20抗体薬であるリツキシマブ，オクレリズマブ（いずれもわが国ではMSへの保険適用はない）と同様にIgG1であることから，薬理学的動態を踏まえても胎盤から胎児への移行は非常に少ないと予想されるが，安全性に関する情報はまだ十分ではない．本剤は，最終投与から少なくとも6ヵ月間は妊娠を避けることを推奨しているが，妊娠中は有益性投与となっている．疾患活動性の高い患者では，妊娠に備えナタリズマブやオクレリズマブ（本邦未承認）に切り替えることが推奨されている[32].国外の市販後調査の結果では30例の妊娠の報告があり，84％が妊娠第1三半期まで本剤の曝露があった．30例のうち16例が正常出生，死産なし，自然流産5例，中絶8例，子宮外妊娠1例，先天異常なし，新生児のB細胞枯渇または免疫グロブリン異常，重篤な感染症はなかった.

＊ 免疫グロブリン大量静注療法（乾燥スルホ化人免疫グロブリン）

免疫グロブリン大量静注療法（IVIg）は，多発性硬化症・視神経脊髄炎スペクトラム障害における視神経炎の急性期に，メチルプレドニゾロン大量療法＊を行っても十分な効果の得られない患者が対象になる．

再発寛解型MS患者（198人）において，妊娠中および産後3ヵ月にIVIgで治療された67人と対照群の未治療の患者131人の前方視的分析を行った結果，IVIgは，妊娠中および産後3ヵ月間の再発率と重症度を軽減するのに有効であることが証明され，母子ともに有害事象は認められなかった[33]．したがって，妊娠中に視神経炎を発症した場合の治療法の一つである．

❷ 重症筋無力症治療薬

MGの妊娠中の疾患活動性について，妊娠中に悪化，軽快，変化なしはそれぞれおよそ1/3と報告されており，妊娠・出産はMGの長期予後に悪影響を及ぼさない．妊娠第1三半期と出産後3ヵ月間にMGの増悪は約30％に認められるが，胸腺摘出後の母体ではリスクが少ない．MGの母体において，妊娠初期と出産直後に悪化するリスクがあり，この時期は慎重な管理が必要である[34]．また，MGの母親から生まれた児の出生児体重や周産期死亡率は，健常母親から生まれた児と変わらない[1]．

妊娠中の治療は抗コリンエステラーゼ薬のピリドスチグミンが第一選択薬である．グルココルチコイド（p.181参照）は，低用量で継続可能である．免疫抑制薬のうちカルシニューリン阻害薬（p.170参照）のタクロリムス，シクロスポリンは母体の病状安定がリスクよりも優先される場合に投与は許容される．また，免疫グロブリン大量静注療法も保険適用があるので，妊娠中の治療法の一つになる．

エフガルチギモド アルファ，ラブリズマブが新たに保険適用になったが，妊娠期の使用に関する疫学研究はまだない．

注意しなくてはならないのは，新生児一過性重症筋無力症（transient neonatal MG）である．MGの母親から出生した新生児の10〜20％に発症するが，これは抗AchR抗体IgGが胎盤を通過して胎児へ移行するためである．症状は，吸綴困難，筋緊張低下，呼吸不全，啼泣微弱，眼瞼下垂などで，出生12〜48時間後に出現し，3週間ほど持続する[13]．まれに先天性関節症，胎児アセチルコリン受容体抗体関連疾患（FARAD）が発症するので，注意が必要である[11]．

抗MuSK抗体陽性MGの妊娠・出産では特徴的な球麻痺症状の管理が重要であり，母児の栄養管理，羊水過多に注意し，症状増悪時には躊躇せずに，血液浄化療法（血漿交換，免疫吸着療法）などの治療が必要である[35]．

＊：原則として，メチルプレドニゾロン 1,000 mg/ 日を 3 日間以上点滴静注．

＊ ピリドスチグミン臭化物

妊娠中のMGの治療は本剤が標準的第一選択薬であり，一般的に投与されている[36].

＊ アンベノニウム塩化物

ヒトでの情報はほとんどない.

＊ ジスチグミン臭化物

MG患者で妊娠中もジスチグミンを継続投与していた症例報告では有害事象がなかったが[37]，この報告以外ヒトでの情報はほとんどない.

＊ ネオスチグミン臭化物

MG患者で妊娠中に投与していた症例報告では有害事象は認められなかったが[37]，この報告以外ヒトでの情報はほとんどない.

＊ 免疫グロブリン大量静注療法（ポリエチレングリコール処理人免疫グロブリン）

MGの妊婦において免疫グロブリン大量静注療法の有用性が報告されており[38]，妊娠中の使用は可能であると考えられる．妊娠中の使用で有害事象は認められていないが，血液製剤である以上，未知のウイルス感染の可能性を否定できないため，流産，胎児水腫，胎児死亡などの障害をきたす可能性もあり，妊娠中投与の安全性は確立していないことを説明したうえで投与する.

＊ エクリズマブ

妊娠前，妊娠中，および妊娠後にエクリズマブで治療された治療難治性全身型重症筋無力症（gMG）女性の症例報告では，患者と新生児のいずれにおいても治療関連の有害事象は認められなかった．患者はエクリズマブで神経学的に安定しており，エクリズマブを現在5年間投与継続している[39]．母体への治療のメリットが考慮される適応があれば，リスクをはるかに上回ると考えられ，また高分子タンパク製剤で器官形成期での移行は考えられず，催奇形性のリスクはないと推察されるため，投与を検討すべきである．エクリズマブについては，4章「20．造血薬」での解説（p.276）も参照されたい.

❸ 視神経脊髄炎スペクトラム障害治療薬

NMOSDの妊娠・出産と再発リスクについて，国外およびわが国の報告では，MSのような妊娠後期の顕著な再発率の低下はないが，出産後3ヵ月の再発率はMSよりも高いことが特徴である[2]．NMOSDの妊娠・出産に伴う再発を予防するためには，妊娠前から適切な免疫抑制薬での治療を継続し，病勢を安定化させることである．NMOSD発症後の妊娠では妊娠高血圧症候群や自然流産が有意に多いとの報告があったが[14]，近年の報告では一般対照妊婦と比べて妊娠高血圧症候群や自然流産率は高くなかった[40].

抗アクアポリン4（aquaporin-4；AQP4）抗体は胎盤を経由して母親から胎児へ移行するので，出生時に児の抗AQP4抗体が陽性になることがあるが，通常，この移行抗体は数ヵ月後には検出されなくなり，児への発達・発育への影響はない[15].

妊娠中のNMOSD治療はグルココルチコイド（p.180参照），免疫抑制薬（p.165参照）

である．タクロリムス，シクロスポリン，アザチオプリンは母体の病状安定がリスクよりも優先される場合に投与が許容される．

以下の抗体製剤（生物学的製剤）は高分子タンパクであり，器官形成期に移行するとは考えられず，催奇形性リスクはないと推察される．

* リツキシマブ

リツキシマブ投与後のNMOSD患者の妊娠・出産に関する8例の報告では，4例が正期産，2例が中絶，1例が子宮内胎児死亡，1例は妊娠進行中であった．うち2例は，妊娠中にリツキシマブの投与が行われた．先天異常や新生児感染症は発生しなかった[41]．妊娠を希望するNMOSD患者におけるリツキシマブの効果を評価した研究は限られている．

* エクリズマブ

エクリズマブを妊娠中のNMOSD患者に投与した症例報告（2例）では母子ともに有害事象は認められなかった[42]．エクリズマブについては，4章「20．造血薬」での解説（p.276）も参照されたい．

* サトラリズマブ

サトラリズマブを妊娠中のNMOSD患者に投与した症例報告があり[43,44]，いずれの報告でも分娩後，母子ともに健康でNMOSDの再発はなかった．NMOSDの管理において，挙児希望の生殖年齢女性に対するサトラリズマブの有効性と安全性が示された．なお，妊娠期の投与に関する疫学調査はまだない．

* イネビリズマブ

添付文書上で「投与中および最終投与後6ヵ月間は適切な避妊を行うよう指導すること．妊婦または妊娠している可能性のある女性には投与しないことが望ましい」とされているが，疫学研究や症例報告はまだない．

* ラブリズマブ

妊娠期の使用に関する疫学調査はまだない．

❀ 授乳期　乳汁中への移行および使いかた

❶ 多発性硬化症治療薬

* インターフェロンβ

母乳移行のデータは限られるが，母乳への影響は限定的と考えられ，授乳中の使用による児への移行はないと予想されるため，授乳中の使用は許容される[1]．授乳に特別な注意は不要で，わが国においても有益性投与とされている．

* グラチラマー酢酸塩

物理化学的特徴や，経口投与では吸収率が低いことから，新生児や乳児への母乳による曝露は無視できるものと示唆される．本剤は授乳中に使用できる[1]．一般的に安全と

考えられており，わが国においても有益性投与とされている．

* フマル酸ジメチル

フマル酸ジメチルの母乳への移行を検討した2症例のRIDは，1日2回240 mgを8日間投与したあと12時間において，それぞれ0.019％と0.007％でありRID 10％よりはるかに低値であった[45]．フマル酸ジメチルの代謝産物であるフマル酸モノメチル（MMF）は小分子（分子量129）で，血漿タンパク結合率はわずか27～40％と低く半減期がわずか1時間と短いため，MMFの母体への蓄積はない．MMF血漿濃度のピークは経口投与後2～2.5時間であり，母乳も同様に約2時間後に最大の濃度になることを示唆している．フマル酸ジメチルに曝露された乳児では有害な副作用は認められなかった[45]．

* フィンゴリモド塩酸塩

動物において母乳に移行する．ヒトでのデータがないため母乳哺育を勧めるには不確定要素が多い．LactMedを含む複数の診療ガイドラインでも，授乳しないことが望ましいとされている[1]．

* シポニモド フマル酸

シポニモドの代謝物が母乳に移行するかどうかは不明であるが，ラットでは移行する．ヒトでのデータがないため母乳哺育を勧めるには不確定要素が多い．LactMedを含む複数の診療ガイドラインでも，授乳しないことが望ましいとされている[1]．

* ナタリズマブ

ナタリズマブはヒト乳汁中へ少量移行することが報告されているが，分子量が約149,000と大きく，乳汁中に移行しても乳児の消化管内で分解される可能性が高いため，ほとんど吸収されないと考えられる[46]．ナタリズマブで治療中の2例では，母乳移行はごく微量（最大RID 0.5％）で乳児血中には検出されなかったと報告されている[47]．

わが国の添付文書では最終使用後12週間は授乳中止となっているが，Cipleaら[47]の報告を踏まえ，有益性投与への改訂を申請中である．

* オファツムマブ

オファツムマブは分子量149,000と大きく，母乳に含まれる量は非常に少ないと考えられる．また，乳児の消化管内で分解される可能性が高く，吸収はおそらく最小限となる．オファツムマブは授乳中の使用が許容されるが[48]，治療を再開するには産後少なくとも2週間待つことで，乳児への移行を最小限に抑えられる可能性がある[8]．

* 静注用人免疫グロブリン製剤（乾燥スルホ化人免疫グロブリン）

添付文書では授乳中止の検討が示されているが，IgGは生理的に母乳中に含まれており，また母乳哺育中の使用でも大きな問題がないことから，授乳中の使用に際して特別の注意は必要ないとされている[49]．

❷ 重症筋無力症治療薬

以下に記載のない薬剤については，MG患者への使用に関する特記事項がないため，本項内で該当する他項目を参照されたい．

＊ エクリズマブ

エクリズマブは分子量約148,000と高分子であるため，乳児の消化管で分解され，吸収されないと考えられる．エクリズマブ治療中の母親から母乳哺育を受けた児の血中からエクリズマブが検出された例はなかった．エクリズマブ投与中の母乳哺育児について，これまでに関連する有害事象は報告されていないため，授乳は可能と考えられる[50,51]．

＊ エフガルチギモド アルファ

エフガルチギモド アルファの授乳中の投与に関する疫学調査や症例報告などの情報はない．エフガルチギモド アルファは分子量54,000と高分子であるため，母乳中への移行量は非常に少ないと考えられる．また，乳児の消化管で部分的に分解される可能性が高く，吸収はおそらく最小限であるため授乳は可能と考えられる．産後少なくとも2週間待って治療を再開すると，乳児への移行を最小限に抑えることができる[52]．

＊ ラブリズマブ

授乳中のラブリズマブの使用に関する疫学調査や症例報告はない．ラブリズマブは分子量約148,000の大きなタンパク質分子であるため，乳児の消化管で分解される可能性が高く，吸収される可能性は低い．産後少なくとも2週間待ってから治療を再開すると，乳児への移行を最小限に抑えることができる[53]．

❸ 視神経脊髄炎スペクトラム障害治療薬

以下に記載のない薬剤については，NMOSD患者への使用に関する特記事項がないため，本項内で該当する他項目を参照されたい．イネビリズマブ，ラブリズマブについて，授乳中の使用に関する疫学調査や症例報告はない．エクリズマブについては本項「重症筋無力症治療薬」を参照されたい．

＊ サトラリズマブ

サトラリズマブを授乳中のNMOSD患者に投与した症例報告があり[43,44]，いずれも児への有害事象はなかった．Yoshidaらの報告では，乳汁および児の血清中のサトラリズマブの濃度は0.002 µg/mLで感度以下であった[43]．本剤投与中の授乳は可能と考えられる．

（清水優子）

🔖 文献

1) 日本神経学会 監，「多発性硬化症・視神経脊髄炎スペクトラム障害診療ガイドライン」作成委員会編：多発性硬化症・視神経脊髄炎スペクトラム障害 診療ガイドライン2023 第1版. 医学書院, 2023.

2) Portaccio E, et al.: Pregnancy in multiple sclerosis women with relapses in the year before conception increases the risk of long-term disability worsening. Mult Scler, 28: 472-479, 2022.

[PMID: 34132146]

3) 藤原一男 監修：ジレニア®適正使用ガイド, ノバルティスファーマ, 2016年10月作成版.

4) 藤原一男 監修：イムセラ®適正使用ガイド, 田辺三菱製薬（株）, 2016年10月作成版.

5) Novi G, et al.: Dramatic rebounds of MS during pregnancy following fingolimod withdrawal. Neurol Neuroimmunol Neuroinflamm, 4:e377, 2017. [PMID: 28804745]

6) Meinl I, et al.: Recurrence of disease activity during pregnancy after cessation of fingolimod in multiple sclerosis. Mult scler, 24: 991-994, 2018. [PMID: 28920764]

7) Sepúlveda M, et al.: Rebound of multiple sclerosis activity after fingolimod withdrawal due to planning pregnancy: Analysis of predisposing factors. Mult Scler Relat Disord, 38:101483, 2020. [PMID: 31734621]

8) Krysko KM, et al.: Family planning considerations in people with multiple sclerosis. Lancet Neurol, 22:350-366, 2023. [PMID: 36931808]

9) 藤原一男 監修：メーゼント® 適正使用ガイド，ノバルティスファーマ，2022 年 1 月作成版.

10) Banner H, et al.: Myasthenia gravis in pregnancy: Systematic review and case series. Obstetoric Medicine, 15: 108-117, 2022. [PMID: 35845224]

11) Sanders DB, et al.: International consensus guidance for management of myasthenia gravis: Executive summary. Neurology, 87: 419-425, 2016. [PMID: 27358333]

12) Grover KM, et al.: Myasthenia gravis and pregnancy. Muscle and Nerve, 62 :664-672, 2020. [PMID: 32929722]

13) 日本神経学会 監，「重症筋無力症 / ランバート・イートン筋無力症候群診療ガイドライン」作成委員会 編：重症筋無力症 / ランバート・イートン筋無力症候群診療ガイドライン 2022. 南江堂，2022.

14) Nour MM, et al.: Pregnancy outcomes in aquaporin-4-positive neuromyelitis optica spectrum disorder. Neurology, 86: 79-87, 2016. [PMID: 26581304]

15) Shimizu Y, et al.: Pregnancy-related relapse risk factors in women with anti—AQP4 antibody positivity and neuromyelitis optica spectrum disorder. Mult Scler, 22:1413-1420, 2016. [PMID: 25921053]

16) Hellwig K, et al.: Pregnancy outcomes in interferon-beta-exposed patients with multiple sclerosis: results from the European Interferon-beta Pregnancy Registry. J Neurol, 267:1715-1723, 2020. [PMID: 32100126]

17) Hakkarainen KM, et al.: Pregnancy outcomes after exposure to interferon beta: a register-based cohort study among women with MS in Finland and Sweden. Ther Adv Neurol Disord, 13: 1756286420951072, 2020. [PMID: 33101459]

18) Korjagina M, et al.: Prevalence of adverse pregnancy outcomes after exposure to interferon beta prior to or during pregnancy in women with MS: Stratification by maternal and newborn characteristics in a register-based cohort study in Finland and Sweden. Mult Scler Relat Disord, 48:102694, 2021. [PMID: 33429303]

19) Shimizu Y, et al.: Outcomes of pregnancy during interferon beta-1a therapy in Japanese patients with multiple sclerosis: interim results of a postmarketing surveillance study. Clin Exp Neuroimmunol, 6:402-408, 2015.

20) Langer-Gould AM: Pregnancy and Family Planning in Multiple Sclerosis. Continuum, 25: 773-792, 2019. [PMID: 31162316]

21) Kaplan S, et al.: Pregnancy and fetal outcomes following maternal exposure to glatiramer acetate in all three trimesters of pregnancy. Eur J Neurol, doi: 10.1111/ene.16036, 2023. [PMID: 37565380]

22) Kaplan S, et al.: Pregnancy, Fetal, and Infant Outcomes Following Maternal Exposure to Glatiramer Acetate During Pregnancy and Breastfeeding. Drug Saf, 45:345-357, 2022. [PMID: 35297004]

23) Krysko KM, et al.: Sex effects across the lifespan in women with multiple sclerosis. Ther Adv Neurol Disord, 13: 1756286420936166, 2020. [PMID: 32655689]

24) 深澤俊行ほか：フマル酸ジメチル（テクフィデラ®）の多発性硬化症患者に対する安全性と有効性：国内使用成績調査中間報告. 診療と新薬，58: 298-316，2021.

25) Hellwig K, et al.: Final analysis of 379 pregnancy outcomes after exposure to dimethyl fumarate in a prospective international registry. Mult Scler. 30:209-215, 2024. [PMID: 38166480]

26) Karlsson G, et al.: Pregnancy outcomes in the clinical development program of fingolimod in multiple sclerosis. Neurology, 82: 674-680, 2014. [PMID: 24463630]

27) Geissbühler Y, et al.: Evaluation of pregnancy outcomes in patients with multiple sclerosis after fingolimod exposure. Ther Adv Neurol Disord, 11: 1756286418804760, 2018. [PMID: 30542374]

28) Haghikia A, et al.: Natalizumab use during the third trimester of pregnancy. JAMA Neurol, 71: 891-895, 2014. [PMID: 24821217]

29) Dobson R, et al.: UK consensus on pregnancy in multiple sclerosis: Association of British Neurologists' guidelines. Pract Neurol, 19 : 106-114, 2019. [PMID: 30612100]

30) Ramesh V, et al.: Adverse Obstetric Outcomes in Pregnant Women Using Natalizumab for the Treatment of Multiple Sclerosis: A Systematic Review. Cureus,14:e29952, 2022. [PMID: 36381897]

31) Ofatumumab Safety Site (ofatumumabinfo.com). Available at <https//www.ofatumumabinfo.com/en/pregnancy> （Accessed Jul. 2024)

32) Gklinos P, et al.: Monoclonal Antibodies in Pregnancy and Breastfeeding in Patients with Multiple Sclerosis: A Review and an Updated Clinical Guide. Pharmaceuticals (Basel), 16:770. doi: 10.3390/ph16050770, 2023. [PMID: 37242553]

33) Menascu S,et al.: Intravenous immunoglobulin treatment during pregnancy and the post-partum period in women with multiple sclerosis: A prospective analysis. Mult Scler J Exp Transl Clin,

9: 20552173221151127, 2023. [PMID: 36687367]

34) Sanders DB, et al.: International consensus guidance for management of myasthenia gravis: Executive summary. Neurology, 87:419-425, 2016. [PMID: 27358333]

35) Santos E, et al.: MuSK myasthenia gravis and pregnancy. Neuromuscl Disord, 28:150-153, 2018. [PMID: 29305138]

36) Anabusi S, et al.: Pregnancy planning may impact maternal and neonatal outcomes in people with myasthenia gravis. Muscle Nerve, 69: 318-324, 2024. [PMID: 38156425]

37) 多賀茂樹ほか：重症筋無力症合併妊娠の2症例. 日産婦中国四国会誌, 53:200-204, 2005.

38) Gamez J, et al.: Intravenous immunoglobulin as monotherapy for myasthenia gravis during pregnancy. J Neurol Sci, 383:118-122, 2017. [PMID: 29246598]

39) Vu T, et al. : Eculizumab during Pregnancy in a Patient with Treatment-Refractory Myasthenia Gravis: A Case Report. Case Rep Neurol, 13: 65-71, 2021. [PMID: 33708096]

40) Collongues N, et al.: Pregnancy in Patients With AQP4-Ab, MOG-Ab, or Double-Negative Neuromyelitis Optica Disorder. Neurology, 96: e2006-e2015, 2021. [PMID: 33627499]

41) Seyed Ahadi M, et al.: Pregnancy outcome in patients with neuromyelitis optica spectrum disorder treated with rituximab: A case-series study. J Intern Med, 12: S491-S494, 2021. [PMID: 34760113]

42) Fujimoto T, et al.: Eculizumab use throughout pregnancy in two patients with aquaporin-4-positive neuromyelitis optica spectrum disorder. Clin Exp Neuroimmunol, 15: 126-129, 2024.

43) Yoshida T, et al.: Neuromyelitis optica spectrum disorder safely and successfully treated with satralizumab during pregnancy and breastfeeding: a case report. Front Neurol, 14: 1322412, 2023.

[PMID: 38162440]

44) Nakashima S, et al.: Successful Childbirth During Satralizumab Treatment in Neuromyelitis Optica Spectrum Disorder, Cureus, 16: e55010, 2024. [PMID: 38550492]

45) Ciplea AI, et al.: Dimethyl fumarate transfer into human milk. Ther Adv Neurol Disord, 13:1756286420968414, 2020. [PMID: 33193814]

46) LactMed: Natalizumab. Available at 〈https://www.ncbi.nlm.nih.gov/sites/books/NBK501613/〉(Accessed Jul. 2024)

47) Ciplea AI, et al.: Monoclonal antibody treatment during pregnancy and/or lactation in women with MS or neuromyelitis optica spectrum disorder. Neurol Neuroimmunol Neuroinflamm, 7:e723, 2020. [PMID: 32327455]

48) Dobson R, et al.: Anti-CD20 therapies in pregnancy and breast feeding: a review and ABN guidelines. Pract Neurol, 23: 6-14, 2023. [PMID: 35803727]

49) Lactmed: Immune Globulin. Available at 〈https://www.ncbi.nlm.nih.gov/books/NBK501437/〉(Accessed Jul. 2024)

50) Kelly RJ, et al.: Eculizumab in Pregnant Patients with Paroxysmal Nocturnal Hemoglobinuria. N Engl J Med, 373: 1032-1039, 2015. [PMID: 26352814]

51) Miyasaka N, et al.: Pregnancy outcomes of patients with paroxysmal nocturnal hemoglobinuria treated with eculizumab: a Japanese experience and updated review. Int J Hematol, 103: 703-712, 2016. [PMID: 26857155]

52) LactMed: efgartigimod alfa. Available at 〈https://www.ncbi.nlm.nih.gov/books/NBK588128/〉(Accessed Aug. 2024)

53) LactMed: Ravulizumab. Available at 〈https://www.ncbi.nlm.nih.gov/books/NBK536687/〉(Accessed Jul. 2024)

44 / 眼科・耳鼻科用剤（外用）

● 眼科用

医薬品	添付文書情報（巻頭参照）		総合評価（巻頭参照）	
	妊娠	授乳	妊娠	授乳
抗菌薬				
クロラムフェニコール　chloramphenicol ◆ **クロラムフェニコール**（点眼）	―	―	使用可	使用可
ゲンタマイシン　gentamicin ◆ **ゲンタマイシン**（点眼）	―	―	使用可	使用可
トブラマイシン　tobramycin ◆ **トブラシン**（点眼）	―	―	使用可	使用可
ジベカシン　dibekacin ◆ **パニマイシン**（点眼）	―	―	使用可	使用可
エリスロマイシン・コリスチン erythromycin・colistin ◆ **エコリシン**（眼軟膏）	有益性	添文③	使用可	使用可
ノルフロキサシン　norfloxacin ◆ **ノフロ，バクシダール**（点眼）	―	―	使用可	使用可
オフロキサシン　ofloxacin ◆ **タリビッド**（点眼 / 眼軟膏）	有益性	添文③	使用可	使用可
レボフロキサシン　levofloxacin ◆ **クラビット**（点眼）	有益性	添文③	使用可	使用可
ロメフロキサシン　lomefloxacin ◆ **ロメフロン**（点眼）	有益性	添文③	使用可	使用可
ガチフロキサシン　gatifloxacin ◆ **ガチフロ**（点眼）	有益性	添文③	使用可	使用可
トスフロキサシン　tosufloxacin ◆ **オゼックス，トスフロ**（点眼）	―	―	使用可	使用可
モキシフロキサシン　moxifloxacin ◆ **ベガモックス**（点眼）	有益性	添文③	使用可	使用可
セフメノキシム　cefmenoxime ◆ **ベストロン**（点眼）	―	―	使用可	使用可
バンコマイシン　vancomycin ◆ **バンコマイシン**（眼軟膏）	有益性	添文③	使用可	使用可

医薬品	添付文書情報（巻頭参照）		総合評価（巻頭参照）	
	妊娠	授乳	妊娠	授乳
抗ウイルス薬				
アシクロビル　aciclovir ◆ゾビラックス（眼軟膏）	有益性	——	使用可	使用可
抗真菌薬				
ピマリシン　pimaricin ◆ピマリシン（点眼 / 眼軟膏）	有益性	添文3	使用可	使用可
免疫抑制薬				
シクロスポリン　ciclosporin ◆パピロックミニ（点眼）	有益性	添文3	使用可	使用可
タクロリムス　tacrolimus ◆タリムス（点眼）	有益性	添文3	使用可	使用可
グルココルチコイド製剤				
デキサメタゾン　dexamethasone ◆サンテゾーン（点眼 / 眼軟膏）， 　ビジュアリン（点眼）	有益性	——	使用可	使用可
プレドニゾロン　prednisolone ◆プレドニン（眼軟膏）	有益性	——	使用可	使用可
ベタメタゾン　betamethasone ◆リンデロン（点眼）	有益性	——	使用可	使用可
フラジオマイシン・メチルプレドニゾロン fradiomycin・methylprednisolone ◆ネオメドロール（軟膏）	*	——	使用可	使用可
フルオロメトロン　fluorometholone ◆フルメトロン（点眼）	有益性	——	使用可	使用可
非ステロイド性抗炎症薬				
プラノプロフェン　pranoprofen ◆ニフラン（点眼）	有益性	添文3	使用可	使用可
ジクロフェナク　diclofenac ◆ジクロード（点眼）	——	——	使用可	使用可
ブロムフェナク　bromfenac ◆ブロナック（点眼）	有益性	添文3	使用可	使用可
ネパフェナク　nepafenac ◆ネバナック（点眼）	有益性	添文3	使用可	使用可
抗アレルギー薬				
クロモグリク酸ナトリウム　sodium cromoglicate ◆クロモグリク酸Na（点眼）	有益性	——	使用可	使用可
ケトチフェン　ketotifen ◆ザジテン（点眼）	有益性	——	使用可	使用可
ペミロラスト　pemirolast ◆アレギサール，ペミラストン（点眼）	有益性	——	使用可	使用可

＊：長期・頻回使用を避けること．

医薬品	添付文書情報（巻頭参照）		総合評価（巻頭参照）	
	妊娠	授乳	妊娠	授乳
抗アレルギー薬				
トラニラスト　tranilast ◆ **リザベン，トラメラス**（点眼）	有益性	──	使用可	使用可
イブジラスト　ibudilast ◆ **ケタス**（点眼）	有益性	添文3	使用可	使用可
アシタザノラスト　acitazanolast ◆ **ゼペリン**（点眼）	有益性	添文3	使用可	使用可
レボカバスチン　levocabastine ◆ **リボスチン**（点眼）	有益性	添文3	使用可	使用可
オロパタジン　olopatadine ◆ **パタノール**（点眼）	有益性	添文3	使用可	使用可
エピナスチン　epinastine ◆ **アレジオン**（点眼）	有益性	──	使用可	使用可
血管収縮薬				
ナファゾリン　naphazoline ◆ **プリビナ**（点眼）	有益性	添文3	使用可	使用可
角膜治療薬				
コンドロイチン　chondroitin ◆ **コンドロイチン，アイドロイチン**（点眼）	──	──	使用可	使用可
ヒアルロン酸ナトリウム　sodium hyaluronate ◆ **ヒアレイン**（点眼）	有益性	添文3	使用可	使用可
◆ **人工涙液マイティア**（点眼）	──	──	使用可	使用可
ジクアホソル　diquafosol ◆ **ジクアス**（点眼）	──	──	使用可	使用可
レバミピド　rebamipide ◆ **ムコスタ**（点眼）	有益性	添文3	使用可	使用可
緑内障治療薬				
チモロール　timolol ◆ **チモプトール**（点眼）	有益性	添文3	使用可	使用可
カルテオロール　carteolol ◆ **ミケラン**（点眼）	有益性	添文3	使用可	使用可
ベタキソロール　betaxolol ◆ **ベタキソロール**（点眼）	禁忌	添文3	使用可	使用可
ニプラジロール　nipradilol ◆ **ハイパジール，ニプラノール**（点眼）	有益性	添文1	使用可	使用可
レボブノロール　levobunolol ◆ **レボブノロール塩酸塩**（点眼）	有益性	添文3	使用可	使用可

医薬品	添付文書情報（巻頭参照）		総合評価（巻頭参照）	
	妊娠	授乳	妊娠	授乳
緑内障治療薬				
ブナゾシン　bunazosin ◆**デタントール**（点眼）	有益性	添文3	使用可	使用可
ドルゾラミド　dorzolamide ◆**トルソプト**（点眼）	有益性	添文3	使用可	使用可
ブリンゾラミド　brinzolamide ◆**エイゾプト**（点眼）	有益性	添文3	使用可	使用可
イソプロピル ウノプロストン　isopropyl unoprostone ◆**レスキュラ**（点眼）	有益性	添文3	使用可	使用可
ラタノプロスト　latanoprost ◆**キサラタン**（点眼）	有益性	添文3	使用可	使用可
トラボプロスト　travoprost ◆**トラバタンズ**（点眼）	有益性	添文3	使用可	使用可
アプラクロニジン　apraclonidine ◆**アイオピジン**（点眼）	有益性	添文3	使用可	使用可
タフルプロスト　tafluprost ◆**タプロス**（点眼）	有益性	添文3	使用可	使用可
リパスジル　ripasudil ◆**グラナテック**（点眼）	有益性	添文3	使用可	使用可
オミデネパグ イソプロピル　omidenepag isopropyl ◆**エイベリス**（点眼）	有益性	添文3	使用可	使用可
白内障治療薬				
ピレノキシン　pirenoxine ◆**カタリン**（点眼）	——	——	使用可	使用可
縮瞳薬				
ピロカルピン　pilocarpine ◆**サンピロ**（点眼）	有益性	添文3	使用可	使用可
ジスチグミン　distigmine ◆**ウブレチド**（点眼）	有益性	——	使用可	使用可
散瞳薬				
シクロペントラート　cyclopentolate ◆**サイプレジン**（点眼）	有益性	添文3	使用可	使用可
アトロピン　atropine ◆**日点アトロピン**（点眼）， **リュウアト**（眼軟膏）	有益性	添文3	使用可	使用可
フェニレフリン　phenylephrine ◆**ネオシネジン**（点眼）	有益性	添文3	使用可	使用可
トロピカミド　tropicamide ◆**ミドリンM**（点眼）	有益性	添文3	使用可	使用可

医薬品	添付文書情報（巻頭参照）		総合評価（巻頭参照）	
	妊娠	授乳	妊娠	授乳
散瞳薬				
トロピカミド・フェニレフリン tropicamide・phenylephrine ◆ **ミドリンP**（点眼）	有益性	添文3	使用可	使用可
局所麻酔薬				
オキシブプロカイン　oxybuprocaine ◆ **ベノキシール，ラクリミン**（点眼）	有益性	添文3	使用可	使用可
調節機能改善薬				
シアノコバラミン　cyanocobalamin ◆ **サンコバ**（点眼）	有益性	添文3	使用可	使用可
ネオスチグミン　neostigmine ◆ **ミオピン**（点眼）	有益性	添文3	使用可	使用可

● **耳鼻科用**

医薬品	添付文書情報（巻頭参照）		総合評価（巻頭参照）	
	妊娠	授乳	妊娠	授乳
抗菌薬				
セフメノキシム　cefmenoxime ◆ **ベストロン**（耳鼻科用）	有益性	添文3	使用可	使用可
ホスホマイシンナトリウム　fosfomycin sodium ◆ **ホスミシン**（耳科用）	―	―	使用可	使用可
クロラムフェニコール　chloramphenicol ◆ **クロロマイセチン**（耳科用）	―	―	使用可	使用可
オフロキサシン　ofloxacin ◆ **タリビッド**（耳科用）	有益性	添文3	使用可	使用可
ロメフロキサシン　lomefloxacin ◆ **ロメフロン**（耳科用）	有益性	添文3	使用可	使用可
ムピロシン　mupirocin ◆ **バクトロバン**（鼻腔用軟膏）	有益性	添文3	使用可	使用可
グルココルチコイド製剤				
ベクロメタゾン　beclometasone ◆ **ベクロメタゾン**（鼻用パウダー）	有益性	添文3	使用可	使用可
フルチカゾン　fluticasone ◆ **フルナーゼ**（点鼻）	有益性	添文3	使用可	使用可
モメタゾン　mometasone ◆ **ナゾネックス**（点鼻）	有益性	添文3	使用可	使用可
フルチカゾン　fluticasone ◆ **アラミスト**（点鼻）	有益性	添文3	使用可	使用可
デキサメタゾン　dexamethasone ◆ **エリザス**（点鼻）	有益性	添文3	使用可	使用可

		添付文書情報（巻頭参照）		総合評価（巻頭参照）	
医薬品		妊娠	授乳	妊娠	授乳
抗アレルギー薬					
クロモグリク酸ナトリウム　sodium cromoglicate ◆**クロモグリク酸 Na**（点鼻）		有益性	──	使用可	使用可
ケトチフェン　ketotifen ◆**ザジテン**（点鼻）		有益性	添文③	使用可	使用可
レボカバスチン　levocabastine ◆**リボスチン**（点鼻）		有益性	添文③	使用可	使用可
血管収縮薬					
ナファゾリン　naphazoline ◆**プリビナ**（点鼻）		有益性	添文③	使用可	使用可
テトラヒドロゾリン　tetrahydrozoline ◆**コールタイジン**（点鼻）		有益性	添文③	使用可	使用可
トラマゾリン　tramazoline ◆**トラマゾリン**（点鼻）		有益性	添文③	使用可	使用可

　眼科用・耳鼻科用外用薬といった局所作用を目的とされた薬剤は，全身循環への移行は微量であり，全身性副作用の報告がない薬剤も多い．これは一般的に薬理作用が用量依存的であることの理にかなっている．

　局所作用目的の外用薬は全身移行量の少なさから，妊娠期・授乳期ともにあえて選択されるケースがある．ただし，疾患の重症度によって適切な治療薬・剤形を選択すべきであることはいうまでもなく，常にベネフィット・リスクを考慮すべきである．

　妊娠・授乳期の薬物療法については，患者やその家族がセンシティブであることが多く，添付文書の記載を必ず確認したうえで，薬物治療の有益性と薬剤のリスク，外用剤の場合はその安全と考えられる理由などの十分な説明が必要となる．

　本項では，特記事項がある薬剤のみ解説した．全身作用を目的とした薬剤（内服・注射）が販売されている場合は，個々の薬剤のもつリスクについて全身作用を解説している項を参照されたい．

・点眼方法

　点眼後に涙嚢部（目頭のやや鼻より）を指先で軽く押さえると，口の中へ流れ出るのを抑え，局所に対して効果的でありかつ全身への副作用が抑えられる．妊娠の有無にかかわらずこの点眼方法を指導するとよい．

✸ 妊娠計画期

　妊娠計画期に考慮すべき事項はない．

✤ 妊娠期・授乳期

　胎児・乳児への影響はほとんどないと考えられている．授乳による影響に関しては，眼科・耳鼻科用剤では乳児が薬剤に曝露されるまでの過程が多く，またその過程ごとに曝露量が減少するため，乳児へ与える影響はさらに少ないと考えられる．

❶ 抗菌薬
＊ クロラムフェニコール
　母体がクロラムフェニコールを外用で使用した際の胎児や母乳を介した乳児への曝露は微量であり，影響はないと考えられる．しかし，低出生体重児や新生児に使用した場合，グレイ症候群などの副作用の懸念があるため，特に妊娠後期や授乳期は，代替薬がない場合の使用に限るのが望ましい（p.103,109参照）．

❷ 免疫抑制薬
＊ タクロリムス水和物
　タクロリムスを点眼で使用した際の全身移行量については，健康成人男性7人の片眼にタクロリムス点眼液0.1％を1滴単回点眼した際，全例でタクロリムスが検出され，C_{max}は0.086 ～ 0.23 ng/mLだったことが医薬品インタビューフォーム（IF）で報告されている．一方で，0.16 ± 0.03 mg/kgを内服した場合のC_{max}は44 ± 45 ng/mLであり，内服と比較すると点眼による全身移行量はごく微量であることがわかる．

❸ グルココルチコイド製剤
　ベクロメタゾン，フルチカゾンやモメタゾンといった外用グルココルチコイドが鼻涙管や鼻腔，鼻咽頭を通じて嚥下された場合，薬剤は門脈循環に吸収され，肝臓で非活性の代謝物となる．例えばフルチカゾンのバイオアベイラビリティは1％以下である．
　次に，鼻腔粘膜からの吸収を検討するうえで，フルチカゾン点鼻を例にあげる．健康成人6人に200 µgまたは400 µgを単回鼻腔内投与した際の投与後15分，30分，1時間，2時間および4時間の血漿中フルチカゾン濃度を測定したが，いずれの測定時点においても検出限界（50 pg/mL）以下であった．
　また，健康成人5人に200 µgを1日2回（400 µg/日）14日間連続鼻腔内投与した際の投与開始日，投与8日目および14日目の投与後30分，1時間および4時間の血漿中フルチカゾン濃度を測定したが，いずれの測定時点においても検出限界以下であった．
　このように点鼻によって全身循環に吸収される量は無視できるほど少量であり，妊娠や胎児への影響はほとんどないと考えられる．
　また，デキサメタゾン，ベタメタゾンなどは内服でも使用されるため，消化管からの吸収によるグルココルチコイドの催奇形性（口唇口蓋裂など）を懸念されるかもしれない．

しかし，ベタメタゾン点眼薬を例に検討してみると，ベタメタゾン点眼薬濃度は1 mg/mLであり，1滴は通常0.04 〜 0.05 mL（ベタメタゾンを例にすれば0.04 〜 0.05 mg）であり，そのうち約半分は涙とともに眼外へ排出されてしまう．このように外用での1回使用量が少なく，その後の全身循環への移行量がさらに微量となるため，局所使用では問題とならない．

ベクロメタゾン，フルチカゾンやモメタゾンといった外用グルココルチコイド製剤が鼻涙管や鼻腔，鼻咽頭を通じて嚥下された場合，薬剤は門脈循環に吸収され，肝臓で非活性の代謝物となる．フルチカゾンの場合，バイオアベイラビリティは1%以下である．

鼻腔粘膜からの吸収についてフルチカゾン点鼻薬を例にあげると，健康成人への単回鼻腔内投与後の血漿中フルチカゾン濃度は検出限界以下だった．点鼻によって全身循環に吸収される量は無視できるほど少量であり，妊娠や胎児への影響はほとんどないと考えられる．

❹ 非ステロイド性抗炎症薬（NSAIDs）

NSAIDs点眼薬のうち，プラノプロフェンの添付文書には，ラットでの分娩遅延の記載がある．これは2.5 mg/kg（臨床内服用量は通常1回75 mg）の経口投与による結果であり，製薬企業による使用成績調査では，妊産婦6例の点眼使用において副作用はなかったと報告されている．

❺ 緑内障治療薬

全身性の副作用はまれであるが，β遮断作用がある場合は移行量が微量であっても，循環器や呼吸器への副作用が発現することがある．そのため，前述のとおり点眼後に涙嚢部を押さえ全身移行を抑えることは有用である．点眼による胎児ならびに乳児への有害事象の報告はない．

＊ 添付文書の記載

緑内障治療薬の妊娠期使用に関して，ほとんどが有益性投与となっているが，β遮断薬のベタキソロール点眼薬のみが禁忌となっている（2023年10月現在）．禁忌の理由は，妊娠6 〜 18日のウサギにベタキソロール塩酸塩を最高用量（36 mg/kg/日）で投与した際，胎仔の子宮内吸収，着床後胚死亡率の増加，生存胎仔数の減少が認められた（ベトプティック点眼液0.5% IF，2020）ためだと思われる．しかし，動物の種によっては，前述の事象はみられていない．これは，あくまで高用量で経口投与した際の全身循環による動物実験結果であり，内服薬の場合でも臨床での最高用量は20 mg/日（体重50 kgと仮定して0.4 mg/kg）である．健康成人6人がベタキソロール1回5 mgを内服したC_{max}の平均は11.4 ± 2.2 ng/mLであった（ケルロング錠添付文書，2023）．また，ヒトが点眼した場合の全身循環への移行は検出限界（2 ng/mL）以下であったと報告されている．

（石井真理子）

45 ／ 歯科・口腔用剤（外用）

医薬品	添付文書情報（巻頭参照）		総合評価（巻頭参照）	
	妊娠	授乳	妊娠	授乳
含嗽薬・口内炎等治療薬				
アズレンスルホン酸ナトリウム sodium gualenate ◆**アズノール，アーズミン，アズレイ**	——	添文③	使用可	使用可
含嗽薬				
ポビドンヨード povidone-iodine ◆**イソジンガーグル**	——	——	本文参照	使用可
ベンゼトニウム benzethonium ◆**ネオステリングリーン**	——	——	使用可	使用可
フラジオマイシン fradiomycin ◆**デンターグル**	——	——	使用可	使用可
トローチ剤：抗生物質含有				
テトラサイクリン tetracycline ◆**アクロマイシン**	——	——	本文参照	本文参照
トローチ剤：殺菌消毒薬含有				
デカリニウム dequalinium ◆**SPトローチ**	——	——	使用可	使用可
ドミフェン domiphen ◆**オラドール**	——	——	使用可	使用可
トローチ剤：口腔カンジダ症治療薬				
クロトリマゾール clotrimazole ◆**エンペシド**	有益性	添文③	使用可	使用可
口内炎等治療薬				
クロルヘキシジン・ジフェンヒドラミン ◆**デスパ**	有益性	添文③	使用可	使用可
トリアムシノロン triamcinolone ◆**オルテクサー，アフタッチ**	有益性	添文③	使用可	使用可
デキサメタゾン dexamethasone ◆**デキサメタゾン，アフタゾロン**	有益性	添文③	使用可	使用可
ベクロメタゾン beclometasone ◆**サルコート**	有益性	添文③	使用可	使用可

	添付文書情報（巻頭参照）		総合評価（巻頭参照）	
医薬品	妊娠	授乳	妊娠	授乳
口腔乾燥症状改善薬				
リン酸二カリウム・無機塩類 ◆ **サリベート**	—	—	使用可	使用可
ピロカルピン　pilocarpine ◆ **サラジェン**	有益性	添文③	使用可	使用可

　歯周病合併妊娠と早産，胎児発育不全，妊娠高血圧腎症のリスクの関連が示唆されるほか，出生直後は無菌の新生児の口腔内に母親の口腔内細菌が伝播するといわれており，母親の適切な口腔ケアが推奨される．また妊娠中・授乳中を理由に歯科治療の延期や治療の制限の必要はないとされている[1]．

　歯科・口腔用剤は局所作用を目的とした製剤で，全身循環への移行は微量であり，全身性副作用の報告がない薬剤も多い．これは一般的に薬理作用が用量依存的である原則の理にかなっている．ただし，成分としては妊娠中・授乳中の安全性を評価したデータはほとんどない．

　本項では，特記事項がある薬剤のみ解説した．全身作用を目的とした薬剤（内服・注射）が販売されている場合は，個々の薬剤のもつリスクについて全身作用を解説している項を参照されたい．

✻　妊娠計画期

　妊娠計画期に考慮すべき事項はない．

✻　妊娠期・授乳期

　胎児・乳児への影響はほとんどないと考えられている．

　授乳による影響に関しては，母体へ薬剤が使用されたあとの全身移行量，さらに乳汁移行量，そして児が母乳摂取後に消化管から吸収した薬剤が引き起こす事象を検討するものである．歯科・口腔用剤では乳児が薬剤に曝露されるまでの過程が多く，またその過程ごとに曝露量が減少するため，乳児へ与える影響はさらに少ないと考えられる．

❶　**含嗽薬**

　医療用医薬品の含嗽薬としては，アズレンスルホン酸ナトリウム，ポビドンヨード，ベンゼトニウム，フラジオマイシンが含有された製剤が発売されている．含嗽薬は，製

品を60〜100 mL程度の水に溶解または10〜50倍に希釈し洗口に使用される．嚥下するわけではないので，内服薬のような消化管吸収は生じえない．したがって，全身循環への移行はないと考えられ，妊娠期，授乳期の使用は問題ないと考えられる．

ただし市販薬でみられるスプレータイプの製品は嚥下することになるため，特にポビドンヨードスプレーには注意が必要である．

❷ トローチ剤

トローチ剤は，「口腔内で徐々に溶解又は崩壊させ，口腔，咽頭などの局所に適用する口腔用錠剤である」と定義され，局所作用を目的とした剤形である．全身循環への移行量も限られ，妊娠期，授乳期において胎児・乳児への影響はほとんどないものと考えられる．

＊ テトラサイクリン塩酸塩

テトラサイクリン含有トローチは，1日60〜135 mgを数回に分けて口中，舌下，頬腔で溶かしながら服用する．この用量は，内服治療で用いる用量（1日1,000 mg）と比較すると少なく，全身循環への移行も限定されると考えられるが，胎児の歯牙着色を考慮し，他剤が無効である場合に使用するべきである．テトラサイクリンにおける胎児や乳児への影響については，4章「1．抗菌薬」（p.103，108）を参照し，内服と同様の注意を払うべきである．

＊ クロトリマゾール

HIV感染症患者における口腔カンジダ症（軽症，中等症）に使用される．妊娠中のクロトリマゾール腟内，皮膚投与に関する疫学研究において，催奇形性のリスクは示されていない[2]．

❸ 口内炎等治療薬

グルココルチコイド含有の口内炎治療薬を使用した際の全身移行量が興味深いところではあるが，医薬品承認時には検討されていない．

口腔用軟膏や口腔用貼付剤は局所作用を目的とした製剤であり，妊娠期，授乳期の使用において，過度な心配は不要と考えられるが，グルココルチコイドが含有されているものもあり（表），漫然とした使用は避けるべきである．

表　口内炎等治療薬のグルココルチコイド含有量

商品名	成分	含有量
オルテクサー口腔用軟膏 0.1%	トリアムシノロンアセトニド	1 mg/g
アフタッチ口腔用貼付剤 25 μg	トリアムシノロンアセトニド	25 μg/錠
デキサメタゾン口腔用軟膏 0.1%	デキサメタゾン	1 mg/g

④ 口腔乾燥症状改善薬

サリベートエアゾールは塩化ナトリウム，塩化カリウム，塩化カルシウム，塩化マグネシウム，リン酸二カリウムといった無機電解質成分および物理的性質がヒトの唾液のそれらとほぼ同一になるよう配合された人工唾液である．成分の全身循環への移行については検討されていないが，不足した唾液を補充する使用方法から勘案しても，妊娠期，授乳期の使用による胎児・乳児への影響はないと考えられる．

（石井真理子）

文献

1) 日本産科婦人科学会／日本産婦人科医会 編・監：産婦人科診療ガイドライン産科編 2023, p.293, 日本産科婦人科学会，2023.

2) Briggs GG, et al.: Drugs in Pregnancy and Lactation, 12th ed., Wolters Kluwer, 2022.

46 / 皮膚科用剤

医薬品	添付文書情報（巻頭参照）		総合評価（巻頭参照）	
	妊娠	授乳	妊娠	授乳
〈内服〉合成レチノイド				
エトレチナート　etretinate ◆チガソン	禁忌	添文1	使用不可	情報なし
〈内服〉JAK/JAK ファミリー阻害薬				
バリシチニブ　baricitinib ◆オルミエント	禁忌	添文2	本文参照	情報なし
ウパダシチニブ　upadacitinib ◆リンヴォック	禁忌	添文2	本文参照	情報なし
デュークラバシチニブ　deucravacitinib ◆ソーティクツ	有益性	添文3	情報なし	情報なし
アブロシチニブ　abrocitinib ◆サイバインコ	禁忌	添文2	使用不可	情報なし
リトレシチニブ　ritlecitinib ◆リットフーロ	禁忌	添文2	使用不可	情報なし
〈内服〉PDE 4阻害薬				
アプレミラスト　apremilast ◆オテズラ	禁忌	添文3	使用不可	情報なし
〈注射〉抗 IL-4 受容体α鎖抗体				
デュピルマブ　dupilumab ◆デュピクセント	有益性	添文3	使用可	使用可
〈注射〉抗ヒト IL-31 受容体 A 抗体				
ネモリズマブ　nemolizumab ◆ミチーガ	有益性	添文3	使用可	使用可
〈注射〉抗ヒト IL-13 モノクローナル抗体				
トラロキヌマブ　tralokinumab ◆アドトラーザ	有益性	添文3	使用可	使用可
〈注射〉TNF α阻害薬				
インフリキシマブ　infliximab ◆レミケード	有益性	添文3	使用可	使用可
アダリムマブ　adalimumab ◆ヒュミラ	有益性	添文3	使用可	使用可

医薬品	添付文書情報 (巻頭参照)		総合評価 (巻頭参照)	
	妊娠	授乳	妊娠	授乳
〈注射〉TNF α阻害薬				
セルトリズマブ　certolizumab ◆シムジア	有益性	添文③	使用可	使用可
〈注射〉IL-12/23 阻害薬				
ウステキヌマブ　ustekinumab ◆ステラーラ	有益性	添文③	使用可	使用可
〈注射〉IL-17 阻害薬				
セクキヌマブ　secukinumab ◆コセンティクス	有益性	添文③	使用可	使用可
イキセキズマブ　ixekizumab ◆トルツ	有益性	添文③	使用可	使用可
ビメキズマブ　bimekizumab ◆ビンゼレックス	有益性	添文③	使用可	使用可
ブロダルマブ　brodalumab ◆ルミセフ	有益性	添文③	使用可	使用可
〈注射〉IL-23 阻害薬				
グセルクマブ　guselkumab ◆トレムフィア	有益性	添文③	使用可	使用可
リサンキズマブ　risankizumab ◆スキリージ	有益性	添文③	使用可	使用可
チルドラキズマブ　tildrakizumab ◆イルミア	有益性	添文③	使用可	使用可
〈注射〉IL-36 阻害薬				
スペソリマブ　spesolimab ◆スペビゴ	有益性	添文③	使用可	使用可
〈外用〉尋常性ざ瘡治療薬				
アダパレン　adapalene ◆ディフェリン	禁忌	添文③	使用可	使用可
アダパレン・過酸化ベンゾイル adapalene・benzoyl peroxide ◆エピデュオ	禁忌	添文③	使用可	使用可
〈外用〉カルシニューリン阻害薬				
タクロリムス　tacrolimus ◆プロトピック	有益性	添文③	使用可	使用可
〈外用〉JAK 阻害薬				
デルゴシチニブ　delgocitinib ◆コレクチム	有益性	添文③	使用可	使用可
〈外用〉PDE 4阻害薬				
ジファミラスト　difamilast ◆モイゼルト	有益性	添文③	使用可	使用可

✳ 妊娠計画期

❶ 内服薬

＊ エトレチナート

　エトレチナートは後述するように催奇形性の報告があり，代替薬がなく治療上の必要性が高い場合に限り使用を検討する．4週以上の長期投与例では脂肪組織に蓄積した薬剤の溶出により排泄半減期が約100日と長く[1]，最終内服から51週後の妊娠例で児に先天異常を認めた報告[2]や18ヵ月後に血中から検出された報告[3]があり，投与中止後の残留期間にばらつきがあり注意を要する．添付文書では治療開始時に妊娠していないことの確認，投与中と投与中止後少なくとも2年以上の避妊を求めている．

✳ 妊娠期　胎児へ与える影響および使い方

妊娠初期

❶ 内服薬

＊ 合成レチノイド

　ビタミンA（レチノール）とその類縁化合物であるエトレチナートやイソトレチノインなどの合成レチノイドは催奇形性を有するため使用を避ける．その症状はレチノイド胎児症と称され中枢神経系異常（側脳室拡大を伴い小脳の発達が悪い水頭症），心血管異常（心臓：心室中隔欠損，大血管：動脈管開存），筋骨格系異常，構造異常（主に顔面）と機能異常（聴覚・視覚障害）を呈するとされる[4]．エトレチナートは海外でも販売されていたが，現在では大半が半減期が約2日と短いacitretinに切り替えられている．

＊ JAK/JAKファミリー阻害薬

　バリシチニブは臨床試験，市販後調査で妊娠初期に曝露した症例が含まれており，追跡され妊娠転帰が判明している症例のなかで特定のパターンを伴う先天異常は認められていないが，ほかに疫学情報がなく安全性は評価できない．ウパダシチニブは重症アトピー性皮膚炎に対し妊娠6週まで曝露し先天異常を認めなかったとする1例の報告がある[5]．アブロシチニブ，リトレシチニブは情報がない．デュークラバシチニブは現時点でヒトでの情報はないが動物実験で胚致死作用および催奇形性は認められておらず，添付文書において有益性投与となっている．

　JAK阻害薬については4章「13. 抗リウマチ薬」（p.214）も参照されたい．

＊ PDE4阻害薬

　アプレミラストは動物実験を根拠に禁忌となっている．現時点でヒトでの疫学情報はないため，妊娠中の使用は避ける．

❷ 注射薬

　以下の抗体製剤（生物学的製剤）は，高分子タンパクであり，器官形成期に移行するとは考えられず，催奇形性のリスクはないと推察される．

＊ 抗IL-4受容体α鎖抗体

　デュピルマブは重症アトピー性皮膚炎に使用される．妊娠初期に使用し児に先天異常を認めなかったとする報告が複数ある．大規模な疫学研究データはないが必要時には妊娠中継続の検討が可能と考えられる[7-13]．

＊ TNF α阻害薬

　TNF α阻害薬については，4章「13．抗リウマチ薬」（p.214）や「31．炎症性腸疾患治療薬」（p.373）を参照されたい．必要時は妊娠中の使用が可能である．

＊ IL-12/23 阻害薬

　ウステキヌマブについては，4章「31．炎症性腸疾患治療薬」（p.374）を参照されたい．

＊ IL-17 阻害薬

　セクキヌマブは製薬会社の安全性データベースにおいて155例の妊娠第1三半期曝露例が含まれており，妊娠転帰が判明している症例のうち特定のパターンを伴う先天異常は認められていない[14]．イキセキズマブ，ビメキズマブ，ブロダルマブのヒトでの情報はない．

＊ その他

　IL-31をターゲットとしたネモリズマブ，IL-13をターゲットとしたトラロキヌマブ，IL-23阻害薬であるグセルクマブ，リサンキズマブ，チルドラキズマブ，IL-36阻害薬スペソリマブについては情報がない．

❸ 外用剤

＊ カルシニューリン阻害薬，JAK 阻害薬，PDE4 阻害薬

アトピー性皮膚炎ではグルココルチコイド外用剤のほか，タクロリムス，JAK阻害薬であるデルゴシチニブ，PDE4阻害薬であるジファミラストが使用される．通常の使用量であれば全身循環系に吸収される量はわずかであり，妊娠中も使用が可能である．

＊ 尋常性ざ瘡治療薬

アダパレンは動物実験において高用量経口投与で生じた異常を根拠に添付文書上は妊婦への使用が禁忌とされているが，経皮投与では異常を認めていない．

妊娠中・後期

❶ 注射薬

＊ 抗 IL-4 受容体α抗体

妊娠中期以降に使用した例においても，健常な児が出生したとの報告が複数ある[15-18]．中期以降に生物学的製剤を継続した場合は新生児の生ワクチン接種に配慮が必要である（p.376）．

✿ 授乳期　乳汁中への移行および使い方

❶ 内服薬

＊ 合成レチノイド

エトレチナートの母乳移行についてのデータはないが，ビタミンAが乳汁中に分泌されること，合成レチノイドは脂溶性が高いことからエトレチナートも母乳移行すると推察される．乳児への安全性は不明である．

＊ JAK/JAK ファミリー阻害薬

現時点では授乳に関するデータがないため使用中の授乳は避ける．

❷ 注射薬

生物学的製剤は分子量が大きく乳汁中にはほとんど分泌されず，分泌されても乳児の経口摂取における生物学的利用率は非常に低いと考えられる．実際の乳汁中への移行量を測定された薬剤は限られるが，測定されていない薬剤でも授乳は可能と考えられる．詳細は，4章「13. 抗リウマチ薬」（p.217）を参照されたい．

❸ 外用剤

全身循環への吸収が非常に少ないため，授乳中の使用は問題ないと考えられる．

（髙井千夏）

文献

1) チガソンカプセル 医薬品インタビューフォーム. 2024年1月改訂（第8版）.

2) Lammer EJ: Embryopathy in infant conceived one year after termination of maternal etretinate. Lancet, 2:1080-1081, 1988. [PMID: 2903308]

3) Rinck G, et al.: Duration of contraception after etretinate. Lancet, 1(8642): 845-846, 1989. [PMID: 2564929]

4) Rosa FW, et al.: Teratogen update: vitamin A congeners. Teratology, 33: 355-364, 1986. [PMID: 3461576]

5) Gargiulo L, et al.: Pregnancy outcome of a patient treated with upadacitinib for severe atopic dermatitis. J Eur Acad Dermatol Venereol, 38: e252-e253, 2024. [PMID: 37795665]

6) 厚生労働省：アキュテイン（ACCUTANE）（わが国で未承認の難治性ニキビ治療薬）に関する注意喚起について. Available at:〈https://www.mhlw.go.jp/topics/bukyoku/iyaku/kojinyunyu/050609-1b.html〉（Accessed November 25, 2024）

7) Escolà H, et al.: Dupilumab for atopic dermatitis during pregnancy and breastfeeding: Clinical experience in 13 patients (Letter). J Eur Acad Dermatol Venereol, 37: e1156-e1160, 2023. [PMID: 37143399]

8) Kage P, et al.: A case of atopic eczema treated safely with dupilumab during pregnancy and lactation. J Eur Acad Dermatol Venereol, 34: e256-e257, 2020. [PMID: 31990389]

9) Kage P, et al.: Case of atopic eczema treated with dupilumab throughout conception, pregnancy, and lactation (Letter). J Dermatol, 48: E484-E485, 2021. [PMID: 34342905]

10) Lobo Y, et al.: Atopic Dermatitis Treated Safely with Dupilumab during Pregnancy: A Case Report and Review of the Literature. Case Rep Dermatol, 13: 248-256, 2021. [PMID: 34177514]

11) Akhtar NH, et al.: The use of dupilumab in severe atopic dermatitis during pregnancy: a case report. Allergy Asthma Clin Immunol, 18: 9, 2022. [PMID: 35115035]

12) Costley M, et al.: Severe atopic dermatitis treated successfully with dupilumab throughout pregnancy (Letter). Clin Exp Dermatol, 47: 960-961, 2022. [PMID: 34856015]

13) Gracia-Darder I, et al.: Patient with atopic dermatitis, hyper IgE syndrome and ulcerative colitis, treated successfully with dupilumab during pregnancy (Letter). Dermatol Ther, 35: e15237. [PMID: 34850510]

14) Warren RB, et al.: Secukinumab in pregnancy: outcomes in psoriasis, psoriatic arthritis and ankylosing spondylitis from the global safety database. Br J Dermatol, 179: 1205-1207, 2018. [PMID: 29927479]

15) Mian M, et al.: Dupilumab for the treatment of severe atopic dermatitis in a pregnant patient: A case report. JAAD Case Rep, 6: 1051-1052, 2020. [PMID: 32995444]

16) Chen RE, et al.: Pemphigoid gestationis treated with dupilumab. JAAD Case Rep, 41: 10-12, 2023. [PMID: 37842158]

17) Alvarez Martinez D, et al.: Successful therapy of pemphigoid gestationis with dupilumab-A new case (Letter). J Eur Acad Dermatol Venereol, 37: e752-e753, 2023. [PMID: 36688319]

18) Liu Y, et al.: A case of pemphigoid gestationis successfully treated with dupilumab (Letter). J Eur Acad Dermatol Venereol, 37: e1164-e1165, 2023. [PMID: 37147906]

47 ／ 泌尿器用剤

医薬品	添付文書情報（巻頭参照）		総合評価（巻頭参照）	
	妊娠	授乳	妊娠	授乳
結石排出促進薬				
ウラジロガシエキス　quercus salicina extract ◆ **ウロカルン**	—	—	使用可	使用可
酸性尿改善薬				
クエン酸カリウム・クエン酸ナトリウム potassium citrat・sodium citrate ◆ **ウラリット**	—	—	使用可	使用可
頻尿・過活動膀胱治療薬：抗コリン薬				
トルテロジン　tolterodine ◆ **デトルシトール**	有益性	添文3	使用可	使用可
フェソテロジン　fesoterodine ◆ **トビエース**	有益性	添文3	使用可	使用可
ソリフェナシン　solifenacin ◆ **ベシケア**	有益性	添文3	使用可	使用可
イミダフェナシン　imidafenacin ◆ **ウリトス，ステーブラ**	有益性	添文3	使用可	使用可
オキシブチニン　oxybutynin ◆ **ポラキス，ネオキシ**	有益性	禁忌	使用可	使用可
プロピベリン　propiverine ◆ **バップフォー**	有益性	添文3	使用可	使用可
頻尿・過活動膀胱治療薬：β_3 アドレナリン受容体作動薬				
ミラベグロン　mirabegron ◆ **ベタニス**	禁忌	禁忌	使用不可	使用可
ビベグロン　vibegron ◆ **ベオーバ**	有益性	添文3	情報なし	使用可
頻尿・過活動膀胱治療薬：その他				
フラボキサート　flavoxate ◆ **ブラダロン**	有益性	添文3	使用可	使用可
メスナ　mesna ◆ **ウロミテキサン**	有益性	添文1	情報なし	使用可

医薬品	添付文書情報（巻頭参照）		総合評価（巻頭参照）	
	妊娠	授乳	妊娠	授乳
α₁遮断薬				
ウラピジル　urapidil ◆ **エブランチル**	有益性	添文③	(情報なし)	使用可
コリンエステラーゼ阻害薬				
ジスチグミン　distigmine ◆ **ウブレチド**	有益性	添文③	使用可	使用可

✵ 妊娠計画期

❶ 尿路感染症

　妊娠可能年齢の女性が罹患しやすい泌尿器疾患としては，まず尿路感染症があげられる．膀胱炎，腎盂腎炎の治療には抗菌薬が用いられる．詳細は，4章「1. 抗菌薬」（p.94）を参照されたい．

❷ 過活動膀胱

　過活動膀胱は，尿意切迫感を必須症状とし，頻尿，切迫性尿失禁を伴うこともある．病態としては，蓄尿時の膀胱不随意収縮に基づくものである．薬物治療にはソリフェナシン，トルテロジン，イミダフェナシンなどの抗コリン薬，抗コリン作用とカルシウム拮抗作用を有するプロピベリン，β₃アドレナリン受容体作動薬であるミラベグロンなどが用いられる．

　ミラベグロンの添付文書において，「動物実験（ラット）で，精嚢，前立腺及び子宮の重量低値あるいは萎縮等の生殖器系への影響が認められ，高用量では発情休止期の延長，黄体数の減少に伴う着床数及び生存胎児数の減少が認められている」ことを理由に，男女ともに生殖可能な年齢の患者への本剤の投与はできる限り避けるように警告されている．ヒトが本剤を治療に用いることによって同様の影響が生じるかどうかについては，現時点では明らかになっていない．

❸ 神経因性膀胱

　神経因性膀胱は，蓄尿および排尿を制御する神経排尿反射回路の障害により，蓄尿あるいは排尿障害を生じた病態である．排尿筋過活動による蓄尿障害に対する薬物治療としては，排尿筋収縮を抑制するためにプロピベリン，オキシブチニン，トルテロジン，ソリフェナシン，イミダフェナシンなどの抗コリン薬が用いられる．また，抗コリン薬使用によって膀胱収縮力が低下するため，残尿減少目的でウラピジルなどのα₁遮断薬を加える．一方，排尿筋低活動による排尿障害の治療には，ジスチグミンなどのコリン

エステラーゼ阻害薬と，ウラピジルなどの α_1 遮断薬を併用する．

❹ 頻　尿

　頻尿の原因としては多尿と膀胱容量の減少があげられ，神経因性膀胱，尿路感染，尿路結石，間質性膀胱炎などでもみられる．尿意切迫感を伴う場合には過活動膀胱と診断される．薬物治療には，抗コリン薬，フラボキサートなどが用いられる．

❺ 尿失禁

　尿失禁は，腹圧性尿失禁と切迫性尿失禁に分けられる．腹圧性尿失禁に対する薬物治療には，β_2 受容体刺激薬であるクレンブテロールのみが保険適用となっている．切迫性尿失禁には抗コリン薬が第一選択薬である．

❻ 尿路結石

　疼痛に対する治療として，非ステロイド性抗炎症薬や非麻薬性鎮痛薬が用いられる．排石促進薬としては，ウラジロガシエキスが用いられる．尿酸結石，シュウ酸カルシウム結石の再発予防には，クエン酸カリウム・クエン酸ナトリウム製剤が用いられる．

✽ 妊娠期　胎児へ与える影響および使い方

❶ 妊娠期の病態と薬物治療

　妊娠中は子宮増大による物理的圧迫や尿管平滑筋弛緩のため膀胱尿管逆流の頻度が高くなり，非妊娠時と比較して腎盂腎炎を起こしやすい．抗菌薬については，4章「1. 抗菌薬」（p.100）を参照されたい．

　尿路結石については，結石の既往歴があると再発の可能性があるが，妊娠中に特にリスクが大きいわけではない．妊娠後期に鎮痛薬が必要な場合には，非ステロイド性抗炎症薬は使用しない（4章「10. 解熱鎮痛薬，抗炎症薬」，p.188参照）．

　生理的変化に伴い頻尿や尿失禁の頻度が多くなるが，通常は薬物治療を行わない．妊娠前からの疾患のために薬物治療を行う場合には，治療の必要性，有益性と薬剤の危険性を比較検討する．

❷ 結石排出促進薬

＊ ウラジロガシエキス

　ウラジロガシエキスは生薬で，わが国において古くから民間薬として尿路結石症の治療に使用されていた．妊娠期使用についての疫学研究や症例報告はない．

❸ 酸性尿改善薬

＊ クエン酸カリウム・クエン酸ナトリウム水和物

妊娠期使用についての疫学研究や症例報告はない.

❹ 頻尿・過活動膀胱治療薬：抗コリン薬

抗コリン薬の妊娠初期の使用についての疫学調査は，アトロピンに関するものがいくつかあり，先天異常発生率増加との関連はみられなかったとされている[1-3]．現時点で，抗コリン薬は先天異常発生率を有意に増加させないと考えられている.

＊ トルテロジン酒石酸塩

妊娠期使用についての疫学研究や症例報告はない．胎盤移行についての情報はないが，分子量は約475.57であるため移行すると考えてよい．妊娠マウスを用いた動物実験において，高用量群（30 mg/kg/日以上の経口投与）に，胎児死亡や体重減少，口蓋裂，指の異常，骨化遅延や腹腔内出血がみられたが，妊娠ウサギの皮下投与実験では，胚・胎児に対する影響は認められなかった.

＊ フェソテロジンフマル酸塩

フェソテロジンはトルテロジンの活性代謝物5-HMTのプロドラッグである．前述のトルテロジンを参照のこと.

＊ ソリフェナシンコハク酸塩

妊娠期使用についての疫学研究や症例報告はない．胎盤移行についての情報はないが，分子量は約480.55であるため移行すると考えられる．妊娠マウス，ラット，ウサギに投与した生殖発生毒性試験では，催奇形性は認められていない.

＊ イミダフェナシン

妊娠期使用についての疫学研究や症例報告はない．胎盤移行についての情報はないが，分子量は約319.40であるため移行すると考えられる．妊娠ラット，ウサギに投与した生殖発生毒性試験では，催奇形性は認められていない.

＊ オキシブチニン塩酸塩

妊娠期使用についての疫学研究や症例報告はない．胎盤移行についての情報はないが，分子量は約393.95であるため移行すると考えられる．妊娠ラット，ウサギに投与した生殖発生毒性試験では，催奇形性は認められていない.

＊ プロピベリン塩酸塩

妊娠期使用についての疫学研究や症例報告はない．胎盤移行についての情報はないが，分子量は約403.94であるため移行すると考えられる．妊娠マウス，ラット，ウサギに投与した生殖発生毒性試験では，催奇形性は認められていない.

❺ 頻尿・過活動膀胱治療薬：β_3アドレナリン受容体作動薬

＊ ミラベグロン

添付文書によると「妊婦および妊娠している可能性のある女性」には投与禁忌とされ

ており，その理由として「動物実験（ラット，ウサギ）で，胎児において着床後死亡率の増加，体重低値，肩甲骨等の屈曲及び波状肋骨の増加，骨化遅延（胸骨分節，中手骨，中節骨等の骨化数低値），大動脈の拡張及び巨心の増加，肺副葉欠損が認められている」ことがあげられている．このような影響は母体毒性が生じるような高用量でみられており，ヒトにおける影響は不明であるが，現時点では妊娠中の使用は推奨されない．

* ビベグロン

妊娠期使用についての疫学研究や症例報告はない．

❻ 頻尿・過活動膀胱治療薬：その他

* フラボキサート塩酸塩

現在までに妊娠期使用についての疫学研究はない．平滑筋弛緩作用があるので，海外では切迫早産の治療に用いられたとの報告があるが，母児に有害事象は認められていない[3]．ラット，ウサギの動物実験では催奇形性は認められなかった．

* メスナ

妊娠期使用についての疫学研究や症例報告はない．

❼ $α_1$ 遮断薬

* ウラピジル

妊娠期使用に関する疫学研究や症例報告はない．

❽ コリンエステラーゼ阻害薬

* ジスチグミン臭化物

妊娠期使用についての疫学研究はない．重症筋無力症のため，妊娠前から継続してジスチグミン投与を行い，正常児を分娩したと報告されている[4]．妊娠ラット，マウスの生殖発生毒性試験では催奇形性は認められなかった．同効薬のネオスチグミンについても疫学研究は行われていないが，重症筋無力症の治療などで妊娠中に安全に使用できた例がいくつか報告されている[3]．

✳ 授乳期　乳汁中への移行および使い方

前述した泌尿器用剤の乳汁移行に関するデータはない．これらの薬に特有の懸念はないが母乳哺育中の安全性情報もないため，使用しながら授乳する場合には，乳児に各薬剤の副作用がみられないか注意する必要がある．

（渡邉央美）

文献

1) Heinonen OP, et al.: Birth Defects and Drugs in Pregnancy. pp.346, 439, Publishing Sciences Group, 1977.
2) Jick H, et al.: First-trimester drug use and congenital disorders. JAMA, 246: 343-346, 1981. [PMID: 7241780]
3) Briggs GG, et al.: Drugs in Pregnancy and Lactation, 11th ed., Wolters Kluwer, 2017.
4) 多賀茂樹ほか：重症筋無力症合併妊娠の2症例. 日本産科婦人科学会中国四国合同地方部会雑誌, 53：200-204，2005.

48 / ワクチン

医薬品	添付文書情報（巻頭参照）		総合評価（巻頭参照）	
	妊娠	授乳	妊娠	授乳
弱毒生ワクチン				
麻しん風しん混合ワクチン 小児 渡航 ◆ ミールビック	禁忌	——	使用不可	使用可
麻しんワクチン ◆ 乾燥弱毒生麻しんワクチン	禁忌	——	使用不可	使用可
風しんワクチン ◆ 乾燥弱毒生風しんワクチン	禁忌	——	使用不可	使用可
おたふくかぜワクチン ◆ おたふくかぜ生ワクチン	禁忌	——	使用不可	使用可
水痘ワクチン 小児 ◆ 乾燥弱毒生水痘ワクチン	禁忌	——	使用不可	使用可
黄熱ワクチン 渡航 ◆ 黄熱ワクチン	有益性*	添文②	本文参照	本文参照
不活化ワクチン				
インフルエンザワクチン 渡航 ◆ ビケン，フルービック	有益性	——	使用可	使用可
3種（百日咳，ジフテリア，破傷風）混合 ワクチン 小児 ◆ トリビック	有益性	——	使用可	使用可
日本脳炎ワクチン 小児 渡航 ◆ エンセバック，ジェービック	有益性	——	使用可	使用可
A型肝炎ワクチン 渡航 ◆ エイムゲン	有益性	——	使用可	使用可
B型肝炎ワクチン 小児 渡航 ◆ ビームゲン，ヘプタバックス	有益性	——	使用可	使用可
ポリオワクチン 小児 渡航 ◆ イモバックスポリオ	——	——	使用可	使用可
狂犬病ワクチン 渡航 ◆ ラビピュール	有益性	——	使用可	使用可
髄膜炎菌ワクチン 渡航 ◆ メナクトラ，メンクアッドフィ	有益性	添文③	使用可	使用可

＊：接種要注意者.

	添付文書情報（巻頭参照）		総合評価（巻頭参照）	
医薬品	妊娠	授乳	妊娠	授乳
不活化ワクチン				
HPV ワクチン 小児 ◆ **サーバリックス, ガーダシル, シルガード**	有益性	添文3	本文参照	使用可
トキソイド				
破傷風トキソイド 小児 渡航 ◆ **沈降破傷風トキソイド**	有益性	——	使用可	使用可
コロナウイルス（SARS-CoV-2）ワクチン				
コロナウイルス RNA ワクチン ◆ **コミナティ，スパイクバックス**	有益性	添文3	使用可	使用可
組換えコロナウイルスワクチン ◆ **ヌバキソビッド**	有益性	添文3	使用可	使用可
コロナウイルスワクチン（遺伝子組換えサルアデノウイルスベクター） ◆ **バキスゼブリア**	有益性	添文3	使用可	使用可

小児：小児定期接種ワクチン，渡航：渡航ワクチン.

❁ 妊娠計画期

　本項では，国内において妊娠可能年齢女性が接種の対象となりうるワクチンについてとりあげる．

　ワクチン接種の対象となっている疾患は，健康成人であっても罹患した場合に重症化するおそれがある．妊娠中の罹患は，妊婦自身の重症化や管理の難しさのみならず，疾患による胎児への影響までも懸念される．ワクチン接種によりそのリスクを低減できる疾患においては，適切にワクチン接種が実施され，妊娠可能年齢に至るまでに必要な免疫を備えていることが望ましい．

　妊娠に向けたワクチンの接種は，妊娠に臨む前，つまりは妊娠していないことが確実である時期に計画的に進めることが大切である．特に生ワクチンの接種は，胎児への影響の理論上の懸念から妊娠中は禁忌とされており，薬剤によっては添付文書に接種前後の一定期間の避妊について記載されている．妊娠可能年齢女性に対するワクチン接種に際しては妊娠の有無を慎重に確認する姿勢が求められる．

❁ 妊娠期 　胎児へ与える影響および使い方

❶ 弱毒生ワクチン

　弱毒生ワクチンは，胎児への影響の理論上の懸念があるため，妊娠中の投与は禁忌と

されている．したがって，妊娠がすでにわかっている場合には弱毒生ワクチン接種は推奨されない．特に，妊娠中の風しん感染は先天性風しん症候群，水痘感染は先天性水痘症候群が児にもたらされる可能性があることが知られており，妊娠中のワクチン接種との関連が懸念されてきた．しかし，これまでの情報では，妊娠中のワクチン接種が実際に児に症候性の感染を引き起こし，重大な悪影響を与える可能性はきわめて低いと考えられる．したがって，米国疾患対策センター（CDC）においても接種直後に妊娠した，もしくは妊娠していると気づかずに接種した場合であっても，妊娠を諦めるような理由にはならないとされている[1]．

* 風しん生ワクチン

米国，英国，スウェーデンとドイツの3つの機関におけるデータをまとめた報告では，受胎の3ヵ月前から妊娠が終了するまでの間に風しんワクチン接種を受け，接種時には風しんへの免疫がなかった女性から生まれた680人の児には1人も先天性風しん症候群は認められなかった[2]．

米大陸の6ヵ国で行われた風しんワクチン接種キャンペーンのデータを用いた研究では，妊娠30日前から妊娠12週までに風しんワクチンを接種した妊婦から出生した児1,980人のうち，風しんワクチンを原因として先天性風しん症候群の徴候を示した児は認められなかった[3]．

妊娠中の風しんワクチン接種により，胎児にウイルスの無症候性感染が起こる可能性はあるが，そのために先天性風しん症候群が起こる可能性はきわめて低いものと考えられる．

* 麻しん生ワクチン，おたふくかぜ生ワクチン

妊娠中の接種に関する胎児への影響についての報告は少ないが，これまでに妊娠中の母親の接種により児に悪影響を生じたとの証左はない．

* 水痘生ワクチン

Merck社の水痘帯状疱疹ワクチン妊娠レジストリの報告では，登録された妊婦のうち，接種前の血清水痘・帯状疱疹ウイルス抗体検査が陰性であった162人の女性から出生した児に，先天性水痘症候群は1人も認められなかった[4]．

現在までに，水痘ワクチンに起因する水痘症候群をはじめ胎児に悪影響を生じたという症例は報告されていない．

❷ 不活化ワクチン，トキソイド

不活化ワクチンおよびトキソイドに関しては，妊娠中の接種により胎児へ悪影響を生じうるとの科学的根拠はない．妊娠中のワクチン接種はその必要性により考え方が異なる．

以下に主なワクチンについてそれぞれの情報を示す．

* インフルエンザワクチン

わが国で承認されているインフルエンザワクチンは不活化ワクチンである．現在まで

に数百万人以上の妊婦が妊娠中に不活化インフルエンザワクチンを接種していると考えられ，複数の研究において母体の合併症や胎児の有害転帰のリスク上昇は認められなかったと報告されている．妊娠中のインフルエンザ感染は非妊娠時と比較して合併症のリスクが高く，ワクチン接種の有効性も報告されている．妊娠中の不活化インフルエンザワクチン接種は，実際に罹患した場合と比べて，有効性が危険性を上回ると考えられ，米国CDCや米国産婦人科学会（ACOG）においては，妊娠時期を問わずインフルエンザの流行期に合わせた接種が推奨されている[5,6]．

＊ HPVワクチン

これまでの研究報告や臨床試験における偶発的な妊娠例の情報では，妊娠中のHPVワクチン接種により先天異常や自然流産の明らかなリスク上昇は認められていない[7-10]．しかし，妊娠中の投与における有効性および安全性は十分に確立されておらず，わが国の産婦人科診療ガイドラインや米国CDC，ACOGでは，妊娠中のHPVワクチン接種は推奨されていない[1,11,12]．

＊ 百日咳ワクチン，破傷風トキソイド，ジフテリアトキソイド

百日咳は1歳未満，特に生後2ヵ月未満の乳児で重症化リスクが高い．百日咳はワクチンにて予防可能な疾患であり，米国CDCでは経胎盤的抗体移行を期待して，妊娠中の百日咳ワクチン接種を推奨している．米国において妊娠中の接種が推奨されている百日咳ワクチンは破傷風トキソイド，ジフテリアトキソイドを含む混合ワクチンであり，これまでの報告では，妊娠中の接種による妊娠転帰や胎児への悪影響は指摘されていない[13]．

❸ コロナウイルス（SARS-CoV-2）ワクチン

妊娠中の新型コロナウイルス感染は，非妊娠時と比較して重症化リスクが高まるとされており，ワクチン接種による重症化予防の有効性も報告されている[14]．安全性について，米国のワクチン接種後の健康調査システム"v-safe"を用いた登録調査では，妊娠終了まで調査された827人において，自然流産や死産，早産，先天異常の頻度は一般的な妊婦と同程度であり，先天異常例のうち妊娠初期に接種を受けた例は認められなかったとの報告がある[15]．一般的に，妊娠中の新型コロナウイルスワクチン接種は，有効性が危険性を上回ると考えられ，特に，気管支喘息や糖尿病などの基礎疾患を有する場合には接種が勧められる．

なお，妊娠中のワクチン接種による有効性および安全性について，複数の研究が報告されているが，多くはmRNAワクチンについての情報である．

❹ 渡航ワクチン

渡航ワクチンについては，接種そのものよりもまず，接種が必要とされる地域への妊娠中の渡航の必要性や安全性に関して検討されるべきである．

* 黄熱ワクチン

黄熱ワクチンは弱毒生ワクチンであるが，黄熱への罹患のおそれがある地域への渡航が不可避である妊婦においては，ワクチン接種が考慮される．これは，ワクチン接種による黄熱への感染予防の有益性が，接種により懸念される危険性を上回ると考えられるためである．安全性が確立されているわけではないが，これまでの報告では，妊娠中の接種により自然流産や先天異常の明らかなリスク上昇は認められていない[16]．

* 日本脳炎ワクチン，A 型肝炎ワクチン，B 型肝炎ワクチン，不活化ポリオワクチン，狂犬病ワクチン，髄膜炎菌ワクチン

不活化ワクチンについては，妊娠中の接種により胎児へ悪影響を生じうるとの科学的な根拠はなく，有益性が危険性を上回ると判断された場合には，妊婦においても接種が可能である．前述のとおり，感染流行地域への渡航の必要性と安全性についての議論がまずなされたうえで，ワクチン接種の実施について検討されるべきである．

✹ 授乳期 乳汁中への移行および使い方

本項でとりあげたワクチンにおいては，黄熱ワクチンを除き，生ワクチン，不活化ワクチン，トキソイド，新型コロナウイルスワクチンのいずれも，母乳を介して児に悪影響を及ぼすとは考えられておらず，授乳期にも接種可能である[17]．また，ワクチン接種後の母親から授乳された児において，児のワクチン接種スケジュールを調整する必要もない．

風しん生ワクチンでは，接種した母親の母乳中にワクチン株由来のウイルスが分泌される場合があるが，児への感染性については否定的であり，臨床的に問題とはならないと考えられる．むしろ，妊娠中の検査で抗体陰性または低抗体価であった妊婦に対しては，産褥早期に風しん含有ワクチンの接種が勧められる．

黄熱ワクチンにおいては，ワクチン接種後の母親から授乳された児において，神経感染が認められたとの報告がある[18-20]．授乳婦に対する黄熱ワクチン接種の安全性情報は十分ではなく，現時点では，黄熱感染流行地域への渡航が避けられない場合にのみ接種するべきとされている．

新型コロナウイルスワクチン（mRNAワクチン）接種後の母親から得られた母乳には，新型コロナウイルスに対する抗体が含まれていることが示されており，母乳を摂取した児に対する感染予防効果が期待されている[21]．

（三浦寄子）

◆ 文献

1) Centers for Disease Control and Prevention (CDC)：Guidelines for Vaccinating Pregnant Women. Update July 2022. Available at: < https://www.cdc.gov/vaccines/pregnancy/hcp-toolkit/guidelines.html> (Accessed March 22, 2024)

2) Centers for Disease Control and Prevention (CDC): Revised ACIP recommendation for avoiding pregnancy after receiving a rubella-containing vaccine. MMWR Morb Mortal Wkly Rep, 14: 50: 1117, 2001. [PMID: 11794623]

3) Castillo-Solórzano C, et al.: Rubella vaccination of unknowingly pregnant women during mass campaigns for rubella and congenital rubella syndrome elimination, the Americas 2001-2008. J Infect Dis, 204: S713-S717, 2011. [PMID: 21954271]

4) Willis ED, et al.: Merck/Centers for Disease Control and Prevention Varicella Vaccine Pregnancy Registry: 19-Year Summary of Data From Inception Through Closure, 1995-2013. J Infect Dis, 226: S441-S449, 2022. [PMID: 36265854]

5) Centers for Disease Control and Prevention (CDC)：Flu Vaccine Safety and Pregnancy. Update August 2023. Available at: < https://www.cdc.gov/flu/highrisk/qa_vacpregnant.htm> (Accessed March 22, 2024)

6) The American College of Obstetricians and Gynecologists (ACOG): Influenza in Pregnancy: Prevention and Treatment: ACOG Committee Statement No. 7. Obstet Gynecol, 143: e24-e30, 2024. [PMID: 38016152]

7) Garland SM, et al.: Pregnancy and infant outcomes in the clinical trials of a human papillomavirus type 6/11/16/18 vaccine: a combined analysis of five randomized controlled trials. Obstet Gynecol, 114: 1179-1188, 2009. [PMID: 19935017]

8) Goss MA, et al.: Final report on exposure during pregnancy from a pregnancy registry for quadrivalent human papillomavirus vaccine. Vaccine, 33: 3422-3428, 2015. [PMID: 25869893]

9) Scheller NM, et al.: Quadrivalent HPV Vaccination and the Risk of Adverse Pregnancy Outcomes. N Engl J Med, 376: 1223-1233, 2017. [PMID: 28355499]

10) MSD 製薬：シルガード 9 水性懸濁筋注シリンジ 審査報告書 , 2020 年 7 月 21 日 .

11) 日本産科婦人科学会・日本産婦人科医会 編集・

監修：産婦人科診療ガイドライン 産科編 2023. 日本産科婦人科学会 , 2023.

12) The American College of Obstetricians and Gynecologists (ACOG): Human Papillomavirus Vaccination: ACOG Committee Opinion, Number 809. Obstet Gynecol, 136: e15-e21, 2022. [PMID: 32732766]

13) Liang JL, et al.: Prevention of Pertussis, Tetanus, and Diphtheria with Vaccines in the United States: Recommendations of the Advisory Committee on Immunization Practices (ACIP). MMWR Recomm Rep, 67: 1-44, 2018. [PMID: 29702631]

14) Villar J, et al.: Pregnancy outcomes and vaccine effectiveness during the period of omicron as the variant of concern, INTERCOVID-2022: a multinational, observational study. Lancet, 401: 447-457, 2023. [PMID: 36669520]

15) Shimabukuro TT, et al.: Preliminary Findings of mRNA Covid-19 Vaccine Safety in Pregnant Persons. N Engl J Med, 384: 2273-2282, 2021. [PMID: 33882218]

16) Staples JE, et al.: Yellow fever vaccine: recommendations of the Advisory Committee on Immunization Practices (ACIP). MMWR Recomm Rep, 59: 1-27, 2010. [PMID: 20671663]

17) Centers for Disease Control and Prevention (CDC): General Best Practice Guidelines for Immunization. Update August 2023. Available at: < https://www.cdc.gov/vaccines/hcp/acip-recs/general-recs/index.html> (Accessed March 22, 2024)

18) Centers for Disease Control and Prevention (CDC): Transmission of yellow fever vaccine virus through breast-feeding - Brazil, 2009. MMWR Morb Mortal Wkly Rep, 59: 130-132, 2010. [PMID: 20150888]

19) Traiber C, et al.: Infant meningoencephalitis caused by yellow fever vaccine virus transmitted via breastmilk. J Pediatr (Rio J), 87: 269-272, 2011. [PMID: 21461453]

20) Kuhn S, et al.: Case report: probable transmission of vaccine strain of yellow fever virus to an infant via breast milk. CMAJ, 183: E243-E245, 2011. [PMID: 21324845]

21) Falsaperla R, et al.: COVID-19 vaccination in pregnant and lactating women: a systematic review. Expert Rev Vaccines, 20: 1619-1628, 2021. [PMID: 34592123]

49 / 漢方薬, ビタミン・ミネラル製剤

医薬品	添付文書情報（巻頭参照）		総合評価（巻頭参照）	
	妊娠	授乳	妊娠	授乳
漢方薬				
当帰芍薬散	有益性	添文③	使用可	使用可
半夏厚朴湯	有益性	添文③	使用可	使用可
加味逍遙散（ボタンピ含有）	有益性	添文③	使用可	使用可
葛根湯	有益性	添文③	使用可	使用可
抑肝散	有益性	添文③	使用可	使用可
小青竜湯	有益性	添文③	使用可	使用可
六君子湯	有益性	添文③	使用可	使用可
麦門冬湯	有益性	添文③	使用可	使用可
桂枝茯苓丸（ボタンピ・トウニン含有）	有益性	添文③	使用可	使用可
防風通聖散（ダイオウ・ボウショウ含有）	有益性	添文③	使用可	使用可
抑肝散加陳皮半夏	有益性	添文③	使用可	使用可
大建中湯	有益性	添文③	使用可	使用可
五苓散	有益性	添文③	使用可	使用可
補中益気湯	有益性	添文③	使用可	使用可
温経湯（ボタンピ含有）	有益性	添文③	使用可	使用可

医薬品	添付文書情報（巻頭参照）		総合評価（巻頭参照）	
	妊娠	授乳	妊娠	授乳
漢方薬				
加味帰脾湯（ボタンピ含有）	有益性	添文3	使用可	使用可
柴胡加竜骨牡蛎湯（ダイオウ含有）	有益性	添文3	使用可	使用可
十味敗毒湯	有益性	添文3	使用可	使用可
桃核承気湯 （ダイオウ・ボウショウ・トウニン含有）	有益性	添文3	使用可	使用可
酸棗仁湯	有益性	添文3	使用可	使用可
芍薬甘草湯	有益性	添文3	使用可	使用可
ビタミン製剤				
レチノールパルミチン酸（ビタミンA） retinol palmitate ◆チョコラA	禁忌*1 （妊娠3ヵ月以内）	添文3	本文参照	使用可
フルスルチアミン（ビタミンB₁） fursultiamine ◆アリナミン	——	——	使用可	使用可
ピリドキサール（ビタミンB₆） pyridoxal ◆ピドキサール	——	——	使用可	使用可
メコバラミン（ビタミンB₁₂） mecobalamin ◆メチコバール	——	——	使用可	使用可
アスコルビン酸（ビタミンC） ascorbic acid ◆シナール，ビタシミン，ハイシー	——	——	使用可	使用可
アルファカルシドール（ビタミンD） alfacalcidol ◆ワンアルファ，アルファロール	有益性	添文3	使用可	使用可
カルシトリオール（ビタミンD） calcitriol ◆ロカルトロール	有益性	添文3	使用可	使用可
トコフェロール（ビタミンE） tocopherol ◆ユベラ	——	添文3	使用可	使用可
フィトナジオン（ビタミンK₁） phytonadione ◆カチーフ，ケーワン	*2	添文3	使用可	使用可
メナテトレノン（ビタミンK₂） menatetrenone ◆ケイツー	——	添文3	使用可	使用可
葉酸 folic acid ◆フォリアミン	——	——	使用可	使用可

＊1：妊娠3ヵ月以内，妊娠希望の場合は禁忌（ビタミンA欠乏症を除く）．そのほかは有益性投与．
＊2：妊娠末期の女性には大量投与しないこと．

医薬品	添付文書情報（巻頭参照）		総合評価（巻頭参照）	
	妊娠	授乳	妊娠	授乳
ビタミン製剤				
複合ビタミン剤 ◆ パンビタン	**禁忌**[*3] （妊娠3ヵ 月以内）	——	使用可	使用可
ミネラル製剤				
乾燥硫酸鉄　dried ferrous sulfate ◆ フェロ・グラデュメット	——	——	使用可	使用可
クエン酸第一鉄ナトリウム　sodium ferrous citrate ◆ フェロミア	——	——	使用可	使用可

＊3：妊娠3ヵ月以内，妊娠希望の場合は禁忌（ビタミンA欠乏症を除く）．そのほかは大量投与を避ける．

✺ 妊娠計画期

❶ 漢方薬

　一般的に複数の生薬を成分としており，医師から処方される医療用医薬品とOTC医薬品がある．感冒に対して使用する葛根湯，便秘に効果がある防風通聖散など，妊娠可能年齢の女性にもよく使われている．

✺ 妊娠期　胎児へ与える影響および使い方

❶ 漢方薬

　添付文書ではほとんどの漢方薬が有益性投与となっているが，以下の生薬を含有する製剤は「妊婦又は妊娠している可能性のある婦人には投与しないことが望ましい」と記載されている．

　①ダイオウ（子宮収縮作用および骨盤内臓器の充血作用により流早産の危険性がある）

　②ボタンピ（流早産の危険性がある）

　③ブシ（ブシの副作用が現れやすくなる）

　④トウニン（流早産の危険性がある）

　⑤ゴシツ（流早産の危険性がある）

　⑥無水ボウショウ（流早産の危険性がある）

　⑦コウカ（流早産の危険性がある）

　当帰芍薬散など一部の漢方薬のみ，妊娠中の諸病（浮腫，習慣性流産，痔，腹痛）やつわりが適応症となっているが，個別の漢方薬の有効性や安全性については臨床試験で確認されておらず，『産婦人科診療ガイドライン産科編』でも習慣性流産やつわりの治療

薬として提示されていない．有益性投与とされている漢方薬に関しては妊娠中も使用可能と考えられるが，治療対象の疾患の診療ガイドライン等を参考に使用する．また，個人輸入したものなどについては，表示と異なる成分が含まれることがあるので注意が必要である．

❷ ビタミン・ミネラル製剤

　妊娠中，授乳中には，ビタミン，ミネラルの所要量が増加する[1]．特に，葉酸については神経管閉鎖障害を予防する効果が期待されており，食品からの葉酸摂取に加えて，いわゆる栄養補助食品から1日0.4mgの葉酸を摂取すれば，神経管閉鎖障害の発症リスクが集団としてみた場合に低減することが期待できるとして，妊娠前～妊娠中の摂取が推奨されている[2]．通常，妊娠に気づく時期までに神経管が形成されるので（妊娠4～5週），葉酸は妊娠前から摂取しておくことが望ましい．

　過剰摂取に注意が必要なのはビタミンAである．妊婦のビタミンA必要量は，胎児へのビタミンAの移行蓄積量が付加されるため非妊娠期よりも多くなるが，高用量摂取による催奇形性の懸念があるとされている．高用量のビタミンA（レチノールまたはレチノイン酸）は多くの種類の実験動物において催奇形性が認められ，レチノイド胎児症と同様の奇形を起こすことがわかっている[3-11]．催奇形性が発生する最小量については明らかにされていないが，10,000IUを超えない摂取は，先天異常発生率増加とは関連しない．チョコラAの添付文書には，「妊娠3ヵ月以内又は妊娠を希望する婦人には，ビタミンA欠乏症の治療に用いる場合を除いて本剤を投与しないこと」「妊娠中にビタミンAの補給を目的として本剤を用いる場合は食品などからの摂取量に注意し，本剤による投与は5,000IU/日未満に留めるなど必要な注意を行うこと」と記載されている．

　なお，β-カロテンの過剰摂取によるプロビタミンAとしての過剰障害は，胎児奇形や骨折も含めて知られていない．

✤ 授乳期　乳汁中への移行および使い方

❶ 漢方薬

　通常の用法・用量での使用は問題ないと考えられているが，成分が不明なものに関しては注意が必要である．

❷ ビタミン・ミネラル製剤

　ビタミン，ミネラル類については，通常量の使用は問題ないと考えられる．前述のとおり，むしろ授乳期には必要量が増加するものが多い．

サプリメント

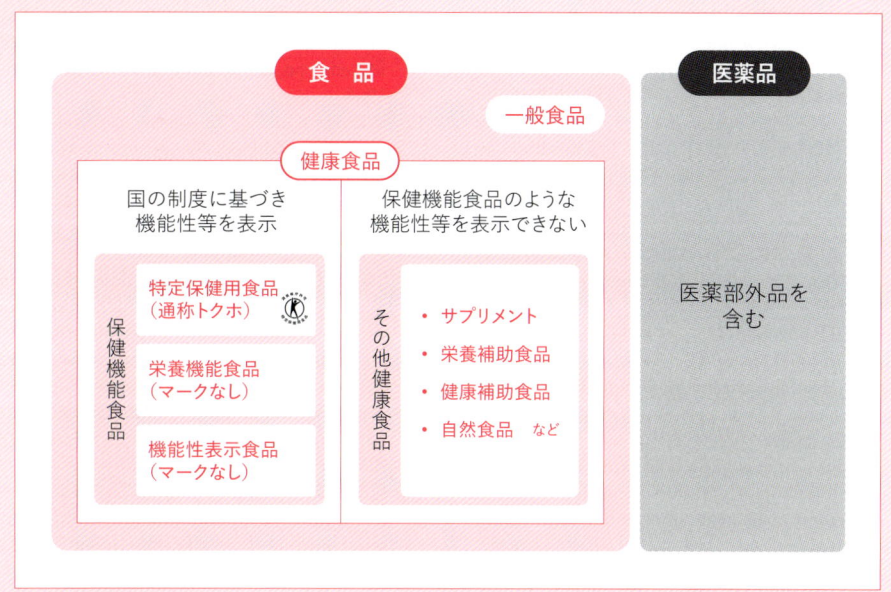

図　健康食品の分類

(厚生労働省：いわゆる「健康食品」のホームページ.
〈https://www.mhlw.go.jp/seisakunitsuite/bunya/kenkou_iryou/shokuhin/hokenkinou〉より転載)

　米国における食品区分の一つであるダイエタリー・サプリメント（dietary supplement）は，狭義にはビタミン，ミネラル，アミノ酸などの補充や，生薬，酵素などの成分による薬効を目的とするものである.

　日本では，狭義のサプリメントは法的には食品に分類されており，健康食品のうち，国が定めた安全性や有効性に関する基準などを満たすものを「保健機能食品」としている．国の許可などの有無や食品の目的，機能などの違いによって，「特定保健用食品（トクホ）」「栄養機能食品」「機能性表示食品」の 3 つのカテゴリに分類される（図）[12].

　それ以外の「サプリメント」「栄養補助食品」「健康補助食品」「栄養強化食品」「栄養調整食品」「健康飲料」などは，国が指定した呼び方ではない.

　また，サプリメントについても漢方薬と同様，表示と異なる成分が含まれることがあり，医薬品成分が混入している製品の摂取によって死亡例を含む健康被害の報告がある[13]．海外のWebサイトで，日本向けに販売された痩身効果を目的とする健康食品からシブトラミンなどの医薬品成分が検出されることがあり，このような製品を妊娠可能年齢の女性が購入・使用していることがあるため注意が必要である.

（渡邉央美）

文献

1) 厚生労働省ホームページ：「日本人の食事摂取基準（2020年版）」策定検討会報告書. Available at:〈https://www.mhlw.go.jp/stf/newpage_08517.html〉（Accessed August 27, 2024）

2) 厚生労働省ホームページ：厚生労働省報道発表資料,「神経管閉鎖障害の発症リスク低減のための妊娠可能な年齢の女性等に対する葉酸の摂取に係る適切な情報提供の推進について」. Available at:〈https://www.mhlw.go.jp/www1/houdou/1212/h1228-1_18.html〉（Accessed August 27, 2024）

3) Hendrickx AG, et al.: Vitamin A teratogenicity and risk assessment in the macaque retinoid model. Reprod Toxicol, 14: 311-323, 2000. [PMID: 10908834]

4) Kochhar DM, et al.: Retinoids and fetal malformations. Dietary Factors and Birth Defects, In: Sharma RP ed., pp.134-229, Pacific Division, AAAS, 1993.

5) Mulder GB, et al.: Effects of excess vitamin A on development of cranial neural crest-derived structures: a neonatal and embryologic study. Teratology, 62: 214-226, 2000. [PMID: 10992263]

6) Arnhold T, et al.: Prevention of vitamin A teratogenesis by phytol or phytanic acid results from reduced metabolism of retinol to the teratogenic metabolite, all-trans-retinoic acid. Toxicol Sci, 66: 274-282, 2002. [PMID:

11896294]

7) Palludan B: Swine in teratological studies. Swine in Biomedical Research, In: Bustad LK, McClellan RO eds., pp.51-78, Battelle Memorial Institute, 1966.

8) Wiersig DO, et al.: Teratogenicity of vitamin A in the canine. Fed Proc, 26: 486（abstract）, 1967.

9) Kamm JJ: Toxicology, carcinogenicity, and teratogenicity of some orally administered retinoids. J Am Acad Dermatol, 6: 652-659, 1982. [PMID: 7040511]

10) Tzimas G, et al.: Embryotoxic doses of vitamin A to rabbits result in low plasma but high embryonic concentrations of all-trans-retinoic acid: risk of vitamin A exposure in humans. J Nutr, 126: 2159-2171, 1996. [PMID: 8814204]

11) Rosa FW, et al.: Teratogen update: vitamin A congeners. Teratology, 33: 355-364, 1986. [PMID: 3461576]

12) 厚生労働省：いわゆる「健康食品」のホームページ. Available at:〈https://www.mhlw.go.jp/seisakunitsuite/bunya/kenkou_iryou/shokuhin/hokenkinou〉（Accessed August 27, 2024）

13) 厚生労働省ホームページ：健康被害情報・無承認無許可医薬品情報. Available at:〈https://www.mhlw.go.jp/stf/kinkyu/diet/musyounin.html〉（Accessed August 27, 2024）

50 / 嗜好品，禁煙補助薬，アルコール依存症治療薬

	添付文書情報（巻頭参照）		総合評価（巻頭参照）	
医薬品	妊娠	授乳	妊娠	授乳
禁煙補助薬				
ニコチン nicotine ◆ **ニコチネル**	禁忌	禁忌	本文参照	本文参照
バレニクリン varenicline ◆ **チャンピックス**	有益性	添文3	使用可	本文参照
アルコール依存症治療薬				
シアナミド cyanamide ◆ **シアナマイド**	禁忌	添文3	情報なし	情報なし
ジスルフィラム disulfiram ◆ **ノックビン**	禁忌	添文3	情報なし	情報なし
アカンプロサート acamprosate ◆ **レグテクト**	有益性	添文3	使用可	本文参照
ナルメフェン nalmefene ◆ **セリンクロ**	有益性	添文3	情報なし	本文参照

✳ 妊娠計画期

❶ カフェイン

　カフェインはキサンチン誘導体の一つであり，眠気，血管拡張性・脳圧亢進性頭痛（片頭痛や高血圧性頭痛など）の治療薬として使用される（1回0.1～0.3 g，1日2～3回）．過量摂取では，振戦，めまい，不整脈，不眠，不安，興奮などが起こることがある．また，カフェインは，コーヒー，紅茶，緑茶，コーラなどの多くの飲料に含まれている．食品や飲料のカフェイン含有量にはばらつきがあるため，注意が必要である（表1）[1].

❷ タバコ

　タバコにはニコチンをはじめ，タール，一酸化炭素，シアン化合物などさまざまな有害化学物質が3,000以上含まれるとされている[2]．ニコチンは薬物依存を引き起こし，血管収縮作用，中枢神経興奮作用がある．タールは発がん物質であり，一酸化炭素はヘ

表1 飲料100g中のカフェイン含有量

飲料	カフェイン（mg）	浸出法
コーヒー	60	コーヒー粉末 10 g, 150 mL（熱湯で抽出）
紅茶	30	茶 5 g, 360 mL（熱湯で 1.5 〜 4 分抽出）
玉露	160	茶 10 g, 60 mL（60℃で 2.5 分抽出）
ウーロン茶	20	茶 15 g, 650 mL（90℃で 0.5 分抽出）
玄米茶・番茶	10	茶 15 g, 650 mL（90℃で 0.5 分抽出）
麦茶	0	麦茶 50 g, 1,500 mL（熱湯で 5 分抽出）

（文献 1 より作成）

モグロビン結合力が強いことから組織を低酸素状態にする．若い女性の喫煙率の増加は常に問題視されている．若年女性に対する喫煙と健康問題に関する啓発活動や母子健康手帳での注意喚起といった取り組みが進められており，厚生労働省による「健康日本21」の報告では妊娠中の母親の喫煙率は2010年が5.0％，2013年が3.8％，2019年（「健康日本21」〔第2次〕）は2.3％と低下がみられた[3,4]．タバコが妊娠や胎児に悪影響を与えることは明らかになっており，パートナーも含めて，できるだけ妊娠計画期からの禁煙が勧められる．

関連情報 **加熱式タバコと電子タバコ**

　加熱式タバコは「たばこ事業法」で認可された「製造たばこ」の一つであり，葉タバコの加工物を加熱してエアロゾルを産生するタイプ（高温加熱式）とEリキッドと呼ばれる溶液を加熱して産生したエアロゾルを葉タバコの加工物に通すタイプがある．いずれの加熱式タバコのエアロゾルにも，従来のタバコと同様に，ニコチンや発がん物質などの有害成分が含まれていることがわかっている．

　電子タバコは，Eリキッドを加熱して気化したエアロゾルを吸入するものである．Eリキッドにニコチンを含むものと含まないものがあるが，日本ではニコチンを含む電子タバコの販売は承認されていない．しかし，一部の市販されていた電子タバコからニコチンが検出されたとの報告がある．日本呼吸器学会からは，「加熱式タバコや電子タバコが産生するエアロゾルには，紙巻タバコと同レベルの有害成分が含まれており，加熱式タバコの喫煙者や電子タバコの使用者の呼気には有害成分が含まれているため，喫煙者・使用者だけでなく，他者にも健康被害を起こす可能性が高い」との見解が出されている[5]．

❸　アルコール

　アルコール飲料は主成分のエタノールが中枢神経に働いて，鎮静，催眠，麻酔作用を示す．また，血管系の影響や利尿効果などによる血圧の変動などもみられる．エタノールは肝臓で代謝されアセトアルデヒドになり，アセトアルデヒド脱水素酵素により代謝され酢酸になる．日本人のうち約40％がアルデヒド脱水素酵素（ALDH2）の遺伝子多

型に起因してアルコール代謝能が低いとされている．女性は体格差から男性よりもアルコール代謝速度が遅くなる傾向がみられており，血中アルコール濃度が上昇しやすく急性アルコール中毒のリスクも高い[6]．厚生労働省が推進するヘルスプロモーションで妊娠中の禁酒が推奨されており，「健康日本21」の報告での妊娠中に飲酒したと回答した母親の割合は，2010年が8.7%，2013年が4.3%で，2019年は1.0%と妊婦の飲酒傾向は年々低下している[3,4]．アルコールが妊娠や胎児に悪影響を与えることは明らかになっており，できるだけ妊娠計画期からの禁酒が勧められる．

✻ 妊娠期 　胎児に与える影響および使い方

❶ カフェイン

＊ 流産率

　カフェインはヒトの胎盤を通過し，妊娠により半減期と排泄時間が増加することが知られている[7]．カフェインの常用は，いくつかの研究で流産または低出生体重児と関連すると報告されているが[8-10]，いずれの研究においてもアルコールや喫煙などの交絡因子の調整が困難であることが指摘されている．さらに，コーヒーなどのカフェイン摂取習慣のある女性でも，妊娠中は悪阻のために摂取できなくなる場合が多く，厳密な評価は困難であるが，推定カフェイン摂取量が500 mg/日を超えると，妊娠第1三半期の流産との関連がみられた（オッズ比2.2［95% CI：1.3-3.8］）とする報告もある[11]．一方，システマティックレビュー（2000〜2010年）では，日常的なカフェイン使用（コーヒー1日3杯以下）では，流産との関連はみられなかったと報告されている[12]．早産について検討したメタアナリシスでは，カフェイン摂取（1日300 mg以下）との関連はみられなかった[13]．

＊ 催奇形性

　前述のシステマティックレビュー（2000〜2010年）で，カフェインの曝露による催奇形性発生リスクとの関連はみられなかった[12]．また，ほかのシステマティックレビューでも比較的低い曝露群（1日100 mg以下）と高い曝露群（1日300 mg以上）で先天奇形発生率に統計的な差はみられなかった[14]．2020年のメタアナリシスでは，妊娠中の母親のカフェイン摂取が，低出生体重児，小児期の肥満・過体重と関連すると報告された[15]．カフェイン摂取が1日100 mg増加するごとに低出生体重児の相対リスク，肥満・過体重の相対リスクは増加した．

　これまでの研究報告から，妊娠中のカフェイン摂取は摂取量が1日300 mgを超えない場合（コーヒー3杯程度，紅茶・緑茶10杯程度）は問題ないと考えられる．WHOや米国からも妊娠中のカフェインは同程度に制限することが勧められているが，英国や欧州食品安全機関（EFSA）では，より少ない200 mg/日以下の摂取が安全であるとしている[16]．

❷ タバコ

* 流産率

　喫煙により月経異常や早期閉経などが起こり，女性の妊孕率が低下することがわかっている[17]．また，子宮外妊娠や自然流産のリスクが高いことも多くの疫学研究で指摘されている[18,19]．前置胎盤[20]や常位胎盤早期剥離[21]，胎児死亡リスク[22,23]の増加も報告されている．

　受動喫煙のリスクに関しては，パートナーがヘビースモーカー（1日20本以上）である場合の自然流産率は，パートナーが非喫煙者である女性の2倍であった[24]．ほかにもパートナーや同居者の喫煙と流産とに関連がみられたとする報告がある一方で，関連がみられなかったとする報告もある．

* 催奇形性

　これまでの疫学研究では喫煙が先天異常全体については発生率を大きく増加させないとの報告〔前方視的コホート研究（n=86,916），後方視的研究（n=288,067）〕もあるが[25,26]，個々の奇形についての症例対照研究や近年の大規模研究では，心奇形，口唇口蓋裂，尿路奇形，四肢の異常などの複数奇形と喫煙との関連を示すと報告されている[27-29]．パートナーや同居者の喫煙と催奇形性に関する症例対照研究では，口唇口蓋裂，水頭症，心室中隔欠損，神経管閉鎖障害と関連がみられたとする複数の報告がある一方で，児の先天異常との関連はみられなかったとする研究報告もある[30-32]．

* 低出生体重児，乳幼児突然死症候群など

　母親の喫煙による胎児への影響としては，胎児発育不全，早産，small for gestational age（SGA），出生時体重の低下などのリスク増加が報告されている[33,34]．非喫煙妊婦の出生児と比較し，1日10本喫煙妊婦の出生児の体重が約200ｇ軽かったとの報告もあり，喫煙本数により出生児の体重減少リスクの上昇がみられた[34,35]．また，日本のエコチル調査でも妊娠中の1日10本以上の喫煙で妊娠高血圧症候群のリスクが1.5倍程度に上昇していた[36]．また，長期的な影響としては呼吸器感染症，小児喘息，肥満，神経発達障害，乳幼児突然死症候群（SIDS）などとの関連の報告がある[21,33]．また，パートナーや同居者の喫煙と出生児体重減少との関連がみられたと報告されている[33]．

　妊娠初期20週の母親の尿中コチニン濃度によって，5歳児の調整後のIQに差はなかったが[37]，喫煙本数が多い場合，親の学歴で調整した児のIQテストで平均8ポイントの低下がみられたとの報告もある[38]．

　ほかにも児の発がんとの関連を指摘する報告もあるが，否定する報告もあり，結論は出ていない．

　妊娠や胎児への影響を考えた場合には妊娠前の禁煙が望ましいが，妊娠初期に禁煙することで，非喫煙妊婦と比べて出生児の体重は変わらず，先天異常リスクの増加はみられなかったという報告[29,36,39]もあるため，遅くとも妊娠がわかったら早期に禁煙することを勧める．この場合に，できるだけパートナーと一緒に禁煙することを勧め，受動喫煙を避けるように指導する．

❸ 禁煙補助薬

＊ ニコチン置換療法

妊娠中の禁煙方法としては非薬物療法が最も安全だが，うまくいかない場合にニコチンパッチ（商品名：ニコチネル）やニコチンガムを用いたニコチン置換療法（nicotine replacement therapy；NRT）などの薬物療法が試みられる．妊娠中のNRT使用の安全性について，次のような報告がある．Danish National Birth Cohort（1997 ～ 2003年）からのデータを利用した研究[40]では，先天異常全体の発生率は喫煙群5.0％，非喫煙群4.9％であり，妊娠12週までにNRTを行って喫煙しなかった250人の女性での先天異常発生率は7.6％と増加がみられたが，症例数が少なく，NRT開始時期，母親の病歴といった催奇形性に関わる交絡因子が不明なため，評価は困難である．英国のデータベースを利用した研究[41]では，受胎1ヵ月前から妊娠第1三半期にNRTを行った母親2,677例と，妊娠中喫煙した母親9,980例，非喫煙でNRTを行っていない母親を比較し，先天異常全体の発生率について3群間で有意な差はみられなかった．しかし，呼吸器系の先天異常が喫煙群，対照群と比較して，NRT群で多かった．

タバコにはニコチン以外にも多くの有害化学物質が含まれており，大量の喫煙を続けるよりはNRTのほうが，ほかの物質への曝露が減ることで胎児へのリスクが少なくなるとする意見や，妊娠第2・3三半期のNRT使用では児の出生時体重に影響はみられなかったとする報告もある[42]．胎児リスクを減少させる可能性がある方法として，器官形成期後にニコチンパッチを開始すること，1日16時間だけパッチを貼付すること，8 ～ 10週後にパッチを中止できるように漸減スケジュールを組むことなどがあげられている[42]．しかし，妊娠中の禁煙の成功率に関しては，NRTとプラセボで差がみられなかったとする報告[43]，さらに，出産後2年の調査では禁煙率は両群ともに低かったとの報告もある[44]．

現時点では妊娠中のNRTの有効性は確立されておらず，喫煙でもNRTでも，ニコチン自体が有害なリスクを有することを説明する必要がある．

＊ バレニクリン酒石酸塩

バレニクリンはニコチン受容体部分作動薬で，脳内に分布する$\alpha_4\beta_2$ニコチン受容体に作用することにより禁煙に伴う離脱症状やタバコへの精神依存を軽減すると同時に，本受容体への結合を阻害することで喫煙しても満足感を得にくくするとされる．分子量やタンパク結合率が低いことなどから胎盤移行が考えられる．

妊娠中のバレニクリン使用に関する複数の研究報告がある．ニュージーランドのコホート研究で，双胎1例を含む受胎時期から妊娠第1三半期の終わりまでの期間にバレニクリンを使用した母親から生まれた乳児17人に大奇形はみられなかった[45]．欧州の多施設前方視的観察比較コホート研究では，妊娠初期にバレニクリンに曝露した症例の出生89児のうち先天異常がみられたのは2児（2.25％）で，明らかな先天異常リスクの増加はみられなかったと報告されている[46]．さらに，デンマークとスウェーデンの人口データベースに基づく，前方視的コホート研究では，出生児の生後1年以内に診断された先天異常発生率について，バレニクリン曝露（母体喫煙なし）335妊娠を喫煙群

78,412妊娠と比較し，3.6% vs 4.3%（調整有病オッズ比0.80［95% CI：0.45-1.42］）であった．また，同時期に登録された対照群806,438妊娠と比較し，3.6% vs 4.2%（調整有病オッズ比0.82［95% CI：0.46-1.46］）であった．SGA発生率についても，バレニクリン曝露群では喫煙群と比較して有意に低かった[47]．

これまでの報告では，妊娠期のバレニクリンの使用で胎児に重篤な影響はみられていない．非薬物療法での禁煙が困難な大量喫煙者の場合には，妊娠中の禁煙の有益性とバレニクリンの未知の危険性を比較して，使用を検討することが勧められる．

❹ アルコール

＊ 流産率

アルコールは容易に胎盤を通過して胎児に移行するため，母体の血中アルコール濃度がそのまま胎児に影響を及ぼすと考えられる．さらに胎児のCYP2E1やアルコール脱水素酵素活性は低いため，胎児血中および羊水中アルコール濃度は高く保たれる可能性がある．

デンマークの大規模コホート研究では，週に5ドリンク（1ドリンク＝エタノール10 g）以上のアルコール飲料を摂取する女性で，妊娠初期（妊娠7～11週）の自然流産のリスクが増加していた[48]．母体の中等度のアルコール摂取（エタノール14～28 g/日）と妊娠第2三半期の流産とは強い関連があり，リスクが2～4倍高かったとする報告もある[49]．

＊ 催奇形性

母親の過度の飲酒によるアルコール曝露は胎児性アルコール症候群（fetal alcohol syndrome；FAS）の原因になることが知られている．FASの診断基準として，特異的顔貌，身体発育遅延，神経発達障害があげられる．詳細な発症のメカニズムは明らかではないが，アルコールにより内因性抗酸化活性が低下し，フリーラジカルや血中活性酸素の蓄積により，胎児組織や神経細胞に不適切なアポトーシスが生じることによると推測されている[50]．基本的には，母体のアルコール摂取期間が長く，摂取量が多いほどFASの発症リスクが高いと報告されている．エタノール2 g/kg/日の慢性的な経口摂取で高い発生率でFASが発現するとされており，先天異常発生率もほとんど飲酒しなかった場合と比べて2～3倍高いとされている[51]．

＊ 出生児のIQ

母親の妊娠中のアルコール摂取量と児の5歳時のIQとの関連をみた前方視的コホート研究では，エタノール108 g/週以上のアルコールを摂取していた母親の出生児で，アルコール摂取のなかった母親の出生児と比べて，full-scale IQの低下（オッズ比4.6［95% CI：1.2-18.2］），verbal IQの低下（オッズ比5.9［95% CI：1.4-24.9］）がみられた[52]．ただし，エタノール96 g/週以下の摂取であった母親の出生児については，摂取していない母親の出生児と差はみられなかった．

＊ 胎児アルコールスペクトラム障害（FASD）

アルコールを摂取していた母親が出産した児がFASの診断基準のすべては満たさな

いが，行動や認知の異常といった中枢神経障害のみを呈する場合をアルコール関連神経発達障害（alcohol-related neurodevelopmental disorder；ARND），心臓や骨などの臓器障害を呈する場合をアルコール関連先天異常（alcohol-related birth defects；ARBD），部分的にFASの症状がみられる部分胎児性アルコール症候群（partial fetal alcohol syndrome；PFAS）として，これらアルコール関連胎児障害を，胎児アルコールスペクトラム障害（fetal alcohol spectrum disorders；FASD）と総称している．FASDについては，これまでに複数の診断基準が提案されているが，その一部を提示する（**表2**）[53]．

　少量のアルコールへの曝露は問題ないとする報告もある一方で，母親の少量から中等度のアルコール摂取で胎児発育不全[54]や児の注意欠如[50]との関連がみられたとの報告がある．

　これらの報告を踏まえ，妊娠中のアルコール摂取量や摂取時期の安全性の閾値は不明であり，アルコール曝露さえなければFASDは防ぎうるものであるとして，米国小児科学会から妊娠中にはいずれの時期にも，どのようなアルコールも摂取すべきではないとの勧告が出されている[55]．妊娠を希望する女性にはFASDに関する情報提供を行い，妊婦に対してはできるだけ妊娠の早い時期に飲酒状況を把握し，以降の禁酒を強く勧める必要がある．

❺　アルコール依存症治療薬

　アルコール依存症はWHOの策定した国際疾病分類第10版で，精神および行動の障害のなかに分類されている．これまでに，アルコール依存症患者ではうつや不安障害のような精神疾患合併が多く[56]，特に若い女性では摂食障害の合併が多かったと報告されている[57]．

＊ シアナミド

　シアナミドは動物実験結果から妊婦禁忌になっており，これまでにヒトでの妊娠時使用に関する情報はない．

＊ ジスルフィラム

　ジスルフィラムについて，添付文書では有害事象報告例の情報により妊婦禁忌とされているが，少数例のケースシリーズでは，アルコール摂取のない妊娠中曝露例で出生児に明らかな先天異常はみられなかったと報告されている[58,59]．

＊ アカンプロサートカルシウム

　アカンプロサートの妊娠時使用に関しては，人口ベースの後方視的コホート研究が1つある[60]．ほとんどが妊娠第1三半期にアカンプロサートを使用した女性（54例）の妊娠転帰を，以前アルコール依存症を有し妊娠中にアカンプロサートを使用していない女性（162例），一般対照群（162例）と比較したところ，母親の周産期入院率，児の出生時体重，早産率，FASを含む先天異常の発生率などに関して，有意差はみられなかった．しかし，症例数が限られた研究であり，安全性を評価することは難しい．

表 2　胎児アルコールスペクトラム障害の診断基準

I．胎児性アルコール症候群（fetal alcohol syndrome；FAS）

（出生前のアルコール曝露の明らかな有無にかかわらず）A〜D すべてのカテゴリの徴候を呈する場合に FAS と診断する．

- A．顔貌の特徴（下記の2つ以上を満たす）
  1. 眼裂狭小（10 パーセンタイル以下）
  2. 薄い赤唇縁
  3. 人中の形成不全
- B．出生前・後の発育遅延
  （体重，身長の発育遅延，修正週数において 10 パーセンタイル以上の遅延）
- C．脳の成長障害・構造異常または神経生理学な異常
  1. 頭囲（10 パーセンタイル以下）
  2. 脳の構造異常
  3. 反復性の無熱性けいれん（けいれんを起こすほかの原因を除外）
- D．神経発達障害・行動異常
  （3歳以上の場合）
  1. 認知障害，認知機能不全
  2. 認知障害を伴わない行動異常
  （3歳以下の場合）
  1.5SD 以上の発達遅延

II．部分的胎児アルコール症候群（partial fetal alcohol syndrome）

出生前のアルコール曝露が確認されている場合には AB ともにカテゴリを満たす．

- A．顔貌の特徴（下記の2つ以上を満たす）
  1. 眼裂狭小（10 パーセンタイル以下）
  2. 薄い赤唇縁
  3. 人中の形成不全
- B．神経発達障害・行動異常
  （3歳以上の場合は1または2を認める）
  1. 認知障害，認知機能不全
  2. 認知障害を伴わない行動異常
  （3歳以下の場合）
  1.5SD 以上の発達遅延

出生前のアルコール曝露が確認されていない場合には A〜C すべてのカテゴリを満たす．

- A．顔貌の特徴（下記の2つ以上を満たす）
  1. 眼裂狭小（10 パーセンタイル以下）
  2. 薄い赤唇縁
- B．脳の成長障害・構造異常または神経生理学な異常
  1. 頭囲（10 パーセンタイル以下）
  2. 脳の構造異常
  3. 反復性の無熱性けいれん（けいれんを起こすほかの原因を除外）
- C．神経発達障害・行動異常
  （3歳以上の場合）
  1. 認知障害，認知機能不全
  2. 認知障害を伴わない行動異常
  （3歳以下の場合）
  1.5SD 以上の発達遅延

III．アルコール関連神経発達障害（alcohol-related neurodevelopmental disorders；ARND）

A，B ともにカテゴリを満たす（3歳未満での確定診断はできない）．

- A．出産前のアルコール曝露
- B．神経発達障害・行動異常
  （家族歴や環境・遺伝学上は説明できない行動・認知の異常，学習障害や衝動性障害などを含む）

IV．アルコール関連先天奇形（alcohol-related birth defects；ARBD）

A，B ともにカテゴリを満たす．

- A．出産前のアルコール曝露
- B．これまでに動物実験やヒトでのアルコール曝露例で報告されているような大奇形を一つ以上認める

（文献 22 より作成）

＊ ナルメフェン塩酸塩水和物

ナルメフェンは，オピオイド受容体に作用するアルコール依存症治療薬である．動物実験で催奇形性はみられていないが，ヒトでの妊娠時使用に関する情報はない．

生物学的精神医学会世界連合（WFSBP）の国際作業部会および女性の精神衛生国際協会（IAWMH）が作成したガイドラインでは，安全性情報がほとんどないことから，これらの治療薬を妊娠中の禁酒の維持目的で使用すべきではないとしている[61]．

✳ 授乳期 乳汁中への移行および使い方

❶ カフェイン

6人の母親が100 mgのカフェインを含む錠剤を内服して母乳中濃度を測定した研究では，母乳中のカフェインの平均半減期7.2時間で，完全母乳哺育の児は母体体重補正用量の約10%を摂取することになると推測された[62]．5人の母親が200 mgのカフェインを含む錠剤を内服し，カフェインと活性カフェイン代謝物（キサンチン）の母乳中濃度を測定した研究では，完全母乳哺育の児は母体体重補正用量の約10%のカフェインを摂取し（RID 10%），約18%のキサンチン総量を摂取すると推測された[63]．80 mgのカフェインを含むエスプレッソを飲んだ母親の母乳中のカフェイン濃度は，2時間後にピーク値を示し，完全母乳哺育の児は母体体重補正用量の8.9%を摂取すると推測された[64]．

母親の1日3杯程度のコーヒーでのカフェイン摂取（約300 mg）は乳児に悪影響はないとする専門家の意見もあるが，多量のカフェインを摂取していた母親の乳児に，神経過敏や不眠といった症状がみられたとの報告がなされている．乳児ではカフェインの代謝速度が遅いため（血漿半減期 成人3〜7時間，低出生体重児50時間以上），注意が必要である．

❷ タバコ

喫煙している母親では母乳哺育率が低いことが報告されている[65]．喫煙により射乳反射が抑制され，血清プロラクチン濃度が低下することで母乳の分泌量の低下が認められる[66]．ニコチンは母親の血漿濃度の約3倍の濃度で母乳に移行し[67]，乳児の哺乳量の低下，体重増加不良，不眠，下痢，嘔吐などの症状がみられる．SIDSと喫煙の関連は広く知られており，動物実験などでニコチン自体がSIDSのリスクを上昇させる可能性があるとされている[68]．妊婦の喫煙はSIDSの相対危険度を2〜3倍増加させ，さらにその頻度は喫煙量に依存すると報告されている[69]．副流煙の関与も大きく，両親が習慣的喫煙者の場合には，両親が喫煙なしの場合と比較してSIDSのリスクが高率になることが報告されている[70]．

妊娠中には禁煙していても，出産後に喫煙を再開する女性も少なくないため，妊娠前

に喫煙していた妊婦に対して，乳汁移行の問題や乳児への影響を説明し，授乳中も禁煙を継続するよう指導する必要がある．

❸ 禁煙補助薬

＊ ニコチン置換療法

1日平均17本（範囲14 〜 20本）のタバコを吸っている授乳中の女性15人を対象として，1日21・14・7 mgと用量を減らしてニコチン経皮パッチを使用し，母乳中濃度を測定した．21 mgパッチ使用における母乳中ニコチン濃度は喫煙レベルと差はみられなかった．14 mgおよび7 mgパッチ使用での母乳中濃度は喫煙レベルより低く，完全母乳哺育の児が摂取するニコチン量は，喫煙では25.2 mcg/kg，21 mgパッチで23 mcg/kg，14 mgパッチで15.8 mcg/kg，7 mgパッチで7.5 mcg/kgと推測された．コチニンも考慮すると乳児は母体体重補正用量の約7.8％のニコチンを摂取すると推測された[71]．

ニコチン自体がSIDSの原因因子の一つと考えられていることなどから，授乳中のニコチンパッチの使用は勧められないとする意見[70]，ニコチンパッチと母乳哺育の両立を容認する専門家の意見[72]，またパッチより短時間作用性の製剤を勧める意見[73]などがありコンセンサスが得られていない．

＊ バレニクリン酒石酸塩

バレニクリンの授乳中使用に関する情報はない．バレニクリンの分子量は361，消失半減期が13 〜 19時間と比較的長く，血漿タンパク結合率が20.3％と低いため，母乳に移行すると推測される．

❹ アルコール

母親が摂取したアルコール（エタノール）は受動拡散により母体血中から速やかに母乳に移行し，母乳中のアルコール濃度は血中濃度とほぼ同等になるとされている[74]．アルコール10 〜 20 g摂取後の授乳で，児の哺乳量が20 〜 23％減少し，児に興奮状態や睡眠障害を引き起こす可能性があると報告されている[75,76]．また，アルコールはオキシトシンの分泌を抑制して母乳産生を低下させる可能性がある[77]．1日10 g以上のエタノールを摂取した母親では，10 g以下の摂取であった母親よりも産後6ヵ月までに母乳哺育を中止する可能性が2倍高かったとの報告もある[78]．

通常，母親が少量のアルコール（ビールやワイン1杯程度）を一度だけ摂取したような場合，約2 〜 2.5時間で母乳中から消失する．海外では母乳哺育のメリットを考慮して，母親にアルコール摂取後3時間程度あけて授乳するよう指導することを推奨しているものもある[79]．しかし，最も望ましいのは授乳中には禁酒することである．

❺ アルコール依存症治療薬

＊ シアナミド

シアナミドの授乳中使用に関する情報はない．

＊ ジスルフィラム

ジスルフィラムの授乳中使用に関する情報はない．

＊ アカンプロサート

アカンプロサートの授乳中使用に関する情報はないが，経口生体利用率が11％と低いために，母乳を介して乳児が摂取する薬剤量は制限されると考えられる．

＊ ナルメフェン塩酸塩水和物

ナルメフェンの授乳中使用に関する情報はない．血漿タンパク結合率が約30％と低いため，母乳移行すると考えられる．

（肥沼　幸）

文献

1) 文部科学省 科学技術・学術審議会・資源調査分科会：日本食品標準成分表 2020 年版〔八訂〕

2) Briggs GG, et al.: Drugs in Pregnancy and Lactation, 12th edition, pp 242-249, Lippincott Williams & Wilkins, 2021.

3) 厚生労働省：健康日本 21. Available at：〈http://www1.mhlw.go.jp/topics/kenko21_11/top.html〉（Accessed December 1, 2023）

4) 厚生労働省：健康日本 21（第 2 次）Available at：〈https://www.mhlw.go.jp/content/10904750/001000512.pdf.go.jp〉（Accessed December 1, 2023）

5) 日本呼吸器学会：加熱式タバコや電子タバコに関する日本呼吸器学会の見解と提言（改定 2019-12-11）〈https://www.jrs.or.jp/information/file/hikanetsu_kenkai_kaitei.pdf〉（Accessed December 1, 2023）

6) Becker U, et al.: Prediction of risk of liver disease by alcohol intake, sex, and age: a prospective population study. Hepatology, 23: 1025-1029, 1996. [PMID: 8621128]

7) Berger A: Effects of caffeine consumption during pregnancy outcome. A review. J Reprod Med, 33: 945-956, 1988. [PMID: 3063816]

8) Leviton A, et al.: A review of the literature relating caffeine consumption by women to their risk of reproductive hazards. Food Chem Toxicol, 40: 1271-1310, 2002. [PMID: 12204391]

9) Sengpiel V, et al.: Maternal caffeine intake during pregnancy is associated with birth weight but not with gestational length: results from a large prospective observational cohort study. BMC Med, 11: 42, 2013. [PMID: 23421532]

10) Gleason JL, et al.: Association between maternal caffeine consumption and metabolism and neonatal anthropometry: A secondary analysis of the NICHD Fetal Growth Studies-Singletons. JAMA Netw Open, 4: e213238, 2021. [PMID: 33764424]

11) Cnattingius S, et al.: Caffeine intake and the risk of first-trimester spontaneous abortion. N Engl J Med, 343:1839-1845, 2000. [PMID: 11117975]

12) Brent RL, et al.: Evaluation of the reproductive and developmental risks of caffeine. Birth Defects Res B Dev Reprod Toxicol, 92: 152-187, 2011. [PMID: 21370398]

13) Maslova E, et al.: Caffeine consumption during pregnancy and risk of preterm birth: a meta-analysis. Am J Clin Nutr, 92: 1120-1132, 2010. [PMID: 20844077]

14) Browne ML: Maternal exposure to caffeine and risk of congenital anomalies: a systematic review. Epidemiology, 17: 324-331, 2006. [PMID: 16570025]

15) Jin F, et al.: Association of maternal caffeine intake during pregnancy with low birth weight, childhood overweight, and obesity: a meta-analysis of cohort studies. Int J Obes (Lond), 45: 279-287, 2021. [PMID: 32518355]

16) 厚生労働省：食品の安全に関する Q ＆ A：食品に含まれるカフェインの過剰摂取について Q ＆ A ～カフェインの過剰摂取に注意しましょう～〈https://www.mhlw.go.jp/stf/seisakunitsuite/bunya/0000170477.html〉（Accessed December 1, 2023）

17) Graham H, et al.: Socioeconomic lifecourse influences on women's smoking status in early adulthood. J Epidemiol Community Health, 60: 228-233, 2006. [PMID: 16476753]

18) Einarson A, et al.: Smoking in pregnancy and lactation: a review of risks and cessation strategies. Eur J Clin Pharmacol, 65: 325-330, 2009. [PMID: 19169678]

19) Rogers JM: Tobacco and Pregnancy. Reprod Toxicol, 28: 152-160, 2009. [PMID: 19450949]

20) Chatenoud L, et al.: Paternal and maternal

smoking habits before conception and during the first trimester: relation to spontaneous abortion. Ann Epidemiol, 8: 520-526, 1998. [PMID: 9802597]

21) George L, et al.: Environmental tobacco smoke and risk of spontaneous abortion. Epidemiology, 17: 500-505, 2006. [PMID: 16837826]

22) Hung TH, et al.: Risk factors for placenta previa in an Asian population. Int J Gynaecol Obstet, 97: 26-30, 2007. [PMID: 17316644]

23) Hayashi K, et al.: Smoking during pregnancy increases risks of various obstetric complications: A case-cohort study of the Japan Perinatal Registry Network Database. J Epidemiol, 21: 61-66, 2011. [PMID: 21088370]

24) Leite M, et al.: Maternal smoking in pregnancy and risk for congenital malformations: results of a Danish register-based cohort study. Acta Obstet Gynecol Scand, 93: 825-834, 2014. [PMID: 24861914]

25) Ganer Herman H, et al.: The effects of maternal smoking on pregnancy outcome and placental histopathology lesions. Reprod Toxicol, 65: 24-28, 2016. [PMID: 27262664]

26) Li CQ, et al.: The impact on infant birth weight and gestational age of cotinine-validated smoking reduction during pregnancy. JAMA, 269: 1519-1524, 1993. [PMID: 8445814]

27) Shiono PH, et al.: Congenital malformation and maternal smoking during pregnancy. Teratology, 34: 65-71, 1986. [PMID: 3764779]

28) Malloy MH, et al.: Maternal smoking during pregnancy: no association with congenital malformations in Missouri 1980-83. Am J Public Health, 79: 1243-1246, 1989. [PMID: 2764201]

29) Hackshaw A, et al.: Maternal smoking in pregnancy and birth defects: a systematic review based on 173 687 malformed cases and 11.7 million controls. Hum Reprod Update, 17: 589-604, 2011. [PMID: 21747128]

30) Peng J, et al.: The non-genetic paternal factors for congenital heart defects: A systematic review and meta-analysis. Clin Cardiol, 42: 684-691, 2019. [PMID: 31073996]

31) Zhou Q, et al.: Association between preconception paternal smoking and birth defects in offspring: evidence from the database of the National Free Preconception Health Examination Project in China. BJOG, 127: 1358-1364, 2020. [PMID: 32339375]

32) Oldereid NB, et al.: The effect of paternal factors on perinatal and paediatric outcomes: a systematic review and meta-analysis. Hum Reprod Update, 24: 320-389, 2018. [PMID: 29471389]

33) Hitsman B, et al.: History of depression and smoking cessation outcome: a meta-analysis. J Consult Clin Psychol, 71: 657-663, 2003. [PMID: 12924670]

34) Kleinman JC, et al.: The effects of maternal smoking on fetal and infant mortality. Am J Epidemiol, 127: 274-282, 1988. [PMID: 3337083]

35) Wisborg K, et al.: Exposure to tobacco smoke in utero and the risk of stillbirth and death in the first year. Am J Epidemiol, 154: 322-327, 2001. [PMID: 11495855]

36) Tanaka K, et al.: Higher Prevalence of hypertensive disorders of pregnancy in women who smoke: the Japan environment and children's study. Hypertens Res, 42: 558-566, 2019. [PMID: 30662062]

37) Smid MC, et al.: Prenatal Nicotine or Cannabis Exposure and Offspring Neurobehavioral Outcomes. Obstet Gynecol, 139: 21-30, 2022. [PMID: 34856574]

38) Fried PA, et al.: Differential effects on cognitive functioning in 13- to 16-year-olds prenatally exposed to cigarettes and marihuana. Neurotoxicol Teratol, 25: 427-436, 2003. [PMID: 12798960]

39) Lee LJ, et al.: Maternal smoking during pregnancy and the risk of congenital heart defects in offspring: A systematic review and metaanalysis. Pediatr Cardol, 34: 398-407, 2013. [PMID: 22886364]

40) Morales-Suárez-Varela MM, et al.: Smoking habits, nicotine use, and congenital malformations. Obstet Gynecol, 107: 51-57, 2006. [PMID: 16394039]

41) Dhalwani NN, et al.: Nicotine replacement therapy in pregnancy and major congenital anomalies in offspring. Pediatrics, 135: 859-867, 2015. [PMID: 25847803]

42) Lassen TH, et al.: Maternal use of nicotine replacement therapy during pregnancy and offspring birthweight: a study within the Danish National Birth Cohort. Paediatr Perinat Epidemiol, 24: 272-281, 2010. [PMID: 20415757]

43) Coleman T, et al.: A randomized trial of nicotine-replacement therapy patches in pregnancy. N Engl J Med, 366: 808-818, 2012. [PMID: 22375972]

44) Cooper S, et al.: Effect of nicotine patches in pregnancy on infant and maternal outcomes at 2 years: follow-up from the randomised, double-blind, placebo-controlled SNAP trial. Lancet Respir Med, 2: 728-737, 2014. [PMID: 25127405]

45) Harrison-Woolrych M, et al.: Exposure to the smoking cessation medicine varenicline during pregnancy: a prospective nationwide cohort study. Pharmacoepidemiol Drug Saf, 22: 1086-1092, 2013. [PMID: 23926076]

46) Richardson JL, et al.: Pregnancy outcomes after maternal varenicline use; analysis of surveillance data collected by the European Network of Teratology Information Services. Reprod Toxicol, 67: 26-34, 2017. [PMID: 27851994]

47) Pedersen L, et al.: Risk of adverse birth outcomes after maternal varenicline use: a population-based observational study in Denmark and Sweden.

Pharmacoepidemiol Drug Saf, 29: 94-102, 2020. [PMID: 31713302]

48) Kesmodel U, et al.: Moderate alcohol intake in pregnancy and the risk of spontaneous abortion. Alcohol Alcohol, 37: 87-92, 2002. [PMID: 11825863]

49) Harlap S, et al.: Alcohol, smoking and incidence of spontaneous abortions in the first and second trimester. Lancet, 2: 173-176, 1980. [PMID: 6105340]

50) Underbjerg M, et al.: The effects of low to moderate alcohol consumption and binge drinking in early pregnancy on selective attention in 5-year-old children. BJOG, 119: 1211-1221, 2012. [PMID: 22712829]

51) Rosett HL, et al.: Therapy of heavy drinking during pregnancy. Obstet Gynecol, 51: 41-46, 1978. [PMID: 619335]

52) Falgreen Eriksen HL, et al.: The effects of low to moderate prenatal alcohol exposure in early pregnancy on IQ in 5-year-old children. BJOG, 119: 1191-1200, 2012. [PMID: 22712749]

53) Hoyme HE, et al.: Update Clinical Guidelines for Diagnosing Fetal Alcohol Spectrum Disorders. Pediatrics, 138: e20154256, 2016. [PMID: 27464676]

54) Carter RC, et al.: Fetal alcohol-related growth restriction from birth through young adulthood and moderating effects of maternal prepregnancy weight. Alcohol Clin Exp Res, 37: 452-462, 2013. [PMID: 23013325]

55) Williams JF, et al.: Fetal Alcohol Spectrum Disorders. Pediatrics, 136: e1395-e1406, 2015. [PMID: 26482673]

56) Grant BF, et al.: Comorbidity between DSM-IV alcohol use disorders and major depression: results of a national survey. Drug Alcohol Depend, 39: 197-206, 1995. [PMID: 8556968]

57) Higuchi S, et al.: Alcoholics with eating disorders: prevalence and clinical course. A study from Japan. Br J Pshichiatry, 162: 403-406, 1993. [PMID: 8141860]

58) Jones KL, Chambers CC, Johnson KA. The effect of disulfiram on the unborn baby (abstract). Teratology 1991;43:438.

59) Helmbrecht GD, et al.: First trimester disulfiram exposure: report of two cases. Am J Perinatol 10: 5-7, 1993. [PMID: 8442800]

60) Kelty E, et al.: Prevalence and safety of acamprosate use in pregnant alcohol-dependent women in New South Wales, Australia. Addiction, 114: 206-215, 2019. [PMID: 30152012]

61) Thibaut F, et al.: WFSBP* and IAWMH** Guidelines for the treatment of alcohol use disorders in pregnant women. World J Biol Psychiatry, 20: 17-50, 2019. [PMID: 30632868]

62) Stavchansky S, et al.: Pharmacokinetics of caffeine in breast milk and plasma after single oral administration of caffeine to lactating mothers. Biopharm Drug Dispos, 9: 285-299, 1988.

[PMID: 3395670]

63) Oo CY, et al.: Pharmacokinetics of caffeine and its demethylated metabolites in lactation: Predictions of milk to serum concentration ratios. Pharm Res, 12: 313-316, 1995. [PMID: 7784352]

64) Calvaresi V, et al.: Transfer of Nicotine, Cotinine and Caffeine Into Breast Milk in a Smoker Mother Consuming Caffeinated Drinks. J Anal Toxicol, 40: 473-477, 2016. [PMID: 27129353]

65) Koo LC, et al.: Life-history correlates of environmental tobacco smoke: a study on nonsmoking Hong Kong Chinese wives with smoking versus nonsmoking husbands. Soc Sci Med, 26: 751-760, 1988. [PMID: 3358146]

66) Zhang J, et al.: A case-control study of paternal smoking and birth defects. Int J Epidemiol, 21: 273-278, 1992. [PMID: 1428480]

67) Letson GW, et al.: Association between smoking during pregnancy and breastfeeding at about 2 weeks of age. J Hum Lact, 18: 368-372, 2002. [PMID: 12449053]

68) Honein MA, et al.: Maternal smoking and birth defects: validity of birth certificate data for effect estimation. Public Health Rep, 116: 327-335, 2011. [PMID: 12037261]

69) Dwyer T, et al.: Tobacco smoke exposure at one month of age and subsequent risks of SIDS-- a prospective study. Am J Epidemiol, 149: 593-602, 1999. [PMID: 10192305]

70) Alm B, et al.: Stop SIDS--sleeping solitary supine, sucking soother, stopping smoking substitutes. Acta Paediatr, 95: 260-262, 2006. [PMID: 16497633]

71) Ilett KF, et al.: Use of nicotine patches in breast-feeding mothers: Transfer of nicotine and cotinine into human milk. Clin Pharmacol Ther, 74: 516-524, 2003. [PMID: 14663454]

72) Harris M, et al.: Academy of Breastfeeding Medicine Clinical Protocol #21: Breastfeeding in the Setting of Substance Use and Substance Use Disorder (Revised 2023). Breastfeed Med, 18: 715-733, 2023. [PMID: 37856658]

73) Sachs HC: American Academy of Pediatrics Committee on Drugs: The transfer of drugs and therapeutics into human breast milk: An update on selected topics. Pediatrics, 132: e796-e809, 2013. [PMID: 23979084]

74) da-Silva VA, et al.: Ethanol pharmacokinetics in lactating women. Braz J Med Biol Res, 26: 1097-1103, 1993. [PMID: 8312842]

75) Mennella JA, et al.: Effects of exposure to alcohol in mother`s milk on infants sleep. Pediatrics, 101: E2, 1998. [PMID: 9565435]

76) Mennella JA, et al.: Sleep disturbances after acute exposure to alcohol in mother`s milk. Alcohol, 25: 153-158, 2001. [PMID: 11839458]

77) Mennella JA, et al.: The transfer of alcohol to human milk. Effects on flavor and the infant's behavior. N Engl J Med, 325: 981-985, 1991. [PMID: 1886634]

78) Giglia RC, et al.: The effect of alcohol intake on breastfeeding duration in Australian women. Acta Paediatr, 97:624-629, 2008. [PMID: 18394108]

79) American Academy of pediatrics: Breastfeeding and the use of human milk. Pediatrics, 129: e827-e841, 2012. [PMID: 22371471]

51 ／ 造影剤，放射性医薬品

医薬品	添付文書情報（巻頭参照）		総合評価（巻頭参照）	
	妊娠	授乳	妊娠	授乳
ヨード造影剤				
イオパミドール　iopamidol ◆ **イオパミロン**	有益性	添文③	本文参照	本文参照
イオヘキソール　iohexol ◆ **オムニパーク**	有益性	添文③	本文参照	本文参照
イオベルソール　ioversol ◆ **オプチレイ**	有益性	添文③	本文参照	本文参照
イオメプロール　iomeprol ◆ **イオメロン**	有益性	添文③	本文参照	本文参照
イオプロミド　iopromide ◆ **プロスコープ**	有益性	添文③	本文参照	本文参照
MRI 造影剤				
ガドテリドール　gadoteridol ◆ **プロハンス**	有益性	添文③	本文参照	本文参照
ガドテル酸メグルミン　meglumine gadoter-ate ◆ **マグネスコープ**	有益性	添文③	本文参照	本文参照
ガドブトロール　gadobutrol ◆ **ガドビスト**	有益性	添文③	本文参照	本文参照
ガドキセト酸　gadoxetate ◆ **EOB・プリモビスト**	有益性	添文③	本文参照	本文参照
フェルカルボトラン　ferucarbotran ◆ **リゾビスト**	有益性	添文③	本文参照	本文参照
脳血流シンチグラフィ				
^{123}I-IMP ◆ **パーヒューザミン**	有益性	添文③	本文参照	本文参照
^{99m}Tc-HMPAO ◆ **セレブロテック**	有益性	添文③	本文参照	本文参照
肝シンチグラフィ				
^{99m}Tc- スズコロイド ◆ **スズコロイド Tc-99m**	有益性	添文③	本文参照	本文参照

医薬品	添付文書情報（巻頭参照）		総合評価（巻頭参照）	
	妊娠	授乳	妊娠	授乳
肝胆道シンチグラフィ				
^{99m}Tc-PMT ◆ヘパティメージ	有益性	添文③	本文参照	本文参照
甲状腺シンチグラフィ				
NA^{123}I（ヨウ化ナトリウム） ◆ヨードカプセル-123	有益性	添文③	本文参照	本文参照
^{99m}TcO$_4$$^-$（過テクネチウム酸ナトリウム） ◆テクネシンチ	有益性	添文③	本文参照	本文参照
心筋血流シンチグラフィ				
^{201}TlCl（塩化タリウム） ◆塩化タリウム（^{201}Tl）	有益性	添文③	本文参照	本文参照
骨シンチグラフィ				
^{99m}Tc-HMDP ◆クリアボーン	有益性	添文③	本文参照	本文参照
腫瘍・炎症シンチグラフィ				
^{67}Ga（クエン酸ガリウム） ◆クエン酸ガリウム（^{67}Ga）	有益性	添文③	本文参照	本文参照
FDG-PET				
^{18}F-FDG ◆FDGスキャン	有益性	添文①	本文参照	本文参照

✿ 妊婦・授乳婦と画像診断検査

❶ 放射線被ばく

　放射線を用いた画像診断検査には，単純X線撮影，CT検査，透視検査，血管造影検査，核医学検査などがある．妊婦に対して，放射線を用いた画像診断検査が考慮された場合，放射線による胎児への影響や将来的な自身への悪影響などの不安が起こる[1]．そのため，検査が胎児被ばくのリスクよりも，妊娠中の患者に必要であるかどうかを常に考慮することが大事であり，被検者への十分な検査説明と同意の取得が不可欠であることは言うまでもない．放射線防護の基本的な考え方を提示する組織として，国際放射線防護委員会（International Commission on Radiological Protection；ICRP）がある．世界各国の放射線管理や規制を担当する政府機関は，ICRPからの勧告をもとに放射線の影響に関する水準を考慮し，安全基準を作成し，定期的に発表している[1,2]．これらの基準をもとに，細やかに撮影条件を調整し，被ばく低減を常に意識しながら検査が実施されている．

❷ MRI 検査

　磁気共鳴画像（MRI）検査は，CT検査と異なり被ばくがなく，造影剤を投与することなく高画質な画像を得ることができる．そのため，妊娠子宮の異常，胎盤や胎児の異常，妊娠中の急性腹症などの精査目的として，超音波に続いて選択される検査であり，その有用性は高い[3]．MRI検査における一般的な禁忌事項としては，心臓ペースメーカー，人工内耳や帯磁性の体内埋没物（クリップなど）が装着されている患者である．

　MRI装置の安全性については，現在のところ，人体（遺伝子）に直接影響する生物学的作用についての報告はない．MRI検査時に熱感を覚えることがあるが，これはラジオ波による発熱作用による．皮膚温の上昇が報告されているが，体温調節が可能な範囲にあり，人体に障害を及ぼす可能性はきわめて低いとされている．ラジオ波によって電導体である人体に生じた過電流のジュール熱は，単位重量当たりの熱吸収比（specific absorption rate；SAR，W/kg）によって評価される．厚生労働省が定めた全身におけるSARの上限は0.4 W/kg，頭部においては3.2 W/kgであるが，実際は，この基準値よりもはるかに高いSARでも問題ないという報告が多い[4]．

❸ 造影剤

＊ 水溶性ヨード造影剤（非イオン性低浸透圧造影剤）[5]

　CT検査を含むX線を用いた造影検査では，ヨード造影剤を経静脈的に投与することによって，解剖学的構造が明確となるばかりでなく，病変の性状を知ることができる．したがって，造影CT検査は部位と目的によっては，必須の検査方法である．ヨード造影剤は，イオン性高浸透圧，イオン性低浸透圧，非イオン性低浸透圧に分類されるが，今日，最も使用されているのは，非イオン性低浸透圧造影剤のヨード含有量300 mg/mLのものである．通常，ヨード造影剤のほとんどは腎臓から排泄される．健常人の場合は，投与後6時間で88.7%，24時間で97%が尿中に排泄される．造影剤による副作用の発現率は，呼吸困難，ショック，心停止，意識障害などの重篤なものがおよそ3%，悪心，嘔吐，じんま疹，熱感などの軽症のものは0.01〜1.04%である．これらの副作用の多くは投与後5分以内に現れることが多い[6,7]．その他の副作用として，造影剤腎症がある．造影剤腎症は，造影剤投与後3日以内の血清クレアチニン値が，造影剤投与前に比較して25%以上または0.5 mg/dL以上上昇するものと定義されている[6]．通常は，造影剤投与後3〜4日後に血清クレアチニン値はピークを迎え，1〜2週間後には回復する[8,9]．

＊ MRI 造影剤（ガドリニウム系造影剤）[5]

　ガドリニウム系造影剤の排泄は，腎臓を介して尿中に排泄される．健常人の場合，投与後24時間までに98%が排泄される．MRI造影剤には，ガドリニウム系造影剤のほかに，肝腫瘍局在診断のために用いられるフェルカルボトラン（商品名：リゾビスト），ガドキセト酸（商品名：プリモビスト）がある．

❹ 核医学検査

核医学検査は，放射性医薬品を投与してガンマカメラ，SPECT装置，PET装置で撮影する検査である．検査の種類としては，骨シンチグラフィ，肺血流シンチグラフィ，甲状腺シンチグラフィ，肝シンチグラフィ，腫瘍・炎症シンチグラフィ，腎シンチグラフィなどさまざまである．核種は，^{99m}Tc，^{67}Ga，^{123}Iなどがあげられるが，胎児に大きな線量を与えることのない半減期の短い核種（^{99m}Tc）を用いて行われることが多い[10,11]．しかし，100〜200 mGy未満における発がんリスクに関しては，現在のところ結論がなく，少なからず可能性はある[12]．

✿ 妊娠計画期

❶ 放射線被ばく

非妊娠期における画像診断検査の適応は，年齢や男女に関係なく制限はない．一般的に，体内の組織や器官を構成する細胞は，一部に障害が生じても細胞増殖をして補うことになるが，ある一定量を超えた場合は補強できなくなり，障害が現れる．この境界値をしきい線量と称し，長年の経験より，さまざまな障害に対するしきい線量が示されている．例えば，永久不妊については，男性は3,500〜6,000 mGy，女性2,500〜6,000 mGy，脱毛は3,000 mGy，白内障は5,000 mGyである．しきい線量に達しない場合は心配はない．発がん性についてのしきい線量は明確ではないが，過去の調査結果から，200 mGy以下の被ばくでは影響はないと考えられている[1]．

❷ MRI 検査

基本的に，一般的禁忌事項以外にその適応に制限はない．

❸ 造影剤

＊ 水溶性ヨード造影剤（非イオン性低浸透圧造影剤）[5]

造影剤投与に対する禁忌事項を除いては，特に制限はない．撮影部位や目的により，その投与方法や量は違うが，一般的に2 mL/kgを目安に用いられる．

＊ 油性ヨード造影剤

主に不妊治療における子宮卵管造影で用いられる．半年から1年間，腹腔内にとどまるため，胎児の甲状腺機能低下や甲状腺腫をきたす可能性がある．

＊ MRI 造影剤（ガドリニウム系造影剤）[5]

MRIの造影剤投与は病変の質的診断においてさらなる性状把握が必要とされる場合に考慮される．ガドリニウム系造影剤については，通常の禁忌事項以外に制限はなく，必要に応じて0.1〜0.2 mL/kgを目安に静注で用いられる．

❹ 核医学検査

非妊娠期における核医学検査の適応は，年齢や男女に関係なく制限はない[10,11].

✳ 妊娠期 胎児へ与える影響および使い方

❶ 放射線被ばく

妊娠中に放射線検査が必要と判断された場合に，問題となるのは胎児への影響である．ICRPは，最も安全とされる数値を発表している．放射線に対する胎児への影響は，妊娠週数によって大きく異なる．妊娠期間は，第1三半期（最後の月経日〜14週），第2三半期（14〜28週），第3三半期（28週以降）の3つに区分される．器官形成期である受胎後3〜6週は，第1三半期に含まれている[13].

放射線のリスクは，器官形成期が最も顕著であり，胎生12週以降では幾分小さくなり，胎生24週以降では最低になる．妊娠4週で，大量に被ばくした場合は，死産となる可能性がある．1999年のICRPからの勧告では，100 mGy以下の胎児被ばくを妊娠中絶の理由としてはならないことが記載されている[1,2].器官形成期における胎児への影響は，形態異常である．妊娠12〜16週にかけては，精神発達遅滞の可能性がある．ただし，これらの影響については，100〜200 mGyあるいはそれ以上のしきい線量が存在する．一般的に，しきい線量は，放射線診断，核医学診断の際の線量に比べてかなり高く，通常の放射線検査の被ばくはしきい線量よりかなり低値である（**表1**）．つまり，

表1　妊娠期における主なX線検査時の胎児被ばく量

検 査	部 位	平均（mGy）	最大（mGy）
単純X線撮影	腹　部	1.4	4.2
	胸　部	< 0.01	< 0.01
	静脈性尿路造影	1.7	10
	腰　椎	1.7	10
	骨　盤	1.1	4
	頭蓋骨	< 0.01	< 0.01
	胸　椎	< 0.01	< 0.01
透視検査	上部消化管造影	1.1	5.8
	注腸検査	6.8	24
CT	腹　部	8.0	49
	胸　部	0.06	0.96
	頭　部	< 0.005	< 0.005
	腰　椎	2.4	8.6
	骨　盤	25	79

（ICRP勧告翻訳検討委員会：ICRP　84　妊娠と医療放射線，p.15　表：「英国における通常の診断手法から受けるおよその胎児線量」，日本アイソトープ協会，2002より一部改変）

適切に実施された撮影で胎児が受けた線量によって，死亡，先天異常，あるいは精神発達障害の発生リスクが，自然発生率を超えて検出されることはほとんどないということである[1,2,14]．

一方，放射線被ばくによる発がんリスクがあるとされているが，最終的な障害リスクは確定できていない．低線量被ばくでも2倍の小児がんの発生率が上昇する可能性があるとの報告もある[15]．確立的影響は被ばく線量に比例するため，可能な限りの被ばく低減を図る必要がある．

❷ MRI 検査

MRIにより胎児の発達や遺伝的な悪影響を引き起こした可能性を示唆したとの報告が少数ながらあるが[16]，2016年に医学雑誌JAMAに報告された胎児MRI施行における胎児および出生後の小児への影響の論文によると，胎児MRIを行った児と行っていない児との比較では，成長障害，視力，聴力，発がん率などに明らかな影響はみられなかったとされる[17]．妊婦や胎児の治療方針を決めるためにMRI検査が必要不可欠な場合は，妊娠週数を考慮しながら実施する必要がある．器官形成期を含む妊娠第1三半期の時期は，さまざまな物理的作用を受けやすく，自然流産の比率も高いため，この時期のMRI検査は適応の考慮と患者への十分な説明が必要である[16]．胎児の解剖学的評価を行う場合には，器官形成期を過ぎた妊娠17週以降の実施が望ましい[4]．ただし，妊婦自身の精査が優先されると判断された場合はこれに準じない．

❸ 造影剤

* 水溶性ヨード造影剤（非イオン性低浸透圧造影剤）[5]

妊娠中のヨード造影剤投与については，診断上の有益性が危険性を上回ると判断される場合のみ投与することとされている[18]．

ヨード造影剤は，胎盤を通過して胎児循環に入り，胎児の腎臓から排泄されて羊水内に貯留する[19]．造影剤投与による突然変異や催奇形性の報告はない．

* MRI 造影剤（ガドリニウム系造影剤）[5]

妊婦へのガドリニウム系造影剤の投与については，議論のあるところである．ガドリニウム系造影剤は，胎盤を通過して胎児循環に入り，胎児の腎臓から羊水に排出される．その後は，比較的長い期間，羊水にとどまることになり，その時間が長ければ長いほどキレートから有毒なガドリニウムがはずれる危険性が高まる．妊婦への投与の安全性については確立されていないことから，米国食品医薬品局（FDA）は，原則，妊婦への造影剤投与は推奨していない．

そのほか，ガドリニウム造影剤に対する合併症として，腎性全身性線維症がある．ガドリニウム系造影剤は，キレートの構造により直鎖型と環状型に分類され，腎性全身性線維症の原因の多くが直鎖型によるものであり，キレートがはずれにくい環状型による報告は今のところない．また，2016年に妊娠中にガドリニウム造影剤を併用したMRI

検査後の追跡調査で，リウマチ様皮疹，炎症性皮膚症状，新生児死亡，死産の頻度が高いという結果が示され，いかなる妊娠時期においても，ガドリニウム造影剤投与はリスクを伴うことが報告された[17]．しかし，この調査では，MRI撮影をしていない妊婦を対照群としていたことなどから，ACRなど専門家から解析結果の妥当性について懸念が示されていた．2023年の米国のメディケイドを利用した疫学研究で，ガドリニウムを使用したMRI群を造影剤を使用しなったMRI群と比較し，胎児・新生児死亡，新生児のNICU入院に関するリスク増加はみられなかったと報告された[20]．

以上のようにMRI造影剤投与については禁忌とする有害性は証明されていないが，安全性も確立されていない．したがって，妊婦へのMRI造影剤の投与は，診断上の有益性が危険性を上回るときのみ適応と考えられる．また，造影剤を使用する場合は，環状型のガドリニウム系造影剤（商品名：プロハンス，マグネスコープ，ガドビスト）を用いることが推奨される．

❹ 核医学検査

放射性医薬品を投与することによって，妊婦のみでなく胎児への被ばくが生じる．そのため，検査の適応については，核医学検査以外のMRIや超音波検査などによる代用が可能かどうかも含めて，十分に吟味することが必要である[10-12]．最近使用頻度が高くなっているFDG-PETは，原則，妊婦または妊娠している可能性のある場合は，投与しないことが望ましいとされている[21]．

胎児の被ばくは，胎盤を通過し胎児の組織内に分布する核種と母体の臓器，組織内に存在する放射性医薬品からの外部被ばくから起こる．胎児被ばくは，^{99m}Tcで10mGy以下，比較的被ばく量の高い^{67}Gaでも25 mGyとされている（**表2**）[10]．被ばく線量については，使用装置によっても多少異なるが，一般的には，放射性医薬品の種類に関係なく，10〜20 mGyの範囲で行われているのが実情である[12]．胎児期のしきい線量が，100 mGy以下の場合（確定的線量），胎児への胚死亡，奇形，精神発達遅滞，発達遅滞

表2 代表的な核医学検査からの妊娠初期と出産期の胎児の全身線量

放射線医薬品	検査名	投与放射能 （MBq）	妊娠初期 （mGy）	9ヵ月 （mGy）
^{99m}Tc	骨シンチグラフィ	750	4.6〜4.7	1.8
^{99m}Tc	肺血流シンチグラフィ	200	0.4〜0.6	0.8
^{99m}Tc	肺換気シンチグラフィ	40	0.1〜0.3	0.8
^{99m}Tc	甲状腺シンチグラフィ	400	3.2〜4.4	3.7
^{99m}Tc	出血シンチグラフィ	930	3.6〜6.0	2.5
^{99m}Tc	肝シンチグラフィ	300	0.5〜0.6	1.1
^{99m}Tc	腎動態シンチグラフィ（DTPA）	750	5.9〜9.0	3.5
^{67}Ga	腫瘍・炎症シンチグラフィ	190	14〜18	25
^{123}I	甲状腺シンチグラフィ	30	0.4〜0.6	0.3

（文献10より作成）

の発生はないとされている[10-12]．そのため，核医学検査による被ばく線量からは，胎児および妊婦への影響はほとんどないといえる．つまり，核医学検査を施行後に妊娠が判明した場合においても，胎児が被ばくしたことを理由とした妊娠中絶の必要性はない[10]．ただし，白血病や固形腫瘍の発生因子となる可能性は，被ばくの量にかかわらず存在するが，現在のところ，100～200 mGy未満での発生のリスクについての結論はなく，議論のあるところである[12]．

実際の検査では，診断可能な許容範囲での放射性医薬品の投与量の減量化を図る．また，放射性医薬品の多くが尿中に排泄されるため，少しでも胎児への影響を減らす工夫として，水分補給をして尿から体外への放射能排泄を促すことが大切である[10,11]．

❋ 授乳期　乳汁中への移行および使い方

❶ 放射線被ばく

授乳期における画像診断検査は，非妊娠期と同様で特に制限はない．問題となるのは，ヨード造影剤投与の母乳への影響である．

❷ MRI 検査

基本的に，一般的な禁忌事項以外にその適応に制限はない．

❸ 造影剤

＊ ヨード造影剤（非イオン性低浸透圧造影剤）[5]

ヨード造影剤は母乳中に移行するため，投与後24～48時間の授乳中止が推奨されているが[22]，実際の児へのリスクについては不明であり[14,19]，経口吸収されるかどうか疑わしい製剤もある．ヨード造影剤の投与後24時間以内の母乳への移行は，投与量の1%未満，乳児の消化管からの吸収は母乳中の造影剤の1%未満である[23,24]．授乳中断の必要がないと判断することも多い[19,25,26]．したがって，造影剤使用後の授乳による児への影響は非常に小さいと考えられ，特段の理由がない限り造影剤使用後の授乳制限は必要ない．

＊ MRI 造影剤（ガドリニウム系造影剤）[5]

授乳期においては，ごく少量ながら，ガドリニウム系造影剤の母乳中への移行性が知られている．実際に，新生児，乳児への悪影響については報告されていないが，投与後最低24時間は授乳を控えることが以前は推奨されていた[5,16,19]．しかし，投与後24時間以内の母乳への移行は投与量の0.04%未満，乳児の消化管からの吸収は母乳中の造影剤の1%未満であるとの報告[27,28]があり，最近は授乳を控える必要はないとすることが多い[26,29]．以上より特段の理由がない限りは造影剤投与後の授乳制限は必要ない．ただし，造影剤使用後の授乳についての対応としては，主治医が母親に対して造影剤使用

の検査の必要性，造影剤使用後の影響について説明し，相談したうえで決定することが望ましい．

❹　核医学検査

　核医学検査の適応に制限はない．ただし，放射性医薬品は，母乳を通して乳児に移行しうる[10]．検査の適応については，核医学検査以外の画像診断検査による代用が可能かどうかも含めて，十分に吟味することが必要である．また，核医学検査を行う必要があると決定した場合は，授乳中であるかどうかを確認し，しばらくは授乳を中断することを伝えることが大切である．^{123}I，^{125}I，^{22}Na，^{67}Ga，^{201}Tlの投与後は通常3週間の授乳中断，^{99m}Tcは投与後12時間の授乳中断が推奨されている[10]．FDG-PETについては，可能であれば検査を行わないことが望ましいが，必要になった場合は授乳中止期間を24時間とし，投与後12時間は乳幼児との密接な接触を避けるように指導することが好ましいとされているが，はっきりした確証はない[30]．

（宮坂実木子）

🔻　文献

1) 大野和子ほか：医療放射線防護の常識・非常識. pp.115-126，インナービジョン，2007.

2) ICRP 勧告翻訳検討委員会：ICRP　84　妊娠と医療放射線，pp.1-22，日本アイソトープ協会，2003.

3) Shellock FG: MRI safety.com. Available at:〈http://www.mrisafety.com/〉

4) 宮地利明：MRI の安全性. 日本放射線技術学会雑誌，59：1508-1516，2003.

5) 小塚隆弘ほか監修：造影剤要覧　第26版. バイエル薬品，2006.

6) Morcos SK, et al.: Contrast-media-induced-nephrotoxicity: a consensus report. Eur Radiol, 9: 1602-1613, 1999. [PMID: 10525875]

7) Katayama H, et al.: Adverse reaction to ionic and nonionic contrast media. A report from the Japanese committee on the safety of contrast media. Radiology, 175: 621-628, 1990. [PMID: 2343107]

8) Grobner T: Gadolinium-a specific trigger for the development of nephrogenic fibrosing dermopathy and nephrogenic systemic fibrosis? Nephrol Dial Transplant, 21: 1104-1108, 2006. [PMID: 16431890]

9) European Society of Urogenital Radiology: ESUR guidelines on contrast media. Version 7.0

10) ICRP 勧告翻訳検討委員会：6. 核医学. ICRP 84　妊娠と医療放射線，pp17-22，日本アイソトープ協会，2003.

11) IAEA: Radiation protection of pregnant women in nuclear medicine. Available at: 〈https://www.iaea.org/resources/rpop/health-professionals/nuclear-medicine/pregnant-women#1〉

12) Zanotti-Fregonara P, et al.: Performing nuclear medicine examinations in pregnant women. Physica Medica, 43: 159-164, 2017. [PMID: 28506452]

13) Moor KL, et al.: 第5章　器官形成期. ムーア人体発生学　第6版，Moor KL, Persaud TVN　監修，瀬口春道　監訳，pp.85-108，医歯薬出版，2002.

14) Patel SJ, et al.: Imaging the pregnant patient for nonobstertric conditions: Algorithms and radiation dose considerations. Radiographics, 27: 1705-1722, 2007. [PMID: 18025513]

15) Ray JG, et al.: Major radiodiagnostic imaging in pregnancy and the risk of childhood malignancy: a population-based cohort study in Ontario. PLoS Med, 7: e1000337, 2010. [PMID: 20838660]

16) Nagayama M, et al.: Fast MR imaging in obstetrics. RadioGraphics, 22: 563-582, 2002. [PMID: 12006687]

17) Ray JG, et al.: Association between MRI exposure during pregnancy and fetal and childhood outcomes. JAMA, 316: 952-961, 2016. [PMID: 27599330]

18) Halvorsen RA: Which study when? Iodinated contrast-enhanced CT versus gadolinium-enhanced MR imaging. Radiology, 249: 9-15, 2008. [PMID: 18796664]

19) Webb JA, et al.: The use of iodinated and gadolinium contrast media during pregnancy and lactation. Eur Radiol, 15: 1234-1240, 2005. [PMID: 15609057]

20) Winterstein AG, et al.: Risk of fetal or neonatal death or neonatal intensive care unit admission associated with gadolinium magnetic resonance imaging exposure during pregnancy. Am J Obstet Gynecol, 228: 465.e1-465.e11, 2023. [PMID: 36241080]

21) 日本核医学会：FDG PET，PET/CT 診療ガイドライン 2018. pp.20-22, 2018.

22) 興梠征典ほか：これだけは知っておきたい造影剤使用上の注意. 画像診断, 18：642-648, 1998.

23) Bettmann MA: Frequently asked qestions: iodinated contrast agents. Radiographics, 24(suppl 1): S3-S10, 2004. [PMID: 15486247]

24) Tremblay E, et al.: Quality initiatives: guidelines for use of medical imaging during pregnancy and lactation. Radiographics, 32: 897-911, 2012. [PMID: 22403117]

25) ACR Committee on Drugs and Contrast Media: Administration of Contrast Medium to Breastfeeding Mothers. ACR Bull, 57: 12-13, 2001.

26) Chen MM, et al.: Guidelines for computed tomography and magnetic resonance imaging use during pregnancy and lactation. Obstet Gynecol, 112: 333-340, 2008. [PMID: 18669732]

27) Wang PI, et al.: Imaging of pregnant and lactating patients : part 1,evidence-based review and recommendations. AJR Am J Roentgenol, 198: 778-784, 2012. [PMID: 22451541]

28) Kubik-Huch RA, et al.: Gadopentetate diglumine excretion into human breast milk during lactation. Radiology, 216: 555-558, 2000. [PMID: 10924585]

29) ACR Committee on Drugs and Contrast Media: ACR manual on contrast media, Version 6: 65-66, 2008. Available at: ⟨http://www.acr.org/contrast-manual⟩

30) 日本核医学会ほか編：FDG-PET がん検診ガイドライン（2012 改訂）. pp.8-14, 2012.

事項索引

欧文索引

薬剤索引

・細字は一般名を表し，**太字**は商品名を表す.
・項目名の略語一覧を以下に示す.

不妊	不妊治療薬	甲状腺	甲状腺疾患治療薬	抗不安	抗不安薬
抗菌	抗菌薬	骨・カル	骨・カルシウム代謝薬	睡眠	睡眠薬
抗ウイ	抗ウイルス薬	造血	造血薬	抗精神	抗精神病薬
COV	COVID-19 治療薬	止血	止血薬	ADHD	ADHD 治療薬
抗イン	抗インフルエンザウイルス薬	抗血栓	抗血栓薬	抗てん	抗てんかん発作薬
抗真菌	抗真菌薬	降圧	降圧薬	片頭痛	片頭痛治療薬
抗寄生	抗寄生虫薬	抗不整	抗不整脈薬	めまい	めまい治療薬
抗腫瘍	抗悪性腫瘍薬	心不全	心不全治療薬	神経	免疫性神経疾患治療薬
免疫	免疫抑制薬	血管	血管拡張薬	眼科	眼科用剤（外用）
グルコ	グルココルチコイド製剤	利尿	利尿薬	耳鼻	耳鼻科用剤（外用）
抗炎症	解熱鎮痛薬，抗炎症薬	気管支	気管支拡張薬，気管支喘息治療薬	口腔	歯科・口腔用剤（外用）
鎮痛	オピオイド鎮痛薬，慢性疼痛治療薬	咳・痰	鎮咳薬，去痰薬	皮膚	皮膚科用剤
アレ	アレルギー疾患治療薬	上消化	上部消化管疾患治療薬	泌尿器	泌尿器用剤
抗リウ	抗リウマチ薬	腸疾患	炎症性腸疾患治療薬	ワク	ワクチン
糖尿	糖尿病治療薬	下消化	下部消化管疾患治療薬	漢方	漢方薬
脂質	脂質異常症治療薬	肝炎	肝炎治療薬	ビタ	ビタミン・ミネラル製剤
痛風	痛風・高尿酸血症治療薬	抗うつ	抗うつ薬	禁煙	禁煙補助薬
ホル	女性ホルモン製剤	抗躁	抗躁薬	アル	アルコール依存症治療薬
				造影	造影剤，放射性医薬品

欧文

ATP	307	抗不整
	489	めまい
A型肝炎ワクチン	529	ワク
B型肝炎ワクチン	529	ワク
D-マンニトール	327	利尿
EOB・プリモビスト	555	造影
FDGスキャン	556	造影
^{18}F-FDG	556	造影
^{67}Ga	556	造影
HPVワクチン	530	ワク
^{123}I-IMP	555	造影
MSコンチン	192	鎮痛
MSツワイスロン	192	鎮痛
NA^{123}I	556	造影
SPトローチ	513	口腔
^{99m}Tc-HMDP	556	造影
^{99m}Tc-HMPAO	555	造影
^{99m}TcO$_4^-$	556	造影
^{99m}Tc-PMT	556	造影

^{99m}Tc-スズコロイド	555	造影
^{201}TlCl	556	造影

ア

アーズミン	513	口腔
アーチスト	297	降圧
アイオピジン	508	眼科
アイセントレス	115	抗ウイ
アイドロイチン	507	眼科
アイピーディ	205	アレ
アイモビーグ	482	片頭痛
アカルボース	221	糖尿
アカンプロサート	541	アル
アクチバシン	286	抗血栓
アクテムラ	212	抗リウ
アクトシン	316	心不全
アクトス	220	糖尿
アクトネル	265	骨・カル
アクリジニウム	332	気管支

薬剤索引

アボネックス	492	神経
アマージ	481	片頭痛
アマリール	221	糖尿
アミオダロン	306	抗不整
アミカシン	097	抗菌
アミサリン	306	抗不整
アミティーザ	383	下消化
アミトリプチリン	399	抗うつ
アミノフィリン	332	気管支
アムビゾーム	136	抗真菌
アムホテリシンB	136	抗真菌
アムホテリシンBリポソーム製剤	136	抗真菌
アムロジピン	296	降圧
アムロジン	296	降圧
アメナメビル	113	抗ウイ
アメナリーフ	113	抗ウイ
アメパロモ	146	抗寄生
アモキシシリン	094	抗菌
アモキシシリン・クラブラン酸	094	抗菌
アモスラロール	297	降圧
アモバルビタール	430	睡眠
アモバン	431	睡眠
アラセナ	113	抗ウイ
アラセプリル	295	降圧
アラバ	211	抗リウ
アラミスト	509	耳鼻
アリクストラ	285	抗血栓
アリケイス	097	抗菌
アリスキレン	296	降圧
アリナミン	536	ビタ
アリピプラゾール	413	抗躁
	445	抗精神
アリメジン	204	アレ
アリメマジン	204	アレ
アルガトロバン	286	抗血栓
アルサルミン	363	上消化
アルダクトン	296	降圧
アルタット	362	上消化
アルチバ	192	鎮痛
アルテプラーゼ	286	抗血栓
アルテメテル・ルメファントリン	145	抗寄生
アルドメット	298	降圧
アルファカルシドール	265	骨・カル
	536	ビタ
アルファロール	265	骨・カル
	536	ビタ
アルプラゾラム	419	抗不安

アルベカシン	097	抗菌
アルベンダゾール	145	抗寄生
アルミノニッパスカルシウム	100	抗菌
アルミノパラアミノサリチル酸カルシウム	100	抗菌
アレギサール	506	眼科
アレグラ	204	アレ
アレジオン	204	アレ
	507	眼科
アレビアチン	462	抗てん
アレベール	355	咳・痰
アレルギン	204	アレ
アレロック	205	アレ
アレンドロン酸ナトリウム	265	骨・カル
アローゼン	383	下消化
アログリプチン	222	糖尿
アロチノロール	297	降圧
アロプリノール	247	痛風
アンカロン	306	抗不整
アンコチル	136	抗真菌
アンサー	273	造血
アンジュ	253	ホル
アンデキサネット アルファ	281	止血
アンピシリン	094	抗菌
アンピシリン・クロキサシリン	094	抗菌
アンピシリン・スルバクタム	094	抗菌
アンプラーグ	286	抗血栓
アンブリセンタン	321	血管
アンブロキソール	355	咳・痰
アンペック	192	鎮痛
アンベノニウム	492	神経

イ

イーケプラ	463	抗てん
イーフェン	192	鎮痛
イオパミドール	555	造影
イオパミロン	555	造影
イオプロミド	555	造影
イオヘキソール	555	造影
イオベルソール	555	造影
イオメプロール	555	造影
イオメロン	555	造影
イキセキズマブ	518	皮膚
イグザレルト	285	抗血栓
イグラチモド	211	抗リウ
イコサペント酸エチル	242	脂質
	286	抗血栓
イサブコナゾニウム	136	抗真菌

薬剤索引

573

薬剤索引

575

オラペネム	096	抗菌
オランザピン	413	抗躁
	445	抗精神
オルガラン	285	抗血栓
オルダミン	281	止血
オルテクサー	513	口腔
オルプリノン	316	心不全
オルベスコ	332	気管支
オルミエント	211	抗リウ
	517	皮膚
オルメサルタン	296	降圧
オルメテック	296	降圧
オレンシア	212	抗リウ
オロパタジン	205	アレ
	507	眼科
オングリザ	222	糖尿
オンデキサ	281	止血
オンブレス	331	気管支

ガーダシル	530	ワク
カイロック	362	上消化
カシリビマブ・イムデビマブ	124	COV
ガスコン	384	下消化
ガスター	362	上消化
カスポファンギン	136	抗真菌
ガスモチン	363	上消化
カタリン	508	眼科
カチーフ	536	ビタ
ガチフロ	505	眼科
ガチフロキサシン	505	眼科
葛根湯	535	漢方
過テクネチウム酸ナトリウム	556	造影
ガドキセト酸	555	造影
ガドテリドール	555	造影
ガドテル酸メグルミン	555	造影
ガドビスト	555	造影
ガドブトロール	555	造影
カナグリフロジン	221	糖尿
カナグル	221	糖尿
ガナトン	363	上消化
カナマイシン	097	抗菌
ガバペン	193	鎮痛
	463	抗てん
ガバペンチン	193	鎮痛
	463	抗てん
カピステン	185	抗炎症

カプトプリル	295	降圧
カプトリル	295	降圧
カプラシズマブ	287	抗血栓
カブリビ	287	抗血栓
加味帰脾湯	536	漢方
加味逍遥散	535	漢方
ガルカネズマブ	482	片頭痛
カルグート	316	心不全
カルシトリオール	265	骨・カル
	536	ビタ
カルスロット	296	降圧
カルテオロール	297	降圧
	507	眼科
カルデナリン	298	降圧
カルバゾクロム	281	止血
カルバマゼピン	413	抗躁
	462	抗てん
カルバン	298	降圧
カルビスケン	297	降圧
カルブロック	296	降圧
カルベジロール	297	降圧
カルベニン	096	抗菌
カルペリチド	317	心不全
カルボキシマルトース第二鉄	272	造血
カルボシステイン	354	咳・痰
カレトラ	114	抗ウイ
ガレノキサシン	099	抗菌
カロナール	185	抗炎症
	481	片頭痛
カンサイダス	136	抗真菌
ガンシクロビル	113	抗ウイ
乾燥弱毒生水痘ワクチン	529	ワク
乾燥弱毒生風しんワクチン	529	ワク
乾燥弱毒生麻しんワクチン	529	ワク
乾燥スルホ化人免疫グロブリン	492	神経
乾燥濃縮ヒト活性化プロテインC	287	抗血栓
乾燥硫酸鉄	272	造血
	537	ビタ
カンデサルタン	295	降圧
含糖酸化鉄	272	造血

キサラタン	508	眼科
キシロカイン	306	抗不整
キプレス	205	アレ
	333	気管支
キュバール	332	気管支

薬剤索引

シ

シメチジン	362	上消化
ジメモルファン	354	咳・痰
ジャクスタピッド	241	脂質
芍薬甘草湯	536	漢方
ジャディアンス	221	糖尿
ジャヌビア	221	糖尿
ジャルカ	114	抗ウイ
シュアポスト	221	糖尿
十味敗毒湯	536	漢方
ジュリナ	252	ホル
小青竜湯	535	漢方
ジョサマイシン	097	抗菌
シルガード	530	ワク
ジルチアゼム	297	降圧
	307	抗不整
ジルテック	204	アレ
シルデナフィル	321	血管
シルニジピン	296	降圧
ジレニア	492	神経
シロスタゾール	286	抗血栓
シングレア	205	アレ
	333	気管支
人工涙液マイティア	507	眼科
シンバスタチン	241	脂質
シンビット	306	抗不整
シンフェーズ	253	ホル
シンポニー	212	抗リウ
	370	腸疾患
シンレスタール	242	脂質

水痘ワクチン	529	ワク
スイニー	222	糖尿
髄膜炎菌ワクチン	529	ワク
スーグラ	221	糖尿
スオード	099	抗菌
スキリージ	371	腸疾患
	518	皮膚
スクラルファート	363	上消化
スズコロイドTc-99m	555	造影
スターシス	221	糖尿
スチムリマブ	274	造血
ステーブラ	523	泌尿器
ステラーラ	371	腸疾患
	518	皮膚
ステルイズ	094	抗菌
ストックリン	114	抗ウイ

ストラテラ	456	ADHD
ストレプトマイシン	097	抗菌
ストロメクトール	145	抗寄生
スナイリン	383	下消化
スパイクバックス	530	ワク
スパトニン	145	抗寄生
スパニジン	165	免疫
スピペロン	444	抗精神
スピラマイシン	146	抗寄生
スピリーバ	332	気管支
スピロノラクトン	296	降圧
スピロピタン	444	抗精神
スピロペント	331	気管支
スプラタスト	205	アレ
スプレンジール	297	降圧
スペクチノマイシン	097	抗菌
スペソリマブ	518	皮膚
スペビゴ	518	皮膚
スペリア	355	咳・痰
スボレキサント	431	睡眠
スマイラフ	211	抗リウ
スマトリプタン	481	片頭痛
スミフェロン	390	肝炎
スルタミシリン	094	抗菌
スルチアム	462	抗てん
スルトプリド	413	抗躁
	445	抗精神
スルピリド	445	抗精神
スルファメトキサゾール・トリメトプリム	099	抗菌
スルペラゾン	094	抗菌
スロンノン	286	抗血栓

セイブル	221	糖尿
セクキヌマブ	518	皮膚
ゼスラン	204	アレ
ゼチーア	241	脂質
セチリジン	204	アレ
セディール	420	抗不安
セパゾン	419	抗不安
セパミット	296	降圧
ゼビュディ	124	COV
セファクロル	095	抗菌
セファゾリン	095	抗菌
セファドール	488	めまい
セファメジン	095	抗菌
セファランチン	273	造血

トスフロキサシン	099	抗菌
	505	眼科
ドチヌラド	247	痛風
ドパミン	316	心不全
トビエース	523	泌尿器
トビナ	463	抗てん
トピラマート	463	抗てん
トファシチニブ	211	抗リウ
	370	腸疾患
トフィソパム	419	抗不安
ドブタミン	316	心不全
ドブトレックス	316	心不全
トブラシン	097	抗菌
	505	眼科
トフラニール	399	抗うつ
トブラマイシン	097	抗菌
	505	眼科
トホグリフロジン	221	糖尿
ドミフェン	513	口腔
トミロン	096	抗菌
ドメナン	205	アレ
ドラール	431	睡眠
トライコア	242	脂質
トラクリア	321	血管
トラスツズマブ	160	抗腫瘍
トラゼンタ	222	糖尿
トラゾドン	400	抗うつ
トラニラスト	205	アレ
	507	眼科
トラネキサム酸	281	止血
トラバタンズ	508	眼科
ドラビリン	114	抗ウイ
トラボプロスト	508	眼科
トラマール	192	鎮痛
トラマゾリン	510	耳鼻
トラマドール	192	鎮痛
トラメラス	507	眼科
トラロキヌマブ	517	皮膚
トランサミン	281	止血
トランデート	297	降圧
トランドラプリル	295	降圧
トリアゾラム	430	睡眠
トリアムシノロン	513	口腔
トリーメク	115	抗ウイ
トリキュラー	253	ホル
トリクロホス	430	睡眠
トリクロリール	430	睡眠

トリクロルメチアジド	327	利尿
トリノシン	489	めまい
トリビック	529	ワク
トリプタノール	399	抗うつ
ドリペネム	096	抗菌
トリメタジオン	462	抗てん
トリメトキノール	331	気管支
トリメブチン	363	上消化
トリンテリックス	399	抗うつ
トルソプト	508	眼科
ドルゾラミド	508	眼科
トルツ	518	皮膚
ドルテグラビル	115	抗ウイ
ドルテグラビル・アバカビル・ラミブジン	115	抗ウイ
ドルテグラビル・ラミブジン	115	抗ウイ
ドルテグラビル・リルピビリン	114	抗ウイ
トルテロジン	523	泌尿器
ドルナー	286	抗血栓
トルバプタン	327	利尿
トルリシティ	222	糖尿
トレシーバ	220	糖尿
トレドミン	399	抗うつ
トレプロスチニル	321	血管
トレプロスト	321	血管
トレムフィア	518	皮膚
トレラグリプチン	222	糖尿
ドロスピレノン	253	ホル
トロピカミド	508	眼科
トロピカミド・フェニレフリン	509	眼科
トロビシン	097	抗菌
トロペロン	413	抗躁
	444	抗精神
トロンボモデュリン アルファ	287	抗血栓
ドンペリドン	363	上消化

ナウゼリン	363	上消化
ナゾネックス	509	耳鼻
ナタリズマブ	492	神経
ナディック	297	降圧
ナテグリニド	221	糖尿
ナドロール	297	降圧
ナノゾラ	212	抗リウ
ナファゾリン	507	眼科
	510	耳鼻
ナボール	185	抗炎症
	481	片頭痛

薬剤索引

587

薬剤索引

名称	頁	分類
ベネトリン	331	気管支
ベノキシール	509	眼科
ヘパティメージ	556	造影
ヘパフィルド	285	抗血栓
ヘパフラッシュ	285	抗血栓
ヘパリンカルシウム	285	抗血栓
ヘパリンナトリウム	285	抗血栓
ヘパントロール	298	降圧
ペフィシチニブ	211	抗リウ
ヘプタバックス	529	ワク
ベプリコール	307	抗不整
ベプリジル	307	抗不整
ベポタスチン	205	アレ
ベミラストン	506	眼科
ペミロラスト	506	眼科
ベムリディ	390	肝炎
ベラサス	286	抗血栓
ベラパミル	306	抗不整
ベラプロスト	286	抗血栓
ペラミビル	131	抗イン
ペランパネル	463	抗てん
ペリアクチン	204	アレ
ベリキューボ	317	心不全
ベリムマブ	166	免疫
ペリンドプリルエルブミン	295	降圧
ベルイシグアト	317	心不全
ベルジピン	296	降圧
ベルソムラ	431	睡眠
ペルフェナジン	444	抗精神
ヘルベッサー	297	降圧
ヘルベッサー	307	抗不整
ペロスピロン	445	抗精神
ベロテック	331	気管支
ベングッド	094	抗菌
ベンザリン	430	睡眠
ベンザリン	463	抗てん
ベンジルペニシリンカリウム	094	抗菌
ベンジルペニシリンベンザチン	094	抗菌
ベンズブロマロン	247	痛風
ベンゼトニウム	513	口腔
ペンタサ	370	腸疾患
ペンタゾシン	192	鎮痛
ペンタミジン	137	抗真菌
ベントシリン	094	抗菌
ペントバルビタール	430	睡眠
ベンラファキシン	399	抗うつ
ベンラリズマブ	333	気管支
ベンリスタ	166	免疫

ホ

名称	頁	分類
抱水クロラール	430	睡眠
防風通聖散	535	漢方
ホーネル	265	骨・カル
ホクナリン	331	気管支
ボグリボース	221	糖尿
ボクロスポリン	165	免疫
ポサコナゾール	136	抗真菌
ホスアンプレナビル	114	抗ウイ
ホスカビル	113	抗ウイ
ホスカルネット	113	抗ウイ
ホスフルコナゾール	136	抗真菌
ホスホマイシンカルシウム	097	抗菌
ホスホマイシンナトリウム	097	抗菌
ホスホマイシンナトリウム	509	耳鼻
ホスミシン	097	抗菌
ホスミシン	509	耳鼻
ホスミシンS	097	抗菌
ボスミン	316	心不全
ボスミン	331	気管支
ホスラブコナゾール	136	抗真菌
ボセンタン	321	血管
補中益気湯	535	漢方
ボナロン	265	骨・カル
ボノテオ	265	骨・カル
ボノプラザン	362	上消化
ポビドンヨード	513	口腔
ボラキス	523	泌尿器
ポラプレジンク	363	上消化
ポララミン	204	アレ
ポリエチレングリコール処理人免疫グロブリン	493	神経
ポリオワクチン	529	ワク
ポリカルボフィル	383	下消化
ボリコナゾール	136	抗真菌
ホリゾン	419	抗不安
ホリゾン	463	抗てん
ポリドカスクレロール	281	止血
ポリドカノール	281	止血
ポリフル	383	下消化
ボルタレン	185	抗炎症
ボルタレン	481	片頭痛
ボルチオキセチン	399	抗うつ
ホルモテロール	331	気管支
ボンゾール	253	ホル
ポンタール	185	抗炎症

薬剤索引

メチルエフェドリン	331	気管支		モサプラミン	446	抗精神
メチルジゴキシン	316	心不全		モサプリド	363	上消化
メチルドパ	298	降圧		モゾビル	273	造血
メチルフェニデート	456	ADHD		モノヴァー	272	造血
メチルプレドニゾロン	180	グルコ		モノエタノールアミン	281	止血
メナテトレノン	266	骨・カル		モノフィリン	332	気管支
メトグルコ	220	糖尿		モビコール	383	下消化
メトクロプラミド	362	上消化		モメタゾン	332	気管支
	488	めまい			509	耳鼻
メトジェクト	165	免疫		モリデュスタット	273	造血
	211	抗リウ		モルヌピラビル	124	COV
メトトレキサート	158	抗腫瘍		モルヒネ塩酸塩	192	鎮痛
	165	免疫		モルヒネ硫酸塩	192	鎮痛
	211	抗リウ		モンテプラーゼ	286	抗血栓
メトプロロール	297	降圧		モンテルカスト	205	アレ
メトホルミン	027	不妊			333	気管支
	220	糖尿				
メドロール	180	グルコ		**ヤ**		
メドロキシプロゲステロン	027	不妊		ヤーズ	253	ホル
	252	ホル				
メトロニダゾール	145	抗寄生		**ユ**		
メナクトラ	529	ワク		ユーロジン	430	睡眠
メナテトレノン	536	ビタ		ユナシン	094	抗菌
メバロチン	241	脂質		ユナシン-S	094	抗菌
メファキン	145	抗寄生		ユニコン	332	気管支
メフェナム酸	185	抗炎症		ユニフィル	332	気管支
メプチン	331	気管支		ユプリズナ	493	神経
メフロキン	145	抗寄生		ユベラ	536	ビタ
メペンゾラート	383	下消化		ユベラN	242	脂質
メベンダゾール	145	抗寄生		ユリス	247	痛風
メポリズマブ	333	気管支		ユリノーム	247	痛風
メラトニン	431	睡眠		ユルトミリス	274	造血
メラトベル	431	睡眠			493	神経
メリスロン	488	めまい				
メルカゾール	258	甲状腺		**ヨ**		
メルカプトプリン	165	免疫		ヨウ化カリウム	258	甲状腺
	370	腸疾患		ヨウ化ナトリウム	258	甲状腺
メレックス	419	抗不安			556	造影
メロペネム	096	抗菌		葉酸	536	ビタ
メロペン	096	抗菌		溶性ピロリン酸第二鉄	272	造血
メンクアッドフィ	529	ワク		ヨウ素レシチン	258	甲状腺
				ヨウレチン	258	甲状腺
モ				ヨーデル	383	下消化
モイゼルト	518	皮膚		ヨードカプセル-123	258	甲状腺
モーラステープ	185	抗炎症			556	造影
モキシフロキサシン	099	抗菌		抑肝散	535	漢方
	505	眼科		抑肝散加陳皮半夏	535	漢方

薬剤索引

593

リボスチン	507	眼科
	510	耳鼻
リボトリール	419	抗不安
	462	抗てん
リポバス	241	脂質
リマチル	211	抗リウ
リュウアト	508	眼科
硫酸カナマイシン	097	抗菌
硫酸ストレプトマイシン	097	抗菌
リラグルチド	222	糖尿
リリカ	193	鎮痛
リルピビリン	114	抗ウイ
リルピビリン・テノホビル アラフェナミド・エムトリシタビン	114	抗ウイ
リルマザホン	430	睡眠
リレンザ	131	抗イン
リンヴォック	211	抗リウ
	370	腸疾患
	517	皮膚
リンコシン	098	抗菌
リンコマイシン	098	抗菌
リン酸二カリウム・無機塩類	514	口腔
リンゼス	383	下消化
リンデロン	180	グルコ
	506	眼科

ルーラン	445	抗精神
ルジオミール	400	抗うつ
ルストロンボパグ	273	造血
ルセオグリフロジン	221	糖尿
ルセフィ	221	糖尿
ルティナス	252	ホル
ルテウム	252	ホル
ルトラール	252	ホル
ルナベル	253	ホル
ルネスタ	431	睡眠
ルパタジン	205	アレ
ルパフィン	205	アレ
ルビプロストン	383	下消化
ルプキネス	165	免疫
ルボックス	399	抗うつ
ルミセフ	518	皮膚
ルムジェブ	220	糖尿
ルラシドン	445	抗精神
ルリッド	097	抗菌

レイアタッツ	114	抗ウイ
レイボー	482	片頭痛
レカルブリオ	096	抗菌
レキサルティ	445	抗精神
レキソタン	419	抗不安
レクサプロ	399	抗うつ
レクシヴァ	114	抗ウイ
レグテクト	541	アル
レグパラ	265	骨・カル
レジパスビル・ソホスブビル	390	肝炎
レスキュラ	508	眼科
レスタミンコーワ	204	アレ
レスプレン	354	咳・痰
レスミット	419	抗不安
レスリン	400	抗うつ
レダマイシン	098	抗菌
レチノールパルミチン酸	536	ビタ
レテルモビル	113	抗ウイ
レトロゾール	026	不妊
レトロビル	113	抗ウイ
レノグラスチム	273	造血
レパーサ	241	脂質
レパグリニド	221	糖尿
レバチオ	321	血管
レバミピド	363	上消化
	507	眼科
レフルノミド	211	抗リウ
レペタン	192	鎮痛
レベチラセタム	463	抗てん
レベトール	390	肝炎
レベミル	220	糖尿
レボカバスチン	507	眼科
	510	耳鼻
レボセチリジン	204	アレ
レボチロキシン	258	甲状腺
レボトミン	413	抗躁
	444	抗精神
レボノルゲストレル	027	不妊
	253	ホル
レボブノロール	507	眼科
レボフロキサシン	098	抗菌
	505	眼科
レボメプロマジン	413	抗躁
	444	抗精神
レボレード	273	造血

薬剤索引

編者紹介

伊藤 真也
トロント小児病院／トロント大学医学部 小児科　名誉教授

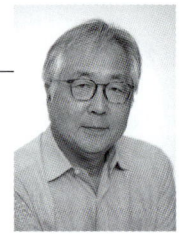

1979年, 自治医科大学卒業. 旭川医科大学小児科で吉岡一 教授に師事する. 北海道北部で地域医療を経験した後, 1989年, トロント小児病院小児科臨床フェローを経て, 2000年より同部門主任部長となる. 2023年までトロント大学医学部小児科教授／内科・薬理学および大学院教授, またトロント小児病院研究所 上席研究員. 妊娠・授乳中の薬の安全性に関する臨床・研究活動に長くかかわってきた. 現在, トロント大学医学部名誉教授, トロント小児病院 名誉上席研究員, WHO expert advisory panel member (薬剤評価担当).

村島 温子
一般社団法人 妊娠と薬情報研究会　理事長

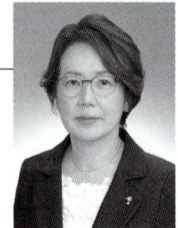

1982年, 筑波大学医学専門学群卒業. 虎の門病院での内科研修後, 順天堂大学膠原病内科学講座に入局. 膠原病患者の妊娠をテーマにしていたことがきっかけで, 2002年, 国立成育医療センター開設とともに母性内科医長として入職. その後, 母性診療部長, 主任副周産期・母性診療センター長を歴任. 一方で, 2005年, 母性内科にとって重要な鍵となる「妊娠と薬情報センター (当時, 厚生労働省事業)」を立ち上げ, その後センター長併任. 公的研究班の主導や日本母性内科学会と妊娠と薬情報研究会設立により, これら分野の研究推進と後進育成に努めてきた. 2024年4月より現職. この他, リウマチ膠原病領域の学会活動や診療を継続している.

後藤 美賀子
国立成育医療研究センター 女性の健康総合センター妊娠と薬情報センター

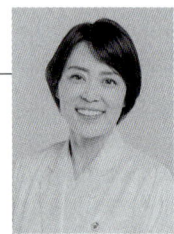

1999年, 日本大学医学部卒業. 聖路加国際病院内科で初期研修後, 東京大学医学部附属病院アレルギーリウマチ内科に勤務. さらに, 理化学研究所横浜研究所遺伝子多型センターで関節リウマチ関連遺伝子の研究に従事し, 2007年に東京大学大学院医学系研究科博士課程を修了. 2015年より国立成育医療研究センター妊娠と薬情報センターに勤務し, 妊娠中の薬剤使用に関する研究および情報提供業務に携わっている. また, 厚生労働省が推進する妊婦・授乳婦を対象とした「薬の適正使用推進事業」において, 添付文書の改訂業務にも関与している.

編集協力

一般社団法人 妊娠と薬情報研究会

2020年, 妊娠と薬をテーマに活動してきた有志が中心となって設立. 妊娠および授乳中の薬物治療に関する適切な情報・知識の発信・普及に努めるとともに, 医療者の育成を通じて妊婦および児の健康と福祉に貢献することを目的として活動している.

薬物治療コンサルテーション
妊娠と授乳

2010 年 11 月 15 日　1 版 1 刷	©2025
2020 年 8 月 1 日　3 版 1 刷	
2021 年 4 月 20 日　　　2 刷	
2025 年 3 月 10 日　4 版 1 刷	

編　者
<ruby>伊藤真也<rt>いとうしんや</rt></ruby>　<ruby>村島温子<rt>むらしまあつこ</rt></ruby>　<ruby>後藤美賀子<rt>ごとうみかこ</rt></ruby>
伊藤真也　村島温子　後藤美賀子

発行者
株式会社 南山堂　代表者 鈴木幹太
〒113-0034　東京都文京区湯島 4-1-11
TEL 代表 03-5689-7850　www.nanzando.com

ISBN 978-4-525-70234-2

A7023410401-A